高等医学院校教材

临床肿瘤学总论

（第2版）

主　编　谭榜宪

科学出版社

北京

内 容 简 介

本书由川北医学院的谭榜宪教授组织全国多所医学院校及医疗机构的专家、教授在第1版的基础上，结合近年在肿瘤基础、临床、综合治疗等领域的进展与变化共同编写而成。力求将医学院校本科教材中分散在各门基础课、专业课中有关肿瘤的知识作为整体进行编写，在第1版的基础上新增了肿瘤的免疫治疗、肿瘤的中医药治疗两个章节的内容。本书包括肿瘤流行病学、肿瘤病因学、肿瘤的发生发展与转归、肿瘤的病理诊断、肿瘤的影像及临床诊断、恶性肿瘤的综合治疗、肿瘤的外科治疗、肿瘤的放射治疗、肿瘤的化学治疗、肿瘤的分子靶向治疗、肿瘤的免疫治疗、肿瘤介入诊断与治疗、肿瘤热疗、肿瘤的中医药治疗、肿瘤患者的护理、肿瘤姑息医学与营养等基础与临床的内容。总体上较全面地介绍了肿瘤预防、肿瘤基础、临床诊治及肿瘤多学科综合治疗的基本概念、基础知识、基本原则、相关要求和注意事项，并适当介绍了目前肿瘤诊治中的重大进展和发展方向。本书突出强调了综合治疗的概念和模式，便于读者在学习各专科肿瘤知识的同时建立起肿瘤学的总体概念和基本轮廓。

本书既可作为高等医学院校本、专科教学用书，又可供肿瘤学专业研究生、临床医师学习参考。

图书在版编目（CIP）数据

临床肿瘤学总论/谭榜宪主编. —2版. —北京：科学出版社，2021.4
高等医学院校教材
ISBN 978-7-03-064175-5

Ⅰ. ①临… Ⅱ. ①谭… Ⅲ. ①肿瘤学–医学院校–教材 Ⅳ. ①R73
中国版本图书馆 CIP 数据核字（2020）第 017015 号

责任编辑：朱 华 郭雨熙 / 责任校对：贾娜娜
责任印制：霍 兵 / 封面设计：范 唯

科学出版社 出版
北京东黄城根北街 16 号
邮政编码：100717
http://www.sciencep.com
北京厚诚则铭印刷科技有限公司 印刷
科学出版社发行 各地新华书店经销

*

2012 年 3 月第 一 版 开本：787×1092 1/16
2021 年 4 月第 二 版 印张：28
2023 年 11 月第四次印刷 字数：665 000
定价：98.00 元
（如有印装质量问题，我社负责调换）

《临床肿瘤学总论》编委名单

主　　编　谭榜宪
副 主 编　马代远　张　涛　文庆莲
编　　委　（以姓氏汉语拼音为序）

白　茗　中国医科大学附属第一医院

陈　明　浙江省肿瘤医院

杜国波　川北医学院附属医院

范　晖　川北医学院

冯　梅　电子科技大学医学院附属肿瘤医院

傅少志　西南医科大学附属医院

高　茜　川北医学院附属医院

皈　燕　川北医学院附属医院

何欣蓉　川北医学院附属医院

胡建萍　川北医学院附属医院

蹇顺海　川北医学院附属医院

蒋　娟　重庆医科大学附属第一医院

敬宗林　川北医学院附属医院

雷　泉　川北医学院附属医院

李　丹　西南医科大学附属医院

李龙浩　重庆医科大学附属第一医院

李素平　川北医学院附属医院

李祖茂　川北医学院

林　盛　西南医科大学附属医院

刘　钧　川北医学院

罗　弋　重庆医科大学附属第一医院

马代远　川北医学院附属医院

马晓洁　川北医学院附属医院

任勇军　川北医学院附属医院

谭榜宪　川北医学院附属医院

唐　锦　川北医学院附属医院

王若峥　新疆医科大学附属肿瘤医院

魏寿江　川北医学院附属医院

文庆莲　西南医科大学附属医院

吴少平　成都医学院

夏　林　川北医学院附属医院

叶震中　川北医学院附属医院

岳文胜　川北医学院附属医院

翟昭华　川北医学院附属医院

张　涛　重庆医科大学附属第一医院

周海鹰　川北医学院附属医院

前　　言

恶性肿瘤发病率逐年上升，已经成为威胁人类健康的重大杀手。虽然近年来肿瘤外科治疗、肿瘤内科治疗、肿瘤放射治疗、肿瘤免疫治疗、肿瘤生物靶向治疗等主要的治疗手段发展进步很快，但是恶性肿瘤的防治形势依然非常严峻，有计划且规范的多学科综合治疗仍然是肿瘤治疗的方向与未来。肿瘤防治的专科参考书籍浩如烟海且更新很快，而临床肿瘤学总论知识的介绍常常散落在各种著作里面，缺乏集中介绍。而对临床肿瘤学总体的认识与了解是肿瘤多学科综合治疗能够实施的前提。随着我国疾病谱和死亡谱的改变及肿瘤防治战略的改进，如何在医学生中普及肿瘤防治知识，尤其是规范的肿瘤多学科综合治疗观念及理念，培养高素质新型的肿瘤防治后备人才，是当务之急。

我们组织全国多所医学院校及医疗机构的专家教授在第1版的基础上结合近年在肿瘤基础、临床、综合治疗等领域的进展与变化共同编写成本书。本书力求将医、药院校本科教材中分散在各门基础课、专业课中有关肿瘤的知识作为整体进行介绍，在第1版的基础上新增了肿瘤的免疫治疗、肿瘤的中医药治疗两个章节的内容。本书包括肿瘤流行病学、肿瘤病因学、肿瘤的发生发展及转归、肿瘤的病理诊断、肿瘤的影像及临床诊断、恶性肿瘤的综合治疗、肿瘤的外科治疗、肿瘤的放射治疗、肿瘤的化学治疗、肿瘤的分子靶向治疗、肿瘤的免疫治疗、肿瘤介入诊断与治疗、肿瘤热疗、肿瘤的中医药治疗、肿瘤患者的护理、肿瘤的疼痛治疗与姑息医学等基础与临床内容。总体上较全面地介绍了肿瘤预防、肿瘤基础、临床诊治及肿瘤多学科综合治疗的基本概念、基础知识、基本原则、相关要求和注意事项，并适当介绍了目前肿瘤诊治中的重大进展和发展方向，使读者对肿瘤有比较全面正确的认识，为今后科研和临床工作打下基础。

本书突出强调综合治疗的概念和模式，便于读者在学习各专科肿瘤的同时建立起肿瘤多学科综合治疗的总体概念和基本轮廓。

在本书编写的过程中，尽管我们竭尽全力，参阅了大量权威工具书和参考资料，但是恶性肿瘤的诊疗技术日新月异，加上编者自身水平局限，纰漏之处在所难免，恳请读者不吝赐教。

谭榜宪

2020 年 7 月

目　　录

第一章 肿瘤流行病学

恶性肿瘤是全球重大的公共卫生问题，严重威胁人类健康。流行病学是一门研究人群中疾病与健康状况的分布及其影响因素，并研究防治疾病及促进健康的策略和措施的科学。流行病学的原理、方法已广泛应用于恶性肿瘤的日常监测、病因探索、风险预警、预后分析、防治策略和措施的制订和评价等方面，由此诞生了流行病学的一门分支学科——肿瘤流行病学。本章主要介绍肿瘤流行病学的一般情况、恶性肿瘤的主要流行特征、恶性肿瘤的流行病学研究方法及恶性肿瘤的预防。

第一节 概 述

一、肿瘤流行病学的定义、任务与简史

（一）肿瘤流行病学的现代定义

应用流行病学的原理和方法来研究肿瘤已过百年，但肿瘤流行病学作为流行病学的一门分支学科不过四十余年。现代肿瘤流行病学（epidemiology of modern tumor）认为肿瘤流行病学是流行病学原理和方法与肿瘤学结合而形成的一门分支学科。肿瘤流行病学是研究肿瘤在人群中流行规律及影响因素，探索肿瘤的病因，制订相应的防治策略和措施并加以评价的学科。肿瘤流行病学的主要研究内容为肿瘤监测、病因探索和干预研究三个部分。

（二）肿瘤流行病学的任务及应用

1. 阐明肿瘤流行的人群现象 肿瘤流行病学的第一要务是阐明人群中肿瘤的流行现象。1972～1975 年，中国开展了世界最大规模的恶性肿瘤死亡回顾调查，并于 1979 年出版了《中华人民共和国恶性肿瘤地图集》，阐明了我国主要恶性肿瘤的分布特征，为我国恶性肿瘤深入研究提供了线索。近年来，国家癌症中心收集来自地方医院、社区卫生服务中心、城镇居民基本医疗保险及新农合等的相关数据，定期发布全国癌症统计数据，充分阐明了我国肿瘤的流行特点，如年龄分布、性别分布、种族分布、职业分布等。

2. 探索肿瘤产生的原因及影响因素 探索肿瘤产生的原因及影响因素，进而有的放矢地防控肿瘤，是肿瘤流行病学的重要内容。肿瘤病因复杂，而肿瘤流行病学可用独特视角和方法探索肿瘤产生的原因及影响因素。

3. 制订并评价肿瘤防控策略和措施 制订并评价肿瘤防控策略和措施，是肿瘤流行病学研究的最终目的。20 世纪 70 年代，苏德隆教授及其团队根据肝细胞癌（hepatocellular carcinoma，HCC）地理分布不均衡的特点，提出饮水污染是 HCC 的一个独立的危险因素。另有多项研究表明 HCC 的危险因素还包括：乙型肝炎病毒（HBV）和丙型肝炎病毒（HCV）的感染、食用黄曲霉毒素污染食物、遗传因素。于是在 HCC 高发区居民中，可实施以改

变饮用水类型为主，结合防治病毒性肝炎、防止食物受黄曲霉毒素污染、筛查有肝癌家族史的高危人群的综合防治方案，该方案取得了明显的防控效果。

（三）肿瘤流行病学简史

1. 国外学者或组织的主要工作及成就 早在 1526 年和 1556 年，煤矿工人中的肺癌问题就引起了学者的关注。18 世纪，Ramazzini 指出修女乳腺癌发病率比普通妇女更高。1747年，Heister 证实未婚女士的乳腺癌发病率较高。1775 年，Percival Pott 发现长期清扫烟囱的男孩成年后阴囊癌发病率是其他男子的至少 20 倍，并进一步指出工作环境因素在肿瘤发生过程中的作用。1822 年，Paris 指出砷暴露与铜矿工人皮肤癌的发生有关。有学者也指出了煤烟是一种潜在化学致癌物，如炼焦厂工人生产石蜡会增加患皮肤癌的风险。

20 世纪后，肿瘤的流行状况日益受到关注。1926 年，第一项规范的乳腺癌病例对照研究报告发布。1942 年，丹麦率先建立了全国性的癌症登记制度。20 世纪 40 年代，鉴于含胺类染料制造工人多种癌症高发，β-萘胺被禁止生产和使用，这是世界上为保护工人而禁止生产和使用某种致癌物的最早案例。1950 年，经过长达二十余年的研究，明确了吸烟与肺癌的关系。

2. 国内学者或组织的主要工作及成就 1933 年，我国第一个肿瘤科在北京协和医院创立。1954 年，我国第一个肿瘤专科医院（上海肿瘤医院）建立。

从 1958 年至今，我国食管癌高发区（河南林县、四川盐亭等）开展了多次流行病学研究。1959 年，我国第一个农村肿瘤登记机构在林县建立，并在随后开展了营养干预研究项目。1972 年，我国流行病学先驱耿贯一教授带领天津医科大学团队，率先在我国城市地区，开展包含肿瘤在内的慢性非传染性疾病流行病学研究。同期，苏德隆教授在江苏启东、倪宗瓒教授在四川盐亭分别开展了原发性肝癌和食管癌的系列流行病学研究。

在国家层面上，1972～1975 年由国务院牵头，组织中国科学院、中国医学科学院等数十个研究所开展涉及 2000 多个县的肿瘤死亡回顾调查，并于 1979 年出版了《中华人民共和国恶性肿瘤地图集》，获得了举世公认的巨大成就。卫生部在 1973～1975 年、1990～1992年、2004～2005 年组织了三次死因回顾调查，重点关注恶性肿瘤的流行状况。2002 年，卫生部批准成立了全国肿瘤登记中心；2006 年，肿瘤登记报告改为年报制度，全国有 49个肿瘤登记地区报告了肿瘤资料；2009 年，全国肿瘤登记处达到 149 个，覆盖人口 14 600万人，约占全国人口总数的 11%；2011 年，国家癌症中心成立，全国肿瘤的防治进入新阶段。

二、肿瘤流行状况

（一）世界范围恶性肿瘤的流行简况

恶性肿瘤患病率、病死率均高，带来了严重的疾病负担和经济负担。

（二）中国恶性肿瘤的流行简况

近年来，我国恶性肿瘤的发病率在逐步上升，但死亡率呈下降趋势。2000～2011年，男性恶性肿瘤发病率每年增加 0.2%，但 2006 年以来恶性肿瘤标准化死亡率每年降低 1.4%；女性恶性肿瘤发病率每年增加 2.2%，但 2006 年以来恶性肿瘤标准化死亡率每年降低 1.1%。

此外，我国各地区恶性肿瘤的疾病负担存在明显差异。2016 年，我国恶性肿瘤疾病负担最高的地区依次为四川、安徽和青海，标准化伤残调整寿命年分别为 4503.3 人年/10 万、4484.9 人年/10 万及 4254.3 人年/10 万；疾病负担最低的地区依次为澳门、北京和香港，标准化伤残调整寿命年分别为 2321.1 人年/10 万、2549.0 人年/10 万及 2696.1 人年/10 万。

三、肿瘤流行病学的研究特点

肿瘤流行病学是由流行病学和肿瘤学相互交叉和融合而形成的一门新兴学科。流行病学是关于群体研究的方法学，已广泛应用于医学的各个领域。肿瘤学则关注肿瘤（尤其是恶性肿瘤）生物学特征、临床学特征。目前，肿瘤流行病学有以下几个特点：

1. 跨学科性、综合性 肿瘤流行病学既关注肿瘤患者临床学、生物学等个体特性，也关注高危人群、一般人群恶性肿瘤的群体特征，有明显的跨学科性。无论是肿瘤实验研究还是现场流行病学调查，常常须政府部门、有关单位、多学科专业人士及热心人士共同参与、协调配合，方可顺利完成，因此肿瘤流行病学又具有综合性的特点。

2. 观察性研究 这既是肿瘤流行病学的一个特点，又是肿瘤流行病学的基础。在研究时，往往不能对全人群实施任何有潜在致癌危害的实验研究，而只能选择观察性研究。

3. 研究总体大、投入多 恶性肿瘤发病率通常较低，要观察到符合医学统计学要求的阳性数量，肿瘤流行病学研究总体必须足够大。因此，开展相关研究的投入亦大。一般地，肿瘤流行病学现场调查对象为一县市或更广泛地域的所有划定的人群，其总体数量通常以万、十万或百万计。

4. 工作周期漫长 肿瘤的发生具有长潜隐性的特点，如从接触致瘤因子到肿瘤发生，通常需要长达数年或数十年的时间。因此，肿瘤流行病学必须顺应肿瘤自然史，用较长时间来研究致瘤因子与肿瘤发生之间的关系及评估筛查和干预措施的效果。英国学者 Doll、Hill 进行关于吸烟与肺癌关系的系列流行病学研究长达 26 年。河南林州市进行的食管癌综合干预研究从实施到看到出现明显（有统计学意义的）群体效果，至少耗时 20 年。

5. 研究肿瘤自然史 肿瘤流行病学研究肿瘤在人群中的发生、发展乃至结局，探索肿瘤的病因或危险因素，提出并评估有针对性的防治肿瘤策略和措施。

第二节　恶性肿瘤的流行特征
一、常用描述恶性肿瘤流行特征的指标

（一）发病水平指标

1. 发病率

（1）恶性肿瘤发病率（cancer incidence）的定义：指一定时期内、一定区域中，特定人群恶性肿瘤新发病例出现的频率。

（2）恶性肿瘤发病率的计算：

$$恶性肿瘤发病率=\frac{某时某地某人群中恶性肿瘤新发病例数}{同期暴露人口数}\times K \qquad (1\text{-}2\text{-}1)$$

式（1-2-1）的分子是新发病例数。新发病例指在观察期间内发生某种恶性肿瘤的患者。

理论上，确定新发病例应依据发病时间，但对恶性肿瘤患者而言，由于难以确定其具体的发病时间，一般以确诊时间为发病时间。

式（1-2-1）的分母是暴露人口数。暴露（exposure）是流行病学中的常用术语，其含义为研究对象内在或外在的某种特性。例如，暴露既可指某些癌症的遗传易患性，也可指某些癌症患者的高危行为等。理论上，暴露人口应强调两点：①必须是观察时期内、观察区域中的特定人群；②必须是有可能患所观察的恶性肿瘤的人群，如计算前列腺癌的发病率，暴露人口只限男性。实践中，往往很难确定某些癌症的暴露人口，此时可用该地区该观察期内的平均人口数代替暴露人口数做有关的计算。一般地，若计算某地某人群一年的平均人口数，可将其年初人口数与年末人口数之和除以2。

式（1-2-1）中 K 为比例基数。理论上，K 可以为任何比例等于1的比（100%、1000‰、万/万、10万/10万……）。由于肿瘤发病率低，实际上多用 10 万/10 万。

（3）恶性肿瘤发病率的应用：理论上，恶性肿瘤发病率是反映恶性肿瘤发生频率的指标，可用来描述恶性肿瘤的分布。恶性肿瘤发病率的变化可能是恶性肿瘤的自然变化，也可能是危险因素的变化，还可能是实施了干预措施的结果。但是，实践中要获得恶性肿瘤发病率并非易事，需要良好的诊断水平、严谨的病例报告程序、健全的报告制度。否则，恶性肿瘤发病率的准确性难以保障。

2. 累积发病率

（1）恶性肿瘤累积发病率（cancer cumulative rate）的定义：指在某时期内新发生的恶性肿瘤病例数占某特定人群的比例。

（2）恶性肿瘤累积发病率的计算：

$$恶性肿瘤累积发病率=\frac{某人群n年内的恶性肿瘤新病例数}{观察开始时的人口数}\times K \qquad (1-2-2)$$

式（1-2-2）分子是该人群在随诊期间的全部新发恶性肿瘤病例，分母则是随访的起始人口数。每一位研究对象在该研究启动时必须未患恶性肿瘤，但有患恶性肿瘤的可能。

（3）恶性肿瘤累积发病率的应用：恶性肿瘤累积发病率的高低取决于恶性肿瘤自身的特点及随访期的长短，一般随访期越长，恶性肿瘤累积发病率越高。所以，报告某恶性肿瘤累积发病率时，一定要同时指明随访期，否则，所报告的累积发病率无实际意义。例如，有人报告某人群肺癌的累积发病率6%不一定比另一报告的肺癌累积发病率2%高，因为前者可能随访了20年，而后者可能只随访了2年。

恶性肿瘤累积发病率适用于样本量大且人口稳定的资料，可用于估计某一个体在一定时期内发生某癌症的概率。例如，在某石棉矿工人中，肺癌 5 年累积发病率为 3%，即表明该矿工人在 5 年内平均有 3% 的可能发生肺癌。

3. 发病密度

（1）恶性肿瘤发病密度（cancer incidence density）的定义：指一定时间内的恶性肿瘤平均发病率，是以观察人时为分母所计得的频率。其量值变化范围是（0，$+\infty$）。

（2）恶性肿瘤发病密度的计算：

$$恶性肿瘤发病密度=\frac{某人群n年内的新发恶性肿瘤病例数}{观察期内的总人时数}\times K \qquad (1-2-3)$$

式（1-2-3）分母是人时（person time）。人时是将随访人数乘以观察时间的集和，可以人月、人年作为单位，但以人年居多，故又称为人年数。常用的人时计算方法有三种，包括近似法、精确法和寿命法。近似法可用平均人数乘以观察时间得到总人时数。此法计算简单，但精确性较差。精确法以个人为单位计算人时，计算结果精准，但计算量大、耗时长。寿命法规定将观察当年进入或退出队列的个人视为观察了 1/2 个人年。该法的计算过程比精确法简单，计算结果比近似法精准。

（3）恶性肿瘤发病密度的应用：理论上，恶性肿瘤发病密度可应用于任何恶性肿瘤队列研究，没有限制。但在实际中，由于其计算繁杂，一般多用于人口波动较大、样本量较小的恶性肿瘤队列研究中。

（二）患病与死亡水平指标

1. 患病率

（1）恶性肿瘤患病率（cancer prevalence）的定义：其又称为恶性肿瘤观察率、流行率，指在特定时间内，某特定人群中存在某恶性肿瘤病例数的频率。这里，依特定时间的长短（通常以 1 个月为界），恶性肿瘤患病率分为时点恶性肿瘤患病率（time-point cancer prevalence）和期间恶性肿瘤患病率（period cancer prevalence）。

（2）恶性肿瘤患病率的计算：

$$时点恶性肿瘤患病率 = \frac{某时点某人群中恶性肿瘤病例数}{该时点人口数} \times K \qquad (1-2-4)$$

$$期间恶性肿瘤患病率 = \frac{某观察期间内某人群中恶性肿瘤病例数}{同期平均人口数} \times K \qquad (1-2-5)$$

式（1-2-4）、式（1-2-5）中分子部分的恶性肿瘤病例数包含特定时点或期间里新、旧恶性肿瘤病例。期间恶性肿瘤患病率实际上等于某一特定期间开始时恶性肿瘤患病率加上该期间内的恶性肿瘤发病率。

（3）恶性肿瘤患病率与发病率、病程的关系：恶性肿瘤患病率取决于恶性肿瘤发病率和病程。当某时某地恶性肿瘤的发病率和其病程在较长时期内保持稳定时，恶性肿瘤患病率、发病率及病程三者的关系是患病率=发病率×病程。此公式可用于推算某些恶性肿瘤的病程，如有学者曾调查某地白血病的患病率是 3.6/10 万、发病率为 2.6/10 万，则白血病的病程为 1.38 年。

一般地，使恶性肿瘤患病率升高的因素有未治愈者的寿命延长、病程延长、新发病例增加、诊断水平提高、报告率提高。理论上还有病例迁入、健康者迁出等。使恶性肿瘤患病率降低的因素有病死率增高、病程缩短、发病率下降、治愈率提高。理论上亦有病例迁出、健康者迁入。

（4）恶性肿瘤患病率的应用：通常用来表示恶性肿瘤发生及变化情况。可用于规划医疗设施、医院床位周转及人力配备。还可为评估医疗质量和医疗费用效益等提供科学的依据。

恶性肿瘤患病率不适用于恶性肿瘤病因学研究。因为：①任何影响存活的因素都会影响恶性肿瘤的患病率。因此用现患恶性肿瘤患者作为研究对象的研究很可能仅反映影响存活的因素，而不是真正的病因。②疾病本身可能影响了暴露。换言之，若运用现患恶性肿瘤患者作病因研究，可能仅反映了疾病的结果。

2. 死亡率

（1）恶性肿瘤死亡率（cancer mortality）的定义：指在一定时期，某地特定人群死于恶性肿瘤的频率。其反映的是恶性肿瘤对该时点所有人生命危害的程度。

（2）恶性肿瘤死亡率的计算：

$$恶性肿瘤死亡率 = \frac{某期间某人群中死于各种恶性肿瘤的人数}{同期平均人口数} \times K \qquad (1\text{-}2\text{-}6)$$

式（1-2-6）分子可以是在一定时期，在某地特定人群中死于各种恶性肿瘤的人数，也可以是死于某种特定恶性肿瘤的人数。此外，分母与分子必须相对应。例如，卵巢癌死亡率的分母部分只能是女性人口数。

（3）恶性肿瘤死亡率的应用：恶性肿瘤死亡率可反映出恶性肿瘤死亡在不同时间、空间及人群间的变化，故可用于探索患恶性肿瘤的危险因素及评价防治恶性肿瘤的策略和措施。某些恶性肿瘤病死率极高（如肝癌、胰腺癌、胆管癌），其死亡率与发病率非常接近，故其死亡率可代替发病率作有关的分析，而通常死亡率的准确性高于发病率。尽管现在已有一些恶性肿瘤疗效较好、患者生存率较高，实际上恶性肿瘤仍是一类以病死率较高为显著特征的疾病，因此对任何恶性肿瘤都可用其死亡率代替发病率来描述恶性肿瘤流行特征，探索危险因素，评估防治效果。

3. 病死率

（1）恶性肿瘤病死率（cancer fatality rate）的定义：指在一定时期，恶性肿瘤患者中因患恶性肿瘤死亡的比例。其反映的是恶性肿瘤对该时点所有恶性肿瘤患者生命危害的程度。

（2）恶性肿瘤病死率的计算：

$$恶性肿瘤病死率 = \frac{某期间某地因恶性肿瘤死亡的人数}{同期某地全部恶性肿瘤患者数} \times 100\% \qquad (1\text{-}2\text{-}7)$$

（3）恶性肿瘤病死率的应用：恶性肿瘤病死率表示确诊恶性肿瘤的死亡概率，反映恶性肿瘤对患者生命危害的程度，较多用于病程较短的恶性肿瘤，如肝癌、胰腺癌等。实际上，恶性肿瘤病死率亦可作为评价诊疗水平的常用指标之一，如用来评价不同医院的医疗水平，但须注意入院患者病情（型、期等）及医疗设备等要素的可比性。

4. 生存率

（1）恶性肿瘤生存率（cancer survival rate）的定义：指在接受某种治疗的恶性肿瘤患者中，经若干年随访（通常为1、3、5 年）后，尚存的恶性肿瘤患者的频率。

（2）恶性肿瘤生存率的计算：

$$恶性肿瘤生存率 = \frac{随访满 n 年尚存活的恶性肿瘤病例数}{随访满 n 年的恶性肿瘤病例数} \times 100\% \qquad (1\text{-}2\text{-}8)$$

式（1-2-8）仅是恶性肿瘤生存率直接计算公式，其特点是简捷、易计算，但不精确，可能会损失一些信息。需要时，可选用计算较繁杂，但结果精确的寿命法计算。

（3）恶性肿瘤生存率的应用：恶性肿瘤生存率反映了恶性肿瘤对患者生命危害的程度，用于评价恶性肿瘤疗效。

（三）疾病负担指标

1. 伤残调整寿命年 伤残调整寿命年（disability adjusted life year，DALY）是指从发

病到死亡所损失的全部健康寿命年，包含因早死所致的寿命损失年（years of life lost，YLL）和疾病所致伤残引起的健康寿命损失年。DALY 是一种反映寿命损失和生命质量（主要指伤残）的负向综合指标。

2. DALY 的计算　一个人损失 DALY 数量的一般计算公式如下：

$$DALY = \int_{x=a}^{x=a+L} DC_{xe}^{-\beta x} e^{-\gamma(x-a)} dx \tag{1-2-9}$$

式（1-2-9）中，x：年龄；a：发病年龄；L：残疾（失能）持续时间或早死损失的时间；D：残疾（失能）权重（0～1）；$DC_{xe}^{-\beta x}$：该指数函数可用于计算不同年龄的生存时间；γ：贴现率；$e^{-\gamma(x-a)}$：连续贴现函数；β：年龄权重函数的参数。

3. DALY 的应用

（1）利于从宏观上认识恶性肿瘤及控制恶性肿瘤。可用于连续分析世界或某一地区恶性肿瘤负担及其变化，还可应用于评估干预恶性肿瘤措施的价值。

（2）可进行成本效益分析，研究不同恶性肿瘤、不同类型（期）恶性肿瘤及不同干预措施挽回一个 DALY 所需的成本，以求采取最佳干预措施来防控重大恶性肿瘤，使有限的资源效益最大化。

（3）对不同时间、不同地区、不同对象（年龄、性别）、不同恶性肿瘤进行 DALY 分析。据此，可以帮助确定危害最严重的主要恶性肿瘤、重点（或高危）人群、高发地区及动态变化，为防控恶性肿瘤提供线索及依据。

（四）率的标准化

1. 率的标准化法的概念、意义及计算步骤

（1）率的标准化法（standardization）的概念：指为消除性别、年龄等因素构成不同对死亡率、病死率等的影响，采用统一的标准构成，重新计算各种率，从而使算得的标准化率具有可比性。

（2）率的标准化法的意义：消除混杂因素对研究结果的影响，使算得的标准化率具有可比性。当两组或多组率进行比较时，各组观察单位的构成比（如年龄、病程等）存在差别，此时不宜直接比较。例如，某地某年三甲医院恶性肿瘤病死率为 60%，该地同期社区医院恶性肿瘤病死率为 30%。若不考虑恶性肿瘤类型、期、病情轻重等构成状况，直接进行比较，就会得出三甲医院治疗恶性肿瘤的能力不如社区医院的结论。对此，通常采取率的标准化法来消除这种构成不同的影响，即将两个或多个率标准化后再进行比较。调整后的率称为标准化率（standardized rate）。率的标准化法有直接法和间接法两种。

（3）率的标准化法的计算步骤

1）根据已有资料的条件酌选直接法或间接法：如果已有观察对象各年龄组的率（发病率、死亡率等），可用直接法进行标准化。如果没有各年龄组的率资料，仅有各年龄组的人口数和死亡总数，则选择间接法进行标准化。如各种资料齐全，宜首选直接法，因直接法以人口资料作为标准，其计算相对稳定。

2）选择标准组：选择较稳定且具有代表性的较大人群数据，如世界标准人口数据或全国、各省市的人口资料。此外，也可将要比较的两组资料内部各相应小组的观察单数相加，作为共同的标准，或可选两组中任一组的内部构成作为标准。

3）选择公式计算标准比率：根据所选的方法选择相应的计算公式。

2. 标准化率的计算 表 1-2-1 所列为计算标准化率所需模式及符号。

表 1-2-1 计算标准化率所需模式及符号

年龄组	标准组			被标化组		
	人口数	死亡数	死亡率	人口数	死亡数	死亡率
1	N_1	R_1	P_1	n_1	r_1	p_1
2	N_2	R_2	P_2	n_2	r_2	p_2
⋮	⋮	⋮	⋮	⋮	⋮	⋮
I	N_i	R_i	P_i	n_i	r_i	p_i
合计	N	R	P	n	r	p

（1）直接法：适用于被标化组的年龄别率 p_i 已知。

1）已知标准组年龄别人口数时，其计算公式为：

$$p' = \frac{\sum N_i p_i}{N} \tag{1-2-10}$$

式（1-2-10）中，p' 为标准化率，$\sum$ 为求和，$N_i p_i$ 为各年龄组的预期值（发病数、死亡数），是指用被标化组的年龄别率 p_i 去预测在标准人口 N_i 中，可能会有多少人发病、死亡。N 为标准组总人口数。

2）已知标准组年龄别人口构成时，其计算公式为：

$$p' = \sum \left(\frac{N_i}{N} \right) p_i \tag{1-2-11}$$

式（1-2-11）中，标准组的年龄构成比 $\frac{N_i}{N}$ 乘以被标化组的年龄别率 p_i 即为分配率，将此分配率求和即为标准化率。

3）以表 1-2-2 为例，说明直接法标准化率的计算。

表 1-2-2 两医院治疗某癌症的病死率

病型	甲医院			乙医院		
	治疗人数	死亡人数	病死率（%）	治疗人数	死亡人数	病死率（%）
高分化型	75	15	20.0	25	5	20.0
低分化型	35	14	40.0	65	26	40.0
合计	110	29	26.4	90	31	34.4

依表 1-2-2，直接比较甲、乙医院治疗某癌症的总病死率，似乎甲医院水平更高（病死率更低）。但是，以病型分层时，可发现无论是高分化型还是低分化型病例，两医院的病死率都相同。造成总体比较结果与分层比较结果矛盾的原因是两医院收治的癌症患者病型构成不同，乙医院收治的某癌症低分化型患者所占的比例（65/90）高于甲医院（35/110）。

此时，宜通过计算标准化病死率进行比较。

这里选择甲、乙医院两组合计治疗病例数作为标准人口数 N_i，见表 1-2-3[第（2）栏]。

表 1-2-3　直接法计算两医院某癌症的标准化病死率

病型 （1）	标准人口数 N_i （2）	甲医院		乙医院	
		病死率 p_{1i}（%） （3）	预期病死数 N_ip_{1i} （4）=（2）×（3）	病死率 p_{2i}（%） （5）	预期病死数 N_ip_{2i} （6）=（2）×（5）
高分化型	100	20.0	20	20.0	20
低分化型	100	40.0	40	40.0	40
合计	200（N）	26.4	60（ΣN_ip_{1i}）	34.4	60（ΣN_ip_{2i}）

按式（1-2-10）计算甲、乙医院的标准化病死率。

甲医院治疗某癌症的标准化病死率 $p_1' = 60 / 200 \times 100\% = 30.0\%$

乙医院治疗某癌症的标准化病死率 $p_2' = 60 / 200 \times 100\% = 30.0\%$

可见，经标准化后，甲、乙两医院某癌症治疗的病死率是相同的，与分病型比较的结果一致。

本例亦可用式（1-2-11）计算标准化病死率，其结果与式（1-2-10）完全一致，见表 1-2-4。

表 1-2-4　利用标准患者病型构成计算两医院治疗某癌症标准化病死率（%）

病型 （1）	标准患者病型 构成比 N_I/N （2）	甲医院		乙医院	
		原病死率 p_{1i} （3）	分配病死率（N_i/N）p_{1i} （4）=（2）×（3）	原病死率 p_{2i} （5）	分配病死率（N_i/N）p_{2i} （6）=（2）×（5）
高分化型	0.5	20.0	10.0	20.0	10.0
低分化型	0.5	40.0	20.0	40.0	20.0
合计	1.0	26.4	30.0（p_1'）	34.4	30.0（p_2'）

（2）间接法：标准化率的计算，例如，某地 2000 年癌症死亡 23 人，该地同期各年龄别的平均人口数见表 1-2-5 第（3）栏。问：该地癌症死亡率是否高于全国平均水平？

表 1-2-5　某地 2000 年癌症标准化死亡率间接法计算表

年龄组 i（岁） （1）	标准死亡率 P_i（/10 万） （2）	某地	
		人口数 n_i （3）	预期死亡人数 n_iP_i （4）=（2）×（3）
0～	4.83	3066	0.148
20～	25.73	2516	0.647
40～	149.14	1440	2.148
60～	341.48	1738	5.935
合计	53.86（P）	8760（n）	8.878（$\sum n_iP_i$）

当被标化组的年龄别死亡率 p_i 未知，仅有年龄别人口数 n_i 和总死亡人数 r 时，宜用间接法计算。间接法必须有标准组的年龄别死亡率 P_i，其公式是

$$p' = P \cdot \frac{r}{\sum n_i P_i} \qquad (1\text{-}2\text{-}12)$$

式（1-2-12）中，P 是标准组的合计死亡率，$\sum n_i P_i$ 是被标化组的预期死亡人数，$r/\sum n_i P_i$ 是被标化组的实际死亡人数与预期死亡人数之比，即标准化死亡比（standardized mortality ratio，SMR）。

结合表 1-2-5，某地 2000 年癌症 SMR=23/8.878=2.59，说明该地恶性肿瘤的死亡水平是全国平均水平的 2.59 倍。其标准化死亡率 p'=53.86/10 万×2.59=139.50/10 万。

3. 应用标准化法的注意事项

（1）标准化法的目的是消除某些混杂因素对研究结果的影响，通过采取同一参照标准，使算得的标准化率具有可比性。但是，标准化率并不是真实的水平，其大小受计算方法、标准人口的影响；同一资料用不同的方法和标准人口计算的标准化率不同，但比较的结论应一致。因此，标准化率反映的被标准化率的相对水平，仅有比较意义，而未标准化的原始率则反映实际水平。

（2）一般地，计算出的标准化率是样本指标值，存在抽样误差，若须比较其代表的总体标准化率是否有差别，应做假设检验。

（3）如果欲比较两组资料内部的各年龄组率出现交叉时，不宜采用标准化法。此时，可分层比较各年龄组率。

（4）在已知被标化组各年龄别死亡率时，宜选用直接法。如被标化组各年龄组人口太少，年龄别死亡率波动较大时，宜用间接法。

二、恶性肿瘤地区分布

（一）世界恶性肿瘤地区分布概况

1. 广泛性 恶性肿瘤是一种全球范围内的流行病，且总体上呈上升趋势。

2. 差异性 不同癌症在不同人群、不同地区的分布不同，甚至可能表现出巨大的差异。如食管癌在非洲许多国家少见，但在中国太行山地区、南美安乘的斯山地区常见。总的来看，发达国家（地区）恶性肿瘤发病率高于发展中国家（地区）；且发达国家一般常见的肿瘤为肺癌、乳腺癌、前列腺癌等，欠发达地区则为肺癌、乳腺癌、肝癌、胃癌等。

3. 稳定性 一般地，恶性肿瘤的危险因素多、潜隐期长，其在某地区的流行状况大体稳定。

（二）我国恶性肿瘤地区分布概况

2014 年，我国东、中、西部地区的恶性肿瘤发病率分别为 306.84/10 万、273.42/10 万、246.38/10 万，死亡率分别为 181.01/10 万、167.31/10 万、151.65/10 万。各地区肿瘤年龄别发病率、死亡率相似。

肺癌、结直肠癌、胃癌、肝癌在东、中、西部地区均较常见；东、西部地区女性乳腺癌较常见；中部地区食管癌较常见。东、中、西部地区主要致死肿瘤均为肺癌、肝癌、胃癌、结直肠癌和食管癌。

三、恶性肿瘤人群分布

（一）年龄

恶性肿瘤可发生在任何年龄段。但是，不同的恶性肿瘤其高发年龄不尽相同。恶性肿瘤的年龄别发病率变动有如下类型：

1. 婴儿高峰型　发病率以婴幼儿时为多，以后明显下降，如肾母细胞瘤。

2. 上升后下降型　发病率上升至某年龄后下降。目前，肺癌的发病率自 30 岁以后持续上升，但在 75 岁后则有所下降。此提示其致癌因子在不同时期作用强度不同，或 75 岁及以上的老人对肺癌的易患性有所下降。

3. 双峰型　发病率在人生过程中出现两个高峰。如白血病，一个高峰在儿童期，另一个高峰在青、中年期。

4. 持续升高型　发病率随年龄持续升高，如胃癌、食管癌等，提示其致癌因子在人生过程中持续存在并有累积效应。

对中国男性而言：44 岁及以下人群肝癌发病人数最多；45 岁及以上人群肺癌发病人数最多。对中国女性而言：30 岁以下人群甲状腺癌发病人数最多，30～59 岁人群乳腺癌发病人数最多，60 岁及以上人群肺癌发病人数最多。

（二）性别

除生殖系统恶性肿瘤外，一般男性癌症发病率和死亡率均高于女性，以肺癌、消化道恶性肿瘤、膀胱癌等较为突出。

恶性肿瘤的性别差异可见于不同地区。高、低发区恶性肿瘤的性别差异大小常常不同。例如，肝癌的男女性别比在低发区为（2～3）：1，在高发区则可达到（4～6）：1。

恶性肿瘤的性别差异也可见于不同职业的人群。肺癌死亡率男女性别比一般为（1.5～3）：1，但在特定职业人群中差距更为明显，如云南男性锡矿工人年均肺癌死亡率为 161.0/10 万，女性仅为 2.2/10 万，性别比为 73：1。

（三）种族

恶性肿瘤的发病率和死亡率在不同种族人群中有较大差异。例如，汉族鼻咽癌高发；哈萨克族食管癌高发；印度族口腔癌较多见；非洲班图人原发性肝癌常见；白种人易患皮肤癌；犹太民族男性阴茎癌、女性宫颈癌发病率均特别低。恶性肿瘤的种族分布差异提示不同种族的遗传因素、生活方式、环境因素等可能与恶性肿瘤发生有关。

（四）婚育状况

宫颈癌在早婚多育、性伴多的妇女中常见，在未婚者、犹太妇女中较少见，这可能是因为宫颈癌与性行为、性卫生有关。此外，无哺乳史的妇女乳腺癌的发生率明显高于有哺乳史者，这提示乳腺癌可能与生育、哺乳等造成的某些生物学及内分泌变化有关。

（五）职业

恶性肿瘤的职业分布与职业性致癌因素的分布有关。在工作环境中长期接触致癌因素，经过较长的潜伏期而患某种特定的肿瘤，称为职业性肿瘤。目前工农业生产中的石棉、氯甲醚、砷、铬酸盐、苯、联苯胺、氯乙烯等是明确致癌物。我国法定报告职业性肿瘤：

石棉所致肺癌、间皮瘤；氯甲醚所致肺癌；砷所致肺癌、皮肤癌；铬酸盐制造业工人肺癌；焦炉工人肺癌；苯所致白血病；联苯胺所致膀胱癌；氯乙烯所致肝血管肉瘤。

（六）移民

移民是一类离开原籍环境，其生活方式、习惯、膳食结构等随着环境改变而发生变化，但遗传特性相对稳定的特殊人群。移民流行病学通过比较不同人群生活在同一地区或同类人群生活在不同地区的恶性肿瘤发生率或死亡率的差异，探讨遗传因素和环境因素对恶性肿瘤发生的影响。例如，中国鼻咽癌病例占世界的 80% 以上，即使居住在世界其他地方的华侨（尤其说客家方言者），其鼻咽癌的发病率仍远高于当地其他人群。此外，即使是在美国出生的华侨移民后代，鼻咽癌发病率仍然显著高于美国当地白人。这些证据都提示鼻咽癌的发生与遗传因素的关系更为密切。又如，日本国民胃癌死亡率高，而美国民众低，相差近 10 倍；美国民众结直肠癌死亡率高，日本国民则低，相差近 5 倍。移民流行病学研究发现，美籍日裔中胃癌死亡率下降，美籍日裔二代、三代胃癌死亡率更低，接近美国当地人的胃癌死亡水平；而结直肠癌则恰恰相反，即日本移民结直肠癌死亡率逐渐上升，显著高于日本本土居民的结直肠癌死亡率。这些结果提示胃癌、结直肠癌的发生可能与环境因素关系更密切，与遗传因素关系较小。

四、恶性肿瘤时间分布

（一）世界恶性肿瘤时间趋势

从总体看，全世界恶性肿瘤发病率、死亡率近年来持续上升；欠发达地区恶性肿瘤的流行更为明显；除食管癌和宫颈癌外，其他癌症发病率、死亡率都呈上升趋势。

在各种癌症中，大多数国家肺癌发病率和死亡率都在增长，肺癌是全世界最主要的癌症，年均发病达 120 万例，死亡达 110 万例。男性的肺癌发病率近年来逐年下降，但女性的发病率却在缓慢上升。2018 年，全世界恶性肿瘤发病顺次是肺癌（占总病例的 11.6%）、女性乳腺癌（11.6%）、前列腺癌（7.1%）和结直肠癌（6.1%）；死亡顺位依次为肺癌（占癌症死亡总人数的 18.4%）、结直肠癌（9.2%）、胃癌（8.2%）和肝癌（8.2%）。

世界各国中，美国恶性肿瘤流行趋势令人瞩目。2019 年，美国癌症协会（ACS）发表的《癌症统计年度报告》显示：2006～2015 年，男性癌症发病率每年下降约 2%，女性则较为稳定；1991～2016 年，美国的癌症总死亡率稳步下降了约 27%，癌症死亡人数减少约 260 万。美国防癌的成果主要是建立在戒烟、早期筛查、治疗这三个方面。

（二）我国恶性肿瘤时间趋势

从新中国成立到现在，我国恶性肿瘤的发病率及死亡率总体上仍呈现持续增高的趋势。1957 年，根据北京、天津、上海等大城市人群死因报告，我国人群恶性肿瘤死亡率为 36.9/10 万，占总死亡率的 5.2%。2000 年，恶性肿瘤死亡率已升至 119.26/10 万，已占总死亡率的 19.3%，其中男性恶性肿瘤死亡率为 150.43/10 万，女性为 86.87/10 万。2007 年，我国 38 个肿瘤登记地区恶性肿瘤发病率为 276.16/10 万，其中男性为 305.22/10 万，女性为 246.46/10 万；恶性肿瘤死亡率为 177.09/10 万，其中男性为 219.15/10 万，女性为 134.10/10 万。国家癌症中心根据 339 个登记处覆盖约 3 亿人的监测结果，发布的癌症报告披露：2014 年，我国恶性肿瘤发病率为 278.07/10 万，其中男性为 301.67/10 万，女性为 253.29/10 万；

死亡率为 167.89/10 万。据全球癌症统计数据估计：2018 年，中国男性恶性肿瘤年龄标准化发病率为 223.0/10 万，女性为 182.6/10 万；男性恶性肿瘤年龄标准化死亡率为 166.6/10 万，女性为 95.2/10 万。此外，我国农村居民癌症死亡率的增长趋势明显高于城市，在个别农村癌症高发地区，恶性肿瘤的危害十分突出，甚至是当地农民因病致贫、因病返贫的重要原因。

目前，按发病例数排位，我国最常见的恶性肿瘤为肺癌、胃癌、结直肠癌、肝癌和乳腺癌，占全部恶性肿瘤发病的 58%。男性发病前五位的恶性肿瘤为肺癌、胃癌、肝癌、结直肠癌、食管癌，占全部恶性肿瘤发病的 69.9%。女性发病前五位的恶性肿瘤为乳腺癌、肺癌、结直肠癌、甲状腺癌、胃癌，占全部恶性肿瘤发病的 55.9%。按死亡例数排位，全国恶性肿瘤死亡排位为肺癌、肝癌、胃癌、食管癌和结直肠癌，占全部恶性肿瘤死亡的 70.2%。男女性恶性肿瘤死亡的第一位均是肺癌。总体而言，中国恶性肿瘤的发病率和死亡率在全球位居中等偏上水平，但由于人口基数大，我国是全球新增癌症病例及因癌症死亡的人数最多的国家，部分恶性肿瘤防控形势严峻，如肝癌、胃癌等发病、死亡人数约占全球的一半。

随着我国的老年人口比例增加、期望寿命延长、不良生活方式的蔓延、环境问题等，我国恶性肿瘤未来的流行趋势仍会很严峻，一些重点恶性肿瘤的防控压力还将增大。例如，肺癌从 1996 年起成为我国居民恶性肿瘤第一位死因，我国 62% 的肺癌死亡归因于危险因素，特别是烟草的作用。中国男子吸烟率为 66%，系世界之最，人群被动吸烟暴露水平在 52% 以上，女性和儿童被动吸烟率都很高。鉴于我国吸烟流行高峰不足 30 年，烟草带来的健康危害高峰还没有到来，预计未来 20～30 年，我国男性肺癌的发病率和死亡率仍将持续上升。

五、主要恶性肿瘤流行特点

（一）肺癌

我国是全球肺癌高发地区之一，肺癌发病率和死亡率居各种恶性肿瘤的首位。在各种恶性肿瘤中，我国男性肺癌发病率、死亡率均排名第一；女性肺癌发病率排名第二，死亡率则排名第一。我国女性吸烟率较低，但肺癌发病率却较高，这与室内油烟与燃料污染、二手烟暴露等有关。

肺癌在我国的分布特征：从时间分布来看，我国肺癌近年来发病率趋于稳定；从空间分布来看，城市和工业发达地区肺癌发病率一般高于农村，城乡差别明显，上海、北京、天津是我国肺癌最高发地区，中部地区男性肺癌年龄标准化发病率、死亡率最高，西部地区女性肺癌发病例数最多；从人群分布来看，我国肺癌的发病率和死亡率在 45 岁之前缓慢上升，45 岁以后则呈快速上升趋势，男性肺癌发病率、死亡率都高于女性。

（二）肝癌

我国是全球肝癌高发地区之一，这主要是因为乙肝病毒的感染和黄曲霉素的暴露。2014 年，我国男性肝癌标准化发病率为 38.37/10 万，排在所有恶性肿瘤的第三位；女性肝癌标准化发病率为 14.38/10 万，排在第七位；男性肝癌标准化死亡率为 33.32/10 万，排在所有恶性肿瘤的第二位；女性肝癌标准化死亡率为 12.78/10 万，排在第三位。肝癌预后差，病死率高，发病率和死亡率接近。

肝癌在我国的分布特征：从时间分布来看，近年来我国肝癌死亡率呈下降趋势；从空间分布来看，我国肝癌发病率和死亡率从高到低的地区依次为西部、中部、东部地区，农村肝癌发病率、死亡率均比城市高；从人群分布来看，肝癌发病、死亡存在性别差异，一般男女患病比为 2 : 1；在肝癌高发区里，40 岁以下年龄组肝癌发病率较高；肝癌特别高发地区，其患者的平均年龄有低龄化趋势；在低发区内，60 岁以上年龄组发病率较高；肝癌年龄死亡率高峰在青、中年，并不随年龄增长而上升，提示致肝癌因素在儿童、青少年时期即起作用，且不随年龄而累积。

（三）胃癌

胃癌是一种严重危害我国居民健康的恶性肿瘤。2014 年，我国胃癌年龄标准化发病率为 30/10 万（男性 41.08/10 万、女性 18.36/10 万），标准化死亡率为 21.48/10 万（男性 29.24/10 万、女性 13.33/10 万）。我国胃癌的危险因素主要是幽门螺杆菌感染、不健康的生活饮食习惯、不良饮食结构等。

胃癌在我国的分布特征：从时间分布来看，胃癌曾长期为我国居民恶性肿瘤发病之首，2014 年胃癌发病排在所有恶性肿瘤的第二位，造成的死亡则排在第三位；从空间分布来看，我国胃癌的发病率和死亡率由低到高依次为西部、东部、中部地区，辽东半岛、山东半岛、长江三角洲、太行山脉等地是胃癌高发区；从人群分布来看，男性胃癌发病率、死亡率均高于女性，从 40 岁开始胃癌发病率明显升高，80～85 岁年龄组最高。

（四）结直肠癌

2018 年，全世界结直肠癌新发病例约 180 万例，死亡病例 88.1 万例，年龄标准化发病率位居所有恶性肿瘤的第三位，死亡率位于第二位。结肠癌的高发地区是欧洲部分地区（如匈牙利、斯洛文尼亚等）、澳大利亚/新西兰、北美洲和东亚，其最高发人群是匈牙利男性和挪威女性。直肠癌的高发区域与结肠癌分布相似，其最高发人群是韩国男性和马其顿女性。美国是唯一一个在近 20～30 年来，男、女结直肠癌发病率都显著下降的国家。这与美国通过结直肠癌筛检，及时发现和适当处理结直肠癌症前病变有关。

2014 年，我国结直肠癌年龄标准化发病率为 27.08/10 万（男性 30.55/10 万、女性 23.43/10 万），排在所有恶性肿瘤的第三位；死亡率为 13.13/10 万（男性 14.84/10 万、女性 11.34/10 万），排在第五位。我国结直肠癌的发生可能与肥胖和不健康的饮食习惯等因素有关。

结直肠癌在我国的分布特征：从时间分布来看，我国居民结直肠癌死亡率呈逐年增加趋势，1975 年，我国结直肠癌死亡率仅为 4.60/10 万，1992 年为 5.30/10 万，2005 年为 7.25/10 万；从空间分布来看，我国东部和西部地区结直肠癌发病率、死亡率较高，而中部地区则均较低；从人群分布来看，我国结直肠癌男女发病比例近 20 年来明显改变，即女性比例明显升高，在大城市，男女结直肠癌发病率非常接近，如 2002 年北京结直肠癌发病率男性为 24.2/10 万，女性为 23.3/10 万；此外，我国结直肠癌患者已有老龄化趋势，20 世纪 80 年代，我国结直肠癌平均发病年龄为 56.83 岁，90 年代为 59.66 岁，进入 21 世纪，上海中位结直肠癌发病年龄为 61 岁，天津为 64 岁，广州为 66 岁。

（五）食管癌

我国是世界食管癌发病率、死亡率很高的区域之一。2014 年，我国食管癌年龄标准化发病率为 18.85/10 万（男性 26.46/10 万、女性 10.85/10 万），排在所有恶性肿瘤的第六位；

死亡率为 14.11/10 万（男性 19.92/10 万、女性 8.00/10 万），排在第四位。我国食管癌的发生可能与惯食烫食、吸烟、营养元素缺乏等因素有关。

食管癌在我国的分布特征：从时间分布来看，我国居民食管癌死亡率在明显下降；从空间分布来看，我国传统的食管癌高发区域位于太行山脉一带，包括河南、河北、山西等省部分地区，食管癌现有六大高发区，分别是河北磁县与涉县、河南林州、山西阳城、四川东北部（盐亭与西充）和广东南澳地区；我国食管癌死亡率农村地区高于城市地区，如 2005 年我国农村食管癌死亡率为 17.34/10 万，城市为 10.97/10 万；从人群分布来看，我国食管癌男女性别比接近（2～3）∶1，35 岁以前很少发病，而后逐年增加，在男性 60 岁、女性 70 岁以后食管癌死亡率均较高；食管癌发病率在不同民族也有明显差别，在我国少数民族中以哈萨克族为最高。

（六）乳腺癌

过去 30 年来，西方国家女性乳腺癌的流行呈上升趋势，这主要是因为致癌危险因素的暴露增加和早期筛查的普遍展开。西方国家女性乳腺癌高发，但其病死率相对较低，这归功于广泛的宣传教育、自我保护意识的建立与提高及良好的医疗保健资源。

2014 年，我国女性乳腺癌年龄标准化发病率为 41.82/10 万，排在所有恶性肿瘤的第一位；死亡率为 9.9/10 万，排在第五位。我国女性乳腺癌的发生可能与肥胖率增高、生活方式西化、生育率的相对降低等因素有关。

女性乳腺癌在我国的分布特征：从时间分布来看，近年来我国女性乳腺癌发病率迅速增长，2000～2011 年发病率年均增长 3.9%；从空间分布来看，女性乳腺癌发病率和死亡率由高到低依次为东部、中部、西部地区；从人群分布来看，30 岁以后发病率和年龄别死亡率快速增长，55 岁达到顶峰且持续处于高发水平。

六、恶性肿瘤的主要危险因素

恶性肿瘤是一类潜隐期较长，多因素、多效应、多阶段和多基因作用的疾病。过去 30 余年来，人类虽然对恶性肿瘤病因学探索取得了一些突破性进展（如职业性恶性肿瘤病因的明确、致癌基因的发现及其机制探索等），但离真正认清恶性肿瘤病因及机制，尚有距离。作为研究群体现象的流行病学，在探索恶性肿瘤危险因素方面有其独特之处，已成为恶性肿瘤病因学研究不可或缺的方法论。流行病学认为任何使恶性肿瘤发病概率增加的因素均可称为危险因素。恶性肿瘤的主要危险因素有内因（不可改变因素）和外因（可改变因素）两大类。

（一）内因

1. 单纯遗传性肿瘤　某些罕见的恶性肿瘤按孟德尔遗传方式遗传，即由单个基因异常所造成，通常以常染色体显性方式遗传。这类肿瘤与外界诸因素几乎无任何关系，在患者生命个体形成时就已决定。例如，家族性结肠息肉癌变、Ⅰ型神经纤维瘤、异位胚胎瘤等。

2. 遗传易患性肿瘤　某些恶性肿瘤表现为明显的家族、种族聚集性或高发性。例如，乳腺癌在白种人妇女中较多见，也表现出家族多发倾向。食管癌也有一定的家族聚集性。鼻咽癌被称为"华人特有癌"，在世界任何地域的华人中都是常见的恶性肿瘤之一，全球八成以上的病例为华人；而在其他人种中，鼻咽癌是少发或罕见的恶性肿瘤。白种人皮肤癌较多见，而有色人种如黑种人皮肤癌则较少见。

（二）外因

虽然遗传因素在一些恶性肿瘤发生过程中起重要作用，但更普遍的情况是，恶性肿瘤全部危险因素中外因所占权重更大。一般认为，恶性肿瘤主要是由这些外因与人体内源性因素联合作用所致。通常，外因致癌危险因素包括理化因素、生物因素及社会心理因素。

1. 理化因素　多种物理因素是恶性肿瘤的危险因素，最突出的是电离辐射（X、γ、α、β 射线）可引起白血病、乳腺癌、恶性淋巴瘤、多发性骨髓瘤、皮肤癌、肺癌等多种恶性肿瘤。已明确的物理致癌因子还有紫外线（皮肤癌的致病因子）和氡气（肺癌的致病因子）。此外，一些长期局部机械刺激、热刺激可能引起癌症，如某些胆结石可致胆管癌，北方某些农村地区的"炕癌"等。其他的一些物理因素暴露如石英尘、石棉纤维、煤尘暴露等可致肺癌、间皮瘤。

目前，研究者已证实的对动物有致癌作用的化学物质达百余种，通过流行病学群体研究证实的对人类有致癌作用的达 30 余种。例如，二噁英、尼古丁、镍、石棉、苯并芘、铬等可致人体多器官、多系统的恶性肿瘤。某些药物亦有可能诱发恶性肿瘤，如己烯雌酚、环孢素、硫唑嘌呤等。

2. 生物因素　生物性致癌危险因子包括病毒、寄生虫、真菌和某些藻类，这些因素的感染是我国 35～39 岁癌症患者的首要病因。目前，病毒与人体肿瘤的关系最重要，研究也最深入。有 15%～20% 的肿瘤与病毒感染有关，较明确的有：乙型肝炎病毒（HBV）和丙型肝炎病毒（HCV）感染与原发性肝细胞癌（HCC）有关；人乳头状瘤病毒（HPV）16 型和 18 型感染与宫颈癌有关；EB 病毒感染与 Burkitt 淋巴瘤、鼻咽癌有关；幽门螺杆菌（Hp）感染与胃癌有关；人类免疫缺陷病毒（HIV）感染与卡波西肉瘤和非霍奇金淋巴瘤有关。在我国，尤其应关注 HBV 感染导致的肝癌和 HPV 感染导致的宫颈癌。

某些寄生虫与癌症发生也有一定关系。日本血吸虫感染与大肠癌有关，华支睾吸虫感染与胆管型肝癌有关，埃及血吸虫感染与某些膀胱癌有关。

某些真菌毒素与人类恶性肿瘤有关。黄曲霉菌产生的黄曲霉毒素就是一种强致癌毒素。黄曲霉毒素是一类杂环类化合物，至少可分为 B1、B2、G1、G2、M1 等亚型，其中黄曲霉毒素 B1 的致癌作用最强，可引起人类及啮齿类动物发生肝癌。

藻类的某些藻类毒素与某些癌症如肝癌发生有关。

3. 社会心理因素　人不仅是生物意义上的个体，也是由情感、思维等心理要素构成的社会人。负性心理素质包括多愁善感、精神抑郁、易躁易怒、忍耐性差、沉默少语、态度冷淡、性格孤僻、脾气古怪等。这类人更可能患恶性肿瘤。

作为社会人，其生活方式、饮食习惯亦深受社会制度、意识形态、风俗习惯、文化教育等影响，并且某些不良生活方式、膳食状况可能引起恶性肿瘤。常见的与恶性肿瘤有关的不良生活方式包括吸烟、酗酒、不平衡膳食、静态生活、不良卫生习惯、性伴侣多且不讲究卫生防护等。吸烟有害健康，其致癌的证据比较充分，可引起肺癌、口腔癌等多种癌症。香烟烟雾中至少有 5 000 种化学物质，有确切致癌性的化学物质有数十种，尤以二噁英、尼古丁、焦油、苯并芘突出。全世界 15%～30% 的癌症可归因于吸烟，每年由吸烟导致癌症死亡人数达 150 万例以上。目前，吸烟是我国男性患肺癌的第一大原因，是东北地区女性肺癌高发的重要原因。酗酒与口腔癌、食管癌、肝癌等消化道恶性肿瘤有关，我国西藏、内蒙古地区饮酒致癌的现象较为明显。膳食因素致癌包括膳食结构不合理和储存烹制过程不当两方面。一方面，高脂高能量膳食模式与直肠癌、食管癌、女性乳腺癌等发生有关；膳食纤维不足亦可能导致结直肠癌；膳食结构不合理易导致超重肥胖，进而增加多种恶性肿瘤发生的风险；美国癌症协会认为美国每年 50 万癌症死亡者中的 1/3 可归因于饮食不当，而在我国，水果蔬菜摄入不足尤其明显。另一方面，气候湿热地区粮食、花生储存过程中易受黄曲霉菌污染，增加肝癌和食管癌的发病风险；腌制、烟熏食物，可能产生亚硝胺、多环芳烃等致癌物，造成胃癌、肝癌、肺癌、乳腺癌等高发。卫生习惯不良、性伴侣多且无保护措施可能与某些生殖系统恶性肿瘤（如阴茎癌、宫颈癌）发生有关。

第三节 研究恶性肿瘤的常用流行病学方法

流行病学研究方法包括观察法、实验法和数理法。流行病学研究方法分类及主要功能见图 1-3-1。

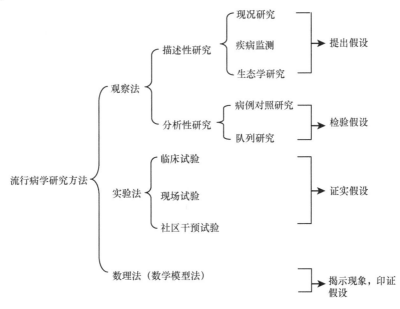

图 1-3-1 流行病学研究方法

一、描述性研究

描述性研究（descriptive study）又称为描述流行病学，通过肿瘤常规监测数据和专门调查获得的肿瘤数据，分析肿瘤在空间、时间和人群的分布特征，探讨其分布差异，提出深入研究的方向和初步防控策略。描述性研究是恶性肿瘤流行病学研究方法中最基本的类型，主要包括现况研究、病例报告、生态学研究等。

（一）肿瘤常规资料分析与应用

1. 恶性肿瘤死亡回顾调查 我国在 1973～1975 年、1990～1992 年、2004～2005 年进

行了三次较大规模的恶性肿瘤死因回顾调查。由于大部分恶性肿瘤病死率较高，故可用死亡调查资料反映恶性肿瘤的发病状态、分布规律及变化特点。在全国恶性肿瘤登记制度尚不完善、生命统计亦不规范的情况下，死因调查所得资料是重要的肿瘤流行病学基础信息。但恶性肿瘤死亡回顾调查普遍存在着回忆偏倚，资料质量及准确性有时难以保证。

2. 肿瘤登记报告制度 肿瘤登记报告制度是对某特定区域的人群，依靠一定的组织系统，长期规范地收集、整理及统计分析恶性肿瘤发病及死亡资料，是一种国际公认的掌握恶性肿瘤发病、死亡趋势的基本方法。1934 年美国在康涅狄格州、1942 年丹麦在全国建立了癌症登记制度，到 2010 年，全球恶性肿瘤登记制度已有较大发展，至少有 50 多个国家创建 400 余个肿瘤登记点。国际癌症登记协会（International Association of Cancer Registries，IACR）与国际癌症研究中心（The International Agency for Research on Cancer，IARC）共同定期出版的《五大洲癌症发病率》，为各国学者研究恶性肿瘤提供了重要信息。

中国率先在上海建立了肿瘤登记制度。2010 年已在全国 193 个地区建立了该制度，覆盖 1.7 亿人，约占全国总人口的 13.5%，其中至少有 10 余个登记点向 IACR、IARC 报告肿瘤发病登记信息。目前全国建有肿瘤登记处 574 个，覆盖全国 4.4 亿人口。

3. 恶性肿瘤临床病例汇总 通过对门诊、住院的恶性肿瘤病例进行统计分析，可以了解各种恶性肿瘤的大概比例，亦有助于评估疗效，但不能反映该时点人群恶性肿瘤发病水平。

（二）现况研究

现况研究（cross-sectional study）也称横断面研究或患病率研究（prevalence survey），是在某特定时间内、特定区域的人群中，调查、收集并描述恶性肿瘤的患病、死亡及有关因素的分布情况，为进一步的病因研究提供线索。

1. 现况研究的目的及应用

（1）为病因研究提供线索：通过现场调查，收集、分析不同暴露状态下，恶性肿瘤分布信息，进行相应逻辑推理（如求差法、求同法、考推法、剩余法等），提出恶性肿瘤可能的病因或危险因素。例如，在 20 世纪 70 年代初，在世界食管癌最高发病地区河南林州市，我国学者通过现场调查初步探讨食管癌与其主要危险因素亚硝胺物质、真菌的关系。

（2）掌握恶性肿瘤的分布状态：通过现况调查可以掌握恶性肿瘤的基本信息，发现高发地区、高发（危）人群及动态状况（多次现况调查）。

（3）利于开展癌症的二级预防工作：通过现况调查找出高危人群，为癌症二级预防（早发现、早诊断、早治疗）奠定基础。

（4）癌情监测、防癌措施评估：通过长期多次纵向癌情现况调查，既可以获得癌情基线资料及动态变化情况，还可以通过比较分析，对防癌控癌策略、措施及其效果进行评估和修正。例如，通过癌情监测，明确在我国女性中，乳腺癌的防控应放在第一位。

2. 现况研究的方法 现况研究的方法有面谈、信访、电话访问及网上调查等形式，必要时，可结合某些体格检查、实验室检查等。每种现况研究方法各有其优劣之处。信访、电话访问及网上调查较快捷，但应答率、真实性与可靠性、代表性等明显不足，一般不用于癌症现况研究。而研究者与研究对象面对面的调查，被广泛认同和应用。

3. 现况研究的种类

（1）病例调查：对某些特殊癌种患者进行调查。例如，某些异位胚胎瘤患者，有明显家庭聚集性的"癌症家庭"。

（2）普查（census）：是指在某时期内，对特定范围内的全体对象所实施的调查。其主要目的是早发现、早诊断、早治疗某些恶性肿瘤，或了解其分布状况。普查的优点：能发现目标人群的全部病例，利于恶性肿瘤的早发现、早诊断、早治疗；可以了解恶性肿瘤及相关因素的分布特征，为进一步病因研究奠定基础。普查的局限性：耗费人力、物力；往往存在漏查；调查人员较多，其素质状态对资料质量的影响较大；对患病率低、所需诊断技术复杂的恶性肿瘤一般不宜开展普查。

（3）抽样调查（sampling survey）：是对某特定人群中（总体）的一部分个体（样本）实施调查，依此样本信息估计出总体恶性肿瘤的流行特征。其中，抽样应遵循随机化原则，即保证总体中每个研究对象有同等机会被抽取到样本中，这样能保证样本的代表性。与普查相比，抽样调查节省人力、物力和时间，工作可以做得细致等。但是，抽样调查的设计、实施及分析均较普查复杂，不易发现资料的重复或遗漏；差异过大的研究对象或因素、需要普查普治的恶性肿瘤、患病率过低的恶性肿瘤均不适合抽样调查。

随机化抽样方法：①单纯随机抽样（simple random sampling），直接从含有 N 个单位的总体中，抽出 M（$M<N$）个单位组成样本。此法的原则是每个抽样单位被抽中选入样本的机会是均等的。②系统抽样（systematic sampling），是把总体的全部研究对象按某一标志排列起来，按固定顺序和间隔抽取观察单位从而组成样本。③分层抽样（stratified sampling），先依某人群的生物学或社会特征（如年龄、性别、种族、文化、受教育水平、职业等）将研究对象分为若干组（层），然后从每组（层）中随机抽取一定数量的观察单位组成最终样本。④整群随机抽样（cluster sampling），利用现有的集体（如县、街道、社区、班、村等），随机整群抽取集体单位，将被抽取到的集体单位中的观察单位全部纳入样本。

抽样样本量：抽样样本量过大或过小都不恰当。若抽样样本量过大（如超过总体的75%），耗费较多的人力、物力，此时还不如进行普查；而抽样样本量过小，抽样误差会过大，代表性差，亦会造成较大的偏倚。一般而言，确定现况研究抽样调查样本量时应考量以下几点：①精确度，即容许误差越小，样本量越大。②预计所调查恶性肿瘤的患病率越低，所需样本量越大。③显著性水平，即 α 越小，所需样本量越大。

样本量大小可通过公式法、查表法、软件等进行计算。一般而言，恶性肿瘤发病、死亡调查样本应在 10 万例以上。公式法、查表法、软件计算等虽然精确，但一般仅适合单纯随机抽样样本量的确定。恶性肿瘤调查一般是整群随机抽查，可在上述方法估算的样本量基础上再加 1/2。

4. 现况研究中常见的偏倚及其控制　在现况研究调查时，应充分考虑资料的准确性。实际上，由于多种原因的影响、制约，所获结果与真实情况常有出入，甚至可能得出错误的结论。其原因有二：一是由抽样误差造成，二是由系统误差（偏倚，bias）所致。在一切抽样研究中，抽样误差不可避免，但可用医学统计学的方法评估其大小。而偏倚是在研究的任何阶段出现的系统误差及对结果解释的片面性。偏倚是无法完全避免的，应尽量减少、控制偏倚，以确保研究结果的真实性。现况研究调查时可能出现的偏倚有下列两种：

（1）选择偏倚（selection bias）：指研究者在选择研究对象时由选择条件的局限或设计不当所造成的系统误差。包括非随机选择偏倚、无应答偏倚、存活者偏倚等。

（2）信息偏倚（information bias）：也称测量偏倚，指在收集和整理有关暴露或疾病资料时出现的系统误差，主要发生在观察、收集资料及测量等实施阶段。包括调查者偏倚、调查对象偏倚（报告偏倚和回忆偏倚）、度量偏倚等。

一般地，控制现况研究调查偏倚的方法有以下几种。①随机化：使每一个研究对象有同等机会被抽取到样本中。这样则使潜在的混杂因素、可测量或不可测量及无法确切预知的非研究因素在各研究组间齐同。②控制测量偏倚：选准确度、稳定度均佳的仪器、设备，且使用前须校正，试验、检查方法应有详细的规定，且认真执行；尽量采用金标准，排除标准、纳入标准亦须提前制订。③尽可能提高应答率：应答率一般应达到90%以上。④防止调查人员的偏倚：对调查人员进行系统、科学的培训，统一认识、统一标准，提高其责任心及专业素质；对疾病的阳性结果都应有明确的标准，且被调查员认同；适时取部分调查对象进行复查、评估。

5. 筛查（screening）　筛查是在疾病早期，运用筛查试验（screening test），将表面健康但可能有病或有缺陷者与那些可能无病者鉴别开来的过程。筛查试验是指识别表面健康但可能有病或有缺陷者的方法。恶性肿瘤筛查的主要目的在于早发现、早诊断和早治疗患者。对某种恶性肿瘤而言，一般人群中存在着三种人：①患者；②可疑有病但实则无病的人；③健康人。筛查试验就是把前两种人与健康人区别开来。值得注意的是，筛查后，必须要有相应的诊断方法和治疗措施。例如，乳腺癌的筛查试验有触检、X线检查等，筛查阳性者应进一步接受乳腺癌的诊断检查，如活检等，诊断为乳腺癌后应及时治疗，如手术切除等。筛查有两类：一是整群筛检，对某特定人群全体进行检查；二是选择性筛查，即对特定群体里有某种特征（如性别、年龄或工种等）的人群（亦称为高危人群）进行筛查，如在成年女性中开展宫颈脱落细胞检查，以早期发现宫颈癌患者。

（1）评价筛查试验的基本步骤：选定金标准，即将现代医学认为诊断疾病最可靠、最客观的标准（如活检）作为评价标准。用金标准、待评的筛查试验，同时盲法筛查相同的研究对象，并将结果整理汇集成表1-3-1，计算有关的评价指标，酌情下结论。

表 1-3-1　筛查试验评价模式（金标准）

试验结果	患者	非患者
阳性	A（真阳性）	B（假阳性）
阴性	C（假阴性）	D（真阴性）
合计	A+C	B+D

（2）筛查试验评价常用指标：一般地，恶性肿瘤筛查试验应符合简便、快速、安全、可靠、经济、易接受等原则。此外，还须用反映真实性、可靠性和收益的指标来评估筛查试验。

真实性（validity）指测量值与真值符合的程度。反映真实性的基本指标是灵敏度（sensitivity）和特异度（specificity）。

灵敏度又称为敏感度、真阳性率，是指实际有病且被筛查试验正确地判断为阳性的百分率。反映该筛查试验确认某恶性肿瘤的能力。

$$灵敏度 = \frac{A}{A+C} \times 100\% \tag{1-3-1}$$

特异度又称为真阴性率，是指实际无病且被筛查试验正确地判为阴性的百分率。反映该筛查试验排除某恶性肿瘤的能力。

$$特异度 = \frac{D}{B+D} \times 100\% \tag{1-3-2}$$

理想的筛查试验，其灵敏度、特异度均应为 100%，然而在实际工作中，灵敏度与特异度常成反向关系，即一个指标高，另一个指标会变低。因为变量值的分布在正常人与恶性肿瘤患者之间常有一定程度的重叠。实际上，是取高灵敏度还是高特异度，应根据所筛查恶性肿瘤的性质来权衡确定。如病情重但治疗后能明显改善预后的恶性肿瘤（如宫颈癌），宜提高筛查试验的灵敏度；如误诊后会导致患者及家属心理创伤或需要进一步复杂而昂贵的诊治的恶性肿瘤（如白血病），宜提高筛查试验的特异度。

可靠性（reliability）亦称可重复性、精确度或信度，指在相同条件下某筛查试验对同一研究对象重复检测结果的稳定程度。影响筛查试验可靠性的主要因素：受检者的生物学变异，如人们的生理指标（如血压）有一定的波动性；实验室条件，如设备、仪器、制剂及试验方法等原因所致的测量误差；观察者，如筛查试验操作人员素质不同对结果的影响等。

反映可靠性的常用指标有标准差、变异系数及 Kappa 值等。

收益（yield）即对研究对象实施筛查后所得到的效果。收益可用下述几个方面的指标来评估。

预测值（predictive value）：是指某筛查试验的结果表明受检者有无某恶性肿瘤的概率。临床上，须分别计算阳性预测值和阴性预测值（仍用表 1-3-1）。其计算如下：

$$阳性预测值 = \frac{A}{A+B} \times 100\% \tag{1-3-3}$$

$$阴性预测值 = \frac{D}{C+D} \times 100\% \tag{1-3-4}$$

转诊率：筛查阳性人数占筛查目标人群数的比例。如果目标人群太大，该指标不宜太高。

早诊/早治率：早期病例在筛查所发现的全部病例中所占的比例。如果筛查的早诊率高于正常医疗程序的早诊率，则可认为筛查收益较好。

成本-效益分析及成本-效果分析：筛查试验是否值得在临床上应用，必须考虑其经济效益。筛查试验的成本包括其自身费用及进一步诊疗、随访和有关并发症处治的费用。效益包括社会效益和经济效益。一般地讲，任何筛查试验（只要可应用于临床）皆有社会效益。而经济效益则需用筛查出的患者数，将由于早期发现而延长的生命和工作年限折算成货币单位，再除以成本，计算得到成本-效益的值。若此比值大于 1，则是合算的、恰当的。

成本-效果分析是计算筛查试验投入经费与取得的生物学效果，一般用人民币（元）/某效果表示。例如，平均 X 元/发现 1 例恶性肿瘤患者、平均 X 元/延长恶性肿瘤患者 1 年寿命、平均 X 元/降低某恶性肿瘤患病率 1 个百分点等。适时做成本-效果比值分析，有助于恶性肿瘤筛查试验的科学决策。

（三）生态学研究

生态学研究（ecological study）又称为相关性研究（correlational study），是从群体角度描述恶性肿瘤与其危险因素的分布，从而为探索恶性肿瘤的病因提供线索。其侧重点是研究人群的生活方式、生存环境对恶性肿瘤的影响。生态学研究观察单位是群体而不是个体，其群体可以是某个国家、城市、工厂、学校人群。研究人群的信息可用于分析人群中的暴露和恶性肿瘤的关系，如人群吸烟状态与该人群肺癌死亡率的关联。常用的生态学研究方法：

1. 生态比较研究 生态比较研究（ecological comparison study）比较不同人群中某恶性肿瘤的分布，根据分布差异，提出恶性肿瘤病因线索。例如，不同种族人群鼻咽癌发病率相差甚大，华人（尤其是客家人血统者）无论居住在任何地域，其鼻咽癌发病率远高于其他种族，提示华人某些遗传因素可能与鼻咽癌发生有关，此为鼻咽癌的病因探索提供了有益的研究线索。

2. 生态趋势研究 生态趋势研究（ecological trend study）指持续观察某（些）人群中某因素水平的改变和某恶性肿瘤的发病率或死亡率的变化关系，从而来判断某因素与某恶性肿瘤之间的关系。例如，某铀矿周围 γ 射线水平与当地儿童白血病发病率的关联研究。

二、分析性研究

分析性研究（analytical study）也称为分析流行病学（analytical epidemiology），是在某特定的人群中观察可疑危险因素与恶性肿瘤之间关联的一类研究方法，主要包括病例对照研究和队列研究。

（一）病例对照研究

病例对照研究（case-control study）是选择某一组恶性肿瘤患者作为病例组，另选一组或几组未患该恶性肿瘤的、可比的个体作为对照组，调查并比较各组人群过去暴露于某（些）可疑危险因素的水平，然后推断一个或数个危险因素是该恶性肿瘤可能病因的研究方法。

1. 病例对照研究的特点

（1）观察性：研究者对研究对象未实施任何干预措施，只是客观地收集研究对象的暴露状况。

（2）回顾性：从时间特征看，是对研究对象过去的暴露情况进行调查，属于回顾性研究。一般情况下，是通过研究对象回忆获得有关信息，是一种由果（恶性肿瘤）推因（危险因素）的研究。

（3）设立对照组：根据研究对象是否患所研究的恶性肿瘤分为病例组与对照组。

（4）因果关系论证强度相对较弱：由于回忆性偏倚不可避免、暴露与恶性肿瘤间时序判断上的不确切性等局限，病例对照研究不能确定暴露与恶性肿瘤的因果关系，只能探索恶性肿瘤的危险因素及初步检验病因假设。

2. 病例对照研究的基本步骤

（1）提出假设、明确研究目的及类型：据所了解的恶性肿瘤的分布特点及相关信息，提出研究假设及明确研究目的和选用相应研究类型。

（2）制订出研究方案：据研究目的制订出规范的研究方案，其主要内容叙述如下。

①明确研究目的，选定合适的研究类型（非匹配或匹配病例对照研究），选定病例组与对照组的来源（以医院为基础或以社区为基础的病例对照研究）。②明确病例组、对照组的入选和排除标准。③确定恰当的样本量。④明确具体的调查内容，通常有一般项目（姓名、性别、家族史等）、临床学内容（该恶性肿瘤的主要症状、体征及必要检查项目）和流行病学内容（其他与该恶性肿瘤可能有关的一切内容，如个人生活方式等）。⑤设计调查表。⑥考虑可能的偏倚并尽量控制。⑦确定费用预算、工作进度、人员分工及与协作单位的协调安排。⑧制订一套严格可行的质控措施。

（3）培训调查员并进行预调查：恶性肿瘤病例对照研究通常要依靠素质优良的团队才能够顺利完成。这需要首先进行规范的培训，统一认识、统一方法、统一考核，确保合格。在正式调查前做一次小范围、小样本（不超过 10 例）的预调查，以验证研究计划（尤其是调查表）的合理性、可行性，及时修改、完善。

（4）现场实施调查。

（5）资料的整理与分析。

3. 病例对照研究的分析

（1）统计描述：描述研究对象的一般特征，如性别、年龄、种族、职业、出生地、居住地和居住时间、就诊医院级别、诊断方法及级别等。

对病例组和对照组间的基本特征（性别、种族、年龄）作均衡性检验，目的是检验比较组间是否具有可比性。此用统计学方法（如 χ^2 检验等）确认方可。

（2）统计分析：这里仅介绍最简单的成组（非匹配）病例对照研究资料的初步分析。以表 1-3-2 为例展示其基本过程。

表 1-3-2 某时点人群吸烟与肺癌的成组病例对照资料

吸烟史	肺癌患者（病例组）	非肺癌的人（对照组）	合计
有	688（a）	650（b）	1338
无	21（c）	59（d）	80
合计	709	709	1418（N）

1）分析研究因素（吸烟）与疾病（肺癌）有无关联：利用 χ^2 检验，检验病例组、对照组该因素（吸烟）的暴露率的差别是否有统计学意义。将表 1-3-2 的资料数据代入 χ^2 检验的有关公式得

$$\chi^2 = \frac{(688 \times 59 - 650 \times 21)^2 \times 1418}{(688+650) \times (21+59) \times (688+21) \times (650+59)} = 19.13$$

这里，自由度=1，$P < 0.001$。本例肺癌病例组与对照组吸烟率的差别有统计学意义，表明吸烟与肺癌的关联很可能不是由抽样误差造成的。

2）分析吸烟与肺癌的关联强度：病例对照研究中采用比值比（odds ratio，OR）来评估暴露与疾病的关联强度。这里的比值（odds）是指某事物发生的可能性与不发生的可能性之比。仍以表 1-3-2 为例：

$$肺癌病例组的暴露比值 = \frac{a/(a+c)}{c/(a+c)} = a/c \tag{1-3-5}$$

$$\text{对照组的暴露比值} = \frac{b/(b+d)}{d/(b+d)} = b/d \qquad (1\text{-}3\text{-}6)$$

$$OR = \frac{\text{肺癌病例组的暴露比值}}{\text{对照组的暴露比值}} = \frac{a/c}{b/d} = \frac{ad}{bc} = \frac{688 \times 59}{650 \times 21} = 2.97$$

OR 值的意义如下：当 OR<1 时，表明暴露与疾病呈负相关，故此暴露是保护因素；当 OR=1 时，暴露与研究疾病之间无关联；当 OR>1 时，暴露与疾病呈正相关，此暴露是研究疾病的危险因素，且 OR 值越大，该因素与疾病的关联强度越大。此处的 OR 值仅仅是根据一个样本计算而得到的，由于存在抽样误差，还应计算 OR 的 95%置信区间，以估计总体人群的 OR 范围。若 OR 的 95%置信区间包括 1，表明暴露因素与研究的癌症无关。

目前，病例对照研究已衍生出多种改进的、非传统意义的研究类型，如病例交叉研究（case-crossover design）、病例队列研究（case-cohort study）、巢式病例对照研究（case-control study nested in a cohort 或 nested case-control study）、单纯病例研究（case only study）等。

（二）队列研究

队列研究（cohort study）是将某特定人群按是否暴露于某可疑致癌因素或不同暴露水平分成不同的亚组，追踪各组的结局并比较其差异，从而推断暴露因素与某（些）结局之间有无关联及关联大小的一种观察性研究方法。

1. 队列研究的特点

（1）观察性：研究的暴露与否是客观存在的，不是人为给予的，且不能随机分配，故仍属于观察性研究。

（2）设立对照组：设立依据是按有无暴露或暴露程度来确定。对照组与暴露组可来自同一人群，也可来自不同人群。

（3）研究是由"因"及"果"：从时序上，队列研究属于前瞻性研究，在病因推断上符合逻辑顺序，其结果可靠。

（4）检验暴露与结局的因果关系的能力较强：由于研究能得到研究对象的暴露状况及随后结局（恶性肿瘤）的发生情况，能直接算出恶性肿瘤发病率，精确估计暴露人群发生某恶性肿瘤的危险程度，故能判断暴露与恶性肿瘤有无因果关系。

2. 队列研究的类型 依据研究对象进入队列时间及观察终止时间的不同，可分为前瞻性队列研究、历史性队列研究和双向性队列研究。

3. 队列研究的用途

（1）验证病因假设：这是队列研究的主要用途。一项队列研究可只检验一种暴露（如吸烟）与一种疾病（如肺癌）之间的因果关系，也可同时检验一种暴露（吸烟）与多种结果（肺癌、冠心病、慢性支气管炎等）之间的关联。

（2）评估某（些）防癌措施的效果：如研究对象自发地进食大量的新鲜果蔬，以预防结直肠癌，就可进行队列研究以评估其效果。

（3）研究恶性肿瘤自然史：队列研究可观察人群暴露于某因素后，恶性肿瘤逐渐发生、发展的全过程，甚至包括亚临床的变化与表现，故队列研究可观察到恶性肿瘤的全部自然史。

4. 队列研究设计要点

（1）确定研究因素：尽量对研究因素定量，其暴露水平、时间、方式等均应仔细考量。例如，研究吸烟与肺癌关联的队列研究，吸烟的量（每天）、持续吸烟的时间、吸烟方式（旱烟、水烟等）都应考虑。

（2）确定研究结局：结局变量即研究对象在随访中出现的预期结果（如肺癌）事件。在恶性肿瘤的队列研究中，一般都采用金标准确认结局。

（3）确定研究现场和研究人群：因队列研究通常需要较长的随访时间，选择研究现场须确保欲研究的恶性肿瘤在该地发病率较高，一般不低于 0.5%；当地有较好的领导和群众基础，即依从性良好；能够找到足够数量的符合要求的研究对象，且利于随访；无明显混杂因素（如环境污染或职业危险因素）存在。

研究人群是基线调查时未患恶性肿瘤的人群，根据是否具备待研究的暴露因素分为暴露组与非暴露组，暴露组还可以分成亚组。暴露组可从某职业人群（如苯制造及使用者）、特殊暴露人群（如铀矿开采及冶炼区的人群）、有某种组织的团体（如学会、工会、机关等）及普通人群中甄选。非暴露组即为对照组，须注意与暴露组的可比性，可根据需要选择内对照、外对照、一般人群对照及多重对照。

（4）确定样本量：样本量由对照人群中所研究疾病的发病率、相对危险度（relative risk，RR）、显著性水平及把握度决定，可依公式法、查表法及软件计算。

（5）收集资料：队列研究是一个漫长的过程。一方面，做好基线调查，收集开始研究时研究对象的一切有关信息；另一方面，间隔一段时间对研究对象进行随访观察。

（6）质量控制：特别强调资料收集过程的质量控制，尤其是调查人员的素质至关重要。要选恰当的人作调查员，且有一套培训、考核调查员的标准。

5. 队列研究资料分析要点 随访结束后，先应对收集来的资料进行整理，查漏补缺、摒弃不合格的资料，而后再进行分析。

在进行资料分析时，首先，对资料作描述性分析（展示研究对象的组成及人口学特征，随访时间及失访状况等），比较组间的均衡性及资料的可靠性；然后，作推断性分析，分析组间恶性肿瘤发生率或死亡率的差异有无统计学意义，暴露（危险因素）与恶性肿瘤有无关联及关联强度的大小。

队列研究中评估暴露与恶性肿瘤有无关联及关联强度大小的指标是相对危险度（relative risk，RR），RR 是暴露组发病率或死亡率与非暴露组发病率或死亡率之比，其含义为暴露于某因素者发生恶性肿瘤的概率是不暴露于该因素者的多少倍。RR 的数值范围是从 0 到无穷大的正数。由于 RR 值往往是根据一个样本计算得到的，还应计算 RR 的 95% 置信区间，以估计总体人群的 RR 范围。若 RR 的 95% 置信区间包括 1，表明暴露因素与研究的恶性肿瘤无关。

三、实验流行病学

实验流行病学（experimental epidemiology）或称流行病学实验，是将研究对象随机地分为干预组和对照组，人为地对干预组实施某措施，对照组则不予该措施或给予对照措施，然后，随访观察一定时间，比较两组恶性肿瘤发病或死亡状况，从而确定干预措施价值的实验性研究方法。

（一）实验流行病学的基本特征

1. 有干预措施　对研究对象人为地采取某措施是实验流行病学有别于观察性研究的关键点。干预措施可以是物质的，如应用手术、药物等；亦可以是精神的，如对患者的态度、工作人员的语言及语气等。

2. 随机分组　使每个研究对象有同等机会进入各组，以平衡（或控制）干预组与对照组的混杂因素，提高组间的可比性。

3. 设置平行的对照　组间除是否有干预措施外，其他因素须保证均衡。

4. 前瞻性　流行病学实验研究要求收集资料的过程必须是前瞻性的，即实施干预后，再随访结果，以确保信息的真实性。

（二）实验流行病学的类型与特点

1. 临床试验　临床试验（clinical trial）以临床恶性肿瘤患者为研究对象，研究场所一般在医疗机构，通过比较干预组与对照组某（些）指标的差别来确定药物或治疗方法等干预措施的效果。

（1）临床试验的应用：常用于评价某药、术式等的疗效。还可用于评估某疗法（药物）的副作用或多种疗法间的比较。

（2）临床试验的设计要点：①明确研究目的及研究因素。②规定临床试验的结局，其可以是痊愈、有效、好转、加重、死亡等分类变量，也可以是血脂、血压、谷丙转氨酶水平等数值变量。③选定恰当对照类型。一般地讲，绝大多数临床试验都需要设立对照。常用的对照形式有标准疗法对照、安慰剂对照、历史对照、自身对照、交叉设计对照等。④确定研究对象。依活检结果初选，结合纳入、排除标准及病例的代表性（如组织分型、分期），选定研究对象。有时，还须考虑到医德方面的规定、患者的依从性等。⑤确定恰当的样本量。依恶性肿瘤患病率、资料属性、科研经费等因素，结合公式确定。⑥随机化分组，应用最多的是简单随机分组法。⑦盲法研究。实践中，为了避免任何有关人员主观因素可能对临床试验产生影响、造成偏倚，必须采用盲法来收集资料。临床上应用最广的是双盲法，即让研究操作者及研究对象均不知研究对象属于何组。

（3）临床试验资料的收集：规范观察方法，如观察时间统一，操作统一，记录规则、方法统一等。还要努力提高研究对象的依从性。

（4）临床试验资料的分析：一般地，临床试验的资料多进行单因素分析。依观察指标是频数变量资料、分类变量资料或等级资料来选择医学统计方法。临床试验常用的指标有

$$有效率=\frac{某恶性肿瘤治疗有效例数}{该恶性肿瘤治疗总例数}\times100\% \qquad (1-3-7)$$

$$治愈率=\frac{某恶性肿瘤治愈例数}{该恶性肿瘤治疗例数}\times100\% \qquad (1-3-8)$$

$$病死率=\frac{某恶性肿瘤病死例数}{该恶性肿瘤患病例数}\times100\% \qquad (1-3-9)$$

$$生存率=\frac{某时间段存活的恶性肿瘤病例数}{随访满该时间段的恶性肿瘤病例数}\times100\% \qquad (1-3-10)$$

2. 现场试验 现场试验（field trial）依接受干预的基本单位不同，可分为：

（1）社区试验（community trial）：是以未患恶性肿瘤的人群为研究对象，以社区为接受干预的基本单位，对试验组实施某防恶性肿瘤措施，对照组则不予该措施，然后随访两组人群某恶性肿瘤发病率或死亡率，评价该防恶性肿瘤措施的价值。

（2）个体试验（individual trial）：将未患恶性肿瘤的人群随机分为两组，以个体为施加干预的基本单位。进入试验组的每位个体给予某防恶性肿瘤措施，对照组则不予该防恶性肿瘤措施，然后观察两组人群某恶性肿瘤发病率或死亡率状况，评价该防恶性肿瘤措施价值。

要特别注意，虽然现场试验有利于验证危险因素与恶性肿瘤的因果关系，但伦理上，医德规定不允许任意向人们施加干预措施，通常须在观察法提出了充分证据后才可运用。

四、理论流行病学

理论流行病学（theoretical epidemiology），又称为数学流行病学（mathematical epidemiology），是利用肿瘤流行病学调查所获得的数据，采用医学统计学方法，建立有关的数学模型，对恶性肿瘤的流行病学理论及相关问题进行研究的一种方法。理论上，本法不仅可对某些恶性肿瘤的流行病学理论予以研讨，还可对预防恶性肿瘤策略与措施的效果进行评价，以及对某（些）恶性肿瘤流行趋势进行预测等。

这里，介绍一下肿瘤的"单次攻击"模型，即由模拟经致癌危险因素的一次攻击，体细胞可发生突变而发生恶性肿瘤的肿瘤类型（如一次暴露于石棉粉尘可能引起的间皮瘤）的模型：

$$P_{(0)^t} = e^{-i} \tag{1-3-11}$$

$$P_{(t)} = 1 - P_{(0)^t} = 1 - e^{-i} \tag{1-3-12}$$

式中，i 为导致细胞每年发生突变的概率；t 为年龄；P 为出现突变的概率；$P_{(0)^t}$ 代表至 t 年龄时不出现突变的概率；式（1-3-12）为至 t 年龄发生 1 次或 1 次以上突变的概率，即至 t 年龄时的患病率。

需要指出的是，该模型是根据与恶性肿瘤发生、流行有关的变量，限定在一定条件下构建的，与在自然条件下恶性肿瘤的发生或流行往往相距较远。此外，即使是包含许多参数的巨大模型也不能完全反映恶性肿瘤发生或流行的实际情况。

第四节 恶性肿瘤的预防

恶性肿瘤的预防是所有恶性肿瘤控制计划的重要组成部分。在中国，45.2%的癌症死亡是可以避免的。

一、预 防 策 略

（一）全人群策略

全人群策略指干预措施针对人群中的每一个个体，期望通过干预改变人群中危险因素的分布，降低整个人群暴露于危险因素的水平。全人群策略需通过健康促进实现。健康促进被认为是一级预防的基础，包括三个方面：健康教育、自我保健与环境保护和监测。

积极开展健康教育，提高公众对癌症主要危险因素的知晓率；针对危险因素，制订预防和控制计划，将癌症预防措施纳入慢性非传染性疾病综合干预工作中，并认真组织实施。重点工作包括：①编写"抗癌手册"及"抗癌宣传大纲"；②在农村高发区及城镇社区逐步开展癌症危险因素的监测工作，根据其变化预测癌症的流行趋势，为人群预防提供科学依据；③制订并实施国家控制烟草行动计划，将控制烟草作为我国癌症预防与控制的主要策略；④控制乙型肝炎病毒感染，落实新生儿接种乙肝疫苗计划；⑤倡导健康生活方式，发挥营养干预的综合防病效益；⑥认真实施国家于 2018 年修正并颁布的《中华人民共和国职业病防治法》和卫生部于 2007 年发布的《国家职业卫生标准》，逐步降低职业危害并减少由此所致的癌症。

（二）高危人群策略

高危人群策略指鉴别出某种疾病的高危个体，重点将干预措施施加到具有这些危险因素的个体上，旨在消除高危人群的特殊暴露。高危人群策略是通过健康保护实现的，是对明确病因（或危险因素）或具备特异预防手段的疾病所采取的措施。

1. 制订主要癌症早发现、早诊断及早治疗计划并组织实施 将早发现、早诊断及早治疗作为我国提高癌症患者五年生存率及降低死亡率的主要策略之一，逐步扭转我国医院以治疗中晚期患者为主的状况，提高癌症防治资源的利用效率。重点工作包括：①广泛宣传癌症早发现、早诊断及早治疗的知识；②研究并制订主要癌症筛查和早诊早治技术指南及相应的管理条例，加强对"防癌体检"的准入管理及监督，促进癌症筛查及早诊早治的健康发展；③在全国范围内逐步推广宫颈癌筛查及早诊早治技术指南，建立宫颈癌早发现、早诊断及早治疗示范基地，培训干部、推广技术，筛查范围应逐步覆盖宫颈癌高发地区；④在某些城镇社区建立乳腺癌及结直肠癌筛查和早诊早治研究及示范基地，完善技术方案，探索与医疗保险制度结合的途径；⑤在农村高发地区分别建立肝癌、胃癌、食管癌及鼻咽癌的筛查和早诊早治研究及示范基地，完善技术方案，探索有效的运行机制（费用分担机制）。

2. 完善癌症信息登记系统，建立统一的癌症信息数据库 加强癌症发病率、死亡率和生存率等基本信息的收集和分析，为制订防治策略、评估防治措施提供可靠的科学依据。重点工作包括：①修订《中国肿瘤登记规范》；②完善癌症登记系统；③进行以恶性肿瘤为重点的全死因（1/10 抽样人口）回顾调查；④巩固和发展癌症发病及死亡登记点，逐步形成癌症信息监测网；⑤建立以医院为基础的癌症患者临床诊治与生存资料的登记及随访系统；⑥编制相关软件，建立统一的癌症信息数据库，逐步实现癌症发病、死亡及临床资料经常性的收集、存储、整理和统计分析；⑦委托专业机构对癌症防治工作进行卫生经济学评价。

（三）目前全球和我国恶性肿瘤的预防策略

1. 全球恶性肿瘤的预防策略 病因预防为主；治疗和关怀并重；政府主导，全社会参与。

2. 我国恶性肿瘤的预防策略 坚持"预防为主"、"以农村为重点"、"中西医并重"的卫生工作方针；癌症防治与其他重大疾病防治相结合；重视肿瘤高发区，因地制宜开展癌症预防和早诊早治工作；政府领导，全社会参与。

二、预防措施

疾病的发展和转归有其自然规律，称为疾病自然史。按照有无临床症状和体征把疾病分为生物学改变期、临床前期、临床期和转归期四个阶段。针对疾病的不同阶段所采取的公共卫生预防措施称为三级预防。对癌症的预防也不例外，同样可以采取三级预防。

（一）第一级预防

第一级预防又称病因预防，即针对癌症主要的危险因素，在一般人群中采取降低甚至消除危险因素、促进健康的预防措施。表 1-4-1 概括了常见癌症的一级预防措施。

表 1-4-1　常见癌症的一级预防措施

癌症	一级预防措施
肺癌	消除职业危险因素，戒烟并避免吸二手烟，公共场所禁烟，避免室内氡气暴露，多吃蔬菜、水果
乳腺癌	特殊人群的治疗性预防（化学预防、应用芳香化酶抑制剂），限制饮酒，控制体重，适量体力活动，母乳喂养，绝经期忌用激素治疗，避免环境污染物的暴露
宫颈癌	戒烟并避免吸二手烟，保护性性行为，限制性伴侣数量，接种人乳头瘤病毒疫苗
肝癌	接种乙肝疫苗，积极治疗丙型肝炎，限制饮酒，禁止吸烟，控制体重，忌吃发霉食物，改善饮用水
食管癌	禁止吸烟，限制饮酒，健康饮食（忌吃发霉食物，避免吃腌制食物），控制体重，改善饮用水
胃癌	积极治疗幽门螺杆菌和慢性萎缩性胃炎，禁止吸烟，限制饮酒，健康饮食（多吃蔬菜、水果，避免吃过咸的、烟熏的、腌制的食物），控制体重
结直肠癌	持续 5 年以上每日摄入阿司匹林，腺瘤性结直肠息肉摘除，限制饮酒，禁止吸烟，多吃低脂肪、低能量、高膳食纤维食物，多吃蔬菜、水果，适量体力活动，控制体重

1. 控制烟草使用

（1）控烟与中国未来：2003 年，在世界卫生大会上 192 个国家一致通过全球首个公共卫生协作公约《烟草控制框架公约》（以下简称《公约》）。2005 年中国政府举行了履约启动仪式，表明了积极推动控烟工作的决心。

近年来，WHO 在总结各国经验的情况下，提出 MPOWER 战略，其是我国制订相关战略的重要参考，M（moniter）表示监测烟草使用与预防政策，P（protect）表示保护人民不接触烟草烟雾，O（offer）表示提供戒烟帮助，W（warn）表示警示烟草危害，E（enforce）表示禁止烟草广告，R（raise）表示提高烟草税。

2015 年以来，我国控烟进展包括：各地区纷纷出台地方性无烟环境法规，如北京、上海等实施地方性控制吸烟条例；提高卷烟消费税；帮助吸烟者戒烟；《中华人民共和国广告法》明确禁止在大众传媒、公共场所、公共交通工具及户外发布烟草广告。

（2）控烟措施：①提倡人人戒烟：戒烟的关键在于自己，要认识到烟草的危害，要有戒烟的决心和恒心。②防止青少年吸第一口烟：全社会都应共同努力，创造一个无烟的家庭环境、学校环境和社会环境，劝阻青少年吸烟，防止青少年吸第一口烟至关重要。③建立无烟环境：制订法规或规章制度禁止在一切公共场所和家庭室内吸烟。鼓励建立无烟学校、无烟医院、无烟单位等示范单位，树立禁烟的榜样。建立无烟环境，避免人人被动吸二手烟。④广泛开展吸烟有害健康的宣传教育：利用媒体开展控烟宣传；在所有公共场所、单位、社区开展形式多样的控烟教育宣传专栏。

2. 减少使用酒精

（1）国家措施：①提高税率；②禁止酒类广告；③限制零售酒类可及性。

（2）社区措施：WHO《减少有害使用酒精全球战略》要求社区卫生服务机构采取的行动如下。①在社区一级支持开展迅速评估以确认差距和应当采取干预措施的重点领域；②促进地方一级加强对酒精相关危害的认识，鼓励针对有害使用酒精及相关问题的地方决定因素采取适当有效并且具有成本效益的对策；③加强地方当局能力，以便通过支持和促进制定旨在减少有害使用酒精的地区性政策，鼓励和协调社区一致行动，此外还要提高其能力，以加强社区机构以及非政府组织的伙伴关系和网络；④提供有关以社区为基础的有效干预措施信息，并在社区一级建设实施措施的能力；⑤动员社区防止向未成年饮酒者销售，或由其消费酒精，并建立和支持无酒精环境，特别是针对年轻人和其他危险人群；⑥向受影响的个人及其家庭提供社区关爱和支持；⑦制定或支持针对特别有危险的亚人群，如年轻人、失业者和土著人群等，以及针对特定问题，如生产和分销非法或非正规酒精饮料以及体育赛事和城市节日等社区活动的社区规划。

（3）个人措施：最好不饮酒；饮酒时勿吸烟；一次饮酒应限量；孕妇、儿童、青少年不宜饮酒；长期饮酒者要适当补充必要的营养素，如维生素 A、维生素 C、B 族维生素。

3. 饮食、营养、体力活动　在我国，保持正常体重、适度体力活动、摄入足量蔬菜和水果及限制红肉摄入等健康生活方式对预防癌症意义重大，尤其对预防男性结直肠癌和肝癌、女性结直肠癌和肺癌效果显著。生活方式越健康，恶性肿瘤的发生风险越低，尤其应该强调健康生活方式的多因素综合效应，而不是单一因素的效应。在健康生活方式中，保持正常体重处于核心地位，有足够的证据表明体重过重与 13 种癌症发生之间存在因果关系，归因于体重过重的癌症占所有癌症病例的 3.9%，并有进一步上升的趋势。

1997 年以来，世界癌症研究基金会（WCRF）和美国癌症研究所（AICR）联合发布和不断更新预防癌症的健康生活方式建议。2007 年 WCRF 与 AICR 联合出版《食物、营养、身体活动与癌症预防》报告，经欧洲癌症与营养前瞻性研究验证，发现采纳报告的建议可降低癌症的发生风险。

2018 年，WCRF/AICR 发布了最新的癌症预防报告《饮食、营养、体力活动和癌症：全球视线》。该报告认为：通过改变包括饮食、营养和运动等生活方式，30%～50%的癌症是可预防的。其最新提出的十项癌症预防建议包括：保持健康的体重；积极运动；摄入丰富的全谷类、蔬菜、水果和豆类；限制摄入高脂、高糖、高淀粉的快餐及其他加工食品；限制摄入红色和加工肉类；限制摄入含糖甜饮料；限制摄入酒精；不要依赖膳食补充剂预防癌症；母乳喂养；被诊断为癌症后，请遵循专业建议。

4. 接种乙肝疫苗　慢性乙肝病毒感染是肝细胞癌的重要危险因素之一。据估计，2002年全世界乙肝病毒感染对肝细胞癌的人群归因危险度百分比（PAR%）为 54.4%（发展中国家 58.8%，发达国家 23.3%）。WHO 推荐将乙肝病毒疫苗纳入各国儿童计划免疫中，降低乙肝病毒感染的风险，进而预防肝细胞癌。

乙型肝炎在我国广泛流行，严重危害人民的健康。我国乙肝病毒的高感染率导致全球50%以上的新发和死亡肝癌患者都在我国。随着乙肝病毒疫苗的应用和普及，很多发达地区的情况已有所好转。

接种乙肝疫苗是预防乙肝最有效的方法。乙肝疫苗的接种对象主要是新生儿、婴幼儿及 15 岁以下未免疫人群。乙肝疫苗免疫程序：全程接种 3 剂次，接种时间分别为出生后 24 小时内、第 1 剂接种后 1 个月、第 1 剂接种后 6 个月。2009 年全国乙肝流行病学调查结果显示，我国 1～59 岁人群乙肝表面抗原携带率为 7.18%，5 岁以下的儿童乙肝表面抗原携带率低于 1%，15 岁以下儿童乙肝表面抗原携带率为 2.08%。与 1992 年全国乙肝流行病学调查相比，人群乙肝表面抗原携带率明显下降，尤其是儿童下降比较多。照此推算，我国从 1992 年到 2012 年，由于乙肝疫苗免疫接种，减少了乙肝病毒感染者 8000 万人，儿童的乙肝表面抗原携带者减少了近 1900 万人。

5. 接种人乳头状瘤病毒疫苗　2018 年，在全球女性中，宫颈癌新发病例约 57 万，死亡病例 31 万，其发病率和死亡率都位居女性恶性肿瘤的第四位。2014 年，女性宫颈癌在我国发病率为 15.3/10 万，位居女性所有恶性肿瘤的第六位；死亡率为 4.57/10 万，位居女性所有恶性肿瘤的第八位。几乎所有的宫颈癌都与生殖器官感染人乳头状瘤病毒（HPV）有关。约 40 种不同基因型的人乳头状瘤病毒可引起生殖器官感染，其可分为低危型和高危型；高危型以 HPV 16 和 HPV 18 两种较为常见，其感染是全世界 70% 宫颈癌的病因。美国在 2006 年成功研制出 HPV 疫苗。预防性 HPV 疫苗主要是在年轻女性感染 HPV 前使用，其对 16～26 岁女性有较高效率，在接种过的女性中预期可预防 70% 的宫颈癌，而大约 30% 的宫颈癌病例不能通过接种现有的 HPV 疫苗预防。

6. 减少环境致癌物的暴露

（1）治理工业"三废"，减少污染物的排放量和处理量。

（2）合理使用农药，减少农药残留，综合防治病虫害，如将化学农药、生物防治与物理防治结合起来，联合或交替使用。

（3）合理处理生活废弃物，预防生活性污染。

（4）发展公共运输系统，减少机动交通的需要，减少汽车尾气排放。

（5）禁止在室内吸烟，做好通风排气，净化室内空气。

（6）促进使用清洁燃料和高效炉灶，改进厨房设计、炉灶位置、通风设备以避免烟尘。

（7）改善空气质量，防止出现重度空气污染。重度空气污染可以致癌，如在河北，22.6% 的女性肺癌可归因于 PM 2.5。

7. 减少职业性致癌物的暴露

（1）制订职业卫生相关法律，开展职业场所致癌物日常监测和风险评估。

（2）改进生产工艺和替换生产材料，在工作场所减少致癌物质的使用，最终达到控制工作环境中致癌物含量的目的。

（3）对从业人员进行健康教育、定期培训和体检。

（4）合理利用防护设施及个人防护用品，使劳动者尽可能不接触职业性致癌物。

8. 减少物理性致癌因素

（1）电离辐射（医学的和职业的电离辐射）：①对放射医学程序给出适当的理由，以避免不必要的辐射暴露；②教育从业人员，促使其将参考指南作为决策工具，以评价有关放射的诊断程序的合理性；③教育和培训成像专业人员（放射科医生、核医学内科医生、医学物理学家、技术员），将诊断参考水平应用到放射医学程序中，在不影响成像质量的前提下减少放射剂量；④制订职业性辐射防护规定，如屏蔽放射源、与放射源保持距离、对工作人员和监测系统有效剂量进行限量。

（2）氡气：降低住房里的氡含量的措施如下。①在建筑施工和居室装饰装修时，尽量按照国家标准选用低放射性的建筑和装饰材料；②在写字楼和家庭室内装饰中，要注意密封地板和墙上的所有裂缝，有效减少氡的析出；③做好室内的通风换气，这是降低室内氡浓度的有效方法；④尽量减少或禁止在室内吸烟。

（3）紫外线：①尽量避免长期在太阳光下暴晒，尤其是在夏天；②适当外加保护措施，如用太阳伞、涂防晒霜等。

（二）第二级预防

第二级预防指在癌症的临床早期，做好早发现、早诊断、早治疗的"三早"预防工作，以控制癌症的进展和恶化，降低其病死率。第二级预防主要针对高风险人群，筛检癌前病变和早期肿瘤，使肿瘤患者及时得到早期检测和早期治疗，挽救其生命，避免过早死亡。理论上讲，二级预防适用于所有癌症。但实际上，受条件所限，目前二级预防只适用于能通过早期发现和及时治疗而延长生存期和提高治愈率的肿瘤，如乳腺癌、宫颈癌、肝癌、胃癌和结直肠癌等。

1. 早期检测

（1）早期检测的理论基础：在癌症发生的自然史过程中癌症越早被检查到，治疗可能越有效。

（2）早期检测的目的：在癌症位于原位器官、未侵入周围组织和远处器官前检出癌症，或检出癌前病变。

（3）早期检测的程序：有组织和系统地实施早期诊断和（或）筛查、诊断、治疗、随访。

早期诊断主要是通过健康教育进而提高公众或健康专业人士对癌症的早期体征和症状的识别能力，增加早诊率，以便使患者在癌症恶化之前及时得到诊断和接受治疗。早期诊断会使治疗更加简单、有效。

筛查是运用快速、简便的实验、检查或其他措施，在表面健康的人群中，发现那些可疑患癌者。对筛查发现的可疑患癌者还要进一步确诊和及时开展治疗。

2. 我国癌症早诊早治工作回顾及启示　我国癌症的早诊早治工作可追溯至 20 世纪 50 年代末，当时河南医科大学病理科沈琼教授应用"双腔管带网气囊"进行食管脱落细胞学检查。经过 50 年的努力，中国在癌症高发现场开展的早诊早治工作取得了辉煌成绩，但也面临原有防治模式难以维持等诸多困境。对我国癌症早诊早治工作进行总结，得出重要启示：一是政府应是行为主体，应加大投入；二是应积极进行示范，推广取得经验。

3. 我国癌症早诊早治项目实践现状　长期以来，由于缺乏癌症早诊早治意识，我国癌症患者就诊时间偏晚，预后较差。2003 年底，在卫生部颁布的《中国癌症预防与控制规划纲要（2004—2010）》中，癌症早诊早治被确立为防控癌症的主要策略。2005 年初出版了《中国癌症筛查及早诊早治指南》，2008 年初确定胃癌筛查及早诊早治指南。根据过往经验和证据，2009 年正式出版了《中国癌症筛查及早诊早治技术方案（试行）》，为我国癌症筛查和早诊早治提供了技术支持。

（1）癌症早诊早治示范基地概况：2004年、2005年及2008年卫生部疾病预防控制局、中国癌症基金会和部分省卫生厅，分3批先后共同建立了13个癌症早诊早治示范基地，包括6种癌症。癌症早诊早治示范基地以提高和推广癌症的早期发现、早期诊断及早期治疗为主要工作内容，同时兼顾癌症登记、健康教育、危险因素监测干预和科学研究等。

2009年和2010年对第一批和第二批共10个癌症早诊早治示范基地进行了评估，认为：①以癌症早诊早治为主的癌症防治工作是可行的，受到政府重视、群众欢迎，在癌症控制和基层医疗卫生能力建设方面都收到实效。②示范基地在癌症早诊早治工作中发挥着重要作用。首先是榜样作用，使其他项目点的工作有路径可循；其次是辐射作用，示范基地的技术人员参与方案解读和技术示范工作，受邀到新的项目点帮助开展工作，某些示范基地正在成为癌症早诊早治的技术培训中心。③示范基地正在成为当地癌症控制和慢性病控制的有效"平台"。一些示范基地所在地的政府已将癌症早诊早治纳入"民生工程"和"为民办实事"中，使癌症早诊早治逐步覆盖全部高危人群，同时癌症早诊早治也和其他慢性病的发现和管理结合起来。

（2）癌症早诊早治项目概况：2005年财政部和卫生部将癌症早诊早治项目纳入中央补助地方卫生专项（简称转移支付）资金中，该项目的目标在于提高癌症的早诊率和治疗率，降低死亡率，同时提高基层技术队伍水平。项目经费用于癌症筛查及诊断，以及技术队伍培训。发现患者的治疗费用由新农合及个人负担，很多项目点都出台优惠政策，使筛查发现患者的治疗费用大部分可以报销。卫生部疾病预防控制局指定中国癌症基金会为国家级项目技术支持单位，并成立专家委员会和专家组，负责制定技术实施方案，提供技术指导，参与督导。项目自2006年实施以来，项目所含癌症种类及项目点不断扩大，经费由500万元增至5000多万元，每年的筛查人数也达到十数万。

2006～2009年6种癌症共筛查429 736人，任务完成率达106.4%；共检出需要治疗的癌症及癌前患者3177例，检出率达0.74%；其中，早期病例2770例，早诊率达87.2%；治疗病例2578例，治疗率达81.1%。发现早期病例的经费投入和所获得的健康生命年数表明，该项目有较好的成本-效益比，尤以宫颈癌、食管癌及大肠癌为优。2006～2009年培训技术人员1519人次，对提高基层卫生技术队伍水平作用显著。

2009～2011年农村妇女乳腺癌和宫颈癌检查项目被纳入国家医改重大公共卫生专项中，计划在全国31个省、自治区、直辖市的200个县（区）为1000万35～59岁农村妇女开展宫颈癌检查，为120万35～59岁农村妇女进行乳腺癌检查，其中2009年宫颈癌检查完成200万例，乳腺癌检查完成40万例，2010年和2011年每年分别完成宫颈癌检查400万例和乳腺癌检查40万例。

2009年度农村妇女乳腺癌检查项目计划检查40万适龄妇女。截至2010年3月，实际检查45.9万人，完成率115%。共确诊163例乳腺癌病例，发现2270例乳腺良性肿瘤和14 251例其他病变，大部分患者得到及时治疗，部分项目县与新农合结合，提高了乳腺癌患者的治疗经费报销比例，使农民群众得到了真正的实惠，也提高了群众参加乳腺癌检查的积极性。

（3）城市癌症早诊早治项目：鉴于我国以前的癌症早诊早治项目主要在农村开展，且前期已积累了丰富的癌症早诊早治实践、技术经验，同时城市癌症负担日益沉重等，2012

年，在我国的 14 个省（自治区、直辖市）开展了针对我国城市常见的肺癌、乳腺癌、结直肠癌、上消化道癌和肝癌五种癌症的早诊早治项目，项目主要包括危险因素调查和高危人群评估、癌症筛查及卫生经济学评价。截至 2018 年底，项目已覆盖全国 20 个省（自治区、直辖市），累计完成问卷调查约 301 万例，检出癌症高风险人群约 129 万例，临床筛查约 86 万例，阳性或疑似癌症检出约 8 万例。

（4）肿瘤随访登记：肿瘤随访登记工作是癌症早诊早治项目重要的组成部分。目前全国建有肿瘤登记处 574 个，覆盖全国 4.38 亿人口。根据肿瘤登记处的相关信息，我国已较为全面地掌握了全国癌症发病、死亡、生存现状及发展趋势。

4. 我国癌症早诊早治工作成绩 通过癌症高发地区、城市癌症早诊早治工作，以及农村妇女"两癌"筛查，我国癌症防治工作取得了显著成效。目前项目地区癌症早诊率超过 80%，治疗率达到 90%，筛查人群的癌症死亡率降低 46%，早期病例诊疗费用较中晚期减少近 70%。

（三）第三级预防

第三级预防指对已患癌症者，采取及时、有效的治疗措施，防止病情恶化和复发，减少并发症和预防伤残，提高生存率和康复率，减轻疼痛，改善生活质量；对已丧失劳动力或残疾者，主要促使其功能恢复、心理康复，进行家庭护理指导，使患者尽量恢复生活和劳动能力，能参加社会活动并延长寿命。

目前许多癌症患者，尤其是晚期癌症患者还是会经历病痛折磨，最后因癌症死亡，给患者带来身体和心理上的巨大痛苦。因此，癌症患者有时不得不接受姑息治疗。姑息治疗是对那些对治愈性治疗不反应的患者进行完全的主动治疗和护理。通过姑息治疗缓解癌症带来的疼痛及努力解决其他生理、心理和精神问题。姑息治疗的目的是为患者和家属赢得最好的生活质量。同时，针对癌症临床疼痛，WHO 于 1986 年推荐三阶梯止痛法，主要目的是减轻癌症患者的疼痛，改善其生活质量。此外，癌症的临终关怀也日益受到国际社会的重视。

2011 年，为加强对癌症患者的疼痛管理，"癌痛规范化治疗示范病房"创建活动开始启动；至 2018 年，至少有 67 家国家级及 735 家省级示范病房成功创建，其中大约包括 470 家三级甲等医院及至少 260 家二级甲等医院。通过示范病房的带动和示范作用，以点带面，提高医生对癌痛的重视度、加强医院对麻醉和精神药品的管理、规范癌痛患者随访和管理。

（范　晖）

思考题

1. 简述肿瘤流行病学的任务及应用。
2. 常用描述恶性肿瘤流行特征的指标有哪些？
3. 恶性肿瘤流行病学中，现况研究的应用范围及种类是什么？
4. 简述恶性肿瘤的三级预防措施。

第二章　肿瘤病因学

第一节　肿瘤病因概述

肿瘤是古老的疾病，从远古时代到中世纪都被认为是血液、黏液、黄胆汁和黑胆汁改变的结果。恶性肿瘤的发病率和死亡率呈上升趋势，明确肿瘤高发的原因及其作用机制，建立有效的病因学和发病学预防方法，是减轻恶性肿瘤危害的根本途径。

目前人类对肿瘤病因的认识已深入到细胞水平和分子水平，认为肿瘤是一类细胞疾病，其基本特征是细胞的异常生长。每个肿瘤都起源于单一细胞，其恶性行为是通过细胞增殖传递给子代细胞，因此是涉及 DNA 结构和功能改变的疾病。从肿瘤的基本特征出发，理论上，任何引起 DNA 损伤并最后导致细胞异常生长和分化的物质，都是潜在的致癌因素。

现在普遍认为，绝大多数肿瘤是环境因素与细胞的遗传物质相互作用引起的。"环境因素"是指诸如香烟、膳食成分、环境污染物、药物、辐射和感染原等。然而，个体自身因素如遗传特性、年龄、性别、免疫和营养状况等，在肿瘤的发生中也起重要作用。同样暴露于特定的环境，有些人患肿瘤，而另一些人却能活过正常寿命期。

肿瘤的病因是指肿瘤发生的原始动因，分为外因与内因。外因是指存在于外环境中可引起或促进细胞发生癌变的因素，如化学、物理、生物性、医源性因素等；内因是指机体抗肿瘤能力降低，或有利于外界致癌因素发挥作用的机体内在因素，如遗传、免疫、精神等因素。同一肿瘤可由几种因素共同引起，同一致癌因素又可引起不同部位肿瘤，因此肿瘤的病因十分复杂，是由多方面因素决定的。

第二节　环境致癌因素

大多数人类癌症的病因仍然不清，但流行病学研究证据表明，环境因素是导致肿瘤发生的主要病因。据估计人类 80%以上的肿瘤为环境因素所致。环境致癌因素包括化学因素、物理因素、生物因素和医源性因素等。

一、化　学　因　素

化学致癌物（chemical carcinogen）是指凡能引起动物和人类肿瘤、增加其发病率或死亡率的化合物。目前已发现 2000 余种化学物质对动物有致癌作用，已成为最主要的肿瘤病因。据估计约 80%环境因素所致癌症与化学因素有关。

（一）化学致癌物的分类

国际癌症研究中心（International Agency for Research on Cancer，IARC）指出，化学致癌物是指能引起恶性肿瘤发生增多的化学物，在某些情况下诱发良性肿瘤的化学物也可认为是化学致癌物。目前有 7000 多种化学物经过动物致癌试验，其中 2000 多种为阳性结果。对致癌物分类时，可按对人的致癌危险性、活化的需要、是否具有诱变性和化学结构等划分。

1. 按对人的致癌危险性 IARC（2016年2月）对已有资料报告的989种物质根据其对人的致癌危险性分成4级。

1级：对人致癌，118种。确证人类致癌物的要求：①有设计严格、方法可靠、能排除混杂因素的流行病学调查；②有剂量反应关系；③另有调查资料验证，或动物实验支持。

2A级：对人很可能致癌，79种。此类致癌物对人类致癌性证据有限，对实验动物致癌性证据充分。

2B级：对人可能致癌，290种。此类致癌物对人类致癌性证据有限，对实验动物致癌性证据并不充分；或对人类致癌性证据不足，对实验动物致癌性证据充分。

3级：对人的致癌性尚无法分类，即可疑对人致癌，501种。

4级：对人很可能不致癌，仅1种。

2. 按活化的需要

（1）间接致癌物：多数化合物本身没有致癌活性，但能被体内的生物转化酶活化，形成能与DNA共价结合的终致癌物，这类致癌物被称为前致癌物或间接致癌物。代谢活化过程中的中间产物称为近致癌物。

（2）直接致癌物：某些致癌物在进入机体细胞后或能直接与DNA共价结合，或是自动降解活化成能与DNA共价结合的亲电子终致癌物，或干扰DNA的复制和修复及促进脱氨基反应，这类致癌物被称为直接致癌物。

3. 按是否具有诱变性 由于致癌的体细胞突变和非突变作用两大学说的确立，人们把致癌物分成两大类：①诱变性致癌物，又称为遗传毒性致癌物；②非诱变性致癌物，或非遗传毒性致癌物，也有人称为DNA活性外或基因外致癌物。这里所谓的DNA活性外致癌就不包括以DNA为靶的诱变机制。现已知道大多数肿瘤细胞都有遗传学改变，这些改变有时难以区分是致癌的原因还是发癌的结果。IARC（1983年）早就指出，按致癌机制对化学致癌物进行分类，不可能详尽无遗和准确无误。有些化学物质本身并不致癌，但在接触致癌物之前或同时应用可显著促进癌症的发生，即可促进致癌的过程，这类物质称为助癌物。

4. 按化学结构

（1）多环芳香烃类（PAH）：PAH是人类最早认识到的致癌物，也是迄今已知的致癌物中数量最多、分布最广、与人关系最密切、对人的健康威胁最大的一类化学致癌物，迄今已发现400种致癌性PAH或其衍生物。这类致癌物是糖类在高温（600~1000℃）缺氧条件下不完全氧化而成，主要来源于煤焦油、烟煤、工业废气、汽车尾气及烤肉、烤鱼等，是污染大气的主要成分之一。人类暴露于PAH的途径有职业、吸烟、饮食和空气。PAH容易经皮肤、肺和胃肠道吸收到体内。如3，4苯并芘（图2-2-1）、3-甲基胆蒽（图2-2-2）、二甲基苯并蒽等，它们常与肺癌、皮肤癌发生有关。

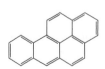

图 2-2-1 3，4苯并芘　　　　　　　　图 2-2-2 3-甲基胆蒽

（2）烷化剂（alkylating agent）：是一类化学性质高度活泼、能直接与体内大分子发生烷化反应的化合物。人类与这类物质的接触，主要是职业性暴露，可诱发皮肤、呼吸系统、消化系统、造血系统等肿瘤。大部分的烷化剂已被禁止生产和使用。但是环磷酰胺、氮芥、脲烷仍作为抗肿瘤药物继续使用。它们既是抗癌药物，又可诱发继发性肿瘤。

（3）芳香胺类：这类致癌物主要是工业原料。例如，染料工人膀胱癌的致癌物金胺和品红，橡胶工业的橡胶抗氧化添加剂萘胺。

（4）偶氮染料：是一类含偶氮基团（—N═N—）的化合物，属于间接致癌物。主要存在于着色剂、人工合成染料等中，致癌作用较强。例如，奶油黄、偶氮萘、酸性猩红等，具有广泛的工业用途，主要导致肝肿瘤。

（5）亚硝基化合物（NOC）：是具有亚硝基（—NO）官能团的一类有机化合物，可在人体内外环境合成，具有使 DNA 烷化的作用。根据其分子结构不同，它们可分为亚硝胺和亚硝酰胺两大类。亚硝酰胺的化学性质活泼，致癌作用强，是直接致癌物。亚硝胺为间接致癌物，环境中存在很多可以合成致癌性亚硝胺的前体物质。主要致食管癌、胃癌、肝癌等。

（6）生物毒素：是来源于各种生物体的天然化学致癌物，多数需经代谢活化才能发挥致癌作用。例如，吡咯啉碱、黄酮类衍生物、苏铁素、黄曲霉毒素等，人类对其存在广泛的膳食性暴露，主要引起消化系统肿瘤。

（7）金属类致癌物：铬、镍、砷、硒及其化合物均为人类确定致癌物。这些物质可通过职业性接触、周边环境污染或食物摄入途径而直接致癌，主要诱发皮肤肿瘤和呼吸系统肿瘤。

（8）其他：对人类有潜在致癌作用的物质，如铅、汞、农药中的灭蚁灵及六氯环己烷、除草剂、杀螨剂等。

（二）化学致癌的基本原理

1. 体细胞突变学说 目前普遍认为，化学致癌物与 DNA 反应引起的体细胞突变，是启动细胞癌变的最主要原因。原癌基因的激活或过度表达，抑癌基因的突变失活或活性抑制，DNA 损伤修复系统功能缺陷，这三种情况中的任何一种均可能引起肿瘤的发生，这也是体细胞突变学说的理论基础。支持体细胞突变学说的证据：致癌物可与 DNA 共价结合形成加合物，形成加合物的能力与致癌强度密切相关；加合物持续存在或错误修复可引起突变；大多数化学致癌物同时具有致突变性质；遗传性 DNA 修复缺陷者肿瘤发生率显著高于正常人；化学致癌物诱发的实验性肿瘤与人的肿瘤一样，往往在调控细胞生长的基因上有点突变。

2. 其他可能的机制

（1）化学致癌物与病毒联合作用：化学致癌物引起 DNA 损伤，有利于致癌性病毒的整合；引起 RNA 损伤，后者被逆转录到 DNA 导致基因突变或基因表达改变。

（2）致癌性金属可与 DNA 聚合酶发生离子反应，导致该酶在受累细胞的 DNA 复制和修复的忠实性降低，导致突变。

（3）类固醇激素和多肽激素可与 DNA 共价结合或改变 DNA 修复能力。

（4）非遗传机制：损伤调控细胞生长和分化的蛋白质；tRNA 或 RNA 聚合酶损伤，蛋白质合成出错；抑制机体的免疫反应。

（三）化学致癌的多阶段过程

目前较公认的学说是化学致癌作用至少包括 3 个阶段：启动阶段（initiation）、促进阶段（promotion）和进展阶段（progression）。该学说已在动物实验模型中得到证实。

1. 启动阶段 启动阶段是由致癌物对靶细胞 DNA 产生损伤作用，经细胞分裂增殖固定下来，造成单个或者少量细胞发生永久性、不可逆的遗传性改变。致癌物与 DNA 相互作用引起的体细胞突变是启动细胞癌变的最主要的原因。原癌基因和抑癌基因的发现，为致癌物引起的 DNA 损伤与细胞生长失控之间建立了直接联系。

启动剂（initiator）：本身能够诱发肿瘤，具有引发作用的化学物质。

2. 促进阶段 促进阶段是促进形成肿瘤细胞分裂生长的作用阶段，它的基本特征是基因表达异常和细胞的异常增殖，使已启动的细胞克隆不断扩展为可辨别的癌细胞群。促进阶段是癌变的限速步骤，是可逆的、漫长的过程。

促癌物（promoter）：本身无致癌性，必须在与启动剂同时使用或在启动剂作用后使用才能发挥致癌作用，即增加启动剂的致癌强度。

3. 进展阶段 经启动和促进的癌细胞群进一步生长扩展，从局灶性的原位癌转变成具有侵袭性的肿块。这个阶段细胞表现出不可逆的遗传学改变，其标志为遗传不稳定性增加和恶性变化，在形态上或功能代谢和行为方面逐渐表现出肿瘤的特征，如生长速度、侵袭性、转移能力及生化、免疫性能改变。

启动、促进和发展三个阶段是化学致癌过程的基本划分。通常难以清楚地界定三个阶段，实际上肿瘤的发生、发展非常复杂，许多方面仍需进一步研究。

4. 化学致癌物检测和危险性评价 已知的和可疑的人类致癌物及与癌症有关的职业如表 2-2-1 所示。

表 2-2-1 已知的和可疑的人类致癌物及与癌症有关的职业

靶器官	肿瘤类型	致癌物	职业
口腔	鳞状细胞癌	烟草、乙醇、镍化合物	鞋和靴制造、家具制造、异丙醇生产相关职业
食管	鳞状细胞癌	烟草、乙醇	快节奏饮食、喜酗酒吸烟的相关职业
肺	鳞状细胞癌、小细胞和大细胞癌、腺癌	烟草、砷、石棉、晶体硅、苯并芘	铝生产、煤的气化生产、赤铁矿开采相关职业
胸膜	间皮瘤	石棉	木制品和纺织工业的工人，接触玻璃纤维的职业，石棉矿开采、运输、加工
胃	腺癌	烟熏食品、盐腌食品	橡胶工业
肝	肝细胞癌、血管肉瘤	黄曲霉毒素、氯乙烯、烟草、乙醇	乙肝和丙肝等各型肝炎病毒携带者是肝癌的高危人群
结肠	腺癌	杂环胺类、石棉	模具制造
肾	肾细胞癌	烟草	长期接触金属镉和铅的工人、报业印刷工人、焦炭工人、干洗业工人和石油工人

续表

靶器官	肿瘤类型	致癌物	职业
膀胱	移行细胞癌	烟草、4-氨基联苯	品红、金胺生产
前列腺	腺癌	镉	农民、制革工人，接触化学药品、除草剂、化肥的人员
皮肤	鳞状细胞癌、基底细胞癌	砷、苯并芘、煤焦油、沥青、矿物油、煤烟	煤的气化、焦炭生产
骨髓	白血病	苯、烟草、抗肿瘤药	橡胶工业

人类致癌物的主要确定根据：流行病学调查结果能够重复；有剂量反应关系；有动物致癌试验阳性结果支持。

对动物致癌物的确定有的认为只要有一种实验动物结果为阳性，甚至是哺乳动物短期致癌试验阳性，即可认为致癌；有的则要求在多种或多品系动物实验中，或在几个不同试验中，特别是不同剂量或不同染毒途径见恶性肿瘤发生率增高；或在肿瘤发生率、出现肿瘤部位、肿瘤类型或出现肿瘤的年龄提前等各方面极为明显突出，才能确定为动物致癌物。

化学致癌物危险评价包括两方面：一是定性的，即该化学物能否致癌；二是定量的，即进行剂量反应关系分析，以推算可接受的危险度的剂量，或人体实际可能接触剂量下的危险度。

要确定一个因素对人类是否有致癌性，理论上需要同时满足三个条件：①致癌物暴露在先，肿瘤发生在后（先因后果）；②存在暴露剂量与致癌效应相关关系（有因有果）；③无致癌物暴露时肿瘤不再发生（无因无果）。这一标准在确定职业性致癌物时比较适用，在确定非职业性致癌物时比较难满足。由于致癌是一种后果严重的毒性效应，因此致癌性评定的工作极其复杂。严密设计的人群流行病学调查才能判定对人的致癌性；动物实验只有长期终生试验才被公认为确切证据。这些调查和试验都不容易进行，因此先进行致突变试验，可对受试物的致癌性进行初步推测。对非遗传毒性致癌物则需要进行体外恶性转化试验和短期动物致癌试验。

二、物 理 因 素

物理致癌因素的种类很多，已证明有的具有直接致癌作用，有的只有间接（促癌）作用。但物理致癌因素引起人类恶性肿瘤比例很小，约为 5%。物理致癌因素包括灼热、机械性刺激、创伤、紫外线、X 射线、放射性核素、氡、日光中的紫外线、热辐射、石棉和石棉纤维等。值得高度重视的是，辐射危害可来自环境污染，也可为医源性。其致癌作用具有潜伏期长、癌发率低、病因明确、大多数容易预防等特点。

1. 电离辐射　电离辐射作为最主要的物理致癌因素，是指具有足以驱动靶原子或靶分子中一个或多个轨道电子的能量的辐射。包括粒子辐射（α 粒子、电子、中子、β 射线、γ 射线、X 射线等）和电磁辐射（极低频或极高频的电磁场可能对人体有致癌作用）。体内所有的细胞，尤其是增殖活跃的各种干细胞，对辐射损伤敏感。细胞受损伤的程度由它们所受到的辐射的类型和剂量决定。

电离辐射致癌的机制：可诱发多种类型 DNA 分子损伤，包括核苷酸碱基损伤、交联，DNA 单链和双链断裂，其中的 DNA 双链断裂是导致各种生物效应的关键基因毒性损伤，碱基损伤和 DNA 双链断裂的错误修复是细胞基因突变和染色体畸变的缘由。

2. 紫外线　长期照射紫外线可使人或动物发生皮肤癌，主要是基底细胞癌和鳞状细胞癌。而恶性黑色素瘤与紫外线辐射的关系尚不明确。

紫外线致癌的机制：①紫外线主要可以产生嘧啶二聚体，并使嘧啶二聚体位点发生改变，从而促使 *ras* 基因发生突变；②可诱导 *p53* 基因突变；③能抑制人的免疫功能。

3. 纤维状异物　纤维状异物与肺癌、间皮瘤、食管癌、胃肠道癌、胰腺癌、肾癌等肿瘤形成有关，形成肿瘤主要与职业接触有关。这类致癌物化学惰性大，其致癌作用主要与其机械性刺激有关。

纤维状异物致癌的机制：①纤维状异物可诱发突变，并产生大量多位点染色体异常，如易位、缺失；②使原癌基因 *c-sis* 表达增强；③纤维状异物中含铁，铁被细胞内螯合物激活，加强氧化还原作用，氧自由基产生增加，造成核酸和染色体损伤；④提高细胞内钙、细胞膜甘油二酯、蛋白激酶 C 等的水平，诱导细胞内 *c-fos*、*c-jun* 等基因表达，激活细胞内信号转导通路，为肿瘤启动提供物质基础。

4. 慢性炎症　长期慢性炎症的刺激可能引起肿瘤，如慢性皮肤溃疡、慢性萎缩性胃炎、慢性宫颈炎可发生癌变，舌癌多发生于与龋齿、义齿托摩擦之处等。

5. 热辐射　克什米尔人腹壁皮肤的"怀炉癌"与我国西北地区居民臀部皮肤的"炕癌"，皆与热辐射有一定关系。

三、生物因素

生物性致癌因素包括病毒、真菌、细菌、寄生虫等。大约 5% 的人类肿瘤的发生与生物因素有关。

（一）病毒

病毒被认为是最重要的生物致癌因素之一。科研人员已发现许多病毒与人类癌症的发生有关。

1. 肝炎病毒　在肝炎病毒中，乙型肝炎病毒（hepatitis B virus，HBV）和丙型肝炎病毒（hepatitis C virus，HCV）与肝细胞癌的形成有关。HBV 是嗜肝 DNA 病毒，目前认为其致癌作用主要是通过炎症反应刺激细胞增生。炎症一方面可使 DNA 复制错误或突变的概率增加；另一方面其所招募的激活巨噬细胞含有大量可引起细胞大分子损伤的自由基，从而可能导致肝细胞和病毒 DNA 损伤、染色体异常和基因突变。

2. EB（Epstein-Barr）病毒　EB 病毒与非洲儿童恶性淋巴瘤、霍奇金淋巴瘤、非霍奇金淋巴瘤、传染性单核细胞增多症、免疫抑制相关性平滑肌肉瘤、T 细胞恶性肿瘤、鼻咽癌及胃腺癌有关。目前 EB 病毒致肿瘤的分子机制还没有被完全认识，但已发现 EB 病毒可使人 B 淋巴细胞永生化。

3. 人乳头状瘤病毒（human papillomavirus，HPV）　HPV 为致瘤性 DNA 病毒，已知有 100 多种。根据其是否诱发恶性肿瘤，将 HPV 分为高危险型（如 HPV-16 和 HPV-18）和低危险型（如 HPV-6 和 HPV-11）。目前已经明确 HPV-16 和 HPV-18 等亚型感染是女性宫颈癌的主要病因。其他型的乳头状瘤病毒还与皮肤肿瘤、舌癌、喉癌等有关。

4. 人类免疫缺陷病毒（HIV） 人类免疫缺陷病毒是造成人类免疫系统缺陷的一种病毒。1981 年，人类免疫缺陷病毒在美国首次被发现。它是一种感染人类免疫系统细胞的慢病毒（lentivirus），属逆转录病毒的一种。在 2017 年 10 月 27 日 WHO 国际癌症研究机构公布的致癌物清单中，HIV-1 型（感染）位列 1 类致癌物清单、HIV-2 型（感染）列于 2B 类致癌物清单。该病毒常引起卡波西肉瘤、淋巴瘤和白血病等。

5. 人类嗜 T 细胞病毒（HTLV） HTLV 是 20 世纪 70 年代后期发现的第一个人类逆转录病毒，有Ⅰ型（HTLV-Ⅰ）和Ⅱ型（HTLV-Ⅱ）之分，分别是引起 T 细胞白血病和毛细胞白血病的病原体，通过输血、针头、性行为、母婴传播。

（二）真菌

真菌一方面可产生小分子的真菌毒素，另一方面可通过感染影响组织器官的局部微环境。目前发现有 150 多种真菌有产生毒素的作用，霉毒素有 200 种以上。现在已知的有致癌作用的真菌毒素有黄曲霉毒素、杂色曲霉素、岛青霉的毒素、皱褶霉素、灰黄霉素、展青霉素等。其中黄曲霉毒素是一种很强的致癌物质，黄曲霉毒素 B1 对大鼠的致肝癌作用比奶油黄强 900 倍，比二甲基亚硝胺强 75 倍，是已知致癌物中致癌的作用最强的一种。

我国江苏启东、广西扶绥县是肝癌的高发区，主要与当地居民食用霉变的花生、玉米有关，它们当中含有大量黄曲霉毒素 B1。

（三）细菌

已有一系列证据证明幽门螺杆菌（*Helicobacter pylori*，Hp）的感染与胃癌的发生有关。首先，幽门螺杆菌可引起慢性浅表性胃炎，这是胃癌的起始事件。其次，用某些抗生素杀灭幽门螺杆菌可降低胃癌的发生率。众多的流行病学研究表明幽门螺杆菌感染增加胃癌发生风险，感染期越长，胃癌的发病风险越高。幽门螺杆菌感染不但直接损伤胃黏膜，改变胃酸分泌的生理功能，还有证据表明幽门螺杆菌的空泡毒素及基因毒素可使细胞内染色体损伤和 DNA 链断裂。目前认为幽门螺杆菌至少可通过三个途径引起细胞癌变：①干涉细胞增殖和凋亡；②炎症反应；③其他直接作用。幽门螺杆菌感染可直接诱发 *Bcl-2*、*p53*、*c-myc* 等基因的突变，且可能与 DNA 甲基化及部分微小 RNA（miRNA）的表达水平异常有关。幽门螺杆菌还是人胃黏膜相关性淋巴样组织（MALT）淋巴瘤的病因。

（四）寄生虫

体内某些寄生虫感染与某种癌症有关，如我国"日本血吸虫病"患者中有的发生结肠癌和直肠癌，中东地区的"埃及血吸虫病"可引起膀胱癌。华支睾吸虫的感染可能引起肝脏的胆管细胞癌。

四、医源性因素

由治疗药物及医疗措施所致人类癌症者称医源性致癌因素。

（一）辐射致癌

若用放射疗法治疗某些疾病，也可诱发某些肿瘤。有资料表明，在用放射性核素磷治疗红细胞增多症后，相当数量的患者经过一定的潜伏期而出现白血病。肺结核患者接受反复的胸透检查，可诱发乳腺癌。多次反复接受 X 射线照射检查或放射性核素检查可使受检人群患肿瘤概率增加，医生在诊疗过程中，对于计算机断层扫描术（CT 技术）的滥用导致成人，特别是儿童遭受了不必要的"超强 X 线"的辐射，使得他们面临更高的患癌风险。CT 检测是利用 X 射线，对人体的某一部分，在一定厚度的层面上进行扫描。当 X 射线射向人体组织时，有的射线被组织吸收，有的则穿过人体被检测器接收，产生信号。由于人体各种组织的疏密程度不同，X 射线的穿透能力不同，则检测器接收到的射线就有了差异。将这些有差异的射线信号，接收后转变为数字信息，再由计算机进行处理，通过荧光屏显示出图像。CT 检测是一把"双刃剑"。一方面，CT 为肿瘤的早期诊断提供了重要依据。它能使人体内的器官以立体的、高分辨率的形式显示出来，更真实、清晰地显示病变的部位，帮助医生分辨病因。整个过程中，患者并不会感受到痛苦。但另一方面，CT 致癌也并非空穴来风。CT 发射的 X 射线对人体细胞有一定杀伤力。如果 X 射线的照射时间过长，或者剂量过大，单个或小量细胞受到辐射损伤，可能诱发恶性疾病。

（二）滥用可能致癌的药物

国内外研究现已查明，为数众多的化学物质能诱导人体组织和器官发生癌变。作为化学物质中的有关药物，其致癌作用近年来已引起国内外医学界的关注。现将肯定或可能致癌的有关药物介绍如下：

1. 己烯雌酚 现已证实，女孩和女青年的阴道癌和她们的母亲在怀孕前 3 个月服用该药有关（图 2-2-3）。

2. 苯妥英钠 长期服用抗癫痫药的孕妇，其新生儿可发生严重畸形和长有神经纤维母细胞瘤。

3. 治疗关节炎药品 其造成癌症发生风险增高。

4. 氯霉素 其除可引起再生障碍性贫血外，尚可引起白血病（图 2-2-4）。

5. 液状石蜡 长期使用可能诱发胃肠肿瘤。

6. 利血平 长期服用可诱发乳腺癌。

7. 炔雌醇 绝经期和绝经后妇女使用该药，可使子宫内膜癌的发生率明显增加（图 2-2-5）。

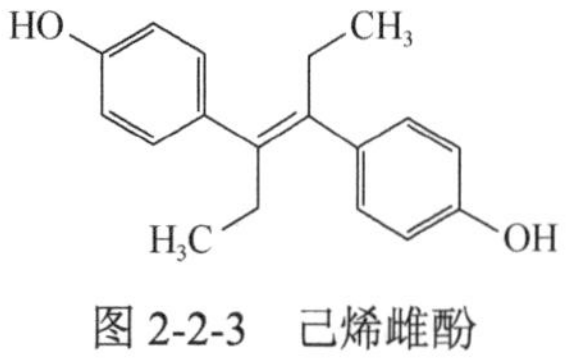

图 2-2-3　己烯雌酚 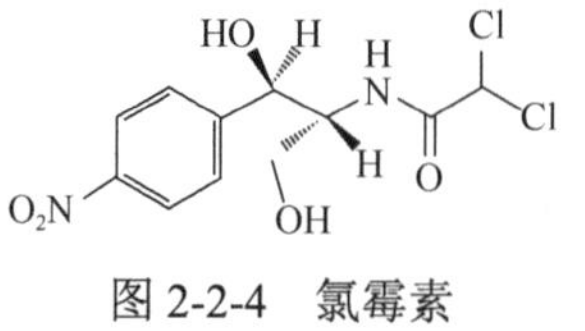　　　　图 2-2-4　氯霉素 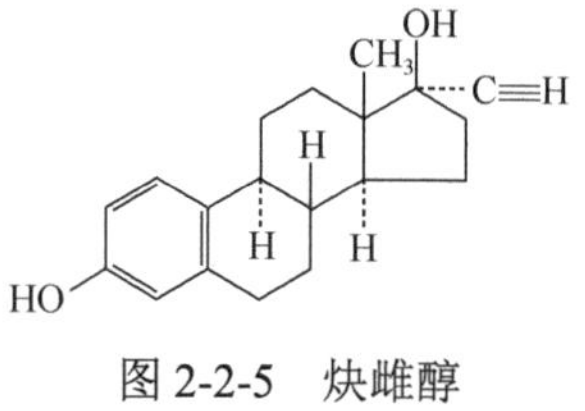　　　　图 2-2-5　炔雌醇

8. 睾酮类激素 长期使用甲睾酮或庚酸睾酮，可诱发肝癌。

9. 解热止痛类药物 如长期大量服用，有诱发尿路肿瘤的危险。

10. 异烟肼 可能促使寻常性狼疮向癌症发展，故该病患者应禁用异烟肼。

11. 右旋糖酐铁 注射给药时，可能具有致癌作用，贫血患者应尽量采取口服给药方法治疗。

12. 抗肿瘤药 长期以来，人们已经注意到肿瘤患者易患第二种肿瘤。可致癌的抗肿瘤药物主要有环磷酰胺和甲氨蝶呤等。环磷酰胺是临床上较常用的烷化类抗肿瘤药，该药可用于治疗各种恶性肿瘤、类风湿关节炎及自身免疫性疾病等。研究表明，长期应用环磷酰胺，可诱发膀胱癌、淋巴瘤及急性白血病。甲氨蝶呤主要用于治疗各种恶性肿瘤、牛皮癣及自身免疫性疾病等。白血病及牛皮癣患者若长期使用甲氨蝶呤，可诱发皮肤癌、鼻咽癌和乳腺癌。另外，目前已知噻替派、苯丁酸氮芥、白消安、萘氮芥、沙可来新和甲基苄肼等抗肿瘤药物，均有潜在的致癌作用。

13. 中药　近年研究发现，少数中药也有致癌作用。例如，槟榔是具有消积导滞、驱虫行水作用的常用中药，我国云南和台湾地区，以及亚洲南部一些国家的民族有嚼食槟榔的习惯，而槟榔中的水解槟榔碱有致癌作用。有消炎止痛作用的苏铁含有苏铁苷，而苏铁苷已被国际癌症研究中心确认是一种致癌性化学物质，可诱发肝、肾肿瘤等。含黄樟素的中药如细辛、肉桂、肉蔻、八角、茴香、小茴香、胡椒等，对肝脏等有一定的毒性，可诱发肝癌与食管癌。含千里光生物碱的中药如千里光、农吉利、猪屎豆等，经研究证实会诱发动物的癌症。含鞣质的地榆、五倍子、槟榔等可引起肝癌的病变。而活血化瘀中药丹参如与抗肿瘤药同服，则可能会加速癌细胞的转移。在亚洲地区广泛使用的一些中成药里含有的马兜铃酸成分也被证实可能和亚洲人的肝癌相关。

为了避免与减少药物的致癌作用，患者一定要在医生或药师指导下用药，不能乱用药，孕妇用药更要慎重。特别是已知有致癌作用的药物，非必须应用者，临床尽量不用或少用，尤其不宜长期应用。

第三节　内环境因素

综上所述，大多数人类肿瘤的发生与环境因素密切相关。然而，即便同样暴露于特定致癌物或环境，有些人发病而其他人则不发病；此外，有些肿瘤的发生呈现出明显的家族聚集现象。这些事实提示，肿瘤的发生还与个人内在环境因素有关，包括遗传因素、精神因素、免疫因素。目前认为，环境因素是肿瘤发生的始动因素，而个人的遗传特征决定肿瘤的易患性。

（一）遗传因素

有些肿瘤有明显的种族分布差异和家族聚集性，某些遗传缺陷易导致肿瘤形成，遗传因素在肿瘤发生中起着十分重要的作用（图2-3-1）。

1. 癌基因　原癌基因（proto-oncogene）是细胞内与细胞增殖相关的基因，是维持机体正常生命活动所必需的，在进化上高度保守。当原癌基因的结构或调控区发生变异，基因产物增多或

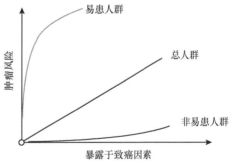

图 2-3-1　肿瘤在人群中的异质性分布

活性增强时，细胞过度增殖，能使正常细胞转变为恶性细胞，则称为癌基因。常见的癌基因：*sis* 基因，在神经胶质细胞瘤、骨肉瘤、乳腺癌中高表达；*c-erbB-2* 基因，在乳腺癌、卵巢癌中高表达；*ras* 基因族，在肺癌、膀胱癌、甲状腺癌中高表达；*myc* 基因，在 Burkitt 淋巴瘤、乳腺癌、宫颈癌中高表达。原癌基因表达产物：①生长因子，如 Sis；②生长因子受体，如 Fms、ErbB；③蛋白激酶及其他信号转导分子，如 Src、Ras、Raf；④细胞周期蛋白，如 Bcl-1；⑤细胞凋亡调控因子，如 Bcl-2；⑥转录因子，如 Myc、Fos、Jun 等。

2. 原癌基因活化的机制

（1）基因突变：各种类型的基因突变如碱基置换、缺失、插入等都可能激活原癌基因，使其表达的蛋白质产物发生变化，从而获得转化细胞的活性。如 ras 基因家族，膀胱中的 c-Ha-ras 基因仅有一个核苷酸变异。

（2）染色体易位（translocation）：染色体断裂脱离，并与其他染色体联结的重排过程，即 DNA 重排，使原癌基因处于活性转录基因强启动子的下游，将产生过度表达；或染色体易位面使原癌基因表达失控，如 t（8；14）使 c-myc 表达失控。

（3）基因扩增（gene amplification）：指细胞核内染色体倍数不变，只是染色体上局部区域的某些原癌基因通过一些机制而使拷贝数增加的现象。如 HL-60 细胞和其他白血病细胞，c-myc 扩增 8～22 倍。

（4）LTR 插入：LTR 是逆转录病毒基因组两端的长末端重复（long terminal repeat），其中含有强启动子序列，如启动子、增强子，插入基因组后引起下游基因过表达。

3. 抑癌基因（tumor suppressor gene） 抑癌基因又称肿瘤抑制基因，是一类存在于正常细胞中，与原癌基因共同调控细胞生长和分化的基因，是保护性基因，在正常情况下可抑制细胞的增殖。等位基因同时失活才显现致癌作用。1942 年，Charles 等就首先提出了抑癌基因的概念，但没有得到足够的重视。直到现在仍没有一个单独的特点可以定义抑癌基因，但抑癌基因须具备下列典型的特征：伴有杂合子缺失的无功能突变（或通过甲基化等机制引起的基因灭活）；在有患癌倾向的遗传综合征中发生突变；在自发性肿瘤中出现体细胞突变及在体外可抑制转化细胞的生长。

目前已经发现了十几种肿瘤抑制基因，肿瘤抑制基因的缺失或失活也将导致肿瘤的发生。重要的抑癌基因有①视网膜母细胞瘤基因：视网膜母细胞瘤（retinoblastoma，Rb）蛋白是细胞周期调控的关键分子之一。Rb 基因在肿瘤中主要表现为等位基因丢失和突变失活，与儿童视网膜母细胞瘤、骨肉瘤、膀胱癌、软组织肉瘤、小细胞肺癌、乳腺癌、前列腺癌、食管癌及卵巢癌等多种肿瘤的发生都有密切关系。②p53 基因：该基因编码一种分子质量为 43.7kDa 的蛋白质，但因蛋白质条带出现在 Marker 所示 53kDa 处，故命名为 p53。P53 蛋白是细胞内最重要的转录调节因子之一，超过 150 种基因受 P53 调控，形成了一个复杂的 P53 调控网络。50%～60% 的人类肿瘤与 p53 基因异常有关。③APC 基因：生殖细胞 APC 基因突变可导致家族性腺瘤样息肉病（familial adenomatous polyposis，FAP）。60%～70% 的散发性结直肠癌也有 APC 基因的体细胞突变。④PTEN 基因：PTEN 蛋白可通过拮抗酪氨酸激酶等磷酸化酶的活性而抑制肿瘤的发生发展。乳腺癌、子宫内膜癌、前列腺癌、膀胱癌、脑肿瘤、甲状腺癌和非小细胞肺癌等，都存在着 PTEN 基因不同程度的突变、丢失或甲基化，其是人类肿瘤中突变频率最高的基因之一。其余常见肿瘤抑制基因还包括 p16 基因（常见于黑色素瘤家族中）、NM23 基因（参与乳腺癌、肺癌等多种恶性肿瘤的转移）、WT 基因（肾母细胞瘤基因）等。

4. 凋亡调节基因（apoptosis regulatory genes） 调节细胞进入程序性死亡的基因及其产物称为凋亡调节基因。例如，Bcl-2 蛋白抑制细胞凋亡；Bax 蛋白则促进细胞凋亡。正常情况下 Bax 蛋白和 Bcl-2 蛋白在细胞内保持平衡，野生型 p53 可诱导 Bax 蛋白合成，促进细胞凋亡；突变型 p53 则抑制细胞凋亡，使细胞增殖失控。

5. DNA 修复基因（DNA repair genes） DNA 修复基因，即对 DNA 损伤有修复作用

的基因，这类基因通过修复原癌基因、肿瘤抑制基因、凋亡调控相关基因的非致死性损伤，间接影响细胞增殖与存活。DNA 修复调节基因缺失或突变患者，肿瘤的发病率增高。常见 DNA 修复基因：*GADD45*、*EGCC2*、*XPAC*、*PACC* 等。

6. DNA 错配修复基因（mismatch repair gene）　DNA 复制过程中可发生核苷酸碱基错配，而特异性的酶可将其进行修复，编码这些酶的基因称为 DNA 错配修复基因。常见的 DNA 错配修复基因：*MSH2*、*MLH1*、*PMS1*、*PMS2* 等。

7. 肿瘤的遗传易患性（tumor genetic susceptibility）　存在某种遗传缺陷（即生殖细胞突变或基因多态性改变）的个体在相同生活条件下具有更易发生肿瘤的倾向性称为肿瘤遗传易患性。控制肿瘤遗传易患性的基因称为肿瘤易患基因，染色体异常、酶活性异常及免疫缺陷都是遗传基因改变所致，迄今已有 25 个肿瘤易患基因相继被克隆，其中大多数肿瘤易患基因为肿瘤抑制基因或 DNA 修复基因异常的基因。例如，肿瘤抑制基因（*Rb* 基因）异常引起视网膜母细胞瘤，DNA 错配修复基因（*MR* 基因）的异常与非息肉性结肠癌有关。肿瘤遗传易患性机制：①通过遗传获得突变基因，而这种突变基因是癌变通路的关键基因。②通过遗传获得突变基因使携带者对环境因素作用的敏感性增高，从而导致和加速癌变通路事件的发生和累积。③通过遗传获得突变基因有利于癌变克隆的选择和生长。这三种机制都能促使遗传易患的组织更快发生癌变，使遗传易患个体发生肿瘤的概率高和发病早；而非易患个体的癌变则需要更长时间和更多的突变累积。

阐明肿瘤遗传易患性机制有重要意义。通过对高度易患性的遗传性癌综合征的研究，已经鉴定出一些"癌变通路"基因，而这些基因的改变也常见于非遗传的散发性肿瘤，这使得我们对肿瘤的发生和发展机制有了实质性的认识。一些预测特定肿瘤风险的基因检测已成为医疗保健的重要部分。因此，寻找与肿瘤发生相关的遗传易患因素，对全面揭示肿瘤发生的原因具有重要意义。而且，揭示肿瘤易患基因有助于疾病的早期筛查、诊断及发现药物治疗靶点。

（二）精神因素

随着生物医学模式向生物-心理-社会医学模式的转变，精神因素在疾病的发生、发展和转归过程中的作用越来越引起人们的重视，肿瘤的发生也与精神因素有一定的关系。中医十分重视情志因素在肿瘤发生中的作用，早在明代陈实功所著《外科正宗》中就有这样的记载，认为乳腺癌是由于"忧郁伤肝，思虑伤脾，积想在心，所愿不得志者，致经络痞涩，聚结成核"等。临床上观察到不少肿瘤患者在发病过程中都有长期不正常的精神状态，如忧虑、紧张、过度抑郁等精神创伤史；在乳腺癌中，神经质的女性或长期抑郁而不能宣泄的女性比快乐型的女性更易患病；在肿瘤手术后的患者中也观察到，复发或患重复癌者，往往是性格压抑的人。虽然不良的精神、情绪在肿瘤形成和发展中的作用机制目前还不完全清楚，但是精神因素在肿瘤中的作用是不容忽视的。因此，保持良好的心态，调节好自己的精神、情绪，保持豁达、乐观、积极向上的人生态度，对于预防肿瘤的发生和肿瘤患者的康复都有一定的作用。

（三）内分泌因素

正常情况下，内分泌系统的自我调节功能和神经系统的调控作用总是处于一种相对平衡的状态，但是由于在某些因素的作用下，内分泌功能紊乱，激素失调，从而导致某些组织的细胞发生癌变。因此，内分泌功能的紊乱和失调可能是多种肿瘤发生的内在因素。现代研究也表明乳腺癌的发生与雌激素中的雌酮及雌二醇直接相关，催乳素在乳腺癌的发展过程中有促进作用。动物实验已证实，雌激素能诱导小鼠鳞状细胞癌的发生。前列腺癌在性活力较高的人群中发病率较高；而在睾丸切除后的人群中很少有此病发生，表明前列腺癌与性激素有关。

（四）免疫因素

免疫系统是机体重要的功能系统，担负着免疫防御、免疫监视与免疫自稳的功能，保卫人体的健康。研究表明，机体的免疫功能与肿瘤的发生有密切的关系，正常机体每天有许多细胞可能在各种内外因素的作用下，发生突变，并产生具有恶性表型的瘤细胞，但一般都不会发生肿瘤。因为，人体免疫系统能够通过细胞免疫机制，识别并特异地杀伤异常突变的细胞，使突变的细胞在未形成肿瘤之前即被清除，以防止肿瘤的发生，这就是免疫监视功能。但如果免疫监视功能低下或受抑制时，机体就不能将异常突变的细胞消灭或破坏，肿瘤细胞就会趁机不断生长繁殖，从而形成肿瘤。例如，先天性免疫缺陷的儿童患肿瘤的概率比同龄的正常儿童高出千倍至万倍；临床上可观察到肿瘤自发消退现象；幼年期和老年期肿瘤发病率增高；人类肿瘤移植在裸鼠体内存活等。

Burnet 提出的肿瘤免疫监视学说认为，机体免疫系统能够识别并通过细胞免疫等机制破坏带有非自身标记的自身细胞（如肿瘤细胞）。机体借助免疫监视功能消除新出现的恶变细胞，从而起到抗肿瘤作用。证据：①淋巴细胞在肿瘤组织浸润；②免疫缺陷与癌症的发生密切相关；③动物可对肿瘤产生免疫，免疫力可转移给其他动物。在患有一些恶性肿瘤的人体，已经能检测到肿瘤特异性抗体和细胞。

1. 机体对肿瘤的免疫反应

（1）细胞免疫介导的抗肿瘤效应：参与细胞免疫的细胞包括细胞毒性 T 细胞（cytotoxic T lymphocyte，CTL）、自然杀伤细胞（natural killer cell，NK 细胞）、淋巴因子激活的杀伤细胞（lymphokine activated killer cells，LAK 细胞）、肿瘤浸润淋巴细胞（tumor infiltrating lymphocyte，TIL）、K 细胞、巨噬细胞等。

（2）体液免疫介导的抗肿瘤效应：包括抗体依赖性细胞介导的细胞毒作用（antibody-dependent cell-mediated cytotoxicity，ADCC）、补体参与的特异性体液免疫。

2. 肿瘤逃逸机体免疫攻击的机制

（1）肿瘤细胞的特性

1）抗原性表达减弱：肿瘤细胞表面的 B7 共刺激分子表达缺乏或低下，肿瘤抗原性较弱；肿瘤抗原被封闭（被唾液黏蛋白掩盖及被封闭因子特异性封闭）；肿瘤抗原调变等。

2）肿瘤细胞分泌 FasL，诱导免疫细胞凋亡；又低表达 Fas，避免肿瘤细胞本身凋亡。

3）肿瘤细胞释放可溶性黏附分子 ICAM-1，与免疫细胞表面的配体结合，使其不能与肿瘤细胞表面结合发挥免疫效应。

（2）机体主动免疫抑制：肿瘤细胞释放的免疫抑制因子（胚胎蛋白如 AFP 等）使 T 细胞处于失活或耐受状态，抗原呈递细胞功能缺陷，免疫抑制细胞（Ts 细胞）活化，细胞因子，如白细胞介素-2（IL-2）、γ 干扰素（IFN-γ）、肿瘤坏死因子（TNF）等缺乏。

各种原因（遗传、先天、继发）造成机体的免疫功能（免疫监视功能）下降，不能识别恶变细胞；在肿瘤局部形成了一个免疫深度抑制状态的微环境，局部的免疫细胞功能受到严重抑制，肿瘤细胞可逃脱机体免疫系统的排斥而不断生长。

肿瘤细胞具有抗原性并能引起机体免疫应答反应，这为肿瘤免疫诊断、免疫治疗、免疫预防的可能性提供了理论基础。

3. 肿瘤抗原　肿瘤抗原是指细胞癌变过程中所表达的新生物或过量表达产物。根据肿瘤抗原特异性分为肿瘤特异性抗原（TSA）和肿瘤相关抗原（TAA）。肿瘤特异性抗原是指该类抗原系肿瘤细胞所特有，只表达于肿瘤细胞，而不存在于任何处于不同发育阶段的正常细胞。肿瘤相关抗原是指非肿瘤细胞所特有的抗原成分，也少量存在于正常细胞，但在肿瘤发生的机体可异常表达。

4. 自然杀伤细胞　20 世纪 70 年代初，在肿瘤免疫研究中发现来自正常机体的淋巴细胞可杀伤某些肿瘤细胞，随后证实这些淋巴细胞的杀伤作用是自发的，无须抗体存在或预先加以致敏，因此将其命名为"自然杀伤细胞"（NK 细胞）。NK 细胞是先天性免疫中一类十分重要的淋巴细胞，通过细胞毒活性和产生淋巴因子，在机体抗感染、抗肿瘤、免疫调节和造血调控等方面发挥重要的免疫功能。由于 NK 细胞不表达 T 细胞受体（T cell receptor，TCR）、B 细胞受体（B cell receptor，BCR），如何区别"自己"和"非己"一直是个谜。直到 20 世纪 90 年代初，Liunggren 和 Karre 等发现主要组织相容性复合体（major histocompatibility complex，MHC）Ⅰ类分子可保护细胞免受 NK 细胞杀伤，而丢失了 MHC Ⅰ类分子的靶细胞（病毒感染细胞或转化的肿瘤细胞），对 NK 细胞的杀伤作用十分敏感。据此提出了 NK 细胞所识别和清除的是一类"失去自己"的细胞。机体内正常的自己的细胞都有 MHC Ⅰ类分子，可保护自己，免受 NK 细胞攻击。20 世纪 80 年代初发现，白细胞介素-2（interleukin-2，IL-2）能促进 NK 细胞的分化和成熟，是促进 NK 细胞增殖和活化的主要细胞因子。在体外，用 IL-2 刺激 NK 细胞之后，这些 NK 细胞可杀伤原来已经对 NK 细胞耐受的肿瘤细胞，人们将这样处理后的细胞称为"淋巴因子激活的杀伤细胞"，即"LAK 细胞"，目前，用 LAK 细胞治疗肿瘤已经成为临床治疗肿瘤的常见手段之一。

研究表明，NK 细胞可能是宿主抵抗抗原引发肿瘤的第一道防线。NK 细胞杀伤靶细胞的主要机制：①通过释放穿孔素和颗粒酶引起细胞溶解。②通过配体诱导的受体介导的凋亡激活途径引起靶细胞的凋亡。③释放细胞因子（NK 细胞细胞毒因子、NK 细胞肿瘤坏死因子）杀伤靶细胞。④发挥抗体依赖性细胞介导的细胞毒作用（ADCC）。

综上所述，NK 细胞是先天性免疫系统的重要组成成分，是机体抗御感染和防止细胞恶性转化的重要免疫调节细胞。与 T 淋巴细胞不同，NK 细胞无须肿瘤特异性抗原识别便可直接杀伤肿瘤细胞，是肿瘤免疫治疗的重要效应细胞。一般认为 NK 细胞只在肿瘤早期或肿瘤细胞数量少时发挥作用，肿瘤晚期或有大量瘤细胞存在时难以奏效。

5. 肿瘤坏死因子　肿瘤坏死因子（tumor necrosis factor，TNF）是最早发现的能使肿瘤组织细胞发生出血性坏死的细胞因子，主要由脂肪组织中的巨噬细胞和脂肪细胞分泌，由于其在体内外均可直接杀伤肿瘤细胞而得名。根据其来源和结构不同，主要分为 TNF-α 和 TNF-β。TNF-α 主要由活化的单核-巨噬细胞及其他多种细胞产生；TNF-β 主要由活化的 T 细胞、NK 细胞等产生。早年儿科医生发现，接种卡介苗的儿童白血病的发病率要比没有接种过卡介苗的儿童低，而且在白血病儿童中，没接种过卡介苗儿童的死亡率也比接种过的高 2～7 倍。于是人们推测卡介苗能起到预防儿童白血病的作用。1975 年，Carswell

和 Old 将卡介苗和大肠埃希菌内毒素注射给大鼠,发现在大鼠体内可以诱死一种细胞因子,这种细胞因子可使动物的一些肿瘤发生出血性坏死。于是就把这种诱生的细胞因子称为肿瘤坏死因子(tumor necrosis factor,TNF),后来的研究发现,TNF 是一种具有多样生物活性的重要细胞因子,特别是它与内毒素的生物作用有关,而肿瘤坏死作用只是 TNF 众多生物学活性中的一种。

6. 肿瘤的免疫治疗　肿瘤免疫治疗(cancer immunotherapy)是通过主动或被动的方法,调动机体的免疫系统,增强抗肿瘤免疫力,从而抑制和杀伤肿瘤细胞。肿瘤免疫治疗原理:通过增强抗肿瘤免疫应答和打破肿瘤的免疫抑制产生抗肿瘤作用。

肿瘤免疫治疗的历史和现状:19 世纪末,纽约外科医生 Coley 在细菌性疾病背景下进行了肿瘤转归研究。自此而后,免疫系统在控制肿瘤中发挥的重要作用得到确认。1984 年美国国立癌症研究院史蒂夫·罗森伯格团队成功地用高剂量 IL-2 治愈了第一例患者,给肿瘤免疫治疗带来一线曙光。20 世纪末,免疫检查点对 T 细胞免疫应答的开关控制使机体免于伤害性免疫反应的基础研究得到突破,为肿瘤免疫治疗带来了转折。目前研究最多的免疫检查点分子包括:细胞毒性 T 细胞相关抗原 4(CTLA-4,其基因于 1987 年被克隆)、程序性死亡分子 1(PD-1)、程序性死亡配体 1(PD-L1)和程序性死亡配体 2(PD-L2)等。

免疫检查点分子单克隆抗体的应用,在一定程度上克服了传统单克隆抗体治疗的癌症类型过于单一的缺陷,抗肿瘤谱更加广泛,治疗效果也较放化疗具有明显优势。从而掀起了一场癌症免疫治疗的新热潮。2013 年,以 CTLA-4 和 PD-1 单克隆抗体为主的癌症免疫治疗被美国《科学》周刊评为当年十大科学突破之首,凸显了其重要价值。PD-1 与 PD-L1 的作用机制:在 T 细胞激活过程中,T 细胞与树突细胞需要为期 8～20 小时的稳定接触。而 PD-1 与 PD-L1 的结合会破坏 T 细胞与树突细胞之间稳定接触的产生,从而导致 T 细胞激活过程的终止。肿瘤限制宿主免疫反应的一个重要机制是提高 PD-1 配体 PD-L1、PD-L2 在肿瘤微环境中的表达量。目前有多家制药公司投入此新兴领域,已上市的 PD-1/PD-L1 通路抗体药物及适应证见表 2-3-1。这些免疫治疗抗体的成功源于两个方面:①患者获得临床上完全持久反应;②T 细胞抗原特异性作用机制。由此说明,基于现有知识的合理推断,治疗结局正在无限接近"治愈"。免疫系统与肿瘤现象和治疗密不可分。这代表了一种范式转变,即肿瘤不再仅仅被看作异常细胞的集合,而是一种系统性疾病。

表 2-3-1　目前已上市的 PD-1/PD-L1 通路抗体药物适用肿瘤情况

K 药:Keytruda (Pembrolizumab) 帕博利珠单抗	O 药:Opdivo (Nivolumab) 纳武单抗	T 药:Tecentriq (Atezoliumab) 阿特珠单抗	B 药:Bavencio (Avelumab) 阿维单抗	I 药:Imfinzi (Durvalumab) 德瓦鲁单抗
恶性黑色素瘤	恶性黑色素瘤	尿路上皮癌	梅克尔细胞癌	尿路上皮癌
非小细胞肺癌	非小细胞肺癌	非小细胞肺癌	晚期膀胱癌	
头颈部鳞状细胞癌	头颈部鳞状细胞癌	转移性膀胱癌		
经典霍奇金淋巴瘤	经典霍奇金淋巴瘤			
膀胱癌	肝细胞癌			
宫颈癌	膀胱癌			

续表

K 药：Keytruda (Pembrolizumab) 帕博利珠单抗	O 药：Opdivo (Nivolumab) 纳武单抗	T 药：Tecentriq (Atezoliumab) 阿特珠单抗	B 药：Bavencio (Avelumab) 阿维单抗	I 药：Imfinzi (Durvalumab) 德瓦鲁单抗
有 MSI-H、dMMR 变异的实体瘤	转移性结直肠癌			

　　肿瘤免疫治疗的目的是激发或调动机体的免疫系统，增强肿瘤微环境抗肿瘤免疫力，从而控制和杀伤肿瘤细胞。肿瘤免疫治疗的方法种类繁多，已与现代生物高科技技术结合，发展成为继手术、化疗和放疗之后的第四种肿瘤治疗模式。免疫疗法只能清除少量的、播散的肿瘤细胞，对于晚期的实体肿瘤疗效有限。故常将其作为一种辅助疗法与手术、化疗、放疗等常规方法联合应用。先用常规方法清扫大量的肿瘤细胞后，再用免疫疗法清除残存的肿瘤细胞，可提高肿瘤综合治疗的效果。

　　（1）基于抗体的靶向治疗：肿瘤特异性相关抗原、独特型决定簇、某些细胞因子受体肿瘤多药耐药分子、激素及某些癌基因产物等，均可作为肿瘤特异性或相关靶分子。针对这些靶分子的抗体是药物、毒素、放射性核素、酶或其他效应分子的良好载体，可用于疾病的导向治疗。

　　（2）肿瘤特异性主动免疫治疗：应用疫苗（由处理过的自体肿瘤、培养的肿瘤细胞或异体肿瘤制成）或基因工程疫苗进行免疫接种，可激发或增强患者的特异性抗肿瘤免疫应答，阻止肿瘤生长、扩散和复发。

　　（3）过继性细胞免疫治疗：过继性细胞免疫治疗（adoptive cell transfer therapy，ACT）是指从肿瘤患者体内分离免疫活性细胞，在体外进行修饰、扩增和功能鉴定，然后向患者转输，直接杀伤肿瘤或激发机体的免疫应答来杀伤肿瘤细胞，从而达到治疗肿瘤的目的。该疗法可单独用于治疗肿瘤患者，但更适宜作为手术、放疗和化疗后的辅助疗法，以提高和改善患者生活质量。转输 LAK 细胞是最常用的方法。

　　（4）细胞因子治疗：细胞因子是由免疫系统细胞及其他类型细胞主动分泌的一类低分子质量（10～30kDa）蛋白质。它们与靶细胞上的受体结合有极高的特异性和亲和性，并可调整靶细胞增殖、分化和功能活性。由淋巴细胞产生的细胞因子称淋巴因子（lymphokines）；由单核-吞噬细胞产生的称为单核因子。细胞因子与内分泌激素不同，它们由许多细胞产生，而不是由特殊腺体产生。它们在血清中常不能检测出，一般以旁分泌（即位于产生细胞附近）或自分泌（即直接在产生细胞上）方式作用于靶细胞。不同的细胞因子在生物活性上有明显的相似之处。这些蛋白质在体内、外的各种性质使它们可用于临床治疗感染和癌症。常用的细胞因子有 IL-2，它的主要功能与各类 T 细胞增殖有关，是激活 NK 细胞的主要因子。TNF 也已初步应用于进展期肿瘤患者的治疗。尽管 TNF 在体外有明确的抗肿瘤效应，但它具有许多病理性副作用，在体内杀伤肿瘤细胞的剂量能产生较高毒性。干扰素能直接抑制肿瘤细胞的增殖，促进免疫细胞的功能，增强杀伤肿瘤细胞的作用。

　　（5）基因治疗：是向靶细胞引入正常有功能的基因以纠正或补偿致病基因所产生的缺陷，从而达到治疗疾病的目的，通常包括基因置换、基因修正、基因修饰、基因失活等。基因治疗包括胚胎基因治疗及体细胞基因治疗。鉴于目前人类疾病与基因变化有着密切的关系，基因治疗作为一种新兴的疾病安全治疗手段，在治疗人类疾病方面已取得较大的进展。

综上所述，肿瘤的病因非常复杂，常常一种致癌因素可诱发多种肿瘤，而一种肿瘤又可能有多种病因。总的来说，尽管在这个领域已经取得了很大的进展，但大多数肿瘤的病因还没有被完全了解，还需要未来的工作者继续研究，造福人类。

（傅少志　文庆莲）

思考题

1. 致癌性因素包括哪些？
2. 阐述肿瘤的遗传易患性与肿瘤发生的关系。
3. 阐述肿瘤免疫治疗的种类及机制。

第三章　肿瘤的发生发展与转归

第一节　肿瘤的特征及发生步骤

一、肿瘤的定义

肿瘤（tumor）是机体在内外各种致瘤因素作用下，自身细胞 DNA 受损，导致基因突变及功能调控异常，从而使细胞持续过度增殖形成的新生物（neoplasm）。从定义可知，肿瘤是来自机体自身细胞的疾病，是由细胞 DNA 受损后出现基因水平的功能异常导致的，这是肿瘤发生最根本的机制。根据肿瘤的生物学特性及其对机体危害性的不同，一般将肿瘤分为良性和恶性两大类。所有的恶性肿瘤统称为癌症（cancer）。

二、肿瘤的十大特征

尽管肿瘤（主要是恶性肿瘤）细胞来自机体自身正常细胞，但却有着和正常细胞截然不同的特征。2000 年，Douglas Hanahan 和 Robert A. Weinberg 教授在 *Cell* 上发表综述"The Hallmarks of Cancer"，这篇文章总结了肿瘤细胞的六大基本特征：自主生长、抗生长信号不敏感、规避细胞凋亡、无限的复制能力、持续的血管生成、组织侵袭和转移。2011 年，两位教授在此基础上又在 *Cell* 上发表了一篇升级版综述 *"Hallmarks of Cancer: The Next Generation"*，在原有的六大特征的基础上，新增了四大特征，即免疫逃逸、促进肿瘤的炎症、细胞能量异常、基因组不稳定和突变。这两篇肿瘤学研究的经典论文，已经被引用了上万次，是学习肿瘤学的必读文献。上述十大特征差异不仅存在于肿瘤与正常组织之间，也存在于不同肿瘤之间，目前诊断和治疗肿瘤的各种手段均利用了这些特征性的差异。因此掌握这些特征性的差异是学习肿瘤诊断与治疗的基础。十大特征的具体含义如下。

（一）自主生长

肿瘤的发生最初是由致瘤因素持续刺激造成的，肿瘤发生后，即使致瘤因素已不存在，肿瘤仍能持续生长；而非肿瘤性增生有一定的限度，增生的原因一旦消除后就不再继续。这是肿瘤与非肿瘤最本质的区别，也是我们对肿瘤最根本的印象。

（二）抗生长信号不敏感

正常组织中存在多个抗增殖信号使细胞进入 G_0 期或永久丧失增殖潜能，而肿瘤细胞中缺少相关蛋白质，导致细胞对抑制生长因子不敏感，细胞无法进入 G_0 期而进入持续增殖状态。

（三）规避细胞凋亡

凋亡是细胞耗损的一个主要原因，正常组织中细胞增殖数量和凋亡数量维持平衡，而肿瘤组织中细胞通过各种不同的策略抵抗凋亡，细胞凋亡减少，导致增殖细胞数量占比明显增加，维持肿瘤持续增长。

（四）无限的复制能力

体外培养中观察的结果提示不同的正常细胞类型仅有 60～70 次倍增的能力。其原因在于每复制一次，子代细胞有 50～100bp 的端粒 DNA 会从每一个染色体的末端丢失，这导致正常细胞复制次数有限，限制了正常细胞的复制能力。恶性细胞则具有端粒维持功能，体外培养的多数肿瘤细胞表现出具有无限复制的能力。

（五）持续的血管生成

组织器官的持续生长发育需要脉管系统供应氧和营养物质，对于正常组织，所有细胞位于距毛细血管网 100μm 的距离内，因此调控血管的生成也可以反向调控组织的无限生长，肿瘤组织则失去了这种调控血管生成的能力，血管可以持续无序生成。

（六）组织侵袭及转移

肿瘤细胞通过各种方式破坏周围正常组织结构，脱离原发肿瘤并异常地分布于周围组织及其间隙的过程称为肿瘤侵袭（invasion）。恶性肿瘤细胞脱离原发肿瘤，在体内通过各种途径转运，到达与原发部位不连续的组织或器官继续增殖生长，形成与原发肿瘤具有同样病理性质的继发肿瘤的全过程称为转移（metastasis）。侵袭转移是恶性肿瘤最重要的生物学特性之一，与正常组织显著不同，也是恶性肿瘤难以根治和恶性肿瘤患者死亡的主要原因。

（七）免疫逃逸

机体免疫系统具有免疫监视功能，当体内出现恶变细胞时，免疫系统能够识别并通过免疫机制特异地清除这些恶变细胞，防止肿瘤的发生发展。肿瘤细胞则通过多种机制逃避机体免疫系统识别和攻击，从而得以在体内生存和增殖。近年来对这种机制认识有了突破性的进展，免疫治疗的疗效也有了很大的提高。

（八）促进肿瘤的炎症

肿瘤微弱的免疫原性及对机体压迫损伤会使机体的炎症细胞聚集至肿瘤周边，这种本应抑制肿瘤的炎症反应被肿瘤巧妙利用，导致炎症细胞分泌的生长因子、促血管生成因子，促进血管生成、侵袭和转移的细胞外基质修饰酶等各种生物活性因子，可以促进附近的癌细胞加速生长，使肿瘤恶性程度更高。

（九）细胞能量异常

正常组织细胞的能量代谢是首先通过胞质中的糖酵解将葡萄糖转化为丙酮酸，然后再转化为线粒体中的二氧化碳；而在无氧条件下，才通过糖酵解的方式获得能量。但肿瘤细胞即使在有氧条件下仍然主要通过糖酵解来获得能量。

（十）基因组不稳定和突变

恶性肿瘤的发生发展是由细胞的遗传物质 DNA 的损伤不断累积所导致，DNA 损伤具体表现就是基因组的突变。随着突变的增多，基因组的不稳定性加剧，分裂过程中突变更多，形成恶性循环，导致恶性肿瘤的恶性程度越来越高，生长越来越快。

随着对肿瘤研究的进一步深入，未来可能还会有更多的特征被概括出来，应用到肿瘤的诊断与治疗中。

三、肿瘤的发生步骤

从正常细胞到变成具有各种恶性特征的肿瘤细胞，是一个多阶段、复杂的过程。癌变过程的多阶段性，最早是通过小鼠皮肤模型化学致癌作用得以确定的。尽管不同类型的肿瘤，不同致癌因素导致的肿瘤，其肿瘤发生发展过程均有差异，但大体的过程还是有一定的共性的，其发生大致可以分为以下几个步骤。

肿瘤启动阶段：致癌因素作用于细胞 DNA 导致基因改变的过程，称为肿瘤启动。细胞 DNA 中的关键基因出现了不可逆的损伤，导致其遗传物质的持久改变，是肿瘤发生的关键条件和细胞恶变的起始事件。

肿瘤促进阶段：指由于致癌因素的反复刺激，发生了基因改变的启动细胞选择性克隆扩增的阶段。这一阶段早期不一定有基因突变，而是通过表观遗传机制引起基因表达的改变，导致过度增殖的表达增加，使带有基因突变的肿瘤启动细胞获得克隆增殖的优势。由于细胞分裂率增加，其突变率也相应增加，因此启动细胞的克隆扩增有进一步发生基因改变和恶性转化的风险。这一阶段早期是可逆的，肿瘤促进剂也主要作用在这一阶段。

肿瘤演进阶段：指前肿瘤细胞转变为表达恶性表型细胞的过程，在这一过程中，前肿瘤细胞积累了新的基因突变，导致不可逆转的细胞恶性转化，新的遗传物质改变，新的表达产物出现，细胞出现无控制生长，基因组不稳定性增加。

肿瘤进展阶段：指恶性细胞出现更多恶性表型的表达和获得更多侵袭性特征的过程。恶性细胞由于基因组的不稳定性，导致发生进一步的基因改变，细胞获得更进一步的侵袭和转移的能力，导致肿瘤的侵袭转移发生。

第二节　肿瘤发生发展的机制

正常细胞恶变的过程非常复杂，发生机制亦未完全明了，各种假说众多，但都未能系统性地阐述肿瘤的发生发展机制。但我们现在已经明确知道，肿瘤在分子层面、信号转导通路层面及细胞增殖分化层面均较正常细胞发生了显著的异常，这些不同层次异常构成的证据链条，在一定程度上向我们展示了肿瘤发生发展过程中的一些机制，尽管离彻底解开肿瘤发生发展机制尚遥远，但随着这些证据链条的不断完善，相信终有一天能够彻底揭开肿瘤发生发展机制的面纱。

一、细胞遗传分子的异常与肿瘤

（一）DNA 分子损伤修复与肿瘤

DNA 分子是绝大多数生物的遗传物质，具有高度的稳定性和保守性，从而保证物种的遗传稳定。发生 DNA 损伤后，机体可通过修复机制修复这些损伤，保证基因组的稳定。一旦发生的损伤不能修复或不能完全修复，这些损伤将在细胞内聚集，造成机体发生功能异常、疾病、衰老甚至死亡。这些疾病中就包括肿瘤，肿瘤发生的最初始原因是细胞 DNA 受损。

1. DNA 损伤的诱发因素及其机制　DNA 损伤发生非常常见，机体每天每个细胞大约自发发生 1 万次单链断裂和位点的缺失，每个细胞每天发生的各种损伤总体上可达到 10 万次。外环境中的物理、化学、生物因素均可通过直接作用或间接作用导致 DNA 的损伤，这些在肿瘤病因学中有详述。在 DNA 复制、损伤修复过程中，DNA 也可能发生自发性损伤，如复制、修复过程中的碱基错配、碱基丢失，结构移位导致 DNA 的损伤等。DNA 主要由碱基、脱氧核糖和磷酸构成，这些成分都可能受到损伤。碱基作为承载遗传信息的关键物质，其损伤后果最严重。

2. DNA 损伤修复（DNA damage repair）**机制**   尽管 DNA 的损伤非常常见，但绝大多数情况下，DNA 能保持其稳定性，这依靠的是 DNA 的损伤修复机制，DNA 修复需要大量修复相关的蛋白质和分子参与，其修复方式及其机制如下：

（1）DNA 损伤的直接修复：直接修复是最简单的 DNA 损伤修复方式，但能被直接修复的损伤类型十分有限。主要类型有：

1）DNA 断裂口的直接修复。

2）DNA 二聚体的光复活酶直接修复。

3）烷基化碱基的直接修复。

（2）切除修复：切除修复是细胞内最常见的修复机制。修复过程可分为：

1）识别：由 DNA 特异内切酶或糖苷酶识别 DNA 受损位点。

2）切除：在损伤位点的 5′上游及 3′下游由外切酶分别切断 DNA 链并去除 DNA 损伤部分。

3）合成：DNA 聚合酶在缺口催化 DNA 合成并沿 5′→3′方向延伸，以新合成的 DNA 片段取代整个损伤的 DNA 片段。

4）连接：通过 DNA 连接酶将新合成的 DNA 片段与原 DNA 链的未受损部分连接，从而恢复 DNA 原有结构。

根据切除片段的大小，切除修复可分为单个核苷酸切除修复（base excision repair，BER）和核苷酸片段切除修复（nucleotide excision repair，NER）。单个核苷酸切除修复主要参与切除损伤的非正常的单个核苷酸，如碱基错配，而核苷酸片段切除修复可修复 DNA 双链中发生的几乎所有类型的损伤。

（3）重组修复：当 DNA 损伤范围较大时，如出现 DNA 双链断裂（double-strand and break，DSB），切除修复方式难以完全修复损伤的 DNA，修复的主要机制变为非同源重组和同源重组。非同源重组是通过断端重连，有可能有碱基的缺失或增加，是一种不精确修复。同源重组是复制完成后通过一系列的 DNA 转录，辨别姐妹染色单体，修复错配的序列并且连接断端。此外，交联修复作用于细胞损伤断裂的 DNA 链，通过共价键进行连接，防止链的分离，同时阻碍转录和复制。

3. DNA 损伤修复与肿瘤   DNA 损伤后若不能有效修复，将可能破坏基因组的稳定性，部分关键基因的损伤可能促进细胞转化或诱发肿瘤，在损伤修复过程中，DNA 修复不良、细胞周期检查点丧失及细胞凋亡障碍都有可能导致肿瘤的发生。着色性干皮病（xeroderma pigmentosum）是典型的核苷酸切除修复机制缺失导致的疾病，其主要表现是日光照射后造成异常的色素沉着，患者发生皮肤癌的风险比正常人大约高 2000 倍。这是由于 DNA 修复机制异常和（或）伴有转录合并修复的异常，致使基因组的损伤累积，导致突变发生和恶性肿瘤形成。P53 蛋白可以修复受损 DNA，而在所有人类肿瘤中有大约半数存在 P53 蛋白功能失活。究其原因是 *p53* 突变或缺失导致 P53 蛋白对 DNA 修复作用的削弱，同时导致周期调控及细胞凋亡诱导作用的下降，进而导致 DNA 损伤的累积，促进肿瘤的发生。

4. DNA 损伤修复与肿瘤靶向治疗 肿瘤细胞对抗肿瘤治疗的耐受与肿瘤细胞 DNA 损伤修复密切相关。近年来，随着 DNA 损伤反应蛋白的不断发现及相关信号通路的逐步阐明，DNA 损伤修复领域的成果奥拉帕尼（olaparib）已经应用到临床，其应用领域也日益扩大，是现在临床应用领域的热点之一。参与 DNA 损伤反应的蛋白和信号通路的功能可大致分为四类。

（1）靶向 DNA 损伤的修复通路：放化疗对肿瘤细胞的杀伤作用依赖于对肿瘤细胞的 DNA 损伤。尽管大多数肿瘤细胞都有多种 DNA 修复途径，但多数肿瘤细胞在肿瘤发生中由于 DNA 损伤监视机制的丧失，其 DNA 损伤修复能力要弱于正常细胞，或修复路径与正常细胞不同，这种 DNA 损伤修复的特异性为肿瘤治疗提供了一条新的途径。DNA 损伤修复通路包括以下几种：

1）靶向 DNA 双链断裂修复：DNA 双链断裂（DSB）被认为是电离辐射的生物效应中最为重要的一种损伤。辐射诱发的 DSB 可通过非同源末端连接（NHEJ）或同源重组（HR）来修复，依赖于 DNA 的蛋白激酶（DNA-PK）在 NHEJ 途径中扮演着重要的角色。目前一些药物如西妥昔单抗（cetuximab）能干预 DNA-PK 活性或表达水平，增强肿瘤细胞对射线的敏感性。其他 DSB 靶向分子还有 RAD51、DNA 连接酶IV及 BRCA2 等。目前乃至未来，针对上述分子的靶向药物可能有较大的治疗潜力。

2）靶向碱基切除修复和 O-6-甲基鸟嘌呤 DNA 甲基转移酶：细胞利用碱基切除修复（BER）途径来修复 DNA 链的碱基损伤和单链断裂。抑制 BER 途径内的 APEI/REF1 酶可以加大烷化剂对肿瘤细胞的 DNA 损伤，增加化疗敏感性。O-6-甲基鸟嘌呤 DNA 甲基转移酶（MGMT）可以通过直接的逆转机制将潜在突变的 O-6-甲基基团从 DNA 的鸟嘌呤碱基中移除，有效地提高肿瘤细胞对烷化剂的敏感性。

3）靶向核苷酸切除修复：核苷酸切除修复（NER）主要用于解除紫外线（UV）辐射造成的 DNA 变性损伤，这一修复类型也用于修复许多化疗药物如铂类造成的损伤。研究显示西妥昔单抗可以通过减少 NER 的两种关键成分 XPF 和 ERCC1 的表达来增加肿瘤细胞对奥沙利铂的敏感性。

4）靶向 DNA 复制和修复合成：DNA 聚合酶是 DNA 复制、核苷酸切除修复和错配修复中主要的 DNA 合成酶，DNA 聚合酶抑制剂可通过选择性地靶向增殖细胞，在肿瘤治疗中发挥作用。

（2）靶向 DNA 修复辅助因子：在 DNA 损伤修复中涉及的辅助因子较多，包括 PARP1、BRCA1/Fanconi、胸苷酸合酶、核糖核苷酸还原酶、蛋白酶体等。目前热点分子为 PARP1[Poly（ADP-ribose）polymerase 1]，它是一种大量存在的核蛋白，在 DNA 单链断裂的识别和修复中扮演多重角色。DNA 的断裂可在数秒内激活 PARP1，呈激活状态的 PARP1 可核糖基化包括其自身在内的多种靶蛋白，帮助完成多种 DNA 修复过程。PARP 抑制剂奥拉帕尼，可导致 DSB 损伤加重，从而选择性地导致肿瘤细胞死亡。正常细胞由于保留了正常的 DSB 修复能力而对 PARP 抑制剂耐受。这种抗肿瘤治疗机制，称为"协同致死"（synthetic lethality）效应，目前已经成为肿瘤药物研究的新热点。

（3）靶向 DNA 损伤调控点途径：除 DNA 修复途径外，DNA 的严重损伤会引起细胞周期检查点激活和（或）凋亡。通过这些调控点可以促进肿瘤细胞的凋亡。例如，多数肿瘤细胞存在 $p53$ 缺陷，削弱了检查点的调控作用，引入野生型 $p53$ 可以使肿瘤细胞对 DNA

损伤因子更为敏感。

（4）靶向细胞存活及增殖途径：在细胞恶性转化过程中，肿瘤细胞获得了可以在 DNA 受损后仍然能够存活及增殖的异常途径，从而导致其对许多抗肿瘤药物的耐受增强。许多特异性靶向不同抗细胞凋亡因子的小分子，已被证实可增加肿瘤细胞对放射治疗及基于 DNA 损伤的化学治疗药物的敏感性。

（二）癌基因及抑癌基因异常与肿瘤

癌基因及抑癌基因广泛存在于正常细胞内，参与细胞增殖、分化、凋亡等正常生理过程的调节，是细胞生命活动中不可缺少的重要组成成分。当细胞受体内外各种因素作用时，可引起癌基因或抑癌基因结构或表达水平的异常，导致肿瘤的发生发展。

1. 癌基因与肿瘤　癌基因是存在于病毒或细胞基因组中，在一定条件下通过其表达产物在体外引起正常细胞转化并引起肿瘤的一类基因。根据其来源的不同分为病毒癌基因（viral oncogene）和细胞癌基因（cellular oncogene）。病毒癌基因根据其来自 RNA 肿瘤病毒或 DNA 肿瘤病毒，又分为 RNA 病毒癌基因和 DNA 病毒癌基因。

机体正常细胞基因组中存在与病毒癌基因相似的同源基因，即细胞癌基因，其在正常细胞内以未活化的形式存在，无促癌活性，故称为原癌基因（proto-oncogene），其表达产物广泛作用于生命活动的各个环节，作为信号通路中的不同组分参与细胞的信号转导来调节细胞增殖、分化、凋亡等。当细胞受到各种生物、理化等因素作用时，原癌基因可通过突变、重组等发生结构或表达水平的异常，上调细胞的增殖活性，抑制细胞凋亡通路，并强化肿瘤的侵袭和转移，最终导致肿瘤的发生与发展。

myc 基因是研究最多的一类核蛋白类癌基因，包括 *c-myc*、*n-myc*、*l-myc*、*r-myc* 四种。因拷贝数增加而引起表达水平的升高是 *myc* 功能异常的重要原因，激活后的 *myc* 基因大量表达 Myc 蛋白，对细胞生长分化起重要作用。在肿瘤组织中 *myc* 的拷贝数要远远超过正常细胞中的拷贝数。*myc* 基因在早幼粒细胞白血病、乳腺癌、膀胱癌、前列腺癌、大肠癌、食管癌等多种肿瘤细胞中都存在扩增现象。Her-2/Neu 是表皮生长因子受体（EGFR）家族的成员之一，对细胞生长、分化及凋亡起重要调节作用，如乳腺癌中常出现 *erbB-2* 扩增，该基因大量扩增者的生存期缩短，容易发生肿瘤转移。*ras* 基因是另外一个最常见的癌基因家族，基因产物对正常细胞的增殖和分化起重要调节作用。此外常见的还有 *src* 基因、*sis* 基因、*myb* 基因等，上述基因能促进细胞分裂增殖，持续失控的高表达会导致肿瘤的发生发展，是预后不良的标志。

2. 抑癌基因与肿瘤　抑癌基因的正常功能对肿瘤发生有抑制作用，其编码的蛋白质能限制或抑制细胞增殖，而它们的缺失或失活会导致细胞增殖的失控或癌变，因此被称为抑癌基因（tumor suppressor gene）。其表达产物可能具有的抑癌机制包括：编码转录子或作为细胞周期调节因子参与细胞增殖、分化的调控；参与 DNA 损伤的修复、复制以保证 DNA 遗传的稳定性；编码鸟苷三磷酸（GTP）酶活化蛋白或磷酸酶，通过阻断癌基因产物而发挥抑癌效应。

抑癌基因的失活会导致细胞转化和肿瘤的发生。抑癌基因失活的方式是多种多样的，对多数抑癌基因来说，其中以突变、杂合性缺失和启动子区甲基化异常三种方式最为常见。

抑癌基因根据基因执行功能可以大致分为以下几类：

（1）转录调节因子：如 *Rb* 基因、*p53* 基因。Rb 通过结合 E2F 转录因子家族并通过招募染色质修饰因子如 HDAC1 抑制转录来控制细胞增殖和生存，与视网膜母细胞瘤、乳腺癌和膀胱癌等肿瘤发生有关。*p53* 基因编码产物为分子质量 53kDa 的核磷蛋白，故称 P53 蛋白。*p53* 作为一个进行转录调节的抑癌基因，诱导多种靶基因的表达，这些靶基因直接参与细胞周期的调控和 DNA 损伤的修复，同时也参与细胞衰老、分化及凋亡的调控。失活的 *p53* 基因失去其抑癌活性，丧失其对细胞周期的控制作用。

（2）负调控转录因子：如 *WT* 基因。*WT* 基因编码一种转录抑制因子，通过与启动子的结合抑制有关基因的转录，其缺失或失活可能引发 Wilms 瘤的发生。

（3）周期蛋白依赖性激酶抑制因子：如 *p16* 基因。*p16* 基因通过抑制细胞周期蛋白依赖性激酶（cyclin-dependent kinase，CDK）对细胞周期起负调控作用，*p16* 基因的改变主要有基因缺失、基因突变，包括无义突变、错义突变、移码突变、小片段缺失及启动子区甲基化。启动子区甲基化可引起 *p16* 基因的失活或表达水平降低，导致细胞周期异常，从而促进细胞增殖，与多种人类肿瘤的发生有关。

（4）信号通路的抑制因子：如 *NF1* 及 *PTEN* 基因。在神经纤维肉瘤中，*NF1* 基因的突变失活导致 RAS 处于结合 GTP 的活性状态。在结直肠癌等一些散发肿瘤中，也存在 *NF1* 的突变失活。PTEN 蛋白则通过拮抗酪氨酸激酶等磷酸化酶活性而抑制肿瘤的发生发展。*PTEN* 基因异常可存在于多种肿瘤中，主要通过等位基因缺失、基因突变和甲基化方式而失活。

（5）DNA 修复因子：如 *BRCA1/2* 基因。*BRCA1/2* 基因在调节人体细胞的复制、遗传物质 DNA 损伤修复中具有重要作用，*BRCA1/2* 基因功能受损后，发生乳腺癌和卵巢癌的概率大大增加。

（6）与发育和干细胞增殖相关的信号途径组分：如 *APC* 基因。*APC* 基因主要是通过下调细胞内的 β-连环蛋白水平而控制细胞增殖。*APC* 基因不仅与结肠腺瘤样息肉综合征有关，而且与散发性结肠癌、肺癌等疾病也有关。

3. 癌基因和抑癌基因的协同致癌作用 肿瘤的发生是一个多基因参与、多阶段演进的复杂过程，单个癌基因转化正常细胞能力有限，有些肿瘤的发生除需癌基因激活外，还需抑癌基因失活或丢失，是多个癌基因激活和多个抑癌基因失活相互协同的结果。例如，在很多肿瘤发生中都存在 *p53* 抑癌基因的失活及 *ras* 癌基因的激活。

二、细胞信号转导通路异常与肿瘤

细胞通过胞膜或胞内受体感受信息分子的刺激，经细胞内信号转导系统转换，引发细胞内的一系列生物化学反应，从而影响细胞生物学功能的过程称为细胞信号转导（signal transduction）。信号转导过程发生异常，就会导致细胞生长、分化、代谢和生物学行为的异常，引起各种疾病，包括肿瘤的发生。

（一）信号转导通路的组成

信号转导通路由配体、受体、细胞内第二信使、接头蛋白、胞内激酶组成。

1. 配体（ligand） 配体是指能与受体结合并使受体从非活性状态变成活性状态的生物活性分子，配体有以下种类：生长因子、细胞因子、抗原、肿瘤坏死因子、黏附分子、激素、神经递质等。

2. 受体 受体是一种能够识别和选择性结合某种配体（信号分子）的大分子物质，多为糖蛋白，根据靶细胞上受体存在的部位，可将受体分为细胞表面受体和核受体两大类。

3. 细胞内第二信使 第二信使是指受体激活后在细胞内产生的介导信号转导的生物活性物质，可以激活各种各样、专一的蛋白激酶。重要的第二信使有环腺苷酸（cAMP）、环鸟苷酸（cGMP），水解生成的三磷酸肌醇和二酰甘油（DAG）、Ca^{2+}等。

4. 接头蛋白 接头蛋白本身不具有任何催化活性，但它含有信号分子间的识别结构域，起连接蛋白的作用，在不同功能的蛋白质形成复合体时，发挥着重要的作用。

5. 胞内激酶 胞内第二信使通过激活细胞内的蛋白激酶传递信号，激活的蛋白激酶催化相应底物蛋白的磷酸化，从而调控细胞内酶、离子通道、转录因子等的活性。

（二）信号转导异常与肿瘤发生

正常细胞的信号转导在各种因素的调节下，维持正常的增殖与分化之间的平衡，当这种平衡被打破而偏向增殖方向，就会有过度的增殖而最终导致肿瘤的发生。这主要表现在以下几个水平：

1. 在配体水平上 某些肿瘤细胞异常分泌刺激自身的生长因子，同时表达该生长因子受体，结果造成细胞脱离外来生长信号的调控，成为"自我刺激"生长的细胞。

2. 在受体水平上 通过染色体易位、基因突变和过表达导致受体改变，使其形成不依赖于外界信号的双体形式，并互相磷酸化，进而激活其下游的信号系统，从而导致肿瘤发生。

3. 细胞内信号通路的改变 G蛋白的突变能引起某些类型细胞增殖失控。Ras通路是一条大多数生长因子刺激的细胞增殖信号通路，与肿瘤无限制生长直接相关，通路中任何环节发生改变，成为持续激活时，活化型Ras-GTP处于一种持续激活状态，导致细胞增殖失控。

（三）信号转导通路与肿瘤的治疗

特定的信号转导通路在肿瘤的发生和进展中起关键作用，针对肿瘤发生发展中的信号转导通路上的关键分子，采取干预措施，能够精确地靶向治疗肿瘤，这是在继化疗后肿瘤治疗思路的重大突破，也是将来肿瘤治疗的发展方向之一。根据这一思路，目前针对肺癌、胃肠间质瘤的小分子酪氨酸激酶抑制剂取得了很好的疗效，且其副作用远小于传统的化疗。随着对信号转导通路在细胞增殖、凋亡及恶性转化中作用的认识不断深入，其将为新一代抗肿瘤药物的研发提供了乐观的前景。

（四）细胞信号转导的主要通路

1. G蛋白介导的信号通路 G蛋白以α、β、γ亚基三聚体的形式存在于细胞膜内侧。信号分子与受体结合后，G蛋白发生构象改变。α亚基与鸟苷二磷酸（GDP）的亲和力下降，结合的GDP为GTP所取代。α亚基结合了GTP后即与β、γ亚基发生解离，成为活化状态的α亚基。活化了的α亚基此时可以作用于下游的各种效应分子如腺苷酸环化酶、磷酸二酯酶、磷脂酶、酪氨酸激酶、离子通道。这种活化状态将一直持续到GTP被α亚基自身具有的GTP酶水解为GDP。一旦发生GTP的水解，α亚基又再次与β、γ亚基形成复合体，回到非活性状态，重新接受新的化学信号。G蛋白可以通过生长因子受体、Ga12/13

蛋白、LPA 介导的信号通路，在肿瘤发生、发展中发挥重要作用。

2. 受体型酪氨酸蛋白激酶介导的信号通路 重要的有 Ras/MAPK 通路和 PI3K 通路。MAPK 是一类细胞内广泛分布的丝氨酸/苏氨酸激酶，是接受膜受体转换与传递的信号并将其带入细胞核内的一类重要分子，在多种受体信号转导途径中均具有关键性作用。在 RTK-Grb2-Sos-Ras/MAPK 通路中，表皮生长因子（EGF）、血小板源性生长因子（PDGF）和胰岛素样生长因子（IGF-Ⅰ）等多种细胞外生长因子与受体结合后受体磷酸化，再与接头蛋白如生长因子受体结合蛋白 2（Grb2）结合，随后 Grb2 与下游的 G 蛋白交换因子（SOS）结合，SOS 从细胞质中募集 Ras-GDP 至细胞膜，使之转化成活性的 Ras-GTP，Ras 依次激活 Raf、MEK 和 MAPKs（如 ERK、JNK、P38 等），活化的 MAPKs 进入细胞核通过磷酸化作用激活转录因子（如 c-Myc 等），从而干扰细胞周期和细胞转化过程，最终导致肿瘤形成。PI3K 是由调节亚基 P85 和催化亚基 P110 组成的异二聚体，活化的 PI3K 促使磷脂酰肌醇二磷酸（PIP2）转化成磷脂酰肌醇三磷酸（PIP3）。随后招募一系列信号蛋白，PIP3 与细胞内含有 PH 结构域的信号蛋白 Akt 和 Pdk1（phosphoinositide dependent kinase-1）结合。Akt 转移至细胞核内，通过磷酸化调控多种转录因子（如 FKHRLl、NF-κB、Bcl-2 等），从而抑制凋亡基因的表达；Akt 还能磷酸化糖原合成酶激酶-3（GSK3）和哺乳动物西罗莫司靶蛋白（mTOR），从而上调细胞周期蛋白 D（cyclin D），以及磷酸化一系列抑制蛋白，引起细胞周期变短，从而导致肿瘤发生。

3. 非受体型酪氨酸蛋白激酶介导的信号通路 非受体型酪氨酸蛋白激酶（nrPTK）一般没有细胞外结构，它们通常与细胞膜偶联或存在于细胞质中，如 Src 激酶家族（Src family kinases，SFKs）包括 Src、Abl 等和其他 JAK、FAK、Ack 等酪氨酸激酶。活化的 nrPTK 再激活下游的信号转导途径来促进细胞增殖、抑制细胞凋亡，从而导致肿瘤发生和发展。

4. 核受体信号转导通路 核受体（nuclear receptor）分布于细胞质或细胞核内，属配体调控的转录因子，均在核内启动信号转导并影响基因转录。在机体的生长发育、新陈代谢、细胞分化及体内许多生理过程中发挥着重要作用。

5. 肿瘤坏死因子受体介导的信号通路 肿瘤坏死因子（TNF）是一种具有多种生物学效应的细胞因子，其生物学效应包括促进细胞生长、分化、凋亡等。TNF 受体广泛分布于多种肿瘤细胞表面。TNF 的信号转导通路主要包括通过招募死亡结构域的接头蛋白来启动凋亡信号，如 Fas 相关死亡结构域蛋白（FADD），随后活化含半胱氨酸的天冬氨酸蛋白水解酶（caspase）蛋白酶家族，最终引起细胞的凋亡及活化转录因子如 NF-κB、JNK/SPAK，促进细胞增殖，抑制凋亡基因转录。

6. mTOR 信号通路 mTOR 即为哺乳动物西罗莫司的靶蛋白，是一种不典型丝氨酸/苏氨酸激酶，该通路在进化上高度保守，主要通过调控蛋白质合成来调节细胞生长。mTOR 激酶通过多条信号通路实现对细胞生长的调节作用：一条是 PI3K/Akt 通路；另一条是细胞外氨基酸通路 LKB1/AMPK 通路。激活的 mTOR 磷酸化 p-p70s6K 和 4EBP-1 可导致肿瘤生长。

7. Wnt 信号转导通路 Wnt 信号在胚胎发生及肿瘤发生中发挥着重要作用。Wnt 信号通过经典 Wnt 通路和非经典 Wnt 通路来传导。研究显示，经典的 Wnt 通路的失调导致肿瘤的发生、发展，而非经典的 Wnt 通路在胚胎发育及细胞极性中发挥关键作用，最近的研究显示非经典的 Wnt 通路也能在不同的肿瘤中促进其侵袭和转移。Wnt 信号通路异常在乳腺癌、结直肠癌、胃癌、肝癌、黑色素瘤及子宫内膜癌、卵巢癌中都存在。

8. 整合素信号转导通路 整合素（integrin）是一种跨膜糖蛋白，是一类重要的细胞表面受体家族，其信号转导主要是通过 FAK、PKC、PLC-γ 和一些小分子量 G 蛋白，有双向信号转导通路，介导细胞与细胞外基质及细胞与细胞间的黏附，影响肿瘤的侵袭和转移。

除上述通路外，Notch 转导通路、Hedgehog 转导通路等都在肿瘤的发生发展中发挥着重要作用。

三、细胞增殖分化和死亡的异常与肿瘤

（一）细胞增殖与肿瘤

1. 正常细胞周期的调控 细胞从一次分裂结束到下一次分裂完成所经历的整个过程称为一个细胞周期（cell cycle）。细胞周期通常可分为分裂期（mitotic phase）及分裂间期（interphase）两个部分。分裂期（M 期）又分为前期（prophase）、中期（metaphase）、后期（anaphase）和末期（telophase），此期细胞染色体凝集及分离，细胞核发生分裂，形成两个子核，胞质一分为二，细胞完成分裂。

分裂间期为两次有丝分裂之间的时期，此期细胞在形态结构上无明显的变化，但内部却进行着活跃的蛋白质、核酸等物质的合成，遗传物质 DNA 的复制。根据 DNA 合成的情况，间期可被进一步细分为三个时期，即 G_1 期（Gap1）、S 期（DNA synthesis）、G_2 期（Gap2）。S 期为 DNA 合成期，是细胞周期进程中最重要的一个阶段，此期细胞主要的特征是进行大量的 DNA 复制，同时也合成组蛋白及非组蛋白，最后完成染色体的复制。G_1 期又称为 DNA 合成前期，处于 S 期与上次分裂期之间，G_1 期是 DNA 复制的准备期，S 期 DNA 复制所需的多种酶与蛋白质即在该期合成。G_2 期，又称为 DNA 合成后期，G_2 期为细胞分裂准备期，是 S 期与下次分裂期之间的一个时期，该期发生的生化变化，可为 S 期向 M 期的转变提供条件。

细胞周期中细胞生化、形态及结构等方面的变化及相邻时相间的转换，均是在细胞本身及环境因素的严格控制下有序完成的。细胞中多种蛋白质构成的复杂网络，通过一系列有规律的特异性生化反应对细胞周期主要事件加以控制，使细胞能对内外各种信号产生反应，其中细胞周期蛋白与细胞周期蛋白依赖激酶构成细胞周期调控系统的核心。

细胞周期蛋白（cyclin）是一类普遍存在于真核细胞中，在细胞周期进程中可周而复始地出现及消失的蛋白质。它们是一些具有相似功能的同源蛋白，由一个相关基因家族编码，种类多达数十种，哺乳动物的周期蛋白包括 A～H 几大类。在细胞周期的各特定阶段，不同的周期蛋白相继表达，再与细胞中其他蛋白质结合，可对细胞周期相关活动进行调节。

细胞周期蛋白依赖激酶（cyclin-dependent kinase，CDK）为一类必须与细胞周期蛋白结合才具激酶活性的蛋白激酶，在细胞周期各阶段，不同的 CDK 通过结合特定的周期蛋白，使相应的蛋白质磷酸化，由此引发或控制细胞周期的一些主要事件。CDK 的活性也受到 CDK 激酶抑制物（CKI）的负性调节。CKI 对 CDK 的抑制作用是通过与 cyclin-CDK 复合物结合，改变 CDK 分子活性位点空间位置来实现的。

Cyclin-CDK 复合物是细胞周期调控体系的核心，其周期性的形成及降解，引发了细胞周期进程中特定事件的出现，并促成了 G_1 期向 S 期、G_2 期向 M 期、中期向后期等关键过程不可逆地转换。

为了保证细胞染色体数目的完整性及细胞周期正常运转，细胞中还存在着一系列监控系统，可对细胞周期发生的重要事件及出现的故障加以检测，只有当这些事件完成、故障修复后，才允许细胞周期进一步运行，该监控系统即为检测点（checkpoint），检测点对细胞周期的调节机制与细胞内由多种蛋白质、酶及 cyclin-CDK 复合物等组成的生化路径相关。

另外，多种因子如生长因子、cAMP 与 cGMP 等也参与细胞周期调控，最近研究表明，微小 RNA 即 microRNA（miRNA），也参与了对细胞周期的调控。通过调节细胞周期蛋白、CDK、CKI 等的表达，miRNA 可直接影响细胞周期的进程，尤其是 G_1 期向 S 期的转换。

2. 肿瘤的发生与细胞周期的调控 肿瘤的发生与细胞周期的调控失控所导致的细胞无限制增殖有关，主要表现在以下几方面：

（1）细胞周期蛋白和 CDKs 过度表达：过度表达可引起细胞周期紊乱，推动细胞周期进展，促进细胞增殖，导致肿瘤的发生发展。在肿瘤恶性转化过程中最常受累的是细胞周期蛋白 D 和 CDK4。在乳腺癌、食管癌、肝癌及许多淋巴瘤中均有过表达的细胞周期蛋白 D，其中细胞周期蛋白 D1 过度表达是多种人类原发性肿瘤的特征。而 CDK4 的过表达则常见于黑色素瘤、肉瘤和胶质母细胞瘤。

（2）CDK 抑制因子失活：作为 CDK4 的抑制因子，*p16* 是公认的抑癌基因，抑制细胞周期的 G_1-S 转换，最近的研究显示 *p16* 通过负调控 AUF1 来促进细胞周期蛋白 D1 表达。在人肿瘤中 *p16* 基因通常是失活的，这也会促进细胞增殖而导致肿瘤。

（3）细胞周期监控机制的破坏：细胞基因组完整性的改变，是肿瘤发生的物质基础，细胞周期监控机制是细胞基因组完整性的重要保证。DNA、纺锤体和纺锤体极在细胞周期的 DNA 复制和染色体分离过程中受到检测点的监控，这些监控机制的破坏会导致遗传的不稳定性。DNA 监控机制的破坏将导致染色体重排、基因缺失、扩增和移位；纺锤体监控机制的破坏可导致有丝分裂过程中染色体不能分开，子代细胞中染色体丢失或增加；纺锤体极监控机制的破坏可导致染色体组倍性的改变，这些均常见于肿瘤细胞进化过程中。

3. 细胞周期与抗肿瘤治疗 针对细胞周期调控失控导致的肿瘤，可以采用针对性的抗肿瘤治疗手段。

（1）限制 CDKs 活性，抑制肿瘤细胞过度生长：研究表明黄素蛋白类药物有很强的抑制 CDKs 的作用。

（2）抑制周期蛋白过表达，阻抑肿瘤细胞异常增殖：有研究显示向肿瘤细胞中注射细胞周期蛋白 D1 抗体、反义寡核苷酸或导入反义细胞周期蛋白 D1 重组体质粒，可一定程度抑制 G_1 期向 S 期过渡，改变转化细胞形态。

（3）提高 CKIs 水平，抑制肿瘤细胞增殖失控：如将外源性 *p27* 导入人星形胶质瘤细胞获得高表达后，能抑制恶性表型并减少非整倍体细胞积累。

4. 肿瘤细胞的倍增时间、生长分数、生成和丢失 正常组织中，进入增殖周期的细胞比例是有限的，这样可以维持细胞数增加与丢失的动态平衡，但恶性肿瘤的生长速度要显著快于正常组织，这与肿瘤细胞的倍增时间、生长分数、生成和丢失的比例等有关。

（1）肿瘤细胞的倍增时间（doubling time，DT）：指从一个细胞分裂繁殖为两个子代细胞所需的时间。由于多数恶性肿瘤细胞的倍增时间并不比正常细胞更短，而是与正常细胞相似或比正常细胞更长，故肿瘤细胞倍增时间缩短可能不是引起恶性肿瘤生长迅速的主要原因。

（2）肿瘤细胞的生长分数（growth fraction，GF）：指肿瘤细胞群体中处于增殖状态（S 期+G_2 期）的细胞的比例。处于增殖状态的细胞，不断分裂繁殖。恶性肿瘤形成初期，细胞分裂繁殖活跃，生长分数高。随着肿瘤的持续生长，不断有肿瘤细胞发生分化，大多数肿瘤细胞进入静止期（G_0 期）则停止分裂繁殖。许多抗肿瘤的化学治疗药物是通过干扰细胞增殖起作用的，生长分数高的肿瘤（如高度恶性的淋巴瘤）对于化学治疗敏感。如果一个肿瘤中非增殖期细胞数量较多，即生长分数低（常见于实体瘤，如结肠癌），则它对化学药物的敏感性可能就比较低。对于这种肿瘤，临床上可以先进行放射治疗或手术治疗，缩小或去除大部分瘤体，这时残余的 G_0 期肿瘤细胞可再进入增殖期，从而增加肿瘤对化学治疗的敏感性。

（3）肿瘤细胞的生成与丢失：正常组织的细胞数增加与丢失保持动态平衡。肿瘤细胞增生始终大于丢失，呈相对无限制生长。由于细胞凋亡受到抑制，肿瘤生长速度相对更快。肿瘤可由于凋亡、自噬、坏死、有丝分裂灾难、营养供应不足及机体抗肿瘤反应等原因使肿瘤细胞丢失。肿瘤细胞的生成与丢失的比例，可能在很大程度上决定肿瘤是否能持续生长、以多快的速度生长。生长分数相对高的肿瘤（如急性白血病和小细胞肺癌等），肿瘤细胞的生成远大于丢失，其生长速度要比那些细胞生成稍超过丢失的肿瘤（如结肠癌）快。因此，促进肿瘤细胞死亡和抑制肿瘤细胞增殖，是肿瘤治疗的两个重要方面。

（二）细胞分化与肿瘤

1. 细胞分化及其相关概念　由单个受精卵产生的细胞，在形态结构、生化组成和功能等方面均发生了明显的差异，形成这种稳定性差异的过程称为细胞分化（cell differentiation）。分化的细胞获得并保持特化特征，合成特异性的蛋白质。

细胞分化贯穿于有机体的整个生命过程之中，但以胚胎期最为典型。细胞分化具有稳定性（stability），即在正常生理条件下，已经分化为某种特异的、稳定类型的细胞一般不可能逆转到未分化状态或者成为其他类型的分化细胞。在个体发育过程中，细胞在出现可识别的分化特征之前就已经确定了未来的发育命运，其只能向特定方向分化，称为细胞决定（cell determination）。一般情况下，细胞分化过程是不可逆的。然而在某些条件下，分化了的细胞也不稳定，其基因活动模式也可发生可逆性的变化，又回到未分化状态，这一变化过程称为去分化（dedifferentiation）。

2. 肿瘤与细胞分化密切相关　肿瘤细胞是一类异常分化的细胞，具有某些其来源组织细胞的分化特点，但更多见的是发生去分化和分化障碍。它们的增殖分化失去控制，正常程序化的增殖分化机制丧失，导致肿瘤细胞缺乏正常分化细胞的功能，或者产生新的异常功能，并丧失某些终末分化细胞的性状，常对正常的分化调节机制缺乏反应。

由于分化成熟的细胞很难逆转为可无限繁殖的细胞，因此有人认为肿瘤细胞可能起源于一些未分化或微分化的干细胞，肿瘤干细胞是肿瘤细胞群体的起源，具有无限分裂增殖及自我更新的能力，维持整个群体的更新和生长。在正常组织更新过程中，致癌因素可作用于任何能合成 DNA 的正常干细胞，而受累细胞所处的分化状态可能决定了肿瘤细胞的恶性程度。一般认为，受累细胞分化程度越低所产生的肿瘤恶性程度越高；反之，若受累细胞分化程度越高，所产生肿瘤恶性程度越低，甚至只产生良性肿瘤。

　　肿瘤细胞可被诱导分化为正常成熟细胞：肿瘤细胞可以在高浓度的分化信号诱导下，增殖减慢，分化加强，走向正常的终末分化。这种诱导分化信号分子称为分化诱导剂，它可以是体内的或人工合成的。分化诱导剂对肿瘤的这种促分化作用，称为分化诱导作用。我国学者应用全反式维 A 酸治疗急性早幼粒细胞白血病在大样本病例中获得成功，证明全反式维 A 酸可诱导白血病细胞沿着粒细胞系进行终末分化。后来的研究相继证实，许多细胞因子、小剂量的化疗药物都具有诱导分化作用。目前，诱导分化治疗的研究与观察已涉及多种人类肿瘤，如结肠癌、胃癌、膀胱癌、肝癌等。它揭示了一个肿瘤治疗的方向，即通过诱导肿瘤细胞分化来实现肿瘤细胞的"改邪归正"，改变肿瘤细胞恶性生物学行为，达到治疗的目的。

　　（三）细胞凋亡与肿瘤

　　细胞凋亡（apoptosis）是指细胞在一定的生理或病理条件下，遵循自身的程序，由基因调控的主动性死亡过程，是一种特殊的死亡方式。细胞凋亡对于多细胞生物体的发育和稳态的维持至关重要，其生物学意义是消除多余的细胞、发育不正常的细胞、已完成任务的细胞及有害的细胞，参与免疫系统细胞的发育和克隆选择等。

　　肿瘤组织不但具有增殖活性，同时还存在细胞凋亡，大多数恶性肿瘤存在细胞凋亡异常。其主要表现为细胞凋亡受抑制，其几乎参与恶性肿瘤发生、发展的整个过程，因此，研究凋亡抑制基因和凋亡活化基因的变化对肿瘤的治疗具有重要意义。

　　1. 细胞凋亡的基因调控　细胞凋亡是一个多基因调控的过程，参与细胞凋亡的调控基因有两类，一类可以促进细胞凋亡，如野生型 *p53*、*c-myc*、*bax*、*bad*、*ICE*、*FAS/Apo-1*、*bcl-xs* 等；另一类基因可以抑制细胞凋亡，如 *bcl-2*、*bcl-xl*、*c-abl*、*ras* 等。几个重要的调控基因如下：

　　（1）Bcl-2 蛋白家族基因：Bcl-2 蛋白最初是从具有 t（14；18）染色体易位的 B 细胞淋巴瘤中分离出来的 *bcl-2* 原癌基因的编码产物。许多肿瘤如乳腺癌、肝癌、膀胱癌、肺癌、胶质瘤等均存在高水平的 Bcl-2 表达。它的高表达明显增加肿瘤细胞对多种化疗药物的耐受性。抗凋亡蛋白 Bcl-2 能通过与线粒体蛋白诸如 ANT 或 VDAC 相互作用来保护细胞，防止形成线粒体孔，保护膜的完整性，抑制凋亡生成因子诸如细胞色素 c 的释放。

　　（2）凋亡活化基因 *p53*：*p53* 通过细胞周期阻滞和凋亡诱导两种机制在内源性肿瘤抑制中发挥着关键作用。DNA 损伤、癌基因激活及端粒缩短能导致 *p53* 激活。*p53* 可能通过多种机制诱导细胞凋亡。在 *p53* 基因突变情况下，突变或缺失的 P53 蛋白丧失了诱导细胞周期阻滞和细胞凋亡的能力，导致突变频率增加（即细胞基因组不稳定性增加），增加了肿瘤细胞对化疗药物和放疗的耐药性/抵抗性。

　　（3）*Fas/FasL* 基因：Fas 是一种主要存在于免疫细胞膜表面的受体，FasL 表达于活化的 T 淋巴细胞及 NK 细胞。凋亡诱导因子 FasL 结合相应的受体 Fas，与其他信号转导分子结合，介导一系列连锁反应导致细胞凋亡。许多肿瘤细胞表面高表达 FasL，攻击带有 Fas 受体的 T 淋巴细胞，导致 T 细胞凋亡。

　　（4）*c-myc* 基因：c-Myc 和肿瘤抑制蛋白诸如 ARF 和 P53 共同发挥作用时，可触发凋亡。致癌性 c-Myc 能间接诱导肿瘤抑制蛋白 ARF 的表达，通过稳定 P53 来导致凋亡，而 c-Myc 和 ARF 两者均有独立于 P53 的凋亡活性。在无 P53 表达的细胞中，ARF 直接结合到 c-Myc 蛋白，抑制 c-Myc 诱导的增殖和转化，伴发经典的 c-myc 靶基因诱导的抑制。而 ARF 是 P53 非依赖性 c-Myc 诱导的凋亡的辅助因子。

（5）凋亡蛋白的抑制因子基因：肿瘤细胞面对死亡触发因素时，通过调制调节性蛋白使促凋亡蛋白削弱及抗凋亡蛋白增强可使细胞向有利于生存的方向发展。凋亡抑制因子家族（inhibitors of apoptosis，IAPs）通过调节 caspase 级联在阻断细胞死亡中发挥重要作用，进而影响肿瘤细胞的凋亡。

2. 细胞凋亡与肿瘤治疗　细胞凋亡和细胞增殖失衡是肿瘤形成及发展的重要原因，因此诱导肿瘤细胞凋亡是治疗肿瘤的一条有效途径。一方面可通过增强野生型 p53 基因等凋亡诱导基因的作用来介导肿瘤细胞凋亡，另一方面以灭活 bcl-2 等凋亡抑制基因的作用来介导肿瘤细胞凋亡，均取得了可喜的成果，部分方法已经应用于临床。

（四）细胞自噬与肿瘤

自噬（autophagy）是一个吞噬自身细胞质蛋白或细胞器并使其被包裹进入囊泡，再与溶酶体融合形成自噬溶酶体，降解其所包裹内容物的过程，它使真核细胞能够降解并回收细胞组分进行再利用。自噬细胞的典型特征是胞内存在用来包裹被降解物的双层膜囊泡，即自噬体（autophagosome）。自噬有几种类型，包括分子伴侣介导的自噬、微自噬和巨自噬等。

1. 自噬与肿瘤发生　目前认为自噬对于肿瘤细胞存在双向效应。自噬通过调节细胞内过氧化物浓度，改善体内蛋白质代谢紊乱状态、保持内环境稳定、抑制肿瘤的形成，自噬功能降低则会增加氧化应激，增加致瘤性突变的积累。早期研究发现，肿瘤细胞系中自噬的水平总比正常细胞低，而且即使在无血清和氨基酸添加的饥饿情况下，仍然不能诱导肿瘤细胞自噬水平的提高。在研究肿瘤发生的动物模型中也能发现自噬活性降低的现象。很多癌基因（编码 PI3K 和 Akt 家族成员、Bcl-2、mTOR 等的基因）均可抑制自噬，而抑癌基因（PTEN、TSC2、HIF1A 等）则可促进自噬。

然而一项小鼠胰腺癌诱导实验发现，小鼠非典型肿瘤细胞中新生囊泡膨胀和萎缩速率较正常组织快 6～20 倍。这种癌前细胞自噬能力激增可能导致蛋白质处于负平衡，抑制癌前细胞生长，是机体自我保护的机制之一。进一步研究发现，第 20 个月时，胰腺细胞的自噬能力大大减弱，甚至低于对照组。由此推断，在肿瘤进展的不同阶段，自噬所扮演的角色发生了很大变化。在肿瘤发生早期，自噬可抑制癌前细胞的持续生长，此时自噬发挥的是肿瘤抑制作用。当肿瘤细胞持续分裂增殖，癌症在进展阶段时，位于实体肿瘤内部血供不良的肿瘤细胞利用自噬机制对抗营养缺乏和缺氧，此时自噬发挥的是促进肿瘤细胞生长存活的作用。

2. 自噬性细胞死亡与肿瘤治疗　目前，将自噬作为主要抑瘤途径的抗肿瘤药物并不多，但很多药物的抑瘤作用都或多或少与自噬存在一定联系。其主要机制包括以下三个方面。

（1）抑制自噬作用：肿瘤细胞的代谢依赖于糖酵解，这是一种效率很低的代谢方式，因而肿瘤细胞对能量缺失显得特别敏感。自噬作为细胞对外界因素和内部环境的有效反应，可加快大分子物质循环和隔离有害物质，保护细胞免于死亡，使一些抗肿瘤药物作用减弱。因此，如果自噬作用能够同时被抑制，肿瘤细胞将无法应对代谢压力而发生坏死。这对于具有凋亡缺陷的细胞来说尤其有效。抗疟药羟基氯喹能够升高溶酶体内 pH 从而阻断自噬，研究显示氯喹和烷化剂共同使用，可明显抑制实验鼠体内肿瘤的生长。

（2）促进自噬作用：由于自噬作用的缺失可造成细胞突变的累积，形成肿瘤甚至转移灶，故可通过抑制 mTOR 等促进自噬作用，预防肿瘤的发生发展，或使肿瘤在过度的自噬作用下发生自噬性死亡。目前的许多化疗药物及放疗都可增加肿瘤细胞中的自噬体数量。三氧化二砷作用于恶性神经胶质瘤细胞时，可导致 G_2/M 期滞留和自噬性细胞死亡。放射线照射乳腺癌、前列腺癌和结肠癌细胞可诱导自噬性细胞死亡。他莫昔芬可提高 MCF-7 乳腺癌细胞的自噬水平，并且促进肿瘤细胞的死亡。

（3）自噬向凋亡转化：凋亡和自噬有着不同的形态特征，是两个不同的过程，但它们有一些共同的调节因子，它们的信号转导途径包含一些共同的成分。许多肿瘤细胞都存在凋亡缺陷，可通过某种手段，使具有或不具有凋亡缺陷的肿瘤细胞丧失自噬作用，恢复到凋亡性细胞死亡，如自噬抑制剂可增强线粒体除极和 caspase-9 的活性，并加速凋亡。VP-16 可诱导宫颈癌细胞 CaSki 细胞死亡，机制是同时诱导了自噬和凋亡，电镜下可见自噬体和自噬溶酶体的形成。这一设想可能是一个颇有前景的研究方向。

（五）肿瘤干细胞与肿瘤

干细胞（stem cell）是机体终生存在的细胞，可通过自我更新，分化产生特定组织的成熟细胞。干细胞和肿瘤细胞有很多共同的特征，包括具有自我更新的能力、产生异质性后代、移动并侵入周围组织等，一些正常干细胞必需的通路和基因在肿瘤细胞里也是激活的，并在肿瘤发生中发挥着重要作用。目前，运用同一器官的正常干细胞特异的细胞表面标记，将一些细胞从不同的肿瘤类型中提纯出来，这些细胞的致癌性和干性在体外集落生成和体内肿瘤发生实验中被证实。这些具有干细胞样特性的肿瘤细胞的一个亚群被确定为肿瘤干细胞（cancer stem cell，CSC），CSC 具有自我更新、产生构成肿瘤的异质性癌细胞系的能力。它与肿瘤的发生、治疗、预后、复发和转移关系极为密切。由于 CSC 与正常干细胞生物学特性类似，通过对称分裂与不对称分裂进行扩增与分化，可表达干细胞类似标志物。其可能来源于正常干细胞。CSC 通常处于非增殖期，对放化疗不敏感，CSC 形成肿瘤分裂增生的储备细胞池，只要 CSC 存在，肿瘤就不能消除或可以重新增长、增大，导致肿瘤反复出现复发转移。

CSC 在分化为终末阶段肿瘤细胞的过程中，产生不同的亚群细胞，使肿瘤出现相当明显的异质性（heterogeneity），表现为细胞大小、细胞形态、抗原表达和行为如细胞迁移、细胞间相互作用、对治疗的反应、血管原性、免疫原性和转移能力等的不同。这可部分解释为何肿瘤在化疗后，一些抗肿瘤药物的肿瘤细胞能存活下来并继续增殖，使肿瘤产生耐药性。

根据 CSC 理论，只要杀死 CSC，我们就能彻底治愈肿瘤。但是目前缺乏干细胞表面标志物及有效示踪方法，CSC 的生物学特征还难以描述，一些观点是基于现象的分析和理论的推测。一些肿瘤中尚未找到符合上述特征的 CSC，CSC 理论的研究尚任重道远。

第三节　肿瘤的重要特征与发生机制

一、肿瘤的侵袭转移与播散机制

恶性肿瘤在生长和发展过程中可向邻近组织直接蔓延和向远处转移，称为肿瘤的侵袭（invasion）与转移（metastasis）。肿瘤的侵袭与转移是恶性肿瘤最重要的生物学特性之一，也是恶性肿瘤难以根治和恶性肿瘤患者死亡的主要原因。肿瘤细胞的侵袭和远处转移形成有序的联系，侵袭和转移是同一过程中的两个不同阶段，侵袭是转移的前奏，转移是侵袭的结果。

（一）肿瘤的局部侵袭

肿瘤侵袭是指肿瘤细胞通过各种方式破坏周围正常组织结构，脱离原发肿瘤并异常地分布于周围组织及其间隙的过程。当肿瘤细胞浸润间质以后，需要依靠间质中的营养和其他物质支持，并不断向间质分泌排放各种代谢物质，使肿瘤继续增生发展。肿瘤侵袭构成肿瘤在局部的蔓延，是恶性肿瘤发生远处转移的前提步骤，但部分良性肿瘤也具有向周围组织及其间隙浸润的特性。

（二）转移

转移（metastasis）是指恶性肿瘤细胞脱离原发肿瘤，在体内通过各种途径的转运，到达与原发部位不连续的组织或器官继续增殖生长，形成与原发肿瘤具有同样病理性质的继发肿瘤的过程。

转移是恶性肿瘤的基本生物学特征，是恶性肿瘤区别于良性肿瘤的最主要的特征之一，是临床上大多数肿瘤患者的致死因素。一旦出现远处转移往往意味着肿瘤进入晚期阶段，单凭局部治疗难以达到治愈目的。

（三）侵袭、转移的基本过程

肿瘤侵袭、转移是一个复杂的多步骤级联反应过程，包含一系列的复杂环节，并处处受到肿瘤细胞本身与宿主环境等多种因素的影响。在这个复杂的过程中至少包括以下几步：

1. 肿瘤细胞的分离　正常上皮细胞之间通过各种细胞黏附分子（cell adhesion molecule，CAM），如上皮钙黏素（E-cadherin），将彼此胶着在一起，不能单独分离。肿瘤细胞之间的细胞黏附分子如钙黏蛋白水平下降，导致肿瘤细胞黏附力降低而相互分离。

2. 细胞外基质降解　细胞外基质（extracellular matrix，ECM）主要由各型胶原蛋白、弹性蛋白、糖蛋白、纤连蛋白、层粘连蛋白、蛋白多糖、硫酸软骨素、硫酸类肝素、透明质酸等组成的结缔组织三维网状结构，基底膜是一个特化的 ECM。这种结构中的大分子与细胞相互黏附，影响着细胞的形态、分化、功能及细胞内外的信息转换。

肿瘤细胞或本身分泌或诱导间质细胞（如成纤维细胞和巨噬细胞等）产生蛋白溶解酶，如基质金属蛋白酶（matrix metalloproteinase，MMP）、组织蛋白酶 D（cathepsin D）和尿激酶血浆素原活化物（urokinase plasminogen activator）等使得 ECM 溶解，肿瘤细胞进入周围组织。

3. 肿瘤细胞与ECM蛋白紧密附着　正常上皮细胞与基底膜的附着和极向的维持是通过上皮细胞膜表面的整合素（integrin）与其配体，如层粘连蛋白和Ⅳ型胶原的结合来实现的。肿瘤细胞能产生较多的层粘连蛋白受体，与基底膜的层粘连蛋白结合，使肿瘤细胞紧密附着于基底膜。

4. 肿瘤细胞的移出　肿瘤细胞通过被降解的基底膜和基质的蛋白溶解区域，借助自身的阿米巴运动移出，这一过程涉及多个受体和信号传导系统。肿瘤细胞穿过基底膜后，重复上述步骤进一步溶解间质性结缔组织，在间质中移动。到达毛细血管时，可重复上述方式穿过血管壁进入血管。

5. 进入循环中的肿瘤细胞外侵突破血管在继发部位形成克隆生长阶段　进入循环中的肿瘤细胞十分脆弱，容易被免疫系统消灭，单个肿瘤细胞绝大多数被机体的 NK 细胞消灭。但是被血小板凝集，同质或异质聚集成团的肿瘤细胞形成的瘤栓则不易被免疫细胞识别，并可与栓塞处的血管内皮细胞黏附，随后血管内皮细胞皱缩，肿瘤细胞靠自身的阿米巴运动移出，凭借其表面的细胞外基质蛋白受体与基底膜黏附。随后肿瘤细胞本身分泌或诱导间质细胞分泌各种蛋白酶（如基质金属蛋白酶、丝氨酸蛋白激酶、肝素酶、组织蛋白酶等）使基底膜降解。肿瘤细胞产生自分泌驱动因子介导自身移动，在继发部位形成克隆性生长。

（四）肿瘤侵袭与转移的器官选择性

血行转移的部位和器官分布，与原发灶的解剖学定位和血流方向有关，即肿瘤远处转移最常见的部位通常发生在循环过程中与之相遇的第一站毛细血管床和淋巴网络。这也就解释了为什么肺和肝脏常常成为全身转移最常见的部位，其原因可能为肺和肝脏具有血管丰富等独特的解剖学特点。

但有的肿瘤血行转移灶的分布难以用引流途径来解释，如肺癌易转移到肾上腺和脑，甲状腺癌、肾癌和前列腺癌易转移到骨，乳腺癌常转移到肺、肝、骨等。1889 年英国皇家医院的外科医生 Stephen Paget 在对 735 例乳腺癌尸体解剖的研究基础上提出的恶性肿瘤转移"种子-土壤"学说可以提供一种解释，该学说认为肿瘤的转移是特殊的肿瘤细胞（种子）在适宜的组织环境（土壤）中生长发展的结果，即肿瘤转移的发生与分布很大程度上依赖于原发肿瘤的组织类型及肿瘤侵袭转移过程中局部的微环境。这也可以解释某些器官少有转移可能是因为某些组织或器官的环境不适合肿瘤的生长，如横纹肌少有肿瘤转移，可能因肌肉经常收缩使恶性肿瘤细胞不易停留或肌肉内乳酸含量过高不利于肿瘤生长。脾脏虽然血液循环丰富而肿瘤转移少可能与脾脏是免疫器官有关。

进入血液循环中的肿瘤细胞表面的黏附分子能与一些器官的血管内皮细胞上的配体特异性结合，导致循环中的肿瘤细胞，只特异性地黏附在靶器官的血管内皮细胞。另外，靶器官能够释放某些吸引肿瘤细胞的化学趋化物质，如某些乳腺癌细胞表达化学趋化因子受体 CXCR4 和 CCR7，容易转移到高表达相应趋化因子的组织，而如果阻断 CXCR4 与其配体的结合，则可减少淋巴结和肺转移。

宿主局部的免疫状态与肿瘤侵袭与转移的器官选择也密切相关。一方面是因为局部足够数量与质量的免疫细胞可抵御肿瘤细胞的侵袭；而另一方面则是因为局部免疫细胞可调控肿瘤与血管形成过程中的微环境，如骨髓血管内皮前体细胞可能是新的肿瘤血管细胞的来源。

（五）肿瘤转移的分子机制

1. 肿瘤转移相关基因　肿瘤的浸润与转移受到相关基因及细胞表面表达的黏附分子等的调控。*nm23* 基因、*RUNX3* 基因、*KAI1* 基因、*KISS* 基因等能够抑制肿瘤转移形成，是肿瘤转移抑制基因（metastasis suppressor gene），上述基因表达产物能够使细胞与基质间黏附力增加，抑制肿瘤与血管内皮的黏附，进而抑制肿瘤转移；*MTA* 基因、*Tiam1* 基因等表达能够促进或导致肿瘤转移，是肿瘤转移基因（tumor metastatic gene），其表达产物高表达与肿瘤细胞的基膜浸润、淋巴结转移密切相关。

2. 黏附分子的作用

（1）钙黏素：钙黏素（cadherin）是一组跨膜糖蛋白，主要参与同源细胞间的连接，分为 E、P 和 N 三种。主要分布在各种上皮组织的是 E-钙黏素，其功能依赖于钙的存在。钙黏素的表达与肿瘤细胞的分化程度和侵袭能力密切相关，肿瘤细胞中 E-钙黏素基因丢失，可导致细胞的侵袭与转移潜能增加，反之，E-钙黏素基因替代或增强则导致细胞的侵袭与转移表型受到抑制。尤其在上皮类肿瘤中，如在大肠癌、乳腺癌等在内的多种肿瘤细胞中 E-钙黏素分子表达明显减少或缺失。

（2）整合素：整合素（integrin）是一类膜镶嵌糖蛋白，由 α 和 β 两个亚单位非共价形成异二聚体复合物。整合素家族黏附分子在肿瘤细胞的表达水平明显改变，表达数量既可减少或缺失，也可升高，分布极性亦可能不同于正常细胞。由于各种肿瘤细胞表面整合素种类不同，而各类整合素在肿瘤生长的各个阶段表达水平也不同，这种差异在一定程度上决定肿瘤细胞转移潜能的高低。

（3）其他黏附分子：此外免疫球蛋白类黏附分子、选择素等黏附分子及肿瘤细胞表达的某些黏附分子亦参与肿瘤侵袭与转移的过程。

3. 蛋白多糖　蛋白多糖是细胞表面的重要成分之一，它在细胞的生长发育、分化、黏附、移动、识别及信号转导等方面都起着十分重要的作用。蛋白多糖可通过调节细胞的黏附和运动而对肿瘤细胞的浸润和转移产生影响。肿瘤细胞的转移能力与细胞膜表面蛋白多糖中唾液酸的水平呈正相关。

4. 细胞外基质　ECM 主要由胶原、糖蛋白、蛋白多糖和氨基葡聚糖等组成。这些结构中的大分子与细胞相互黏附，影响着细胞的形态、分化、功能及细胞内外的信息传导。基质金属蛋白酶的活性程度与细胞外胶质的分解与合成有关，进而影响肿瘤的侵袭转移潜能。基质金属蛋白酶主要包括：间质胶原酶（MMP-1），其功能是降解Ⅰ、Ⅱ、Ⅲ型胶原；Ⅳ型胶原酶（MMP-2），其除可降解Ⅳ型胶原外，还具有降解Ⅴ、Ⅶ型胶原及明胶的活性；基质溶解素又称蛋白多糖酶（MMP-3），可降解众多的基质，包括蛋白多糖、胶原链的非螺旋区、弹性蛋白、纤维连接蛋白和层粘连蛋白等；膜型基质金属蛋白酶（MT-MMP）。正常情况下基质金属蛋白酶的合成、分泌及降解活性受到严格的控制和调节，而当基质金属蛋白酶活性增强时，可促进肿瘤细胞侵袭和转移。

5. 组织金属蛋白酶抑制物　基质金属蛋白酶的活性可被组织金属蛋白酶抑制物（tissue inhibitor of metalloproteinase，TIMP）调控抑制，进而决定肿瘤侵袭与转移过程中的微环境的稳定程度。

6. 纤溶酶原激活物　纤溶酶原激活物（plasminogen activator，PA）的生理功能是将血纤维蛋白溶解酶原激活转变成有活性的纤维蛋白溶解酶，继而降解诸多 ECM 成分如纤维蛋白原、层粘连蛋白、Ⅳ型胶原等。PA 有两种类型，即尿激酶型纤溶酶原激活物（urokinase-type plasminogen activator，uPA）和组织型纤溶酶原激活物（tissue-type plasminogen activator，tPA）。uPA 与肿瘤侵袭转移关系较为密切，能通过降解 TIMPs 影响肿瘤的转移侵袭；其还能直接或间接地激活有关生长因子如肝细胞生长因子（HGF）、肿瘤转化生长因子（TGF）等。uPA 与 uPA 受体结合，形成 uPAR-uPA 复合物，调控细胞外基质的合成与降解。

7. 趋化因子（chemokine）　趋化因子是一些小分子促炎症的趋化性细胞因子，介导选择性募集和导向淋巴细胞移动到炎症位点。这些分子不仅表达于淋巴细胞，也被其他细胞表达，它们控制大量的生理和病理进程，包括肿瘤细胞转移到远处器官。

二、肿瘤间质环境的改变与机制

肿瘤的间质（mesenchyma）一般由结缔组织和血管组成，还有数量不等的细胞如巨噬细胞和淋巴细胞等。肿瘤间质一方面为肿瘤提供营养和支架，有利于肿瘤细胞的生长；另一方面又为机体提供纤维屏障、免疫活性细胞和相应抗体，对肿瘤具有防御作用。肿瘤细胞和肿瘤间质细胞之间的相互作用形成独特的肿瘤微环境（tumor microenvironment）。虽然肿瘤的生物学行为主要取决于实质，但间质构成的微环境及间质成分与肿瘤实质的相互作用往往对肿瘤的生长和分化起决定性作用。肿瘤微环境诱导肿瘤细胞及间质细胞产生大量趋化因子，募集大量免疫细胞，这些能够介导肿瘤免疫反应，影响肿瘤血管生成。间质内的各种细胞及黏附分子，直接影响细胞的黏附、移动、增殖、分化和侵袭，与肿瘤的生物学行为密切相关。近年来，肿瘤间质在肿瘤发生发展中的地位得到了更多的重视，也逐渐成为肿瘤研究的热点。

（一）肿瘤血管的结构组成与特征

和正常组织一样，肿瘤也需要充足的氧气及营养供应和一个有效的方法来消除代谢废物。在转化的过程中除了遗传与表观遗传的改变外，肿瘤脉管系统的诱导也是必需的。正常生理情况下，血管生成受到促血管生成（pro-angiogenic）和抗血管生成（anti-angiogenic）分子的严密调控。在肿瘤中，促血管生成和抗血管生成之间的平衡遭到破坏。血管的生成加强，但正常形态受损，导致肿瘤血管在结构上不同于正常血管，其结构紊乱，管腔高度无序、迂曲、膨胀、粗细不均、分支过多，可能存在死通道。它们没有形成发育完全的小静脉、小动脉和毛细血管网，进一步导致血流的紊乱、缓慢甚至来回流动，导致毛细血管功能失调、缺氧及形成酸性物质堆积区。肿瘤新生血管的血管壁并不完全由内皮细胞构成，可能部分由肿瘤细胞组成，称为"血管镶嵌"（vessel mosaic）。甚至血管壁完全由肿瘤细胞构成，这被称为"血管拟态"（vascular mimicry）。肿瘤新生血管的内皮细胞表面存在广泛而大量的分子改变，为靶向肿瘤血管内皮细胞的抗血管生成治疗提供了药物研发的潜在靶标。

肿瘤血管因其周围平滑肌细胞收缩功能受损或缺失，调控肿瘤内部的血流分布能力差。肿瘤的新生血管缺乏神经支配，对血管活性物质反应低下。此外，肿瘤血管缺乏完整的周细胞（pericyte），对氧浓度或激素浓度改变的适应性降低。

（二）肿瘤血管生成调控的分子机制

血管生成受到促血管生成和抗血管生成分子的严密调控。在肿瘤中，促血管生成和抗血管生成之间的平衡遭到破坏。目前已经识别出数十种内源性促血管生成因子和抗血管生成因子。

1. 促血管生成因子在肿瘤血管生成中的作用　促血管生成因子有血管内皮生长因子（VEGF）、PDGF、成纤维细胞生长因子（FGF）、EGF 等。VEGF 是最重要的促血管生成因子，肿瘤细胞能分泌 VEGF，直接作用于内皮细胞表面的受体，引起内皮细胞的增殖活化。大多数促血管生成因子如碱性成纤维细胞生长因子（bFGF）、PDGF、肝细胞生长因子（HGF）等通过刺激 VEGF 等表达或通过募集相关的细胞而间接发挥促血管生成作用。PDGF 主要通过作用于血管周细胞起作用。直接作用的促血管生成因子对血管生成起主要作用，包括 VEGF 及其受体家族成员、Ang 及其 Tie-2 受体、Notch 信号途径。

研究显示使用靶向抗血管内皮生长因子受体（VEGFR）-2 的单克隆抗体或小分子酪氨酸激酶抑制物（tyrosine kinase inhibitor，TKI）药物治疗，能引起外周血中 VEGF 及 VEGFR-2 可溶片段的浓度改变，外周血中的 VEGF 及 VEGFR-2 可溶片段可作为抗血管生成治疗疗效的预测指标。

2. 抗血管生成因子在肿瘤血管生成中的作用 肿瘤血管生成除受到促血管生成因子的作用外还受到抗血管生成因子的抑制作用，血小板反应蛋白-1（thrombospondin-1）、血管生长抑素（angiostatin）、内皮生长抑素（endostatin）、血管能抑素（canstatin）、肿瘤抑素（tumstatin）等，通过增强抗血管生成因子的作用来抑制肿瘤血管形成，是肿瘤治疗的重要策略之一。thrombospondin-1 对血管生成的抑制作用包括直接作用于内皮细胞迁移和凋亡，同时对 VEGF 的生物利用度起作用。angiostatin 通过下调 Bcl-2 蛋白诱导凋亡，通过下调 c-Myc、上调 thrombospondin-1 来加强其抗肿瘤及抗血管生成作用。

（三）肿瘤的抗血管生成治疗

抗血管生成的药物，主要是针对肿瘤血管形成的调控分子及其关键步骤进行干预，目前进入临床应用的抗血管生成药物包括单克隆抗体类药物、小分子靶向（TKI 类）药物、蛋白类（内源性抗血管生成物）药物及化疗药物等。

1. 单克隆抗体类药物 现有抗血管生成药物主要集中作用于 VEGF 及 VEGFR 信号通路。抗 VEGF 单克隆抗体贝伐单抗（bevacizumab），是人源化的 VEGF 中和抗体，通过与 VEGF 结合来阻止 VEGF 同表达于血管内皮细胞表面的 VEGFR 相结合，从而抑制 VEGF 的促血管生成作用，发挥抗血管生成作用。

2. 小分子靶向药物 小分子靶向药物通常指酪氨酸激酶抑制剂（TKI），其能够抑制 VEGFR 的磷酸化从而阻断内皮细胞 VEGFR 信号途径的活化，抑制内皮细胞增殖，促进细胞凋亡。

3. 蛋白质类药物 目前发现的内源性抗血管生成物有内皮抑素 endostatin、angiostatin、tumstatin、arresten 等。我国自主研发的重组人血管内皮抑制素恩度已进入临床应用。

4. 化疗药物 有一些肿瘤化疗药物如沙利度胺（thalidomide）及其第二代药物来那度胺（lenalidomide）最初并不是作为抗血管生成药物，后来却发现具有抗血管生成的活性。

（四）淋巴管形成与肿瘤

淋巴管的主要功能是收集和转运富含蛋白质的组织液经由淋巴结、大的集合淋巴管、胸导管回到血液循环。淋巴系统也通过从外周组织运送活化的免疫细胞到区域淋巴结来促成机体的免疫监视。肿瘤细胞能利用淋巴脉管系统来促进其转移到淋巴结。研究显示，肿瘤细胞能在其转移之前就诱导淋巴管形成，促使淋巴结转移，肿瘤的淋巴管形成在多种人类肿瘤中与转移增强相联系。VEGFR-3 是第一个被识别的淋巴管特异性生长因子受体，其特异性结合到 VEGF-C 和 VEGF-D 中，研究显示 VEGF-C 或 VEGF-D 水平的升高促进活跃的肿瘤淋巴管形成及淋巴性肿瘤扩展到区域淋巴结，该作用可通过阻断 VEGFR-3 信号受到抑制。VEGF-A/VEGFR-2 信号通路、外血小板源性生长因子-BB 及胰岛素样生长因子 1 和 2 可能在淋巴管形成中也发挥重要作用。对肿瘤淋巴管形成的进一步研究，有可能开辟肿瘤治疗的又一个重要途径。

三、肿瘤的免疫逃逸

免疫学家 Paul Ehrlich 早在 1090 年就提出免疫系统可控制体内细胞发生的恶变，20 世纪 50 年代科学家们证实了肿瘤中存在肿瘤特异抗原及其诱导的机体免疫应答具有特异性的抗肿瘤作用。同期，Burnet 和 Thomas 提出了免疫监视（immune surveillance）学说，认为机体免疫系统通过细胞免疫机制能识别并特异地杀伤突变细胞，使突变细胞在未形成肿瘤之前即被清除。20 世纪以来，人们对于肿瘤免疫逃逸的细胞与分子机制有了更全面的认识，并由此提出了通过阻断肿瘤诱导的免疫抑制的方法来治疗肿瘤，从而大大推动了肿瘤免疫学理论的发展。2018 年，美国科学家 James P. Allison 和日本科学家本庶佑（Tasuku Honjo）获得诺贝尔生理学或医学奖，表彰他们在免疫疗法治疗肿瘤领域中所做出的贡献。

尽管机体免疫系统能产生抗肿瘤免疫应答，但是，许多肿瘤仍能在机体内进行性生长，甚至导致宿主死亡，表明肿瘤细胞能够逃避宿主免疫系统的攻击，或是通过某种机制使机体不能产生有效的抗肿瘤免疫应答。这种恶性肿瘤逃脱机体的免疫检查，使肿瘤免受宿主免疫系统的攻击而继续生长的现象就是肿瘤免疫逃逸。肿瘤的免疫逃逸机制相当复杂，涉及肿瘤细胞本身、肿瘤微环境和宿主免疫系统的多个方面，虽有多种学说，但尚无完全令人满意的解释。目前大概有以下这些学说。

（一）肿瘤细胞免疫原性减弱或缺失

肿瘤细胞免疫原性减弱和消失导致免疫细胞无法识别肿瘤细胞，无法产生免疫反应，其主要机制如下：

1. 肿瘤细胞 MHC 分子表达降低或缺失　MHC Ⅰ类分子是细胞毒性 T 细胞（cytotoxic lymphocyte，CTL）识别肿瘤抗原和发挥功能所必需的。在多数肿瘤中，MHC Ⅰ类分子表达明显减少或丢失，致使 CTL 对肿瘤细胞上的抗原不能识别，从而使肿瘤细胞得以逃避宿主的免疫攻击。研究证明，用抗 MHC Ⅰ类分子单抗可阻断 CTL 对肿瘤细胞的攻击。

2. 肿瘤细胞黏附分子和协同刺激分子的缺乏　T 细胞表面的多种黏附分子和共刺激分子，如 CD28、LFA-1、LFA-2 等，分别可与肿瘤靶细胞表面相对应的配体 B7、ICAM-1、LFA-3 等结合，并提供 T 细胞活化的共刺激信号。但某些黏附分子表达异常可使肿瘤细胞逃避 T 细胞的免疫监视。例如，某些淋巴瘤细胞表面不表达或低表达淋巴细胞功能相关抗原（LFA-1），某些 Burkitt 淋巴瘤细胞不能够表达细胞间的黏附分子Ⅰ（ICAM-1）或 LFA-3，许多肿瘤细胞缺乏 B7 分子或其他黏附分子，均无法为 T 细胞激活提供第二信号，使 CTL 不能有效地对肿瘤产生免疫应答。但如果给该肿瘤细胞转染 B7 基因（表达 CD80/CD86）后，则可有效地激发 T 细胞介导的抗肿瘤免疫。

（二）抗原调变

宿主对肿瘤抗原的免疫应答导致肿瘤细胞表面抗原减少或消失，使免疫系统不能识别肿瘤细胞，从而得以逃避宿主的免疫攻击，这种现象称为抗原调变（antigen modulation）。

研究发现小鼠白血病细胞系经抗体、补体处理后，缺失了细胞表面的胸腺白细胞抗原（TL抗原）。实验发现，将肿瘤细胞与肿瘤抗原特异性抗体或者 CTL 共同培养可以诱导肿瘤抗原的细胞内化作用或抗原-抗体复合物脱落，导致抗原分布改变直至该抗原消失，迅速诱导抗原调变。抗原调变这一现象在生长快速的肿瘤中普遍存在。

（三）肿瘤细胞表面"抗原覆盖"或被封闭

肿瘤细胞表面抗原被某些物质所覆盖称为"抗原覆盖"。肿瘤细胞可高水平表达包括唾液酸在内的黏多糖或其他肿瘤激活的凝聚系统成分，而这些成分覆盖肿瘤抗原，从而干扰免疫效应细胞的识别与攻击。血清中存在的封闭因子（blocking factor）如抗体、可溶性抗原或抗原-抗体复合物可封闭肿瘤细胞表面的抗原表位或效应细胞的抗原识别受体，从而使肿瘤细胞不易被机体免疫系统识别，逃避淋巴细胞的攻击。

（四）肿瘤抗原诱导免疫耐受

肿瘤细胞在宿主体内长期存在和不断扩增的过程中，其肿瘤抗原可作用于处在不同分化阶段的抗原特异性淋巴细胞，其中处于幼稚阶段的淋巴细胞接触肿瘤抗原后，即可被诱发免疫耐受。肿瘤抗原可诱发特异性免疫耐受，其结果是促进肿瘤生长。

（五）肿瘤细胞抗凋亡和诱导免疫细胞凋亡

在正常情况下，肿瘤细胞高表达 Fas，低表达 FasL，活化的肿瘤特异性 T 细胞高表达 FasL，低表达 Fas，两者结合介导肿瘤细胞凋亡。但多种肿瘤细胞存在 Fas 的转录水平下调，从而抑制免疫细胞 FasL 介导的肿瘤细胞凋亡，使得肿瘤细胞逃避免疫攻击。

PD-1/PD-L1 作为免疫球蛋白超家族协同刺激分子的重要成员，PD-1 主要表达在活化T 细胞上的抑制性受体，与其配体 PD-L1 结合，可显著抑制 T 细胞的活化和增殖。PD-L1广泛表达在多种免疫细胞、上皮细胞及肿瘤细胞上。许多肿瘤细胞株表面可表达 PD-L1，或在 IFN-γ 诱导作用下高表达 PD-L1，与 T 细胞上的受体 PD-1 结合，导致肿瘤抗原特异性地诱导 T 细胞的凋亡，使肿瘤细胞逃避机体的免疫监控和杀伤。针对 PD-1/PD-L1 的免疫检查点抑制剂（immune checkpoint inhibitors）可与 PD-1 或 PD-L1 结合，增强 T 细胞的活化与增殖，在临床上获得了空前的成功，相关科学家也因此于 2018 年获得诺贝尔生理学或医学奖。

（六）肿瘤细胞诱导免疫抑制作用

恶性肿瘤可释放免疫抑制因子降低宿主免疫力或诱导体内抑制性细胞增多。在肿瘤生长过程中，特别在肿瘤晚期，患者的免疫功能普遍低下，但当手术切除肿瘤，病情缓解以后，免疫功能有不同程度的恢复。其主要机制如下：

1. 肿瘤细胞可分泌多种免疫抑制因子和表达某些膜蛋白分子，直接参与宿主的免疫抑制。这些抑制物积累聚集于肿瘤局部，形成一个较强的免疫抑制区，使进入其中的免疫细胞失活。这些主要的免疫抑制因子有 IL-10、TGF-β、sTNF-BP、前列腺素 PGE2、NO、IDO及肿瘤细胞的某些代谢产物等。

2. 肿瘤能通过各种机制诱导免疫抑制细胞的活化，增强免疫抑制作用。主要活化的相关细胞有 CD4$^+$CD25$^+$调节性 T 细胞（Treg）、髓源抑制性细胞（myeloid-derived suppressor cells，MDSCs）、肿瘤相关巨噬细胞（tumor associated macrophage，TAM）、肿瘤相关树突细胞（tumor associated dendritic cell，TADC），上述免疫抑制细胞是机体内负相调节免疫应答和维持机体免疫平衡的重要细胞亚群，在维持机体免疫耐受及预防自身免疫损伤和自身免疫病中起重要作用，肿瘤细胞能过度活化上述细胞免疫抑制功能，导致肿瘤免疫逃逸。

3. 肿瘤还能抑制免疫效应细胞功能，肿瘤细胞表面的 MICA 和 MICB（NK 细胞活化型受体 NKG2D 的配体）表达降低，可溶性的 MICA/MICB 封闭 NK 细胞表面的 NKG2D，导致多数肿瘤患者 NK 细胞活性低下。某些肿瘤患者或荷瘤动物体内肿瘤抗原特异性 T 细胞信号转导缺陷导致 T 细胞应答能力下降，导致 T 细胞的活化障碍。

恶性肿瘤的发生发展与免疫系统密切相关。免疫系统发育不全和功能减退易发生恶性肿瘤。先天性免疫缺陷、后天获得性免疫缺陷的患者，肿瘤发病率均较高，提示机体的免疫对抑制肿瘤的发生发展有非常重要的作用。但肿瘤细胞可通过多种机制逃避免疫应答的监视，包括肿瘤细胞免疫原性减弱或缺失、抗原调变、肿瘤细胞表面"抗原覆盖"或被封闭、肿瘤抗原诱导免疫耐受、肿瘤细胞抗凋亡和诱导免疫细胞凋亡、肿瘤细胞诱导免疫抑制作用等，导致肿瘤的发生发展。因此，了解肿瘤细胞逃避免疫攻击而致使机体不能产生有效的抗肿瘤免疫应答的机制，是非常重要的。

（李龙浩　张　涛）

思考题

1. 肿瘤的十大特征是什么？
2. DNA 损伤修复机制有哪些？
3. 癌基因与抑癌基因的激活机制有哪些？
4. 肿瘤侵袭转移的基本过程有哪些？
5. 试述肿瘤细胞免疫逃逸的方式和机制。

第四章　肿瘤的病理诊断

肿瘤是以细胞异常增殖为主要特征的一大类常见疾病，几乎可发生于机体的任何组织和器官，种类极其繁多，具有不同的生物学行为，对人体的危害程度不一。虽然随着医学科学的不断发展，诊断肿瘤的技术和方法不断提高，但迄今病理诊断仍然是确诊肿瘤性质及其类型的唯一可靠方法。本章主要从病理学角度介绍关于肿瘤病理诊断的基本知识，包括肿瘤的基本特征，肿瘤的命名、分类和分级，常用的病理诊断方法及意义，肿瘤病理诊断的重要性、局限性和影响诊断的因素，病理诊断报告的解读，肿瘤病理学常用术语等内容。掌握这些知识，对于正确地诊断肿瘤，从而为患者提供及时恰当的治疗是非常重要的。

第一节　肿瘤的病理基本特征

一、肿瘤的概念

肿瘤是机体在各种致瘤因素作用下，局部组织细胞在基因水平上失去了对其生长的正常调控，导致克隆性异常增殖而形成的新生物。这种新生物常表现为局部肿块，因而得名。

正常细胞转化为肿瘤细胞后就具有异常的形态、代谢和功能，并在不同程度上失去了分化成熟的能力。肿瘤性增殖一般是单克隆性的，即一个肿瘤中的所有肿瘤细胞均是一个发生肿瘤性转化的细胞的后代。肿瘤细胞生长旺盛，并具有相对自主性，即使肿瘤形成后致瘤因素消失，仍能持续性生长，不仅与机体不协调，而且有害无益。

机体在生理状态下及在炎症、损伤修复时的病理状态下也常有组织细胞的增殖。但一般来讲，这类增殖有的属于正常新陈代谢的细胞更新，有的是针对某些刺激的适应性反应或损伤的修复过程，皆为机体生存所必需。这类非肿瘤性增殖一般是多克隆性的，所增殖的细胞能分化成熟，并能在一定程度上恢复原来正常组织的结构和功能。而且这类增殖是有一定限度的，如果引起增殖的原因消除后一般就不再继续。

根据肿瘤生物学特性及其对机体危害程度的不同，可将其分为良性肿瘤和恶性肿瘤两大类。这种分类在肿瘤的诊断、治疗和判断预后上均具有十分重要的意义。

二、肿瘤的大体形态和组织结构

（一）肿瘤的大体形态

1. 肿瘤的数目　绝大多数肿瘤常常是单发性的，在机体内仅仅可发现一个肿块。但有少数肿瘤常常是多发性的，其中多见于良性肿瘤，如子宫多发性平滑肌瘤、神经纤维瘤病等。恶性肿瘤也可为多发性的，分为两种情况，其中一种情况为同一个器官内同时发现多个相同类型的恶性肿瘤，称为多中心发生，如食管不同部位发现两个或以上鳞状细胞癌病灶；另一种情况为同一器官或不同器官内同时或先后发现两个或以上不同类型的恶性肿瘤，如食管鳞状细胞癌和胃腺癌并存等。

2. 肿瘤的大小　肿瘤的体积大小差异非常大，肿瘤发生后还没形成肉眼所见结节前，需要在显微镜下才能发现，如原位癌；极大的肿瘤可重达数千克乃至数十千克，如卵巢囊腺瘤、腹膜后脂肪肉瘤等。一般来说，肿瘤的大小与肿瘤的良恶性质、生长时间和发生部位有密切的关系。生长于体表或大的体腔（如腹腔）内的肿瘤，如果未及时切除，可长得很大；生长于狭小腔道（如颅内或椎管内）的肿瘤则一般较小。恶性肿瘤生长迅速，短期内即可带来较严重后果，故一般不至于长得很大；良性肿瘤生长缓慢，对机体危害小，如未及时治疗，任由其长时间生长，可形成体积巨大的肿瘤。某些肿瘤（如胃肠间质瘤）的体积大小可作为评判其良恶性程度的指标之一，恶性肿瘤的大小常常作为肿瘤分期的一项重要依据。

3. 肿瘤的形状　肿瘤的形状多种多样，有乳头状、菜花状、绒毛状、蕈伞状、息肉状、结节状、分叶状、蟹足状、弥漫浸润状、溃疡状和囊状等。肿瘤形状上的差异一般与其发生部位、组织类型、生长方式和肿瘤的良恶性质密切相关。

4. 肿瘤的颜色　大多数肿瘤的切面多呈灰白或灰红色，但可因其含血量的多少，有无变性、坏死、出血，以及是否含有色素等而呈现不同的颜色。部分肿瘤的颜色具有特征性，如血管瘤多呈红色或暗红色，脂肪瘤呈黄色，黑素瘤多呈黑色，绿色瘤呈绿色等。

5. 肿瘤的质地　通常情况下，肿瘤较其发生器官组织的硬度增大，其硬度与肿瘤的类型、实质与间质的比例以及有无变性坏死等有关。例如，骨瘤很硬，脂肪瘤质软；实质多于间质的肿瘤一般较软，反之则较硬；肿瘤组织继发坏死时变软，发生钙化或骨化时则变硬。

（二）肿瘤的组织结构

肿瘤的组织形态多种多样，但任何肿瘤的组织结构都可分为实质和间质两部分。

1. 肿瘤的实质　肿瘤实质是指构成肿瘤的全部肿瘤细胞，是肿瘤的重要成分。肿瘤的生物学特性和不同肿瘤的特殊性都是由肿瘤的实质决定的。机体内几乎任何组织都可发生肿瘤，因此肿瘤实质的形态也多种多样，通常根据肿瘤的实质细胞形态及其形成的结构、表达蛋白质产物来鉴别不同肿瘤的分化方向，进行肿瘤的分类和命名，并根据其分化成熟程度和异型大小来确定肿瘤的良恶性质。

2. 肿瘤的间质　肿瘤的间质一般由结缔组织和血管组成，常可见淋巴细胞等炎症细胞浸润，还可有淋巴管。间质成分不具特异性，起着支持和营养肿瘤实质的作用，其中的免疫细胞参与机体抗肿瘤免疫反应。肿瘤细胞可刺激血管生成，是肿瘤生长、侵袭和转移的重要因素。

三、肿瘤的异型性

肿瘤组织无论在细胞形态和组织结构上，都与其分化相似的某种正常组织有不同程度的差异，这种差异称为异型性（atypia）。异型性的大小可用肿瘤组织分化成熟的程度来表示。分化（differentiation）是指原始幼稚细胞可向不同方向演化，逐渐发育形成成熟细胞的过程。肿瘤的分化程度指肿瘤组织结构和细胞形态与其分化相似的某种正常组织的相似程度。肿瘤的异型性小，则分化程度高，恶性程度低。反之，肿瘤的异型性大，则分化程度低，其恶性程度高。异型性大小和分化程度是诊断肿瘤、确定肿瘤良恶性程度的重要组织学依据。如果肿瘤缺乏与机体任何成熟组织的相似性，称为未分化肿瘤，其几乎都为高度恶性的肿瘤。肿瘤的异型性表现在两个方面：组织结构异型性和细胞异型性。

（一）肿瘤组织结构的异型性

肿瘤组织结构的异型性是指肿瘤细胞在空间排列方式上与其相应正常组织的差异，肿瘤组织失去相应正常组织的结构和层次。良性肿瘤组织结构异型性相对较小，如肠腺瘤的腺体较丰富，腺体大小不一，腺腔扩张，但瘤细胞排列较为整齐，细胞层次增多不明显（图 4-1-1）。恶性肿瘤的组织结构异型性较大，如肠腺癌的癌细胞可排列成腺样结构，但腺体大小差异明显，形态十分不规则，甚至不形成腺腔，癌细胞排列紊乱，极向消失，细胞拥挤重叠，常为多层（图 4-1-2）。

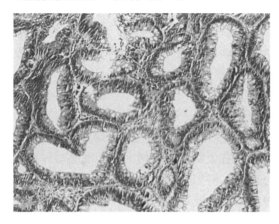

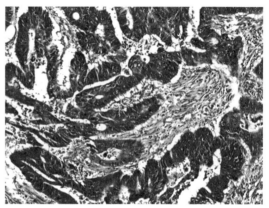

图 4-1-1　肠腺瘤

腺体增多、大小不等，但瘤细胞排列较整齐、层次稍微增多

图 4-1-2　肠腺癌

癌细胞排列成不规则腺样结构，层次增多，细胞拥挤、紊乱

（二）肿瘤细胞的异型性

良性肿瘤细胞异型性较小，与其相应的正常细胞相似，其异型性主要表现在组织结构方面。恶性肿瘤的肿瘤细胞具有明显的异型性，表现为：

1. 肿瘤细胞的多形性　恶性肿瘤细胞一般比相应正常细胞大，肿瘤细胞的大小和形态不一致，甚至出现胞体巨大的瘤巨细胞。但少数分化很差的肿瘤细胞较相应正常组织的细胞小，常呈圆形，且大小比较一致，如肺小细胞癌的细胞。

2. 肿瘤细胞核的多形性　细胞核的多形性是判断肿瘤性质的重要依据，表现为：①肿瘤细胞核大小不一，形状不规则，甚至出现多核、巨核、奇异形核。②细胞核增大明显，因而使细胞核与细胞质比例（核质比）增大。正常细胞核质比一般为 $1:(4\sim6)$，恶性肿瘤细胞核质比接近 $1:1$。③细胞核深染，染色质呈粗颗粒状，分布不均匀，常堆积于核膜下，使核膜显得较厚，甚至核呈空泡状。核仁大，数目也可增多。④核分裂象是指细胞处于分裂期时光学显微镜所观察到的细胞核图像，此时核膜消失，染色质浓集、深染。肿瘤细胞核分裂象增多，特别是出现病理性核分裂象，即多极性、不对称性、顿挫型核分裂象，对于诊断恶性肿瘤具有重要意义。

3. 肿瘤细胞质的改变　由于大部分恶性肿瘤细胞胞质内核糖体增多，细胞质嗜酸性染色常减弱。肿瘤细胞表达的某些蛋白质、产生的异常分泌物或代谢产物，如激素、黏液、糖原、脂质、角蛋白和色素等，可作为确定肿瘤类型和肿瘤鉴别诊断的依据。

四、肿瘤的生长和扩散

良性肿瘤主要表现为局部生长，恶性肿瘤除了不断生长外，还发生侵袭（invasion）和转移（metastasis），扩散到其他部位。具有侵袭和远处转移能力是恶性肿瘤最重要的生物学特性，也是恶性肿瘤严重威胁人类健康与生命的主要原因。

（一）肿瘤的生长速度

不同肿瘤的生长速度有较大差异，主要取决于肿瘤细胞的分化成熟程度。一般来讲，分化程度高的良性肿瘤生长缓慢，生长时间可长达几年甚至数十年。但如果良性肿瘤短期内生长突然加快，应考虑有恶变的可能性。分化程度低的恶性肿瘤生长较快，短期内即可形成明显肿块，并且由于肿瘤侵袭能力强、血管形成及营养供应相对不足，易发生出血、坏死和囊性变等继发改变。

（二）肿瘤的生长方式

肿瘤的生长方式主要有三种：

1. 膨胀性生长（expansive growth）　这是发生在实质器官或组织内的绝大多数良性肿瘤所表现的生长方式。肿瘤逐渐增大，宛如逐渐膨胀的气球，推开或挤压四周组织而不侵袭周围正常组织。因此，肿瘤往往呈结节状，常有完整包膜，与周围组织分界清楚。对机体的影响主要是对周围组织产生挤压，一般不明显破坏器官的结构和功能。临床检查时肿块活动度大，手术容易完整切除，切除后也不易复发。

2. 外生性生长（exophytic growth）　发生在体表、体腔或管道器官（如消化道、泌尿道等）腔面的肿瘤，常向表面生长，形成突起的乳头状、息肉状、蕈状或菜花状肿物。良性肿瘤呈单纯性外生性生长，如肠腺瘤；恶性肿瘤在向表面呈外生性生长的同时，其基底部往往呈侵袭性生长，并且由于其生长迅速，血液供应不足，容易发生坏死脱落而形成底部不平、边缘隆起的恶性溃疡，如肠腺癌。

3. 侵袭性生长（invasive growth）　这主要是恶性肿瘤的生长方式。肿瘤细胞分裂增殖，侵入周围组织间隙、淋巴管和血管内，像树根长入泥土一样，累及并破坏周围正常组织。呈这类生长方式的肿瘤无包膜，与邻近组织紧密交错在一起而无明显界线。临床检查时肿块较固定、活动度小。手术切除范围应超过肉眼所见肿块范围，否则术后易复发，最好术中冷冻切片快速病理诊断切缘是否受累，辅助外科医生确定手术切除的恰当范围。

（三）肿瘤的扩散

恶性肿瘤不仅在原发部位侵袭性生长、累及邻近器官或组织，而且还可以通过多种途径扩散到身体其他部位，扩散是恶性肿瘤最重要的生物学特征。

1. 直接蔓延　直接蔓延是指恶性肿瘤连续不断地增殖，并沿着组织间隙、淋巴管和血管外周间隙、神经束膜侵袭性生长，破坏邻近正常器官和组织。例如，子宫颈癌可蔓延到阴道、直肠和膀胱；食管癌可蔓延至胸主动脉和纵隔等。

2. 转移　恶性肿瘤细胞脱离原发部位侵入淋巴管、血管或体腔，迁徙到其他部位而继续生长，形成与原发瘤相同类型的肿瘤，这个过程称为转移。转移后所形成的肿瘤称为转移瘤（metastatic tumor）。并非所有恶性肿瘤都会转移，如皮肤基底细胞癌极少见转移发生，但转移是恶性肿瘤的确凿证据。常见的转移途径有以下三种：

（1）淋巴道转移（lymphatic metastasis）：绝大多数癌容易经淋巴道转移。恶性肿瘤细胞侵入淋巴管后，随淋巴液回流，首先到达局部淋巴结并聚集于边缘窦内，肿瘤细胞继续增殖可累及整个淋巴结。受累的淋巴结逐渐肿大、质地变硬，切面呈灰白色。淋巴结转移瘤侵出被膜可使相邻多个淋巴结相互融合成团块。例如，乳腺癌常首先转移至同侧腋窝淋巴结；肺癌首先转移到肺门淋巴结。局部淋巴结转移后，可继续转移至下一站的其他淋巴结，最后可经胸导管进入血流，继发血道转移。前哨淋巴结（sentinel lymph nodes）是原发肿瘤引流区域淋巴结群中接受淋巴引流的第一个或第一组淋巴结，如果前哨淋巴结没有癌转移，其他淋巴结出现转移癌的概率很低。故在乳腺癌手术中切取前哨淋巴结冷冻切片作快速病理诊断，如果前哨淋巴结阴性，可以不做腋窝淋巴结清扫术，避免发生肢体淋巴水肿等并发症，提高患者生活质量。但肿瘤也可能越过引流淋巴结发生跳跃式转移。

（2）血道转移（hematogenous metastasis）：恶性肿瘤细胞侵入血管后，可随血流到达远隔器官，继续生长，形成转移瘤。其是肉瘤、肾癌、肝细胞癌、绒毛膜癌及甲状腺滤泡癌等容易发生的转移途径。由于静脉管壁薄、管内压力小，所以恶性肿瘤细胞多经细小静脉直接入血，亦可经淋巴管间接入血。进入血管系统的恶性肿瘤细胞即成为肿瘤细胞栓子，随着血流运行，可栓塞于靶器官的微小血管内，肿瘤细胞增殖形成转移瘤。血道转移的途径与栓子运行途径相同，即进入体循环静脉的肿瘤细胞经右心到肺，在肺内形成转移瘤，如绒毛膜癌的肺转移；侵入门静脉系统的肿瘤细胞，首先发生肝转移，如胃肠道癌的肝转移等；肺内转移瘤或肺部原发恶性肿瘤细胞通过肺血管而进入肺静脉，经左心随主动脉血流到达全身各器官，常转移到脑、骨、肾及肾上腺等处；侵入胸、腰、骨盆静脉的肿瘤细胞，也可通过吻合支进入脊椎静脉丛，可引起脊椎及脑内转移，如前列腺癌的脊椎转移。

恶性肿瘤可通过血道转移累及许多器官，但最常见的是肺，其次是肝和骨。故临床上恶性肿瘤患者必须作肺、肝、骨的影像学检查，判断其有无血道转移，以确定临床分期和治疗方案。转移瘤的形态学特点是边界清楚并常呈多发散在分布，多位于内脏器官表层，由于瘤结节中央出血、坏死而下陷，可形成"癌脐"。

（3）种植性转移（implantation metastasis）：发生于体腔内器官的恶性肿瘤侵及器官表面时，瘤细胞可以脱落，经体腔像播种一样种植在体腔内其他器官的表面，继续生长，形成转移瘤。例如，胃癌破坏胃壁侵及浆膜后，癌细胞脱落，在腹腔和盆腔脏器表面形成广泛的种植性转移。卵巢的 Krukenberg 瘤（库肯勃瘤），多为胃黏液腺癌经腹腔种植到卵巢表面浆膜再侵入卵巢所形成的肿瘤。肺癌蔓延至胸膜后，常在脏壁层胸膜上形成广泛的种植性转移病灶。脑部恶性肿瘤，如小脑的髓母细胞瘤亦可经脑脊液转移到脑的其他部位或脊髓，形成种植性转移。种植性转移常伴有体腔积液和脏器间的癌性粘连，积液多为血性，其内常含有脱落的癌细胞，抽取体腔液做细胞学检查，是确诊恶性肿瘤的重要方法之一。值得注意的是，在恶性肿瘤诊治过程中也可能造成医源性种植转移，特别是在活检和手术过程中，虽然发生的可能性极小，但应严格按照无瘤原则进行操作，尽量避免恶性肿瘤细胞的扩散。

（四）肿瘤的演进和异质性

恶性肿瘤在生长过程中，变得越来越富有侵袭性，获得更高恶性潜能的现象，称为肿瘤的演进（progression），表现为生长速度加快、侵袭周围组织和远处转移能力增强等。这主要是由于肿瘤在生长过程中，单克隆性增殖而来的肿瘤细胞可能因附加基因突变，形成具有不同特性的亚克隆。不同亚克隆细胞在分化程度、细胞形态、生长速度、侵袭能力、对生长信号的反应、对抗癌药物的敏感性等方面的差异，称为肿瘤的异质性（heterogeneity）。在获得这种异质性的肿瘤演进过程中，能保留那些适应存活、生长、具有较强侵袭和转移能力的亚克隆。

五、肿瘤对机体的影响

肿瘤因其良恶性的不同，以及恶性肿瘤分期早晚的不同，对机体的影响也有所不同。不管是良性还是恶性肿瘤，在早期阶段，因其体积微小，一般不会对机体造成明显的影响，随着肿瘤的长大出现相应的临床表现，这时良恶性肿瘤对机体的影响也就产生了极大的差异。

（一）良性肿瘤对机体的影响

良性肿瘤由于分化较成熟，生长缓慢，停留于局部，不侵袭和转移，一般对机体影响较小，而且常常可以通过手术切除达到治愈的目的。但因其发生部位或继发改变的不同，有时也可引起较为严重的后果，主要表现为：

1. 局部压迫和阻塞 这是良性肿瘤对机体的主要影响。例如，甲状腺腺瘤，可压迫气管引起呼吸困难，或压迫喉返神经引起声嘶；消化道良性肿瘤（如肠腺瘤）可引起肠梗阻或肠套叠；呼吸道良性肿瘤（如支气管壁平滑肌瘤）可引起呼吸困难；颅内良性肿瘤（如脑膜瘤）压迫脑组织或引起颅内压升高出现相应的神经系统症状。

2. 继发性改变 良性肿瘤也可发生继发性改变，并对机体造成不同程度的影响。例如，肠的息肉状腺瘤、膀胱的乳头状瘤和子宫黏膜下平滑肌瘤等，表面可发生溃烂而引起出血和感染；支气管壁的良性肿瘤阻塞气道后引起分泌物潴留可导致肺部感染等。

3. 激素增多症状 内分泌腺的良性肿瘤常因能引起某种激素分泌过多而产生全身性影响。例如，腺垂体腺瘤可分泌大量的生长激素而引起巨人症或肢端肥大症；胰岛细胞瘤可分泌过多的胰岛素，而引起阵发性低血糖；甲状旁腺瘤可产生过多的甲状旁腺激素，导致纤维囊性骨病等。

（二）恶性肿瘤对机体的影响

恶性肿瘤由于分化不成熟，生长快，常侵袭并破坏器官的结构，引起功能障碍，并可发生转移，因而对机体的影响严重，尤其是晚期恶性肿瘤，治疗效果尚不理想，患者的病死率很高。恶性肿瘤产生的局部压迫和阻塞症状比良性肿瘤所引起的发展更加迅速，症状也更加明显，而且还可引起更为严重的后果。

1. 继发性改变 肿瘤可因侵袭、坏死而并发出血、穿孔、病理性骨折及感染等。出血常常是引起医生或患者警觉的信号，如肺癌的咯血、大肠癌的便血、鼻咽癌的涕血、子宫颈癌的阴道流血、肾癌和膀胱癌的无痛性血尿等；坏死可导致自然管道之间的瘘管形成（如食管癌的食管气管瘘、子宫颈癌的阴道直肠瘘），胃肠道癌的穿孔可导致急性腹膜炎；肿瘤可压迫、侵袭局部神经而引起顽固性疼痛；恶性肿瘤晚期患者因机体免疫力低下，常可并发严重肺部感染而死亡。

2. 恶病质 恶性肿瘤晚期，机体严重消瘦、无力、贫血和全身衰竭的状态称为恶病质（cachexia），最终导致患者死亡。其机制尚未完全阐明，可能由进食减少、出血、感染、发热或由肿瘤组织坏死所产生的毒性产物等引起机体的代谢紊乱所致。此外，恶性肿瘤快速生长消耗机体大量营养物质，以及晚期癌症引起的顽固性疼痛，严重影响患者的进食及睡眠等，也是导致恶病质的重要因素。近年来发现巨噬细胞产生的肿瘤坏死因子（tumor necrosis factor，TNF）可降低食欲和增强分解代谢，与恶病质的发生也有一定关系。

3. 异位内分泌综合征和副肿瘤综合征　一些非内分泌腺的肿瘤能产生或分泌激素或激素类物质，能引起内分泌紊乱而出现相应的临床表现，称为异位内分泌综合征（ectopic endocrine syndrome）。此类肿瘤称为异位内分泌肿瘤（ectopic endocrine tumor），且大多数为恶性肿瘤，其中以癌居多。例如，肺癌、胃癌、肝癌、胰腺癌、结肠癌；也可见于纤维肉瘤、平滑肌肉瘤、横纹肌肉瘤和未分化肉瘤等。由肿瘤的产物（包括异位激素）或异常免疫反应（包括交叉免疫、自身免疫和免疫复合物沉着等）或其他不明原因，所引起内分泌、神经、消化、造血、骨关节、肾脏及皮肤等系统发生病变，出现相应临床表现，这些表现不是由原发肿瘤或转移瘤直接引起，而是通过上述途径间接引起的，称为副肿瘤综合征（paraneoplastic syndrome）。异位内分泌综合征属于副肿瘤综合征。

六、良性肿瘤与恶性肿瘤的区别及癌和肉瘤的区别

（一）良性肿瘤与恶性肿瘤的区别

判断肿瘤的良性或恶性是病理诊断的首要任务，良性肿瘤和恶性肿瘤在生物学特点上明显不同，因而对机体影响差别甚大。良性肿瘤对机体影响小，一般均可通过手术切除，治疗效果好；恶性肿瘤对机体危害较大，治疗措施也复杂，疗效还不够理想。如果把恶性肿瘤误诊为良性肿瘤，就会延误治疗或治疗不彻底，造成复发、转移等。相反，如把良性肿瘤误诊为恶性肿瘤，可能会进行一些不必要、不恰当的治疗，使患者遭受额外的痛苦、伤害、精神和经济负担。因此区别良性肿瘤与恶性肿瘤，对于正确的诊断和治疗具有重要的实际意义。现将良性肿瘤与恶性肿瘤的主要区别进行列表比较（表 4-1-1）。

表 4-1-1　良性肿瘤与恶性肿瘤的区别

项目	良性肿瘤	恶性肿瘤
分化程度	分化程度高，异型性小	分化程度低，异型性大
核分裂象	无或稀少，一般不见病理性核分裂	多，常见病理性核分裂
生长速度	缓慢	较快
生长方式	膨胀性或外生性生长，前者常有包膜形成，一般与周围组织分界清楚，故通常可推动	侵袭性或外生性生长，前者无包膜，一般与周围组织分界不清，不能推动；后者常伴有侵袭性生长
继发改变	少见	常发生出血、坏死和溃疡形成等
转移	不转移	容易转移
复发	手术切除后不复发或很少复发	手术切除等治疗后常有复发
对机体的影响	较小，主要是局部压迫或阻塞	较大，压迫、阻塞、破坏组织；发生恶病质和副肿瘤综合征等

（二）癌与肉瘤的区别

癌和肉瘤虽然均为恶性肿瘤，但其病理和临床特点、治疗方式及预后存在不同，现将

癌和肉瘤的区别比较如下（表 4-1-2）。

表 4-1-2　癌和肉瘤的区别

项目	癌	肉瘤
组织分化	上皮组织	间叶组织
发病率	较高，约为肉瘤的 9 倍，多发生于 40 岁以上人群	少见，多见于青少年
大体特点	质较硬、色灰白、干燥	质软、色灰红、湿润、鱼肉状
组织学特点	排列成癌巢，实质与间质分界清，纤维组织多	肉瘤细胞弥散分布，与间质混杂，血管丰富，纤维组织少
网状纤维	见于癌巢周围，癌细胞间无网状纤维	肉瘤细胞间有网状纤维
免疫组化	上皮性标记呈阳性	间叶性标记呈阳性
转移	多经淋巴道转移	多经血道转移

第二节　肿瘤的命名、分类、分级及预后

一、肿瘤的命名原则

人体任何部位、任何器官、任何组织几乎都可发生肿瘤，因此肿瘤的种类繁多，命名十分复杂。一般根据其分化方向和生物学行为来命名。

（一）良性肿瘤的命名

良性肿瘤在其分化的相似组织名称之后加"瘤"字。例如，向脂肪组织分化的良性肿瘤称为脂肪瘤；向腺体和导管上皮分化的良性肿瘤称为腺瘤；同时含有腺体和纤维两种成分的良性肿瘤则称为纤维腺瘤。偶尔可结合某些肿瘤形态特点来进行命名，如向皮肤鳞状上皮分化的良性肿瘤，外观呈乳头状，称为鳞状上皮乳头状瘤；腺瘤呈乳头状生长并伴有囊腔形成时，称为乳头状囊腺瘤。

（二）恶性肿瘤的命名

1. 癌（carcinoma）　具有上皮组织分化特征的恶性肿瘤统称为癌，命名时在其分化组织名称之后加"癌"字。例如，向鳞状上皮分化的恶性肿瘤称为鳞状细胞癌；向腺体和导管上皮分化的恶性肿瘤称为腺癌；由腺癌和鳞状细胞癌两种成分构成的癌称为腺鳞癌。有些癌还结合其形态特点命名，如形成乳头状及囊状结构的腺癌，则称为乳头状囊腺癌；呈腺样囊状结构的癌称为腺样囊性癌；以细胞质空亮的癌细胞形态为特征的癌称为透明细胞癌。

2. 肉瘤（sarcoma）　具有间叶组织（包括纤维结缔组织、脂肪、肌肉、脉管、骨、软骨组织等）分化特征的恶性肿瘤统称为肉瘤，其命名方式是在分化组织名称之后加"肉瘤"，如纤维肉瘤、横纹肌肉瘤、骨肉瘤等。呈腺泡状结构的横纹肌肉瘤称为腺泡状横纹肌肉瘤。

3. 癌肉瘤（carcinosarcoma）　如一个肿瘤中既有癌的成分又有肉瘤的成分，则称为癌肉瘤，近年研究表明，真正的癌肉瘤罕见，多数为肉瘤样癌。通常所称的癌症（cancer）则泛指所有恶性肿瘤。

（三）肿瘤的特殊命名

有少数肿瘤不按上述原则命名：①有些肿瘤的形态类似胚胎发育过程中的某种幼稚细

胞或组织，称为母细胞瘤，其中大多数为恶性，如视网膜母细胞瘤、髓母细胞瘤和肾母细胞瘤等；也有良性者如骨母细胞瘤、软骨母细胞瘤和脂肪母细胞瘤等。②有些恶性肿瘤因成分复杂或由于习惯沿袭，则在肿瘤的名称前加"恶性"二字，如恶性神经鞘瘤等。③有些恶性肿瘤冠以人名，如尤因（Ewing）肉瘤和霍奇金（Hodgkin）淋巴瘤。④白血病则是少数采用习惯名称的恶性肿瘤。因习惯对淋巴瘤、黑色素瘤和精原细胞瘤省去了"恶性"二字，但仍代表其为恶性肿瘤。⑤瘤病常用于多发性良性肿瘤，如神经纤维瘤病；或用于在局部呈弥漫性生长的良性肿瘤，如纤维瘤病、脂肪瘤病和血管瘤病。⑥畸胎瘤（teratoma）是性腺或胚胎剩件中具有多向分化潜能的干细胞发生的肿瘤，多见于性腺，也可见于人体中线部位，一般含有两个以上胚层的多种组织成分，如果其中见未成熟组织，则称为未成熟性畸胎瘤或恶性畸胎瘤。

二、肿瘤的分类

肿瘤分类是对肿瘤进行诊断、治疗和研究的前提和基础，为了明确诊断标准和统一诊断术语，WHO 制定了各器官系统的肿瘤分类标准。依据肿瘤的组织类型和生物学行为，可将肿瘤简单分类如下（表 4-2-1）。

表 4-2-1　肿瘤分类

	良性肿瘤	恶性肿瘤
上皮组织		
鳞状上皮	鳞状上皮乳头状瘤	鳞状细胞癌
基底细胞		基底细胞癌
腺上皮	腺瘤	腺癌
尿路上皮	尿路上皮乳头状瘤	尿路上皮癌
间叶组织		
纤维组织	纤维瘤	纤维肉瘤
脂肪组织	脂肪瘤	脂肪肉瘤
平滑肌组织	平滑肌瘤	平滑肌肉瘤
横纹肌组织	横纹肌瘤	横纹肌肉瘤
血管组织	血管瘤	血管肉瘤
淋巴管组织	淋巴管瘤	淋巴管肉瘤
骨组织	骨瘤	骨肉瘤
软骨组织	软骨瘤	软骨肉瘤
间皮	间皮瘤	恶性间皮瘤
淋巴造血组织		
淋巴组织		恶性淋巴瘤
造血组织		白血病
神经组织		
神经鞘细胞	神经鞘瘤	恶性神经鞘瘤
胶质细胞	胶质细胞瘤	胶质母细胞瘤

续表

	良性肿瘤	恶性肿瘤
神经细胞	神经节细胞瘤	髓母细胞瘤
脑膜组织	脑膜瘤	恶性脑膜瘤
其他肿瘤		
黑色素细胞		恶性黑色素瘤
胎盘滋养叶细胞	葡萄胎	绒毛膜上皮癌
生殖细胞		精原细胞瘤，无性细胞瘤
		胚胎性癌
全能干细胞	成熟性畸胎瘤	未成熟性畸胎瘤

三、肿瘤的分级与预后

肿瘤的分级（grade）是描述肿瘤分化程度的一个指标，一般都是用于恶性肿瘤。病理学上根据恶性肿瘤分化程度的高低、异型性的大小及核分裂象的多少来确定恶性程度的级别。现在多数人采用简单易掌握的三级分级法，即Ⅰ级为高分化，恶性程度较低；Ⅱ级为中分化，中度恶性；Ⅲ级为低分化，恶性程度较高。某些肿瘤也常采用低级别（low grade）和高级别（high grade）的两级分级方法，如低级别尿路上皮癌，恶性程度较低；高级别尿路上皮癌，恶性程度较高。

应当注意的是，肿瘤的分级与其恶性程度不是完全对等的关系，仅作为临床选择治疗方案和评估患者预后的辅助依据，不同级别的肿瘤对放射治疗或化学治疗的敏感性不同，所以疗效差异较大，而且肿瘤的临床分期不同，也是影响预后的重要因素。

第三节　肿瘤常用的病理诊断方法及意义

一、苏木精-伊红染色

（一）常规石蜡切片制作法

1. 标本的类型

1）常规诊断性活检标本：是在诊疗过程中，临床医生认为必须借助病理诊断时而从患者体内采取到的病理标本，其主要目的是明确疾病的诊断，这是对疾病实施有效治疗的前提。常包括：①手术切取的标本，如部分肿块组织、淋巴结、皮肤等；②内镜活检标本，如胃镜、肠镜、支气管镜、喉镜、膀胱镜等钳取的病变组织；③粗针穿刺活检标本，如肺、纵隔、肝、肾、乳房、甲状腺、前列腺、睾丸等包块穿刺组织；④其他，如诊断性刮宫的子宫颈管或子宫内膜组织，通过活检钳夹取的子宫颈组织、口腔组织等。

这类标本一般都是体积较小，甚至是极小的病变组织，因此必须注意：①取材准确。所取组织必须是疾病有代表性的组织，才能获得恰当的病理诊断，有时病变体积或范围较大，所取的小块组织不一定代表病变的本质。要求尽量避免仅获得病灶周边组织或坏死组织，对于内镜钳取，特别是粗针穿刺，最好在病灶处多点取材，尽量取多一点和大一点；切取肿瘤及其他组织时，要有足够的深度；切取溃疡组织时，应取溃疡边缘与正常组织交界处的组织及部分溃疡组织；对于黏膜组织应取包括上皮、固有层和黏膜下层的组织。②避免组织细胞因活检操作而变形：活检所用手术刀、钳应锋利，禁忌挤压牵拉，否则组织细胞因挤压牵拉变形，无法诊断，特别是淋巴细胞丰富的组织更易发生组织细胞变形；在进行局部麻醉时，注射针不应穿过肿瘤组织，麻醉液应尽量远离拟切取的组织，以免麻醉剂影响组织结构（特别是口腔黏膜组织），不利于诊断。

2）治疗性手术切除标本：外科手术治疗切除的器官、肿块或机体组织，无论术前是否做过活检，都必须全部送检，其主要目的是确定诊断。因为术前活检组织取材局限，不一定能完全代表疾病的全貌，因此术前病理诊断难免存在不同程度的偏差，最后确诊依赖于术后病理诊断。对于肿瘤标本还可以确定切除的组织边缘是否有肿瘤的残留、恶性肿瘤侵袭深度、累及周围组织器官的情况及送检淋巴结是否有肿瘤转移等，从而依此来评估肿瘤患者的分期、预后和确定术后治疗方案。

这类标本由于都是离体组织或器官，标本体积常常较大，病理医生只能通过观察切取典型区域送作病理切片（这一过程病理上称为取材）。因此，要求送检标本必须完整，手术医生要求重点检查的部位、手术切缘、游离的小组织、不同部位或分组的淋巴结等，均要分别明确标注后才能送检。

2. 标本的固定和存放

1）标本固定：将组织浸入某些化学试剂中，让蛋白质等成分凝固并定位于原有部位，从而使组织和细胞能尽量保持其生存状态时的形态和结构，称为固定。组织固定的注意事项：①固定时间。除冷冻切片快速病理诊断标本外，其余病理标本都必须在离体后立即固定，防止因溶酶体破裂引起的组织自溶和细菌繁殖导致的组织腐败；根据标本大小、固定温度、固定液种不同，固定时间一般为3～24小时，体积较大的实性标本除延长固定时间外，还应每隔1～2cm平行切开，以免固定不均匀。②固定液。根据不同染色方法选择不同的固定液，苏木精-伊红（HE）染色最好选择10%中性甲醛溶液，即以磷酸缓冲液（phosphate buffer solution，PBS）为溶剂配制的4%甲醛溶液；Masson染色最好选用甲醛升汞、Zenker液或Bouin液固定，保存细胞内糖原应选Carnoy液固定，显示尿酸盐结晶可用无水乙醇固定等；固定液要足量，一般应为标本总体积的5～10倍。

2）标本存放：病理标本是诊断疾病的重要材料，部分标本甚至需要通过剖腹、剖胸或开颅手术才能获得，因此，在获取标本后必须妥善保管，防止发生人为破坏、错换或丢失。应注意：①标本应放入适当大小的广口容器中，避免组织受到挤压，加入足量固定液完全淹没标本，漂浮在液面的标本（如肺组织），最好用纱布包裹或将纱布覆盖于标本表面固定。②盛装标本的容器上必须一一对应地编写患者基本信息及取材的组织和部位，所有信息都必须与病理申请单完全一致。③一般都是在常温下固定存放，不需要放入冰箱冷藏，更不能将固定后标本放入冰箱冷冻，冷冻会致冰晶形成，破坏细胞组织结构，严重影响诊断。④及时将固定后的病理标本和申请单一起送到病理科，或统一暂时存放于标本间，并由专人负责看管，然后送病理科，办理交接手续。

3. 常规石蜡切片制作的一般程序 病理科收到标本后，统一进行登记编号，然后取材、固定、脱水、透明、浸蜡，一般于第二天包埋制作成蜡块，再经切片、贴片、脱蜡、水化、HE染色、脱水和透明、封片和编号后成为病理切片，在显微镜下观察分析作出病理诊断并打印诊断报告，这一过程一般在3～4个工作日内完成，如果需要做特殊染色或免疫组织化学标记，发放诊断报告的时间将延长。常规石蜡切片检查是最常用、最可靠，也是最经典的病理检查方法。

（二）冷冻切片

1. 概述 冷冻切片是一种在低温条件下使组织快速冷却到一定硬度，然后进行切片的方法。因其制作过程较常规石蜡切片快捷、简便，多应用于手术过程中的快速病理诊断，病理医生一般能在收到标本后 30 分钟内作出诊断报告，以协助临床医生选择最佳的手术治疗方案。主要应用于：①检查手术前无法确诊病变性质的肿块；②确定手术切缘是否有癌瘤残存；③确定淋巴结是否发生恶性肿瘤转移，如乳腺癌前哨淋巴结转移；④检查手术探查过程中意外发现的结节或肿块等。由于冷冻切片较厚、组织结构和细胞形态都可能出现改变、染色不如石蜡切片清晰，加之取材有限等因素，诊断报告的准确性不如石蜡切片高。因此，不能仅仅为了尽快获得病理诊断结果，而把冷冻切片看作一种普通病理检查方法，否则将大大增加医疗风险。涉及严重致残的根治性手术、疑为淋巴瘤的标本或体积太小的标本，均不宜作冷冻切片快速病理诊断。

2. 冷冻切片制作的一般程序 送检组织不能固定，病理科收到标本后，登记编号、肉眼检查、取材，将新鲜组织即刻冷冻后利用冷冻切片机进行切片并贴附于载玻片上，然后固定、HE 染色制成组织切片，显微镜下观察分析作出诊断。单件标本一般能在收到后 30 分钟内发出诊断结果。

（三）细胞学检查

通过采集病变部位的脱落细胞，涂片、HE 染色后进行诊断。这种检查设备简单、操作简便、患者痛苦小，常用于肿瘤的筛查。由于缺乏组织结构，诊断的准确率没有活检高。

常用的取材及制片方法：①沉淀法，将腹水、胸腔积液、尿液、脑脊液等先离心后涂片；②直接涂片法，细针穿刺细胞、支气管镜刷片、痰液等直接涂片染色；③组织印片法，手术切除的新鲜组织，在切面上印片。

二、组织化学技术

组织化学技术（histochemistry）是利用组织或细胞内组成成分的化学性质或物理性质，通过化学反应或物理反应的原理来显示这些成分的组织学研究方法，一般称为特殊染色。通过这些方法可以对组织或细胞内的成分进行定位、定性和相对定量的研究。例如，组织和细胞中的糖类、脂类、酶、核酸和蛋白质等成分与化学试剂发生化学反应或物理反应，形成有色的终末产物，可以在显微镜下进行观察分析。组织化学技术又可分为一般组织化学技术、酶组织化学技术、免疫组织化学技术和电子显微镜细胞化学技术。在确定肿瘤类型、肿瘤鉴别诊断中具有非常重要的作用。例如，网状纤维染色对于癌和肉瘤、原位癌和早期浸润癌的鉴别诊断，PAS 染色对透明细胞肿瘤的鉴别诊断等具有重要意义。

三、免疫组织化学技术

免疫组织化学技术（immunohistochemistry）是利用抗原与抗体特异性结合的原理，通过化学反应使标记抗体的显色剂（荧光素、酶、金属离子、同位素等）显色来确定组织细胞内抗原（多肽或蛋白质），对其进行定位、定性及相对定量的研究。免疫组织化学方法以其定性、定位准确和灵敏度高、特异性强等优点而逐渐成为显示蛋白质的最常用、最可靠的组织化学方法。免疫组织化学技术的发展虽已有半个多世纪，但直到最近20多年才获得迅速发展。今天，免疫组织化学技术已成为肿瘤病理诊断中最重要的辅助手段，很多疑难病理诊断可借用免疫组织化学技术辅助确诊。与电子显微镜技术相比，免疫组织化学技术所需设备不太复杂，费时少，而且可以做回顾性研究，因此具有更大、更广的优越性。

免疫组织化学技术在肿瘤病理诊断及鉴别诊断上主要应用于：①分化差的恶性肿瘤的鉴别诊断，特别是软组织肿瘤；②恶性淋巴瘤的诊断、鉴别诊断和分类；③证实内分泌肿瘤和神经内分泌肿瘤；④应用肿瘤胚胎性抗原辅助诊断某些肿瘤，如癌胚抗原（CEA）对胃肠道癌、甲胎蛋白（AFP）对肝细胞癌和卵巢内胚窦瘤的诊断都有帮助；⑤明确同一肿瘤中的多种不同成分；⑥有时可以帮助确定肿瘤的良恶性，如利用免疫球蛋白轻链 κ 和 λ 表达的不同来鉴别淋巴结反应性增生和滤泡性淋巴瘤；⑦辅助判断转移性恶性肿瘤的原发部位；⑧研究某些癌症与病毒的关系，如肝癌与乙型肝炎病毒、鼻咽癌与 EB 病毒、子宫颈癌与人乳头状瘤病毒等的关系等；⑨为肿瘤治疗方案的选择提供依据，如以乳腺癌雌孕激素受体的检测结果确定是否采用内分泌治疗、*Her-2* 基因表达产物的检测与单克隆抗体治疗等；⑩通过检测癌基因或抑癌基因蛋白产物（如 c-erbB-2、P53 等）、细胞增生活性抗原（如 Ki-67、PCNA 等）来协助评估肿瘤的预后。

四、电子显微镜技术

电子显微镜（electron microscope）是以电子束为照明源，通过电子流对生物样品的透射以及电磁透镜的多级放大后在荧光屏上成像的大型精密仪器，简称电镜。按工作原理和用途的不同可分为透射电镜（transmission electron microscope，TEM）和扫描电镜（scanning electron microscope，SEM）两种基本类型。

（一）透射电镜

透射电镜主要用于观察细胞内部的微细结构，由于电子的穿透力较弱，故用于透射电镜观察的标本必须切成 30～100nm 的超薄切片。虽然与石蜡切片制作的基本过程大致相似，包括取材、固定、漂洗、脱水、渗透与聚合、切片和染色等多个环节，但电镜样品的处理和超薄切片的制作技术比光镜制片更为精细和复杂。

电子显微镜技术使病理学对疾病的诊断和研究，从组织细胞的光镜水平深入到细胞内的超微结构水平，可观察细胞内的细胞器、细胞骨架或大分子水平的变化。在肿瘤的诊断和鉴别诊断中，电镜在确定肿瘤细胞的组织发生、类型和分化程度上起着重要作用。可根据各种肿瘤细胞的超微结构特点来协助区别分化差的癌和肉瘤、各种梭形细胞恶性肿瘤、各种恶性小圆细胞肿瘤、各种神经内分泌肿瘤及黑色素瘤等。

（二）扫描电镜

扫描电镜技术就是采用电子束流照射待检测的样品表面，电子束与样品相互作用产生各种信息，然后通过不同的检测器接收相应的信息，经过处理后显示出样品表面的形态特征。扫描电镜具有以下特点：①能够直接观察样品的表面结构；②样品制备过程简单，不用制作超薄切片；③可以从各个不同角度对样品进行观察；④景深大，图像富有立体感；⑤图像的放大范围广，分辨率也比较高；⑥电子束对样品的损伤与污染程度较小；⑦在观察形貌的同时，还可利用从样品发出的其他信号作微区成分分析。

在电镜下，癌细胞之间常见较多的桥粒连接或桥粒样连接，可与肉瘤相区别。在恶性小圆细胞肿瘤中，不同类型肿瘤也有其超微结构特点，如神经母细胞瘤常见大量树状细胞突，在瘤细胞体及胞突中均可查见微管和神经分泌颗粒；尤因肉瘤细胞常分化差，细胞质内细胞器很少，但以大量糖原沉积为其特点；胚胎性横纹肌肉瘤可见由肌原纤维 Z 带构成发育不良的肌节；小细胞癌常可见细胞间连接和细胞质内神经分泌颗粒；恶性淋巴瘤除可见不同发育阶段淋巴细胞的超微结构特点外，不见细胞连接、神经分泌颗粒、树状细胞突和糖原沉积，从而可与其他小圆细胞肿瘤区别。

（三）肿瘤的超微结构

肿瘤细胞与正常细胞之间或良、恶性肿瘤细胞间均未发现特异性的超微结构改变，而仅有量的差别。主要有以下几个特点：

1. 同型性　即肿瘤细胞与某种正常组织的细胞在超微结构上有相似之处，如鳞状细胞癌有张力原纤维、桥粒，从而有助于诊断。

2. 低分化性　部分恶性肿瘤细胞分化程度较低，甚至未分化，如低分化横纹肌肉瘤，光镜下不见横纹，但电镜下可见原始肌节，从而得以确诊。

3. 异型性　恶性肿瘤细胞胞核、细胞器显示一定程度的畸形。一般而言，肿瘤细胞分化越低，细胞器越简单，包括线粒体、内质网、高尔基体、张力微丝等数量减少、发育不良。例如，鳞状细胞癌细胞之间桥粒减少，这是导致癌细胞容易脱落、侵袭和转移的重要因素。恶性肿瘤细胞线粒体呈球形，而非杆状，线粒体嵴呈纵向平行排列，说明其无氧酵解供能的特点。

因此，鉴别是否为肿瘤或肿瘤的良恶性仍主要靠光学显微镜观察，但是电镜在确定肿瘤细胞的分化程度、鉴别肿瘤的类型和组织发生上可起重要作用。

五、核酸原位杂交技术

原位杂交（in situ hybridization，ISH）是核酸分子杂交的一部分，是将组织学与分子生物学技术相结合起来检测和定位核酸的技术。基本原理是利用核酸分子碱基互补配对原则，将一小段已知序列的核酸片段用放射性核素、生物素或荧光染料对它的末端或全链进行标记后（探针），与组织、细胞或染色体上待测 DNA 或 RNA 单链进行原位互补配对，结合成专一的核酸杂交分子，经一定的检测手段将待测核酸在组织、细胞或染色体上的位置显示出来。根据探针的来源和性质不同可分为 cDNA 探针、基因组 DNA 探针、寡核苷酸探针、RNA 探针等。核酸原位杂交常用于检测细胞或组织的基因表达、染色体分析、病毒诊断和发育生物学检查。原位杂交技术主要步骤：取材和固定、样品的制备和预处理、探针的制备和预杂交、探针及样品的变性、杂交、杂交后清洗、检测杂交信号、进行结果分析。

荧光原位杂交（fluorescence in situ hybridization，FISH）是利用荧光标记物标记探针，将其与待测核酸按照碱基互补配对原则结合成杂交体，在组织、细胞及染色体上对 DNA 或 RNA 进行定位、定性和相对定量分析的一种研究方法。荧光标记探针不会对环境造成污染，灵敏度高，可进行多色观察分析，因而可同时使用多个探针，避免了因单个探针分开使用导致的周期过长和技术障碍等问题。

核酸原位杂交技术的应用：①细胞特异性 mRNA 转录的定位，可用于基因图谱、基因表达和基因组进化的研究；②肿瘤或感染组织中病毒 DNA/RNA 的检测和定位，如 EB 病毒 mRNA、人乳头状瘤病毒和巨细胞病毒 DNA 的检测；③癌基因、抑癌基因及各种功能基因在转录水平的表达及其变化的检测，如检测乳腺癌组织中 Her-2 基因的扩增情况来确定是否可选择注射用曲妥珠单抗进行治疗；④检测基因在染色体上的定位；⑤检测染色体的变化，如染色体数量异常和染色体易位等；⑥分裂间期细胞遗传学的研究，如遗传病的产前诊断和某些遗传病基因携带者的确定，检测某些肿瘤的遗传学改变对其进行辅助诊断等。

第四节　病理诊断报告书的内容和表述形式

一、病理诊断报告书的内容

病理学检查的最终结果要体现在病理诊断报告书中，并且病理诊断报告书是一份具有法律效应的重要医疗文件。因此，病理医生应及时、准确、简明地描述送检病例全部有关的资料和检查结果，作出某种形式的病理诊断，必要时还要向临床或患者说明一些问题。临床医生应当熟悉了解报告书的各项内容及其确切含义。

规范的病理报告书至少包含以下四部分：①患者的基本信息，如姓名、性别、年龄、临床诊断、取材部位等。②送检标本肉眼检查所见。③光镜下组织学或细胞学改变的描述。④病理诊断，可分几种形式表述（详见下述）。必要时附上免疫组织化学、分子病理诊断结果及附注（注明要向临床或患者说明的问题）等内容。

二、病理诊断的表述形式及其含义

病理诊断在病理报告书的各项内容中是最重要的部分。它一般应当写明器官、组织名称，再加上形态学诊断（包括疾病或病变的名称、类型，如为恶性肿瘤，尽可能地注明分化程度、浸润程度、有无血管神经侵犯、有无转移等与预后和治疗相关的内容）。

各种客观和主观因素，造成不同疾病病理诊断的准确性不同，因而病理医生在书写报告时内容和语气也不同，归纳起来主要有以下几种：

1. 确诊性诊断　在取材充分，切片质量好，组织病理改变典型或虽然组织病理改变不典型，但通过免疫组织化学染色、特殊染色、电镜检查甚至分子病理检查，获得确切的诊断依据时，不加任何修饰词，直接写出病理诊断，如肺原位腺癌、乳腺浸润性小叶癌等。如果临床医生看到这样的报告，同时和临床没有明显的矛盾，可根据该诊断实行临床治疗。

2. 保留性诊断　是指由于各种因素影响，对于那些病变不太典型，又缺乏特异的形态学病变的疾病，病理医生可能先对病变进行描述，然后多在"明确诊断"的表述形式的前或后加上不同的含义不太确切的修饰词，如"考虑为……"、"倾向于……"、"符合……"、"疑似……"或"……可能性大"等字样，对于这种保留性病理诊断，临床医生只能作为重要的参考，或者结合病理诊断，做出自己的诊断从而进行治疗；或者再进一步检查或观察。

3. 符合性诊断　在临床给出诊断的情况下，如病变缺乏特异性的诊断特征，但与临床表现、影像学检查及其他特殊检查没有相矛盾的病理改变时，病理医生可能先对病变进行描述，并下这样的结论，如"结合临床符合……（疾病的名称）"。这样的诊断是在临床已有诊断的情况下作出的诊断，前提是临床诊断成立，因此临床在填写病理申请单时一定要认真，不要随意下诊断，以免误导病理医生。

4. 提示性诊断 部分病理形态提示某种疾病的可能，但有些形态不完全符合该疾病时，病理医生可能先对病变进行描述，并下这样的结论，如"甲状腺穿刺涂片见较多毛玻璃样核细胞，但未见核沟、乳头状结构，不除外甲状腺乳头状癌"。除非其他证据确凿，临床医生一般不宜根据这样的病理报告实施治疗，应进行进一步检查。

5. 描述性诊断 是指送检组织不能满足对各种疾病或病变的诊断要求，如活检组织太少、取材部位不当（血块、坏死组织或仅有正常组织）或病理改变完全缺乏特异性而临床也没有明确的诊断倾向时，病理医生可能只对观察到的病变进行描述，不下诊断。例如，肺穿刺活检组织中主要是坏死组织，仅见少量肺组织，有纤维组织增生及少量淋巴细胞浸润，这种病变在肺部炎症、结核、肿瘤中等均可见，无法提供明确的病理诊断意见，只能对组织进行描述。这样的报告对临床诊断及治疗基本没有价值。

6. 无法诊断 主要因可供诊断的组织太少，或严重挤压或退变，不能对疾病作出任何诊断，也无法对组织进行病变的描述，病理检查失败。例如，临床考虑肺癌，但穿刺仅见少许血块。

总之，现代病理学的迅速发展，使病理医生和临床医生的联系更加紧密。一位资深的临床医生应具有病理观念并了解相关病理知识，应认识到病理诊断受取材位置、标本大小、有无坏死及病变发展等影响可能不同，其病理诊断结果需与临床密切结合；而一个优秀的病理医生必须具有临床意识并了解一定的临床知识，紧密联系临床。

第五节 肿瘤病理学常用医学术语

了解肿瘤病理诊断的常用医学术语有利于正确理解肿瘤病理诊断，从而采取相应的正确治疗措施。

异型增生（dysplasia）：过去又称非典型增生（atypical hyperplasia），系指增生的组织或细胞出现一定的异型性，但尚不具备恶性肿瘤的形态特征。表现为细胞大小不一致，细胞核相对增大、深染，核形不规则，核染色质粗糙浓染，核质比增大，可见核分裂，细胞极向消失、排列紊乱等。该术语主要应用于上皮组织，由于炎症、修复时也可出现非典型增生，因而近年来，学术界倾向使用异型增生这一术语来描述与肿瘤形成相关的非典型增生。根据异型性大小和累及的范围，分为三级。①轻度异型增生（mild dysplasia）：可逆转性病变；异型性较小，异型增生不超过上皮全层的下 1/3。②中度异型增生（moderate dysplasia）：异型性中等，异型增生局限于上皮中层或不超过全层的下 2/3。③重度异型增生（severe dysplasia）：异型性较大，异型增生超过上皮全层的2/3，但未累及全层。

原位癌（carcinoma *in situ*）：通常用于上皮的病变，指异型增生的细胞在形态和生物学特性上与癌相同，并累及上皮的全层，但没有突破基底膜向间质浸润。有时也称上皮内癌（intraepithelial carcinoma）。原位癌为真正的早期癌，不应该有转移。治疗效果良好，五年存活率应为100%。

上皮内瘤变（intraepithelial neoplasia，IN）：指从异型增生到原位癌这一连续的过程，分Ⅰ级、Ⅱ级、Ⅲ级。INⅠ级相当于轻度异型增生，INⅡ级相当于中度异型增生，INⅢ级包括重度异型增生和原位癌。近年来，多采用两级分类法，即低级别上皮内瘤变（low grade intraepithelial neoplasia）和高级别上皮内瘤变（high grade intraepithelial neoplasia），但不同部位低级别上皮内瘤变和高级别上皮内瘤变的含义有一定差异。例如，宫颈INⅠ级称低级别上皮内瘤变，常可逆，INⅡ级、Ⅲ级称高级别上皮内瘤变，可认为就是癌前病变或交界性病变；结直肠低级别上皮内瘤变包括轻度异型增生和中度异型增生，高级别上皮内瘤变包括重度异型增生、原位癌、黏膜内癌。

间变（anaplasia）：其原意为"退行发育"或"逆行发育"。意味着细胞从分化的成熟组织"倒退"分化，向原始幼稚状态分化，重新获得其胚胎时期的旺盛繁殖能力。病理上指细胞失去正常形态和功能特性，成为失去正常细胞分化和组织结构的恶性肿瘤细胞。其形态与原始干细胞相似，呈不分化、不成熟的状态，难以确定其组织细胞来源。间变性肿瘤，系指分化最差，恶性度高的癌。

瘤样病变（tumor-like lesion）：这是一大组与肿瘤相似的增生性病变，其生长及外表类似肿瘤，但和真性肿瘤不同，如瘢痕疙瘩、腱鞘炎等。有的习惯上冠以肿瘤的命名，如妊娠黄体瘤、错构瘤等。有些组织的瘤样病变可转变为真性肿瘤，如色素性绒毛结节性滑膜炎可变成滑膜肉瘤，因此这种病变应作为癌前病变处理。

交界性肿瘤（borderline tumor）：该类肿瘤的生物学行为和组织形态均介于良性肿瘤和恶性肿瘤之间，具有潜在恶变的可能，或转化为恶性肿瘤的可能。临床上可复发，可种植性播散，但一般无淋巴结和内脏等远处转移。

一点癌（pin-point carcinoma）：通常系指在黏膜活检时诊断为癌，但在手术切除的大标本上经系列取材仍找不到癌，可能由于肿瘤极小，已被活检钳全部取出，又称点状癌。诊断一点癌时，活检诊断需肯定可靠；手术标本检查仔细彻底；排除其他可能性（如标本差错等）。

隐匿性癌（occult carcinoma）：由于原发癌灶很小，临床不足以发现，常以淋巴结转移或血行转移为首发症状，故称为隐匿性癌（实为隐性原发癌）。最常见甲状腺、鼻咽等部位的隐匿性癌。

多发癌（multiple cancer）：系指同一脏器发生的相似组织类型的多个肿瘤结节，实为多中心发生，多灶起源，又称多发性癌灶或多灶性癌。每一肿瘤明确为恶性；每一肿瘤彼此分离，间隔以正常黏膜；非转移性，非复发性。常见胃肠道多发癌、多发性肝癌等。双侧器官特别值得注意，如双侧乳腺癌、双侧肾癌、双侧卵巢癌等。

多原发癌（multiple primary cancer）：又称重复癌（multiplicity cancer），系指身体不相关部位，同时或异时独立发生的多原发性恶性肿瘤，其组织类型不同（偶尔也可相同），必须排除转移的可能。例如，同时患肠癌及卵巢癌；原患乳腺浸润性导管癌，若干年后又患胰腺癌等。多发癌和第二个原发性肿瘤也应属于多原发癌。但因各有其名，具独特意义，故三者之间有所区别。

第二个原发性肿瘤（second primary cancer）：该瘤为肿瘤治疗引起的相关性肿瘤，多是放射治疗、化学治疗或手术后引起的远期并发症，多是肉瘤。间隔期（潜伏期）5～24年不等。例如，放射治疗后引发的纤维肉瘤；乳腺癌根治术后发生的血管肉瘤等。与继发癌不同，后者专指转移癌。与多原发癌不同，后者与肿瘤治疗无关。

多方向分化（multiple direction of differentiation）：人体幼稚细胞具有多方向分化的潜能。同一组织起源的肿瘤向不同方向分化，致使同一肿瘤形成多种成分。胃肠道间质瘤、癌肉瘤、间叶瘤、黏液表皮样癌等，每一种肿瘤具有两种以上组织成分，即为多方向分化的结果。肿瘤多方向分化与碰撞瘤不同（详见本节"碰撞瘤"）。

幼稚性（immaturity）：幼稚性即不成熟性。肿瘤幼稚性表现为不成熟、不分化。原始幼稚性细胞的胚胎细胞，通常形状较单一、细胞小、核深染、胞质少，即为未分化细胞。幼稚性常同时表现异型性及多形性。

异质性（heterogeneity）：肿瘤异质性系指同一恶性肿瘤，可由具有多种特性（包括不同组织结构和不同分化水平等）的细胞所组成，或称异源性。肿瘤异质性可表现为核型、生长速度、DNA 含量、治疗效应、转移倾向、细胞表面抗原、受体、标记物和克隆等的不一致性。其可帮助人们深入了解肿瘤生长、分化及分型，同时解释了对于同一肿瘤，不同细胞具有不同特性的原理。

错构瘤（hamartoma）：是指机体某一器官内正常组织在发育过程中出现错误的组合、排列，因而导致的类瘤样畸形。一般认为错构瘤不是真性肿瘤，该瘤生长缓慢，随机体的发育生长而增大，但增大到一定程度即可停止，和机体之间是协调的，极少恶变。

微转移（micrometastases）：是指在各种机体组织、体液及细胞移植物中检测到的镜下及亚显微水平的肿瘤残留，是用常规临床病理学方法不能检出的、隐匿在原发灶以外组织的、非血液系统恶性肿瘤的转移。1993 年国际抗癌联盟（UICC）出版的《肿瘤 TNM 分期补充材料》中指出，当远处转移灶生长至直径 1~2mm 时，称作微转移。

碰撞瘤（collision tumor）：又称邂逅瘤。少见，是指由两个独立的原发肿瘤相互碰撞或相互浸润而形成的肿瘤，两种成分独立存在，紧密并列（如有部分混合，也必须可识别出两种起源）。两种成分的组织发生，应为独立起源。两种成分均属原发性。

迷离瘤（choristoma）：异位组织肿瘤。在胚胎发育过程中，体内某些组织可离开其正常部位，而到一些其不该存在的部位，称组织异位或迷离。该迷离组织形成的肿块称迷离瘤。其本质非真性肿瘤。例如，甲状腺组织异位、胰腺组织异位、胸腺组织异位、肾上腺组织异位等。

混合瘤（mixed tumor）：本瘤缺乏严格定义，通常系指特定的习惯称谓。例如，涎腺混合瘤，实为多形性腺瘤；女性生殖道恶性米勒管混合瘤（或称恶性中胚叶混合瘤），实为癌肉瘤。而真正间叶与上皮混合性肿瘤通常不称混合瘤（各有自己的名称），如乳腺纤维腺瘤等。

肉瘤样癌（sarcomatoid carcinoma）：指肿瘤本身为上皮发生的恶性肿瘤（癌），由于其间变或异质性发育，形成肉瘤样组织学形态。常称为癌肉瘤、假肉瘤、梭形细胞癌或间变癌。免疫组织化学表达及电镜观察均可证实为癌。

癌肉瘤（carcinosarcoma）：系指同一肿瘤内，既有癌又有肉瘤两种成分的复合性肿瘤，如子宫米勒（Müllerian）中胚叶混合瘤、乳腺的癌肉瘤（实为肉瘤样癌）。大多数肿瘤中肉瘤成分均表达细胞角蛋白与波形蛋白。电镜观察梭形细胞也可见细胞间连接。故有学者将其统称为肉瘤样癌而主张废弃"癌肉瘤"一词。

第六节　肿瘤病理诊断的重要性、局限性和影响因素

肿瘤病理诊断的根本任务是确定疾病的性质及类型，为临床正确、快速诊断疾病提供重要保障。现阶段肿瘤病理诊断包括基于形态学的病理诊断和分子病理诊断。肿瘤精准医疗离不开正确的病理诊断及分子分型。

一、肿瘤病理诊断的重要性

病理学在肿瘤诊治中的重要性集中表现在以下几方面：

（一）确诊疾病

随着临床检验技术和影像医学的发展，有不少疾病在经过临床相关检查后就能作出临床诊断。然而，除以功能、代谢紊乱为主的疾病外，就大多数有明确器质性病变的疾病而言，无论目前的临床检查技术有多么先进，病理诊断仍然是不可替代的、最可靠和最后的诊断，因而被誉为疾病诊断的"金标准"。临床上可触及的各种肿块或经影像学检查出的占位性病变，内镜中观察到的各种病变，都需经病理活检才能确诊病变的性质，及时正确诊断疾病，从而制订治疗方案。例如，一名女性患者，35 岁，因乳腺肿块就诊。该肿块的性质究竟是炎性改变、乳腺增生、良性肿瘤，还是恶性肿瘤，需要行病理学检查才能确定。即便临床医生有丰富的经验，影像学检查方法先进，也难以确诊具体的病变性质。只有病理学检查，才能确定是良性病变还是恶性肿瘤，是癌还是肉瘤，是导管癌还是小叶癌，是原位癌还是早期浸润癌，浸润深度如何，有无血管、神经侵犯等信息，临床上也才能准确地制订治疗方案。

（二）为临床选择治疗方案提供依据

患者就诊的直接目的是治疗，治疗有效的前提是正确的诊断。因此，是否能及时正确进行治疗，关键在于是否能及时准确作出诊断。前已述及，病理诊断是最可靠的诊断，正确的病理诊断是临床采取有效、合理治疗方案的先决条件，尤其是对恶性肿瘤等重大疾病的治疗。例如，淋巴瘤种类非常繁多，首先必须分辨清楚是霍奇金淋巴瘤还是非霍奇金淋巴瘤，这两种类型中又各自有若干亚型，不同亚型的治疗方案、预后不一样。因此，考虑为淋巴瘤，必须再做免疫组织化学和（或）基因分析进一步检测，以明确亚型，从而选择正确有效的治疗方案。又如，在肺癌的病理诊断上，由于靶向治疗的兴起，病理学仅仅诊断"非小细胞肺癌"远远不够，还必须尽可能区分腺癌、鳞状细胞癌等组织学亚型。选择靶向药物治疗前，还必须取得肿瘤的分子病理诊断，知晓药物的敏感位点。

（三）提供肿瘤分期和预后的信息

肿瘤病理诊断通过对许多形态学参数（如肿瘤的组织学类型、浸润的程度、有无转移、脉管内有无癌栓和神经有无侵犯等）的观察和判断，可为临床提供肿瘤的发展程度和预后信息。例如，同样是子宫颈癌，鳞状细胞癌比腺癌预后好。腺癌的 5 年生存率仅有 20%～30%。同一组织学类型，根据有无浸润，其 5 年生存率显著不同，原位癌可达 100%，早期癌可达 90%，浸润癌则降为 67%。病理医生根据癌组织的浸润深度、宫旁组织是否受累、淋巴结和脉管是否有转移以及神经组织是否受侵犯等进行临床病理分期，Ⅰ期鳞状细胞癌

总体生存率可达到 80%～90%，基本上可以治愈；Ⅱ期可达 40%～50%；Ⅲ期为 30%；Ⅳ期为 20%。

（四）帮助临床判定疾病转归及疗效

同一患者经过两次以上的病理活检，医生可对疾病转归和治疗效果作出更确切的判断，通过治疗前后对比，判断疾病是恶化还是好转，肿瘤组织对化疗反应是完全缓解、部分缓解，或完全无效。又如，对白血病患者进行骨髓移植，在移植前、后做骨髓活检，才能确切地判断白血病细胞是否被杀灭、移植的骨髓细胞是否存活以及免疫排斥反应的情况等。

（五）其他

肿瘤病理诊断为科学研究积累宝贵的资料，可提高临床诊断水平及发现新病种、新类型等，从而推动医学的发展。

二、肿瘤病理诊断的局限性

长期以来，"病理诊断是最后诊断"，是疾病诊断的"金标准"等观点，在临床医生中得到广泛认可。这就造成临床医生对病理诊断的过度依赖。甚至一些医生认为，不需要任何病史和辅助检查资料，只须将患者的病变组织切下来送给病理医生，病理医生就能对疾病作出准确诊断。然而病理诊断目前仍然是基于形态学的诊断，诊断的准确性有赖于病理医生的经验。病理检查与其他所有医学检查技术一样，也常常会出现不能肯定的诊断，或诊断上出现偏差甚至错误等情况。特别是近年来，各种内镜检查及活检技术、细针穿刺活检技术的发展及其在临床中的应用，送给病理医生的材料越来越小，准确诊断越来越困难，甚至有时根本不能做出病理诊断。由于主、客观因素的制约，必然导致病理诊断的局限性。只有了解病理诊断的局限性，才能正确客观地评价它的重要性和地位。

（一）制约病理医生作出正确诊断的客观因素

1. 来自临床方面的因素　①送检病理检查的标本取材不规范：如组织浅表和癌旁组织，这些组织不具有代表性；或由于组织细小、挤压等看不清组织和细胞结构，难以作出准确的诊断。又如，临床怀疑淋巴瘤，手术医生未能完整取出淋巴结，全部是一些碎散组织，无法看清淋巴结的结构及被膜情况，而粗针穿刺活检更增加了淋巴瘤诊断的困难；胃镜取活检时只取到坏死组织、炎性渗出物、血凝块等，这样均无法作出正确的病理诊断。②取出的组织标本未能及时正确地固定：如手术切除的组织、器官常常需要立即用 10%中性甲醛溶液固定，并且固定时间应足够长，尤其是淋巴结，如果固定不透，或未固定，常常导致制片质量低劣，结构模糊，严重影响病理诊断，并且不利于开展免疫组织化学和分子病理检查。③未能提供病理诊断所需的临床相关资料：病理诊断是由病理医生根据病变形态学特征做出的一种判断。在多数情况下，既要依靠形态学变化特征，又要结合临床资料，运用自己的理论知识和实践经验进行综合判断。病理诊断过程是一种既不能附和临床诊断，又不能完全脱离临床的复杂智力劳动过程，必须有相关的临床资料作参考，否则很容易造成漏诊、误诊。例如，对于骨肿瘤的诊断，必须是临床资料、影像学资料和病理学资料三者结合才能作出正确的诊断。又如，女性患者因子宫不规则出血行子宫内膜诊刮术，刮出内容物送病理科了解卵巢功能，但根本没有填写月经史和用药情况等资料，这时候病理医生很难作出准确的病理诊断。临床医生有时甚至将基本信息如年龄、性别都未填或填写错误，这是极其不负责任的做法。总之，只有做到正确取材、有效固定、及时送检，正确逐项认真填写好病理检查申请单，加强临床医生与病理医生的互相沟通，才能减少病理诊断的局限性，提高病理诊断的准确率。

2. 来自病理标本制作技术方面的因素 取材医生由于经验欠缺，未按规范取材、取材不充分等因素，均可导致病理诊断的漏诊甚至误诊。例如，对 50 岁以上甲状腺滤泡性肿瘤的诊断，如果未能充分、全面观察包膜情况，很可能漏掉甲状腺滤泡癌。另外由于制片过程中如固定、包埋、制片、染色等各环节中任何步骤达不到规范要求或是未能及时更换相应试剂，均可出现组织脱水过度、脱蜡不干净、切片过厚、刀痕过多、染色对比不良等严重影响切片质量的情况，偶尔还出现组织污染，从而给病理诊断造成较大困难，甚至导致误诊。

（二）制约病理医生作出正确诊断的主观因素

制约病理医生作出正确病理诊断的主观因素有很多，下述三个方面需要临床医生了解，有助于互相理解和共同提高诊断水平。

1. 受病理诊断医生业务水平和经验的影响 病理知识覆盖面广，几乎涉及所有的临床学科，涵盖外科、五官科、皮肤科、妇产科、内科、儿科等的知识；涉及消化、呼吸、软组织、泌尿生殖、乳腺、淋巴造血、软组织与骨、女性生殖、皮肤、中枢神经等方面的疾病，病种繁多。并且每一病种都有不同类型，有些类型又有不同亚型。但一个病理医生精力有限，不可能做到样样都精通，总有一些掌握不好、经验不足的薄弱环节。因而，在大的综合医院病理科需要培养专科病理医生，不同专科医生间的专长互相补充；同时在专科医院里培养专科病理医生，从而增强对专科疾病的认识，提高诊断水平，更好地服务于临床。另外，病理诊断是一门依靠经验积累的技术，虽然诊断标准较为客观，但主观解读可出现偏差，因此对某些疑难病例，会有一张切片经不同专家会诊后得到不同诊断结论的现象。

2. 病理医生的层次和个人理论技术素质的差异 病理学和其他学科一样，不同职称和相同职称不同个体的思维方式和业务能力都会有所差异，因而在病理诊断能力上也不会完全相同，有时则会出现不同程度的误差。

3. 病理诊断的主观性和经验积累方面的矛盾 病理诊断虽然是以病变的形态特征为基础做出的，但对于千差万别的病变，有限的形态特点是不够的，多数情况下，还要不同程度地运用临床资料、病理理论、病理技术和个人的经验等进行分析、鉴别，综合其他相关检查才能作出比较合乎实际的诊断。由于病理诊断常常是较大主观性的判断，主观判断就不可避免地有与客观实际分离的时候，以致出现偏差。所以病理医生必须不断学习，不断实践，才能积累丰富经验，以弥补自身知识缺陷。

另外，病理诊断随学科发展在不断更新，新的方法和技术不断涌现，但有的新技术、新方法还不够普及。有些病例因得不到新方法、新技术的帮助而无法确定诊断。

此外，少数肿瘤，其病变本身就是交界性肿瘤，加之病理诊断的主观性较强，因此，不同的病理专家可能会得出不同的结论，导致诊断上的偏差。

三、肿瘤病理诊断的影响因素

病理诊断是医院医疗诊断工作的中心环节之一，其水平直接关系着医院的整体诊治水平。虽然在临床上常把病理诊断作为确定诊断、选择治疗方案和预测疾病结局的可靠依据，但病理诊断的可靠性却依赖于临床和病理工作者的良好沟通和紧密合作。诸多因素影响病理诊断的正确性，归纳如下：

（一）临床医生的因素

临床病理检查应当被视作临床医生申请病理医生实施的会诊检查，因此病理诊断具有会诊性质。临床医生理应提供必要的临床资料，方能进行准确全面的病理诊断。如果临床医生提供的信息不完善，将给病理诊断造成很大影响，甚至出现灾难性后果。

1. 临床资料不足或资料不确切　送检病理申请单上临床医生提供的病史不详、辅助检查资料不够，对病理诊断的确定有直接的影响。例如，肾透明细胞癌颅内转移，但没有告知病理医生肾癌病史，从而误诊为颅内原发肿瘤。又如，一例宫颈活检病例，组织学考虑为上皮性肿瘤，但是不符合宫颈原发鳞状细胞癌或腺癌等的形态特点，综合免疫标记结果，考虑为中间滋养细胞肿瘤；1 个月后患者切除了子宫及双附件，证实为胃低分化腺癌转移，原来患者 3 年前曾患胃癌。如果最初提供了病史，这种误诊完全可以避免。

2. 取材部位不正确　对于机体未确诊的病变，临床医生采取手术切取局部病变组织，通过内镜钳取、粗针穿刺、细针穿刺等方式获取组织送检，只有获取足够量的病变组织，才能正确诊断疾病。如果未取到病变组织，仅取到坏死组织或病变周围组织等，均不能获得准确的病理诊断，延误治疗。例如，肺肿块穿刺，送检的组织均为坏死组织，无法判断病变性质；皮下肿块只切取皮肤，未送检肿瘤组织；考虑淋巴结转移癌行穿刺活检，只见正常淋巴结结构，这些均会导致病理诊断结果与实际病变不符。

3. 取材过小　病理切片的组织要求大小适当，如果组织太小太少，造成制片困难，也不能反映病变的全面情况。例如，肝穿刺组织，取材时因所取组织太小，镜下只观察到少量的慢性炎症细胞，或仅有纤维组织或少量肝细胞等，均不能反映出真实的病变，造成误诊，延误患者治疗。

4. 取材组织挤压过重　取材应用锋利的刀刃切取病变组织。对于深部器官组织病变如气管腔内病变，无法直接切取，用支气管纤维镜钳取标本，在钳取时避免用力过度，以免造成组织挤压过度，致使组织结构及细胞形态发生严重变形，难以辨认。

5. 送检组织腐败自溶、干枯　切取的新鲜组织标本应及时放入适宜的固定液中固定并尽快送检。如切取的标本未及时固定，放置时间过长，会使组织自溶腐败干枯，细胞结构消失，造成病理医生无法诊断，延误病情。例如，胆囊黏膜病变，由于未及时固定，引起组织自溶，不能辨认组织结构，无法诊断；送检组织干枯，制作出来的切片细胞结构不清，同样无法诊断。

（二）病理医生的因素

1. 大体标本观察和取材不当　标本的大体形态和取材部位，可直接影响诊断的正确性。例如，手术切除的甲状腺包块，取材时没有取到包膜，镜下见不到包膜是否有浸润，可能导致滤泡性癌漏诊；卵巢囊性肿瘤，没有仔细观察囊内壁的情况，随意切取病变组织，未能取到有乳头或局部过厚部位，就可能导致交界性肿瘤甚至是癌的漏诊。尤其在制作冷冻切片时因取材数量有限，如果病理医生取材部位不适当，很容易造成某些疾病的漏诊误诊。

2. 组织包埋　包埋的组织面直接关系到切片能否将病变的全貌反映出来，从而影响病理诊断的正确性。组织块经固定、脱水和浸蜡过程会扭曲变形，在包埋时组织未在同一平面，会造成切片不全，不能反映疾病的全貌，影响诊断结果。例如，胃镜送检组织 5 粒，但只切除了 3 粒，均显示为慢性炎症，但临床高度怀疑为癌，重新包埋制片发现其中一粒组织是癌组织。淋巴结活检组织，经过处理后组织扭曲，包埋时未纠正扭曲的组织面，切片时部分淋巴结的皮质区未切出，镜下只表现为慢性淋巴结炎的图像。包埋方向错误也可导致病理诊断失误，如检查黏膜的病变，但切片中根本见不到黏膜组织，当然无法作出正确的病理诊断。

3. 制片与染色欠佳　组织切片的质量与染色欠佳也是造成诊断困难的主要原因。切片厚、刀痕多、细胞挤压、组织裂开、染色深浅不均等都直接影响病理诊断的正确性。

4. 诊断者的阅片水平　病理医生阅片水平参差不齐，总的来说，只有经过长期实践，不断总结学习和勤于思考才能不断提高阅片水平。例如，有时病变的主要诊断依据在一块很小的组织块上，或在很大组织块的边缘，诊断医生阅片应仔细认真，切勿走马观花，以免漏掉有诊断价值的病变区域。有时病变特点不典型，使人无所适从，诊断医生切勿慌张，更不能凭主观印象臆测，应沉着冷静，全面分析，有理有据，综合考虑。

5. 诊断者所持的标准　不同病理医生所持的诊断标准不一致，其诊断的结果也有很大的差异。例如，平滑肌肉瘤诊断标准，杨述祖著的《外科病理学》定为"平均每 10 个高倍镜视野有一个核分裂象"，而王德延著的《肿瘤病理诊断》则定为"核分裂象每 30 个高倍镜视野下可找到一个以上"。在同一实验室应尽可能统一标准，并和临床医生沟通。此外，同一张病理切片持两种不同标准，则作出的病理诊断也不相同。

6. 特殊技术与新技术应用不当　在病理诊断中为确定诊断，有些病例必须做特殊染色、免疫组织化学或其他特殊检查。例如，胃肠道分化型黏膜相关淋巴组织淋巴瘤，有时不做免疫组织化学检查，难与良性淋巴组织增生区别。但是新技术应用不当亦可影响病理诊断的准确性，如免疫组织化学检测工作中，试剂配制浓度不当、反应时间不够或过久、洗脱不够等，使切片呈假阴性或假阳性，可造成病理诊断的失误，这样就延误了疾病的治疗。

病理形态千变万化，同一肿瘤可出现不同的形态，此已成为区分亚型的依据；不同肿瘤也可有相似的形态变化，导致鉴别诊断困难，有时甚至难以区分瘤样病变或恶性肿瘤，须借助于电镜、免疫组织化学技术、自动图像分析和流式细胞分析等新技术辅助诊断。

第七节　分子病理学在肿瘤中的应用概况

分子生物学理论、方法出现革命性创新并日臻完善，使生物医学进入分子时代，也将病理学带入分子病理学时代，人们对疾病的病因、发生、发展、发病机制及形态变化的研究，从传统形态学概念深入至分子或基因水平，其中以癌基因、抑癌基因及其他相关基因研究为代表的肿瘤分子病理研究是最为热点的领域。从基因水平上研究肿瘤发生、发展的分子机制，肿瘤发生与细胞凋亡，肿瘤浸润、转移的基因变化，为肿瘤的分子病理诊断、临床预后判断及个体化治疗方案选择、预见性治疗提供依据，使肿瘤病理的研究进入一个全新发展的阶段。

分子病理学在研究临床肿瘤中的主要任务是探讨疾病发生的分子途径，探讨基因结构改变、基因表达与疾病发生发展之间的关系，从蛋白质和核酸水平寻找疾病相关基因，为分子性治疗提供治疗依据和定位定性病变基因靶标，为分子"切除"和"修复"病变基因奠定基础。开展分子病理诊断有助于在分子水平上为疑难病变定性提供客观依据，有助于判断肿瘤分期、预测疗效和估计预后。例如，检测到融合基因 *SYT-SSX* 可以协助滑膜肉瘤的诊断、分型和鉴别诊断。*APC* 基因突变、*K-ras* 基因可以作为结直肠癌早期检测的标志。IgH/TCR 基因重排检测技术和 X 染色体连锁基因的杂合子丢失检测技术，分别为确定单克隆增生的基础上辅助诊断淋巴细胞肿瘤和女性疑难肿瘤的诊断提供分子途径。某些分子病理标志与药物治疗或放射治疗的效果密切相关，可以作为肿瘤个体化治疗的重要依据。例如，治疗靶向非小细胞肺癌的代表药物——易瑞沙（吉非替尼），是表皮生长因子受体-酪氨酸激酶抑制剂（EGFR-TKI），它能通过抑制肿瘤发生、发展中必需的表皮生长因子受体酪氨酸激酶，阻断肿瘤细胞的信号转导，从而达到抑制肿瘤的增生、侵袭、转移、血管生成并促进肿瘤细胞调亡的目的。因此，检测肿瘤组织内有无 *EGFR* 基因突变可以选择是否进行靶向治疗。

一、分子病理学的特点

病理学研究中常用的分子生物学技术包括核酸分子杂交技术、原位聚合酶链反应技术、比较基因组杂交技术、生物芯片技术、第二代测序技术、生物信息学技术及人工智能技术等。

与免疫组织化学技术、超微病理技术等现代病理技术相比，分子病理技术具有以下特点：

1. 特异性强 分子病理技术的目标是探测病变基因改变，属于"病因诊断"，又因其应用的技术以分子杂交为基本理论，故具有较高的特异性。

2. 敏感性高 基因探针能敏感而又精确地检测出靶基因，只需微量待测样本，即可进行病变基因诊断。与被检测基因是否处于活化状态关系不密切，可对那些具有组织和分化阶段特异性的基因及其突变进行检测。

3. 分子探针来源广泛，诊断范围广泛 用于检测的分子探针可以是任何来源、任何种类的，探针序列可以是已知的亦可为未知的，检测的目标可以是一个特定基因亦可为一簇相关基因，可为内源性基因也可为外源性基因，因此分子病理诊断具有很强的适应性，诊断范围广泛。

4. 对于感染性疾病的诊断，不仅可检测出正在生长的病原体，也能检测出潜伏的病原微生物；既能确定既往感染，也能检出现行感染；对于不容易体外培养（如产毒性大肠埃希菌）和不能在实验室安全培养（如立克次体）的病原体，分子诊断使临床病理实验室大大扩展了诊断范围。

5. 对于疾病谱的诊断，可在缺乏形态学改变或可识别的蛋白质表达出现之前，即不需要评价疾病表型或伴随的蛋白质缺陷。

6. 具有大规模、高通量、短时间、低成本的特点。近年来发展起来的第二代测序技术可一次性对几百万条的 DNA 分子进行测序，使得对全基因组或全转录组测序变得方便易行。

二、分子病理学在肿瘤中的主要应用

（一）基因过量表达的检测

肿瘤本质上是基因病，伴有基因表达的异常，包括基因表达激活、沉默、增强、减弱或异源基因的出现，其蛋白质产物的过量表达可以用免疫组织化学、酶联免疫吸附试验（enzyme-linked immunosorbent assay，ELISA）、免疫印迹（immunoblotting）、流式细胞仪等方法检测。随着生物学研究的进展，发现越来越多的蛋白质，包括各种癌基因和抑癌基因产物、细胞因子、受体及生长因子等在细胞调控中担负重要功能。不少蛋白质已被纯化，大量的单、多克隆抗体被制备，目前几乎所有被克隆的癌基因、抑癌基因产物都有其相应的抗体问世，其中大多数抗体及试剂盒已商品化，为这些蛋白质产物的测定提供了十分有利的条件。

在已报道的研究中，人类很多肿瘤都存在相关基因蛋白质产物的过量表达，如乳腺癌组织 C-erbB-2 表达阳性率可达 30%左右，P53 阳性率也在 50%左右，并与肿瘤的组织类型、浸润、转移倾向和预后有关。*p53* 基因表达产物在大多数肿瘤中都过量表达，包括胃癌、结直肠癌、肺癌、食管癌、胰腺癌、肝癌、胆囊癌、甲状腺癌、卵巢癌、胶质细胞瘤、骨肉瘤、软组织肉瘤等，其阳性率为 20%～60%。研究者对其他基因如 *myc*、*ras*、*bcl-2*、*Rb*、*p21*、*p27*、*p57*、*p16* 以及转移抑制基因 *nm23* 等在肿瘤组织中的表达均进行了广泛而深入的研究。

1. 基因扩增的检测　肿瘤基因的扩增可产生过量的表达蛋白，还可表现为基因拷贝数的增加和转录产物 mRNA 的增加，这两种变化都可通过分子诊断的方法进行检测，经典方法为核酸分子杂交，包括原位杂交（*in situ* hybridization，ISH）和荧光原位杂交（fluorescence *in situ* hybridization，FISH）、Southern 印迹法（DNA 杂交）、Northern 印迹法（RNA 杂交）、原位聚合酶链反应和逆转录-聚合酶链反应等。常见肿瘤的癌基因扩增率见表 4-7-1。

表 4-7-1　几种常见人类肿瘤癌基因的扩增率

基因	肿瘤类型	扩增率（%）
c-erbB-2	乳腺癌	25～35
	胆囊癌	30～50
	卵巢癌	25～42
	胃食管结合部癌	15～35
c-myc	胆囊癌	45～75
	乳腺癌	30～40
	肝癌	25～40
	结直肠癌	25～30
n-myc	肺腺癌	5～15
K-ras	胆囊癌	30～60
	胰腺癌	50～60
	乳腺癌	5～15
	卵巢癌	4～8
MDM2	肝癌	20～40
	高分化脂肪肉瘤	97
K-sam	胃癌	20～30

2. 基因突变的检测　癌基因和抑癌基因突变在肿瘤发生中出现的频率较高，突变的结果是使癌基因激活或抑癌基因失活，导致细胞表型发生变化和肿瘤发生。基因突变是复杂的过程，不仅在肿瘤细胞中可检测到突变的基因，在某些癌前病变或癌前状态的组织细胞中也存在不同形式和不同程度的基因突变，在同一种肿瘤的不同发展阶段可能会涉及多种基因的不同突变，在同一种肿瘤的不同发展阶段可能会涉及多种基因的不同形式的突变，充分说明肿瘤的发生发展是多基因参与、多步骤进行的复杂的生物学过程。

（1）突变形式：在 DNA 和染色体水平上，基因突变主要有下列几种形式。

1）点突变：基因在特定位置发生一个核苷酸的改变，使相应蛋白质的一个氨基酸改变，继而改变了蛋白质的空间构型和生物功能。1982 年 Weinberg 和 Barbacid 等在对人膀胱癌细胞株 EJ 和 T42 的研究中，同时发现一个核苷酸的突变就能使 *H-ras* 基因激活、异常表达并使正常细胞转化。研究表明，人类大部分的肿瘤组织中都存在相关基因的点突变，如肺癌、膀胱癌、结直肠癌、胃癌、乳腺癌、胆囊癌、胰腺癌等肿瘤存在 *H-ras*、*K-ras*、*N-ras* 的第 12、13、和 61 编码子的点突变，卵巢癌中 *K-ras* 等第 12 编码子高频率的点突变等。*ras* 基因是肿瘤细胞中突变率较高的一种癌基因（表 4-7-2）。

表 4-7-2　常见人类肿瘤中 *ras* 基因点突变频率

ras 基因类型	肿瘤类型	点突变频率（%）
K-ras	胆管腺癌	90
K-ras	胰腺癌	90
H-ras	甲状腺癌	60
K-ras	结肠癌	50
N-ras	精原细胞瘤	40
K-ras	肺腺癌	30
H-ras	宫颈癌	25
N-ras	黑色素瘤	20

家族性腺瘤性息肉病、结肠癌、胃癌存在 *APC*、*DCC*、*MCC* 基因点突变，*p53*、*p16*、*p15* 等几种癌基因则在多种肿瘤中存在点突变，且突变点范围很广，如 *p53* 基因的点突变从第 4 至第 10 外显子均可出现，常见肿瘤 *p53* 基因突变位点见表 4-7-3。

表 4-7-3　常见人类肿瘤 *p53* 基因突变位点和频率

肿瘤类型	突变频率（%）	突变位点（密码子）
食管癌	45	273，282
胃癌	41	175
结肠癌	50	175，245，248，273
胰腺癌	44	273
肝细胞癌	45	249
头颈部鳞状细胞癌	37	248
皮肤癌	44	248，278
卵巢癌	44	273

肿瘤类型	突变频率（%）	突变位点（密码子）
子宫内膜癌	22	248
乳腺癌	22	175，248，273
宫颈癌	7	273
前列腺癌	30	不确定
膀胱癌	34	280
软组织肉瘤	31	不确定
肺癌	56	157，248，273
胶质瘤	25	175，248
白血病	12	175，248
甲状腺癌	13	248，273

点突变可以表现为错义突变（missense mutation）、无义突变（nonsense mutation）、终止密码子（stop codon）和移码突变（frame shift mutation）等多种形式。近年研究认为，基因点突变在不同的肿瘤组织中具有一定的规律，如胰腺癌和胆囊癌的 *K-ras* 点突变主要位于第 12 密码子的第一或第二位碱基，与黄曲霉素相关的肝癌 *p53* 基因突变主要集中于第 249 密码子的第三位碱基。卵巢浆液性腺癌 *p53* 的突变可以表现为错义突变或无义突变，前者蛋白质表达往往弥漫呈强阳性，后者阳性率小于 5%，*p53* 的突变有助于将浆液性癌和其他类型的卵巢癌相鉴别。

BRAF 是人类最重要的原癌基因之一，大约 8% 的人类肿瘤发生 *BRAF* 突变。*BRAF* 绝大部分突变形式为 BRAFV600E 突变，主要发生于黑色素瘤、结肠癌和甲状腺乳头状癌等恶性肿瘤中。该突变导致下游 MEK-ERK 信号通路持续激活，促进肿瘤生长增殖和侵袭转移。2011 年首个 BRAFV600E 靶向抑制剂威罗菲尼被美国食品药品监督管理局（FDA）批准上市，用于治疗 BRAFV600E 突变的晚期黑色素瘤患者，可有效延长患者无进展生存期和总生存期，这也是一例基于基因诊断选择靶向治疗药物并取得显著疗效的典型（表 4-7-4）。

表 4-7-4　常见人类肿瘤中 *BRAF* 基因点突变频率

肿瘤类型	点突变频率（%）
甲状腺癌	30~90
黑色素瘤	20~60
结直肠癌	10~25
肺癌	0~5
朗格汉斯细胞组织细胞增生症	40~50
多形性黄色瘤型星形细胞瘤	50~78
节细胞胶质瘤	20~70

2）基因缺失：基因片段的缺失是另一种主要的突变形式，缺失的范围差别较大，可以是 1~2 个碱基，也可以一个片段甚至一个外显子缺失。常见的缺失如乳腺癌的 3p、7q、

11p、13q、16q、17p 等缺失，结肠癌的 5q、17p、18q 等缺失，小细胞肺癌 *FHIT* 基因第 5 外显子缺失。基因缺失与肿瘤的临床病理及生物学行为密切相关，如乳腺癌的基因缺失与病理分期、浸润转移存在一定关系，这种现象已在多种肿瘤中观察到。基因缺失中较为频发的分子事件是存在于抑癌基因中的等位基因丢失。

3）基因易位或重排：在肿瘤细胞中基因从染色体的正常位置转移到其他染色体的某个位置上，称为易位或重排。近年来，由于染色体高分辨显带技术和分子诊断技术的发展，确定了与肿瘤发生有关的基因在相应染色体常有易位和重排。易位与重排易使癌基因被激活，或使抑癌基因失活，从而使细胞恶变。具有代表性的例子为 Burkitt 淋巴瘤，已知所有的 Burkitt 淋巴瘤都存在 t（8；14），位于 8 号染色体长臂（8q24）的 *c-myc* 原癌基因，易位到 14 号染色体长臂（14q），与原位于该处 *IgH* 基因重排形成 *IgH-myc* 基因，导致 *myc* 基因的过度表达。滤泡性淋巴瘤存在 t（14；18），引起 Bcl-2 过表达，促进肿瘤发生。慢性髓性白血病存在费城染色体（PH），位于 9 号染色体的 *ABL* 癌基因易位到 22 号染色体，与 *BCR* 基因融合形成 *ABL-BCR*，产生一种获得酪氨酸激酶活性的融合蛋白质。又如，在尤因肉瘤中也观察到 *sis* 基因从第 22 号染色体易位到第 11 号染色体。除了染色体的基因易位外，基因重排也存在于多种肿瘤中，如胃癌 *hst* 基因的重排等。几种常见肿瘤的染色体易位见表 4-7-5。

表 4-7-5 几种常见肿瘤的染色体易位

常见肿瘤	染色体易位	基因重排
Burkitt 淋巴瘤	t（8；2）（q24；p11）	*c-myc*
	t（8；14）（q24；p32）	*c-myc*
	t（8；22）（q24；q11）	*c-myc*
滤泡性淋巴瘤	t（14；18）（q32；q21）	*JH/bcl-2*
黏膜相关淋巴瘤	t（11；18）（q21；q21）	*AP12-MALT1*
淋巴母细胞淋巴瘤	t（9；18）（p13；q32）	*PAX-5/IGH*
多发性骨髓瘤	t（4；14）（p16.3；q32）	*IGH-MMSET*
急性早幼粒白血病（AML-3）	t（15；17）（q22；q12—q21）	*c-fes*
急性髓性白血病	t（8；21）（q22；q22）	*AML1/ETO*
慢性髓性白血病	t（9；22）（q34；q11）	*BCR/ABL*
	t（9；22）（q34；q11）	
透明细胞肉瘤	t（12；22）（q13；q12）	*AFT*₁
滑膜肉瘤	t（x；18）（p11；q11.2）	*SSX*₁, *SSX*₂
横纹肌肉瘤	t（2；13）（q35；q14）	*PAX*₃
	t（1；13）（p36；q14）	*PAX*₇
隆突性皮肤纤维肉瘤	t（17；22）（q22；q13.1）	*COLIAI/PDGFB*
促结缔组织增生性小圆细胞肿瘤	t（11；22）（p13；q12）	*EWS/WT1*
子宫内膜间质肉瘤	t（7；17）（p15；q21）	*JAZF1/JJAZ1*
上皮样血管内皮瘤	t（1；3）（p36.3；q25）	*PAX7/MLF1*
尤因肉瘤	t（11；22）（q24；q12）	*c-sis*
骨外黏液样软骨肉瘤	t（9；22）（q22；q12）	*EWSR1-NR4A3*

4）其他类型的基因突变：除前述的点突变、基因缺失、易位或重排等几种常见的基因突变形式外，基因突变还可以插入、甲基化、染色体非组蛋白改变等形式导致基因结构异常，致使癌基因激活或抑癌基因失活。肿瘤的发生发展与基因变化的关系十分复杂，形式多种多样，迄今为止，远未阐述清楚。

（2）基因突变的检测方法：基因突变的研究已成为当今生命科学研究的热点之一，检测方法也随之迅速发展。人类细胞癌基因的突变类型已如上所述，对于基因突变的检测，1985 年以前，利用 Southern 印迹法，可以筛选出基因的缺失、插入和异位重组等突变形式。对于用该法不能检测的突变，只能应用复杂费时的 DNA 序列测定分析法。聚合酶链反应（polymerase chain reaction，PCR）技术的出现是突变研究中的最重大进展，其使基因突变检测技术有了长足的发展，目前几乎所有的基因突变检测的分子诊断技术都是建立于 PCR 的基础之上，并且由 PCR 衍生出的新方法不断出现，已达二十余种，自动化程度也越来越高，分析时间大大缩短，分析结果的准确性也有了很大提高。其中包括单链构象多态性（single-strand conformational polymorphism，SSCP）分析、异源双链分析法（heteroduplex analysis，HA）、荧光定量聚合酶链反应（FQ-PCR）技术等。目前的二代测序技术（next-generation sequencing technology，NGS）具有大规模、高通量、高灵敏度和低运行成本等优势，可以同时完成传统基因组学研究（测序和注释）和功能基因组学（基因表达及调控，基因功能，蛋白质/核酸相互作用）研究。NGS 可应用于寻找疾病的候选基因。

（二）微小 RNA 的检测

微小 RNA（miRNA）是一类长度在 19～25 个（平均 22 个）核苷酸的内源性单链小分子非编码 RNA，广泛存在于真核生物细胞内，具有重要的基因调节作用，它通过与靶 mRNA 的 3′非编码区互补配对，对基因的表达进行调控，导致靶 mRNA 的降解或者翻译抑制，起到调控细胞发育、增殖、黏附等作用。miRNA 介导的基因表达转录后沉默是所有真核生物（植物和动物）中存在的基本和进化保守的基因调控机制。甚至细菌具有与其用于保护自身免受外来 DNA（如来自噬菌体和病毒的 DNA）干扰的相同装置的原始版本。这些小的 miRNA 通常靶向一个或者多个 mRNA，通过抑制翻译水平或断裂靶标 mRNAs 而调节基因的表达。在人类基因组中含有几乎 6000 个 miRNA 基因，蛋白质编码基因的数量仅比其多 3.5 倍。此外，个体 miRNA 似乎调节多种蛋白质编码基因，允许每个 miRNA 共同参与调节基因表达的整个程序。miRNA 基因的转录先产生初级转录物（pri-miRNA），进而将其加工成更小的片段，还包括 Dicer 酶的修饰过程。由此产生了与称为 RNA 诱导的沉默复合物（RISC）的多蛋白聚集体相关的 21～30 个碱基的成熟单链 miRNA。miRNA 链与其靶 mRNA 之间的后续碱基配对指导 RISC 诱导 mRNA 切割或抑制其翻译。通过这种方式使得靶 mRNA 转录后沉默。与此相同，小干扰 RNA（siRNA）是可导入细胞的短 RNA 序列，其可作为 Dicer 酶的底物，以类似于内源性 miRNA 的方式与 RISC 复合物相互作用。因此，合成可以靶向作用于特异性 mRNA 的 siRNA，是研究基因功能的有力实验室工具（所谓的基因敲除技术）；它们也有望作为治疗剂来沉默致病基因，如涉及肿瘤转化的致癌基因。miRNA 的异常表达可以作为癌症检测的分子标记，并且可以通过抑制作为癌基因的 miRNAs，或者导入作为抑癌基因的 miRNAs 达到治疗目的。例如，有研究发现 miRNA-26a 可以抑制肝细胞癌细胞的增殖和诱导其凋亡。上调 miRNA-22 表达能增加食管癌细胞对 γ 射线的敏感性，促进射线诱导的肿瘤细胞凋亡。下调 miRNA-214 和 miRNA-483 能使食管癌细胞获得对 P 糖蛋白相关或不相关药物的敏感性，并增强阿奇霉素的化疗效果。众所周知，临床和影像学对胰腺癌和慢性胰腺炎的鉴别存在很大困难，近年来研究人员发现 miRNA-25 在胰腺癌和慢性胰腺炎患者血清中具有相反的表达趋向，miRNA-25 在胰腺癌中呈高表达，在慢性胰腺炎中却是低表达，因此血清 miRNA-25 的检测有助于两者的鉴别，并为早期发现胰腺癌提供更多的参考依据。

（三）肿瘤易患性检测

目前研究发现，有一部分恶性肿瘤的发生具有遗传学基础，故肿瘤遗传易患性的检测对于肿瘤高危人群的筛检及确定具有较大的实用价值。已知的肿瘤易患性基因 *Rb1*、*WT1*、*p53*、*APC*、*hMSH2*、*hMLH1* 和 *BRCA1* 等，与其相对应的疾病见表 4-7-6。

表 4-7-6　遗传性肿瘤与易感基因

肿瘤	染色体基因位点	易感基因
视网膜母细胞瘤	13q14	*Rb1*
Wilms 瘤	11p13	*WT1*
家族性腺瘤性息肉病（FAP）	5q21	*APC*
遗传性非息肉病性结肠癌（HNPCC）	2p2	*hMSH2*，*hMSH1*
结直肠癌（Lynch 综合征）	3p21—p22	*hMLH1*
利-弗劳梅尼（Li-Fraumeni）综合征	17P13	*p53*
遗传性乳腺癌/卵巢癌	17q21	*BRCA1*
von Hippel-Lindau 病	3p25	*VHL*
Ⅰ型多发性内分泌肿瘤	11q13	*MEN1*
Ⅱ型多发性内分泌肿瘤	10q11.2	*RET*
Ⅲ型多发性内分泌肿瘤	17q11/22q12	*NGI/NF2*

APC 基因突变与 FAP 的发生有关，其在大肠肿瘤的突变发生率可达 60% 以上。Powell 等使用体外翻译结合等位基因特异性表达实验检测了 62 例 FAP 患者，*APC* 基因突变检出率达到 87%（54/62），其对于大肠癌的早期发现具有较高的应用价值。对遗传性非息肉病性结肠癌（HNPCC）的病因研究也取得了突破，发现 HNPCC 的发生与大肠埃希菌 DNA 错配修复系统（mutS、mutL、mutH）相似的人类基因 *hMSH2*、*hMLH1*、*PMS2*、*MSH6* 的突变有关，有 60% 的 HNPCC 与 *hMSH2* 突变有关，30% 的 HNPCC 与 *hMSH1* 突变有关。目前国外已开始对上述基因突变的检测方法进行研究，以期找到所有 HNPCC 的实用基因诊断方法。

另外，还有一些方法可用于正常人的肿瘤易患性检测，如检测 *RET* 基因突变用于诊断 Ⅱ型多发性内分泌肿瘤；*BRCA1* 连锁分析用于家族性乳腺癌和卵巢癌的诊断；分析谷胱甘肽 *S* 转移酶基因型来判断个体致癌危险性等。

（四）肿瘤相关病毒检测

现已证明一部分肿瘤的发生和病毒感染有关，因而检测这些相关病毒不仅可探讨肿瘤和病毒的关系，而且可以找出肿瘤的易患人群。由于病毒太小，且难以培养，一般方法检测病毒效果极差。而核酸杂交技术与 PCR 技术用于病毒检测具有特异性强、敏感性高等特点。已经证实，宫颈癌与人乳头状瘤病毒（human papillomavirus，HPV）感染有密切关系。HPV 是一种 DNA 病毒，在 99.8% 的宫颈癌患者中可检测到 HPV 的存在，但 HPV 亚型有 100 多种，其中 30 余种亚型与生殖道病变相关。其中与宫颈癌及宫颈上皮内瘤变（cervical intraepithelial neoplasia，CIN）的发生高度相关的为高危型 HPV，含 16、18、31、33、35、39、45、51、52、56、58、59、66、68 亚型。与宫颈癌关系最密切的是 HPV-16/HPV-18 亚型，因而检测是否存在高危型 HPV 感染是宫颈癌筛查的重要方式之一。除 HPV外，其他病毒与肿瘤之间的关系通过研究也得到进一步证实。利用分子生物学技术检测肝癌细胞内整合型乙型肝炎病毒（HBV）及游离型 HBV DNA，乙型肝炎病毒 DNA 在原发性肝癌中整合率可达 90%，对进一步说明 HBV 与原发性肝癌发生的关系具有重要意义。EB 病毒（Epstein-Barr virus，EBV）感染与 Burkitt 淋巴瘤和鼻咽癌的发生有密切关系。

（五）肿瘤的早期诊断和筛检

目前尚未找到对肿瘤早期诊断及早期治疗均具有重要意义的生化指标，AFP 对肝癌患者有一定的应用价值，用原位杂交技术在肝癌细胞和癌旁细胞中均发现了 AFP mRNA，在癌组织中 AFP mRNA 阳性细胞分布均一，而在癌旁组织中则呈散在分布。另外发现 HBV DNA 与 AFP mRNA 可同时出现于肝硬化组织肝细胞内，提示 HBV 感染与 AFP 基因活跃表达有关，这亦为研究 HBV、AFP、肝硬化与肝癌的关系提供了科学依据。利用限制性片段长度多态性分析、PCR-XXCP 等方法检测 ras 基因突变也有一定的意义，K-ras 基因突变是一种在胰腺癌、结肠癌和肺癌中发现频率较高的分子病变，且其突变点固定在 12、13及 61 位密码子，并以 12 位密码子突变最为常见。某研究对胰腺癌针吸活检组织作 K-ras第 12 位密码子突变检测，发现检出率为 100%（12/12），而 6 例慢性胰腺炎患者均无突变发生。对大肠癌患者粪便中的 ras 基因进行突变检测，发现检出率与大肠肿瘤中 ras 基因突变检出率相似，达到 33.3%，占 ras 基因突变大肠癌的 88.9%，这对临床检测及大肠癌高危人群的筛检均有重要意义。最近的研究报道表明，检测肠镜检查前肠道清洗粪液的DNA K-ras 突变，可用于大肠癌高危人群的筛检，其检出率达 18%（7/39）。目前发现有30% 的骨髓（异型增生）综合征（MDS）有 ras 基因点突变，有 ras 基因点突变的 MDS 转化为白血病的风险高，此外，ras 基因点突变可作为检测化疗及微小残留病灶的克隆性标记。

（六）疑难肿瘤的诊断和分类

判断淋巴细胞增生与淋巴细胞性肿瘤及其克隆起源，有时使用常规病理组织学方法不易区分，如使用限制性片段长度多态性（RFLP）和 PCR 分析观察免疫球蛋白或 T 细胞受体（TCR）基因重排情况，可进行鉴别诊断。一般来讲，B 细胞起源性的淋巴瘤常有 Igλ链或 κ 链的基因重排及重链（H）基因的重排，而 T 细胞起源的淋巴瘤则常常有 TCRα 链或 β 链的基因重排，这种免疫学分型更为准确。对 Bcr 区基因重排的检测，可对慢性髓性白血病作出诊断，并可与急性髓性白血病进行鉴别。N-myc 和 c-myc 扩增和表达的检测，对鉴别神经母细胞瘤和神经上皮瘤具有应用价值，前者 N-myc 明显扩增，而后者则为 c-myc明显扩增。有时滑膜肉瘤与其他软组织梭形细胞肿瘤的鉴别十分困难，应用 PCR 或 FISH检测 SSX/SS18（x；18）（p11；q11.2）基因易位对滑膜肉瘤的诊断十分有用。

（七）为肿瘤个体化和预见性治疗提供依据

肿瘤发生、发展的不同时期，可能涉及不同基因的不同变化形式，而基因的变化及基因间的信号传递与肿瘤临床治疗的敏感性密切相关，如能在分子水平对肿瘤基因变化提供依据，对肿瘤个体化和预见性治疗具有指导意义。临床应用较为经典的有乳腺癌、肺癌、黑色素瘤、胃肠间质瘤等肿瘤的治疗。大约 30%的乳腺癌患者 HER-2 蛋白过表达和基因扩增，该组患者使用曲妥珠单抗治疗效果较好，其原理就是曲妥珠单抗与 HER-2 受体的胞外部分结合，阻止细胞内酪氨酸激酶的活化，抑制依赖 HER-2 的肿瘤细胞的增殖和存活。*HER-2* 基因不扩增的病例则不建议使用曲妥珠单抗治疗。胃肠间质瘤常发生 *c-kit* 基因功能获得性突变，常见的突变位点为 11、9、13、17 四个外显子，*c-kit* 基因突变后 KIT 蛋白不依赖配体便可结合成二聚体，导致酪氨酸酶自磷酸化，激活下游的丝裂原激活蛋白激酶和信号转导蛋白等信号通路，打破正常情况下的增生-凋亡平衡，细胞失控性增生。伊马替尼（格列卫）是Ⅲ型酪氨酸激酶受体抑制剂，能够有效抑制 KIT 活性，导致肿瘤细胞增殖抑制，诱导凋亡。然而，不同的突变位点对格列卫的治疗反应不同。例如，外显子 11 突变对格列卫的治疗效应为 85%，而外显子 q 突变的治疗效应为 45%。因此，靶向治疗前应尽可能获得分子检测结果以指导治疗。此外，在 90%的结肠癌、30%的非小细胞肺癌中存在 *ras* 基因激活，50%左右的肿瘤有 *p53* 基因不同形式的突变，这些基因的异常使肿瘤对某些放射治疗或化学治疗的方法具有抵抗性，如能从基因水平上改变异常基因的状态，则可提高放、化疗的敏感性。

（八）肿瘤疗效监测

分子生物学技术对判断白血病的疗效及微小病灶的发现有重要作用，一般白血病临床治疗缓解期内的白血病细胞仍可达 10^9 个，常规的细胞遗传学或流式细胞仪（flow cytometer，FCM）方法对白血病细胞的检出率为 1%～5%，用核酸杂交技术可使检测灵敏度达 0.15%～0.05%，而使用 PCR 方法则可检测出细胞总数 $1/10^7$～$1/10^5$ 的残留白血病细胞，通常机体的免疫力只能杀死少量的肿瘤细胞，一旦肿瘤细胞负荷达到一定程度即不易治愈，故白血病微小病灶的早期发现对预后特别重要，有助于及时采取适当的治疗措施及方案。另外在肿瘤治疗过程中，肿瘤细胞接触抗肿瘤药物后会产生多药耐药性（multidrug resistance，MDR），MDR 细胞中有种特异 mRNA，转录这种 mRNA 的基因为 *mdr* 基因，细胞中这种 *mdr* 基因转录的 mRNA 越多，细胞的耐药性就越强。*mdr* 的 mRNA 含量低的白血病患者可达到缓解，并且可以较长时间维持完全缓解，若化疗过程中 *mdr* mRNA 逐渐升高，化疗反应会逐渐不敏感，因此用 RP-PCR 法检测 *mdr* 基因对疗效判断有帮助。分子生物学技术在肿瘤基因治疗中也起重要作用，如用 PCR 技术监测导入的外源基因在体内的分布、存活及表达状况。

（九）肿瘤的预后判断

基因的突变与扩增与患者预后有关，*Her-2/neu* 扩增与乳腺癌的预后相关；*N-myc* 扩增与神经母细胞瘤的预后相关；抑癌基因 *p53* 突变与乳腺癌、肝癌、大肠癌、卵巢癌等多种肿瘤的预后有关；*Rb* 与视网膜母细胞瘤、骨肉瘤、小细胞肺癌、乳腺癌及膀胱癌等肿瘤的预后有关。目前有关肿瘤分子病理分期的研究已取得了不少进展，对 *ras*、*c-myc*、*p53* 等基因突变与大肠肿瘤、卵巢癌等的临床分期和预后的关系进行了广泛的探讨，一致认为，临床分期为Ⅲ、Ⅳ期者的 *ras*、*c-myc*、*p53* 表达率较高，预后较差。对卵巢粒层细胞瘤的癌基因检测发现，*c-erB-2* 过度表达或与 *c-ras*、*c-myc* 同时表达，患者预后较差。卵巢癌组织中 *nm23* 阳性者，预后差。具有 *H3 K27M* 突变的中线胶质细胞瘤，即使形态学分级较好，其预后也差。

总之，分子生物学技术在肿瘤易患性检测、早期诊断、判断预后、疗效监测等方面的研究已取得了一些进展，随着分子生物学技术研究的进步，其在肿瘤诊断方面也会像在传染病诊断中一样，显示出较大的优越性，肿瘤早期诊断的难题一旦得到解决，会为及时治疗肿瘤、攻克癌症带来新的希望。

（李祖茂　寒顺海　何欣蓉　刘　钧）

思考题

1. 简述影响病理诊断的因素。

2. 怎样正确填写病理检查申请单？

3. 查找文献，了解并熟悉肿瘤靶向治疗与肿瘤病理的相关性。

第五章　肿瘤的放射诊断

1895 年德国物理学家伦琴发现了 X 线,之后不久 X 线被用于人体疾病的检查,形成了 X 线诊断学,并由此奠定了医学影像学的基础,经过 120 多年的发展,医学影像学已发生了质的飞跃。近年来,医学影像学的发展十分迅速,已形成了包括 X 线、X 线计算机体层成像（CT）、磁共振成像（MRI）、超声、核医学和介入放射学等多种影像技术的检查体系,不但用于肿瘤的诊断,而且还发展到用于对肿瘤的治疗。目前随着科技进步与技术创新,对于肿瘤的诊治,医学影像诊断已不再局限于传统的形态学方面,还包括反映功能与代谢变化的功能成像技术,此外,以影像反映组织的细胞水平和分子水平变化的分子影像学也正处于研究发展中。因此,对于人体肿瘤的诊断和治疗方面医学影像学有着非常重要的地位和作用。各种医学影像学技术在肿瘤诊治过程中的主要用途包括:肿瘤的定位与定性诊断、为肿瘤的临床分期提供依据、疗效评价与随访、肿瘤放射治疗的准确定位等。不同影像技术对于不同部位与不同类型肿瘤或同一类型肿瘤的不同时期的诊治可能有着不同的价值与限度。本章主要介绍 X 线、CT 与 MRI 等医学影像技术在肿瘤诊断方面的应用。

第一节　肿瘤的 X 线诊断

一、X 线成像的基本原理与设备

X 线是真空管内高速行进的电子流轰击钨靶时突然受阻所产生的一种电磁波,其波长短,肉眼不可见。X 线之所以能使人体在胶片或荧光屏上形成影像,有两方面的原因,其一是基于 X 线的穿透性、荧光效应和感光效应;其二是基于人体组织存在密度和厚度的差别。由于有这种差别的存在,当 X 线穿过人体不同组织结构时,其被吸收的程度不同,所到达荧屏或胶片上的 X 线剂量出现差异,这样,在荧屏或胶片上就形成了不同黑白对比的灰阶影像。

人体组织结构与器官密度和厚度的差异是产生影像对比的基础,是 X 线成像的基本条件。人体组织结构根据其密度不同可分为高、中、低三类,由于对 X 线吸收差异而显示不同黑白程度的影像。骨骼和钙化灶等为高密度,对 X 线吸收多,在 X 线片上呈白影;软骨、肌肉、血管、液体、实质性脏器等为中等密度,对 X 线为中等程度吸收,在 X 线片上呈灰白影;体内的气体和脂肪为低密度,对 X 线吸收少,在 X 线片上呈黑影。组织越厚对 X 线吸收越多,X 线片上影像越偏白;组织越薄对 X 线吸收越少,X 线片上影像越偏黑。

X 线成像设备主要包括 X 线管及其支架、变压器、检查床、操作台等。

二、X 线图像的特点

X 线图像由不同黑白灰度的影像组成,是灰阶图像。人体组织结构或病变的密度差异是影响其图像黑白程度最关键的因素。白影意味着组织的密度高，黑影意味着组织的密度低，因此，在分析 X 线图像时常用高密度、中等密度、低密度来分别表述 X 线图像上的白影、灰影和黑影。X 线图像是 X 线穿透人体某一部位不同密度与厚度所有组织结构的总合投影，即为重叠投影。X 线图像密度分辨率不高，对软组织等不能形成足够的对比。另外，由于用于成像的 X 线束近似锥形投射，因此 X 线图像具有一定程度的放大、变形与失真，并且会产生一定的伴影导致影像的清晰度降低。

三、X 线检查技术及其对肿瘤诊断的作用

1. 透视（fluoroscopy） 传统采用荧光透视，即观察 X 线穿过人体后在荧光屏上显示的影像。目前一般采用影像增强电视系统，影像亮度增强，效果更佳。该方法的优点：被检查部位可转动，便于多方位观察；可直接观察人体脏器的运动和功能状况，如心脏大血管搏动、呼吸运动、胃肠道蠕动功能等；操作简便，价廉。缺点：患者接受射线量大；图像对比度、清晰度均不及摄片。该方法主要用于：胸部疾病诊断；软组织内异物的寻找与定位；四肢骨折和脱位的诊断；胃肠道造影透视。透视对于肺部肿瘤与纵隔肿瘤的初步诊断有一定价值。

2. X 线摄影（radiography） X 线摄影也称 X 线摄片。由于人体组织结构自身密度上的差别而产生 X 线的对比，称为自然对比，依靠自然对比所获得的 X 线图像称为平片（plain film）。X 线摄影图像具有较好的清晰度与对比度，而且具有经济、简便等优点。因此，目前 X 线摄影仍然是影像诊断中使用较多和最基本的检查方法。目前，X 线摄影普遍使用的是数字化 X 线摄影（digital radiography，DR），其功能强、性能稳定、图像更清晰、投照成功率高、操作便捷，图像灰度、对比度可根据需要通过调节窗宽、窗位而改变。DR 的临床应用，实现了放射科无胶片化，具有图像数字化、网络化以及信息资源共享等优点。

肺与骨骼具有良好的自然对比，适合 X 线检查。因此，X 线平片检查是胸部与骨骼系统最常用和首选的影像学检查方法。X 线平片检查可作为胸部肿瘤的初步诊断手段，如平片检查常作为肺癌的筛查手段之一。对于骨骼肿瘤，X 线平片大多显示清晰，并能显示某些肿瘤的特征性改变，因此其对于骨肿瘤的定性诊断有重要价值。X 线平片对颅内肿瘤与腹腔、盆腔内肿瘤的诊断价值不大。

3. 造影检查 造影检查是指人体某些组织结构或器官由于缺乏自然对比，须将高于或低于该组织结构或器官密度的物质引入器官内或其周围间隙，使之产生对比显影的一种检查方法，所引入的物质称为对比剂或造影剂。对比剂分为两类：①高密度对比剂，常用的有钡剂和碘剂。②低密度对比剂，有空气、氧气、二氧化碳。一般将高密度或低密度造影剂之一引入体内，若将高密度与低密度两种造影剂同时引入则称双重造影。造影方法分为两种：①直接引入对比剂，包括口服（如上消化道钡餐检查）和灌注（如气钡结肠双重造影、逆行尿路造影）。②间接引入对比剂，如静脉尿路造影，经静脉注入对比剂后，对比剂经肾脏排入泌尿道内，而行尿路造影。本节简要介绍常用的造影检查：

（1）消化道造影：多采用钡剂，也可用碘剂作为对比剂。上消化道造影一般采用口服硫酸钡剂，也称钡餐造影，在消化道穿孔时不能用钡剂而改用 40% 的碘油或 60% 的泛影葡胺。对结肠与直肠的检查则行钡剂灌肠法。钡餐检查前 12 小时禁食。钡灌肠前须行清洁灌肠。行气钡双重造影检查时，上消化道造影需口服产气粉，钡剂灌肠造影则需经肛门

注入气体。消化道造影检查可清楚显示食管与胃肠道轮廓和黏膜，透视下可观察胃肠道的蠕动和排空，从而显示消化道肿瘤的部位、大小和一定的良、恶性肿瘤特征。胃双重造影可显示胃黏膜面的细微结构，因而对早期胃癌的诊断具有较重要价值。目前对于消化道肿瘤的影像学诊断，X线造影检查仍为首选的影像检查技术，也是应用最广泛和最基本的影像学方法。

（2）尿路造影：包括静脉尿路造影、逆行尿路造影、膀胱造影和尿道造影，对肾盂、输尿管和膀胱肿瘤及其所致的尿路梗阻诊断有一定价值。

（3）数字减影血管造影（digital subtraction angiography，DSA）：血管造影是将水溶性碘对比剂注入血管内，使血管显影的X线检查方法。数字减影血管造影则是通过计算机处理数字图像信息，消除图像中骨骼与软组织影像，使血管显示更清晰的成像技术。该技术可显示肿瘤的血供状况，了解肿瘤的动脉血管和静脉引流以及血管受侵犯情况和静脉癌栓形成。对于某些肿瘤的诊断以及良、恶性肿瘤的鉴别诊断有一定的价值。用于肿瘤的血管内介入技术，DSA则是不可缺少的。

（4）其他造影：包括支气管造影、胆管造影、脑室造影、脊髓造影等，在CT与MRI广泛使用后，这些方法已很少使用或不再使用。

4. 软组织摄影 软组织摄影也称软线摄影，是采用能发射软X线的钼靶X线管的检查技术。目前主要用于乳腺疾病的诊断，包括乳腺癌的早期发现和早期诊断。乳腺X线检查使用专用的乳腺X线机，近年来全数字化乳腺X线设备在临床已得到广泛应用，全数字化乳腺X线设备具有钼/铑双靶球管、自动拍片剂量调整技术、数字化平板技术等，不仅可根据个体差异自动调节X线剂量，减少X线辐射量，还具有可进行图像后处理、图像数据传输上网等优点，已成为乳腺癌最常用的筛查手段之一。但该检查方法是将三维乳腺组织成像于二维层面，势必使腺体之间、腺体与病灶之间相互重叠。因此，即使在最佳的摄影及诊断条件下，仍有5%～15%乳腺癌患者表现为假阴性或假阳性，特别是在致密型腺体的患者中漏诊率更高。数字化乳腺断层摄影技术（digital breast tomosynthesis，DBT）是近年来发展起来的一项新的乳腺摄影技术，它在传统二维摄影的基础上对乳腺进行多角度的连续断层摄影，从而减少腺体组织重叠，提高乳腺癌的检出率。

第二节 肿瘤的 CT 诊断

一、CT 的基本原理、设备与发展

X线计算机体层成像（X-ray computed tomography）简称CT。CT是利用高准直X线束围绕人体一定厚度的检查部位旋转，进行层面扫描，由探测器接收透过该层面的X线，在转变为可见光之后，由光电转换器转变为电信号，再经模数转换器转为数字信号，输入计算机处理。假定将选定扫描层面分成若干数目而体积相同的立方体，即基本单元，称之为体素。经计算获得每个体素的X线吸收系数，再将其排列成数字矩阵，数字矩阵经数模转换器转换为黑白不同灰度的方形单元，称为像素，像素按原有矩阵顺序排列，在显示器上显示出来，即成为CT图像。此为CT断面图像，是由一定数目像素组成的灰阶图像。

CT设备主要包括：①扫描装置，用于对检查部位进行扫描，由X线管、探测器、扫描机架和扫描床组成。②计算机系统，将扫描所获得的大量信息数据存储运算。③图像显示、存储与处理系统。④操作控制系统。

初期的 CT 装置，扫描方式为层面扫描，即一层一层地逐层扫描。其扫描时间长，空间分辨力低。1989 年螺旋 CT 设计成功，其扫描方式为螺旋扫描，又称容积扫描，即 X 线管围绕检查部位连续旋转、连续扫描，同时检查床沿纵轴连续平移。螺旋 CT 扫描速度快，能在较短时间内对人体进行大范围扫描，获得三维信息，为 CT 图像任意方位重建等图像后处理创造了条件。1998 年多层螺旋 CT 研制成功。多层螺旋 CT 使用维形 X 线束和多排探测器，X 线管旋转一周可获得多层 CT 图像。扫描时间更短，扫描层厚更薄，扫描范围更广。多层螺旋 CT 有利于运动器官的成像和动态观察；有利于小病灶的发现；增强扫描时容易获得多时相表现特征。多层连续扫描所获得的容积数据，为 CT 图像后处理功能的进一步拓展创造了更有利的条件。20 世纪 80 年代还设计出了电子束 CT，因其检查费用较高，未得到广泛应用。

二、CT 图像的特点与优势

CT 图像是数字化模拟灰度图像，即为由一定数目、不同灰度像素按矩阵排列所构成的灰阶图像。这些像素反映的是相应体素的 X 线吸收系数。与 X 线图像相似之处是 CT 图像也是由黑白不同的影像反映组织和器官对 X 线的吸收系数。高密度组织，如骨骼则呈白影，表示为高吸收区；低密度组织，如含气肺组织呈黑影，表示为低吸收区；中等密度组织如肌肉、肝脏、脑实质等，则呈灰影，表示为中等吸收区。

CT 图像密度分辨力高，其密度分辨力相当于传统 X 线图像的 10～20 倍。即使密度差别小的人体软组织，也可在 CT 图像上形成对比。因此，CT 可较好地显示脑、肝、脾、胰、肾等软组织构成的器官，并在其良好的背景图像上显示出病变影像。CT 图像的空间分辨力取决于所用设备的像素和矩阵，像素越小，矩阵数目越多，其空间分辨力越高。但总的来说，CT 图像的空间分辨力不及传统 X 线图像。

CT 图像除用不同灰度来显示人体组织、器官和病变的密度差异外，还可以用组织的 X 线吸收系数来体现其密度高低程度，因而具有量化标准。临床实际工作中是将 X 线吸收系数换算成 CT 值，以 CT 值来表示密度的高低程度，其单位为 HU（Hounsfield unit）。水的 CT 值规定为 0HU，空气的 CT 值为–1000HU，骨皮质的 CT 值为+1000HU，人体密度不同的各种组织的 CT 值在–1000～+1000HU 的 2000 个分度之间。

CT 图像为断层图像，一般采用横断位或称轴位，它所代表的是人体某部位具有一定厚度层面的重建图像。这种图像避免了传统 X 线图像中多种组织结构重叠的缺点。但对一个器官的完整显示必须由多帧连续的断层图像才能完成。通过图像后处理还可获得重组的冠状位、矢状位及所需不同方位的图像。

三、CT 检查技术

1. 普通 CT 扫描技术

（1）平扫：是指不用对比剂直接进行的扫描，对于肿瘤的 CT 检查一般先行平扫。

（2）增强扫描：是指经静脉注入水溶性有机碘对比剂后进行的扫描。增强扫描的意义在于，注入含碘对比剂后，正常组织、器官与病变内碘浓度可产生差别，因此形成密度差异，使得平扫未能显示或显示不清的病变得以显影。通过病变有无强化及强化方式的不同，有助于定性诊断和鉴别诊断。如血供丰富的组织强化明显，坏死组织不强化。对多数肿瘤的诊断都需要平扫后再行增强扫描对比，增强扫描可显示肿瘤的血供丰富程度、肿瘤的强化特点，更清楚地显示肿瘤的大小、边界及与毗邻器官或结构的关系，还可显示相应器官的动静脉血管有无受累及受累程度。对比增强扫描方法根据不同器官和不同病变的需要可采用常规增强扫描、动态增强扫描、双期或多期增强扫描、延迟扫描等不同扫描方法。例如，对原发性肝癌与肝血管瘤的鉴别诊断必须采用多期增强扫描与延迟扫描，通过比较不同时期病灶的强化形式差异而得以诊断和鉴别诊断。

（3）造影扫描：是指先向器官内或其周围间隙引入对比剂，对器官或结构造影，然后再进行扫描。如在腹部平扫，常口服对比剂后扫描以便观察肠道情况及对肠管与周围软组织病变进行鉴别。这种方法在其他部位应用较少。

2. 图像后处理技术　螺旋 CT 所获得的容积扫描数据，除常规轴位图像外，经计算机处理后，还可进行多平面重组以获得冠状位、矢状位及所需各种不同方位的图像。并可以获得其他显示方式的图像，包括曲面重组、容积再现技术、三维立体技术、CT 血管造影、仿真内镜等技术的图像。选择合适的后处理技术，可对肿瘤的定位诊断、空间毗邻关系及侵犯范围的显示更为准确。CT 血管造影结合断面图像有助于更清楚显示肿瘤与血管的关系。仿真内镜技术对空腔脏器内肿瘤的诊断有一定的价值，如对支气管内肿瘤和结肠癌的诊断。

3. CT 灌注成像技术　CT 灌注成像（CT perfusion imaging）是指经静脉灌注对比剂后，对所检查器官的选定层面进行连续动态扫描，从而获得该层面内每一像素 CT 值随时间变化的时间密度曲线，可以计算出不同组织的血流量、血容量、表面通透性和平均通过时间等灌注参数值。经图像后处理，给予色阶赋值后可得到与参数相对应的伪彩色灌注图。这些参数可反映组织器官灌注量的变化，对这些变化信息进行综合分析可了解正常组织或病变组织毛细血管血流动力学特征，即血流灌注状态。因此 CT 灌注成像是一种功能性成像技术。该技术目前主要用于急性脑局部缺血的诊断，也应用于人体各部位多种肿瘤的研究。肿瘤 CT 灌注成像对确定肿瘤的分化程度及对良恶性肿瘤鉴别诊断有一定价值。

四、CT 在肿瘤诊断方面的应用

CT 对人体各系统、器官肿瘤的诊断有着重要的价值并已被广泛应用，包括检查：①中枢神经系统：脑内原发与转移性肿瘤，颅内脑外肿瘤如脑膜瘤、颅咽管瘤、听神经瘤等。②五官与颈部：眼眶内肿瘤与眼球肿瘤、鼻腔与鼻窦肿瘤、鼻咽癌、喉部肿瘤、甲状腺肿瘤等。③胸部：肺癌等肺内肿瘤、胸膜肿瘤、纵隔肿瘤。④腹部与盆腔：肝、脾、胰腺、肾等实质性器官的肿瘤，胆管肿瘤，腹腔及腹膜后肿瘤，膀胱、子宫及附件肿瘤，前列腺肿瘤等。⑤消化道肿瘤：CT 主要用于了解肿瘤的范围、与毗邻脏器或结构的关系以及肿瘤转移情况。⑥骨骼肌肉系统：各类原发与转移性骨肿瘤、骨旁软组织肿瘤。对软组织肿瘤和骨骼解剖结构较复杂部位的肿瘤 CT 有更重要价值。CT 在肿瘤诊治过程中的主要用途：对肿瘤的定位和定性诊断、为肿瘤的临床分期提供依据、疗效评价与随访、肿瘤放射治疗定位等。此外通过使用 CT 测量功能还可进行 CT 导向下穿刺活检和肿瘤的靶向治疗。

第三节 肿瘤的 MRI 诊断

一、MRI 的基本原理、设备与发展

磁共振成像（magnetic resonance imaging，MRI）是利用氢原子核在磁场内受到射频脉冲的激励而发生磁共振现象，所产生的信号经采集和计算机重建成像的一种技术。1973 年 Lauterbur 首先报道了利用磁共振成像原理的技术。1974 年 Lauterbur 作出了活鼠的磁共振图像。1978 年英国诺丁汉大学和阿伯丁大学的物理学家们在研制磁共振成像系统中获得了人体头、胸、腹的 MR 图像。1980 年商用 MRI 设备问世并开始用于临床。由于对磁共振成像的贡献，Lauterbur 与 Mansfield 共同获得 2003 年诺贝尔生理学或医学奖。

MRI 用氢原子核成像，这不仅因为氢原子核最简单，只有一个质子，它具有最强的磁矩，最易受外来磁场的影响，而且还因为人体氢原子核含量最丰富，分布最广。人体内每个氢原子核可被视为一个小磁体，这些小磁体自旋轴的排列是杂乱无章的，将人体置于强大的外磁场中，这些小磁体的自旋轴则按磁场磁力线方向排列。在 MR 的坐标系中，顺主磁场方向为 Z 轴，垂直于主磁场方向的平面为 XY 平面。平衡态宏观磁化矢量 M_0 此时绕 Z 轴以拉莫尔频率自旋，如果额外再对 M_0 施加一个拉莫尔频率的射频脉冲，使之产生共振，M_0 就会偏离 Z 轴向 XY 平面进动，从而形成横向磁化矢量，其偏离 Z 轴的角度称为翻转角，同时在外来射频脉冲的作用下，这些质子同向进动，相位趋向一致。当外来射频脉冲停止后，由 M_0 产生的横向磁化矢量在自旋晶格磁场作用下，将 XY 平面恢复到 Z 轴，同时以射频信号的形式释放出能量，其质子自旋的相位一致亦逐渐消失，并恢复到原来的状态。这些被释放出的，并进行了三维空间编码的射频信号被体外线圈接受，经计算机处理后重建图像。

人体各组织、器官的磁共振信号强度不同，正常组织与病变组织产生的信号强度也不同，这种信号强度的差别是 MR 的成像基础。参与 MR 成像的因素很多，决定 MR 信号强度的参数也有多个。人体自身的因素有质子密度、组织的弛豫时间 T_1 和 T_2 以及液体流动状况等，人为的技术参数包括脉冲序列、重复时间（repetition time，TR）、回波时间（echo time，TE）和对比剂的使用等。主要以 T_1 参数构成的图像称为 T₁ 加权图像（T₁ weighted imaging，T₁WI），主要以 T_2 参数构成的图像称为 T₂ 加权图像（T₂ weighted imaging，T₂WI），主要由组织内质子密度构成的图像称为质子密度加权图像（proton density weighted imaging，PDWI）。

MRI 设备主要包括磁体系统、梯度系统、射频系统、计算机及数据处理系统和辅助设备等。主磁体是产生强外磁场的装置，目前常用的有超导型和永磁型这两种磁体类型。磁场强度是磁体性能的主要参数之一，目前医用 MRI 设备所用的磁体磁场强度一般为 0.35～3.0T。

二、MRI 图像的特点与优势

与 CT 图像相似之处在于 MRI 图像也是数字化模拟灰度图像，但不同的是 MRI 图像黑白不同的灰度所代表的是组织的 MR 信号强度。MRI 图像具有多参数成像的特点，主要成像参数有 T_1、T_2、质子密度等，其所获图像分别为 T₁WI、T₂WI、PDWI 等。在各种参

数 MRI 图像上，黑影称为低信号，白影称为高信号，介于二者之间的灰影则称为中等信号。但应注意，同一组织在不同成像参数的图像上信号强度可以不同。例如，膀胱内的尿液在 T_1WI 上为低信号，在 T_2WI 上为高信号。除多参数成像特点外 MRI 图像还具有多种成像序列，如自旋回波序列、快速自旋回波序列、梯度回波序列、反转恢复序列等，即使同一成像序列，改变具体成像参数也可获得更多的成像方法。MRI 这种多参数、多序列成像特点为正常结构和病变的组织类型、组织学特征的识别提供了更多信息。MRI 软组织对比度高，细小结构显示更清晰，能显示 CT 所不能分辨的某些结构，无骨伪影。

多方位成像是 MRI 的另一大优势，除可获得常规的轴位断面图像外，MRI 检查还可以直接获得冠状位、矢状位及任何所需要的斜位断面图像。可更清楚地显示器官、组织结构和病变之间的解剖关系及病变范围。

MRI 具有流空效应，这是指如像心血管内快速流动的血流，在成像过程中采集不到信号而呈无信号的黑影。利用这一特性，无须对比剂即可显示心脏和血管结构。

MRI 也存在一些不足：对钙化显示不敏感；可能产生伪影，如化学位移伪影、移动伪影、金属伪影等；对骨骼细微结构的显示及在胃肠道方面的应用有一定限度。

三、MRI 检查禁忌证

体内有心脏起搏器、金属异物等有铁磁性物质，病情危重需抢救，不合作，幽闭恐惧症等属 MRI 检查禁忌证。

四、MRI 检查技术

与 CT 相比 MRI 检查技术则更复杂，专业性也更强。

1. MR 序列技术　MR 具有多种成像序列，如自旋回波序列、快速自旋回波序列、梯度回波序列、反转恢复序列、平面回波序列等，即使同一成像序列，改变具体成像参数也可获得更多的成像方法。不同序列，其扫描时间和图像质量有差异，实际应用过程中，除常规序列外，根据不同检查部位或器官、不同病变等可选择不同序列。

2. MR 增强扫描技术　MR 增强扫描是指经静脉注入对比剂后进行的 MR 扫描。尽管 MR 图像具有良好的组织对比度，但是正常组织与病变组织的弛豫时间有较大的重叠，对比增强扫描检查的目的是通过给予对比剂改变组织的弛豫时间 T_1 和 T_2，以提高正常组织与病变组织之间的对比度。常用的对比剂是钆的螯合物，钆可缩短 T_1，在 T_1WI 上被强化的组织呈高信号。对肿瘤的诊断来说，MR 对比增强尤为重要，它有助于肿瘤的鉴别诊断，并可显示肿瘤的血供丰富程度、不同肿瘤的强化特点，更清楚地显示肿瘤的大小、边界及与毗邻器官或结构的关系，还可显示相应器官的动静脉血管有无受累及受累程度。

3. MR 血管成像技术　MR 血管成像（magnetic resonance angiography，MRA）技术包括两种，一种是利用血管内血液的流动效应，不用注射对比剂使血管内腔成像的技术；另一种是注射对比剂后行血管成像。前者虽简单方便，但对小血管的显示效果不及后者。

4. MR 电影技术　MR 电影技术是利用快速成像序列，使运动脏器快速成像，如心脏、主动脉 MR 电影技术，可评价心肌、主动脉壁的运动功能。

5. MR 水成像技术　MR 水成像技术主要是利用静态液体所具有长 T_2 弛豫时间的特点，通过重 T_2 成像技术使人体内静态或流动缓慢的液体呈高信号，周围实质性组织呈低信号，这样人体脏器含液体的部分或腔隙显影，则可获得类似于传统 X 线造影效果的图像。这种技术无须对比剂，而且可以获得多方位观察的图像。常用的 MR 水成像技术有 MR 胰胆管成像（MR cholangiopancreatography，MRCP）、MR 尿路成像（MRU）、MR 内耳成像技术等。这些技术可在一定程度上替代相应的传统造影检查。MRCP、MRU 分别对肿瘤所致的胆管与尿路梗阻诊断有较重要的价值。

6. MR 功能成像技术 MR 功能成像（functional MRI，fMRI）技术是以图像形式反映组织结构生理功能状态的一类成像技术，这类技术包括扩散加权成像（diffusion-weighted imaging，DWI）、扩散张量成像（diffusion-tensor imaging，DTI）、体素内不相干运动（intravoxel incoherent motion，IVIM）扩散成像、扩散峰度成像（diffusional kurtosis imaging，DKI）以及灌注成像（perfusion imaging，PI）。

（1）扩散加权成像：扩散是分子的一种微观运动，扩散系数代表物质的扩散特性。扩散系数可以像 T_1、T_2 参数一样用于 MR 成像以产生组织的影像对比度。MR 利用成像层面内水分子的扩散系数的分布产生对比度的成像方式即称为扩散加权成像，也称弥散加权成像。该技术常用于早期脑梗死的诊断与鉴别，也可用于检查肝、肾、乳腺、脊髓等其他脏器组织，为这些部位病变的诊断与鉴别诊断提供一定的信息。近年来，随着磁共振技术的迅速发展，已将 DWI 应用于全身 MRI，即全身弥散加权成像技术（whole body diffusion weighted imaging，WB-DWI），该技术能够一次性全身范围成像，成像效果与正电子发射成像（PET）相近，又称类 PET 成像，可直观地显示全身病灶分布，对于发现有无恶性肿瘤、肿瘤有无远处转移、肿瘤有无复发有较高的显示率。

（2）扩散张量成像（DTI）：是一种新的功能成像技术，该技术对检查所用的磁共振成像系统设备要求较高。DTI 可使脑白质纤维束成像，可以准确评价不同时期脑梗死时脑灰白质内水分子扩散各向异性改变特点。DTI 已初步应用于临床，成为临床研究脑白质病、脑血管疾病及精神障碍性疾病的新方法，为临床研究提供新的结构和功能参数。与肿瘤相关的应用，如利用 DTI 评价脑内肿瘤组织的细胞信号以及由于肿瘤引起的脑白质神经纤维束走向的改变。

（3）体素内不相干运动扩散成像：该技术采用双指数模型对组织中水分子扩散运动进行描述，可区分水分子的真性扩散与微循环灌注形成的假性扩散，更精确地评估组织中水分子的弥散情况及微循环灌注信息，不仅有助于肿瘤的定性诊断，而且能有效检出肿瘤治疗后细胞活性及微循环灌注的变化，早期评价肿瘤疗效、优化治疗方案及预测预后，为临床选择合适的治疗方案提供依据。近年来，该技术已初步应用于头颈部及腹部肿瘤的诊断及疗效评估，并展现出广阔的应用前景。

（4）扩散峰度成像：DKI 是 DWI 及 DTI 技术的延伸，其以更接近人体真实环境的非高斯分布模型为基础，采集更多参数，从而提供更丰富、更真实、更准确的组织微观结构信息。虽然该技术在实际运用中尚存在一些问题，如扩散方向数目的确定、扫描时间较长等，但随着磁共振技术的不断发展，DKI 逐渐应用于各系统疾病研究，尤其在肿瘤良恶性判断、鉴别诊断及疗效评估等方面展现出良好的临床价值。

（5）灌注成像：MR 灌注成像是指通过磁共振成像方式显示组织毛细血管水平的血流灌注情况，从磁共振角度评价局部的组织活力与功能的 MR 技术方法。其主要反映组织中微观血流动力学信息。这种方法可利用外源性示踪剂（顺磁性对比剂）或内源性示踪剂（自身血流）作为扩散示踪物。MR 灌注成像主要用于脑缺血性病变、脑肿瘤的血供研究以及肝病变的早期诊断、肾脏的灌注分析、心脏的灌注分析等。

7. MR 波谱技术　　MR 波谱（magnetic resonance spectroscopy，MRS）技术是利用化学位移现象来测定组成物质的分子成分的一种检测方法，也是目前临床唯一能对活体的组织代谢、生化环境及化合物进行定量分析的无创技术。该技术以波谱形式显示某些疾病代谢产物含量的变化。目前最常用的是 ^1H 波谱技术，其次有 ^{31}P 波谱技术等。MRS 在诊断急性脑缺血、脑肿瘤和前列腺癌等方面有一定价值。

五、MRI 在肿瘤诊断方面的应用

MRI 对人体各系统、器官肿瘤的诊断有重要的价值和较广泛应用。包括：①头颈部，各类原发性与转移性脑肿瘤的诊断，用于对颅内脑外肿瘤如脑膜瘤、颅咽管瘤等，眼球内肿瘤及眼眶内肿瘤，鼻咽癌等进行诊断，特别是对颅后窝幕下肿瘤（包括小脑、脑干内外肿瘤）的定位、定性诊断与鉴别诊断有较大优势，对肿瘤脑膜转移的诊断也比 CT 更可靠。②胸部，对肺内肿瘤的诊断价值受限，对纵隔肿瘤的诊断有一定的优势。③腹部，用于诊断肝、脾、胰腺、肾等实质性器官的肿瘤，胆管肿瘤，腹腔及腹膜后肿瘤。磁共振胰胆管成像技术对肿瘤胆管梗阻的诊断与鉴别诊断有重要价值。④盆腔，可诊断膀胱肿瘤、子宫及附件肿瘤、前列腺肿瘤等。⑤消化道，对胃肠道肿瘤的诊断方面有一定限度，但 MRI 可了解肿瘤的范围、与毗邻脏器或结构的关系、肿瘤转移情况，对肿瘤的临床分期有价值。⑥骨骼肌肉系统，对于骨肿瘤的诊断，MRI 能更清楚和真实地显示肿瘤组织在髓腔或周围软组织内的浸润范围，有助于进行恶性骨肿瘤的局部分期。MRI 也能清楚显示肿瘤向骨骺和关节腔的蔓延。冠状位和矢状位 T_1 加权像易于显示肿瘤跳跃病灶以及肿瘤与肌肉、神经、血管等周围正常结构的关系。对骨周软组织肿瘤的诊断 MRI 有较大优势。对骨转移瘤的显示 MRI 敏感性高，能发现尚未引起明显骨质破坏的骨转移瘤，能明确转移瘤的数目、大小、分布和邻近组织是否受累，为临床及时诊断和评估预后提供可靠的信息。

第四节　不同影像技术对肿瘤诊断的优选与综合应用

医学影像学包括 X 线成像、CT、MRI、超声、核医学和介入放射学等多种影像技术，即使同一种影像技术也可能存在多种不同的检查方法。不同影像技术和检查方法对各类肿瘤的诊断价值不尽相同。因此，对于不同系统、不同部位肿瘤的诊断，既可以选用不同的影像技术和不同的检查方法，也可以选择相同的影像技术和检查方法。即使同一部位肿瘤的诊断，也可以选用不同的影像技术和不同的检查方法。而对于某些肿瘤来说为了更为准确、全面地诊断，则可能需要综合应用多种影像技术和检查方法。因此，作为临床医生应该熟悉各种不同影像技术和检查方法的优势和局限性，熟悉这些影像技术对肿瘤诊断的适用范围与诊断价值。针对不同部位或不同类型的肿瘤，合理、有序、有效地选用某一种或综合应用多种影像技术，以缩短诊断时间、减少患者费用，同时为肿瘤的临床诊治与预后判断提供更可靠、更准确的信息资料。

对于不同系统、不同部位肿瘤的诊断，不同影像技术有着不同的价值。例如，肺癌早期一般无临床症状，主要靠体检筛查，胸部低剂量 CT 的分辨率明显高于胸片，大幅提高了肺内结节的检出率，尤其是胸片上难以发现的部分实性和非实性结节，因此胸部低剂量

CT 扫描对于早期肺癌的诊断及后续治疗有着重要价值。而对于骨肿瘤，由于有良好的自然对比，X 线平片检查仍为最常用和首选的影像检查技术，但对于瘤骨的发现与确认，CT 检查则优于平片检查。对于解剖结构复杂和 X 线成像重叠较多的部位，如脊椎肿瘤，CT 检查可作为首选的影像检查技术。对于恶性骨肿瘤在骨内外浸润范围的确认，MRI 则优于 CT，MRI 基本上已取代 CT 对骨肿瘤进行局部分期。对于转移性骨肿瘤的诊断，由于 MRI 对含脂肪的骨髓组织中的肿瘤组织及其周围水肿非常敏感，因此能检出平片、CT 甚至核素骨显像不易发现的转移灶。在中枢神经系统肿瘤的诊断方面，目前广泛使用 CT 与 MRI，X 线平片的作用极其有限而基本不再使用，对于颅后窝、小脑、脑干及椎管内肿瘤的诊断，MRI 是最佳选择。

对于肿瘤，特别是恶性肿瘤的诊断，为了更敏感地发现病灶、显示病变的特征、更准确地确定病变范围，从而提高定位诊断与定性诊断的准确性，对病变特点更全面地认识，包括正确评价恶性肿瘤的分期，以利于指导临床合理有效治疗方案的制订和预后的判断，不同影像技术或方法的综合应用是非常重要的。例如，在胃肠道恶性肿瘤的影像学诊断方面，首先选择 X 线造影检查，以了解病变向腔内生长情况、管腔狭窄程度、病变肠管长度、管壁功能状况等，再结合 CT 或 MRI 则可判断肿瘤是否向管壁外侵及外侵程度、毗邻脏器受累情况、腹腔淋巴结转移情况、肝脏转移情况等，这样两种影像技术相互补充，对胃肠道恶性肿瘤得以较全面、准确的诊断，有助于进行肿瘤分期和选择最佳治疗方案。

（周海鹰　夏　林　敬宗林　翟昭华）

思考题

1. 各种医学影像学技术在肿瘤诊治过程中的主要用途有哪些？

2. 如何正确认识 CT 与 MRI 在人体各系统肿瘤的应用价值与限度，试举例说明。

3. 磁共振成像技术包括哪些？这些技术对临床肿瘤的诊治有何价值？

4. 为什么在临床肿瘤的诊治过程中常常需要多种医学影像技术综合应用？

第六章　肿瘤超声诊断

超声诊断学是近半个世纪以来发展起来的重要的医学影像学分支，超声诊断以特定超声设备发射高频率超声波进入人体组织，再接收其在传播过程中产生的回声信号，以不同的成像模式显示人体脏器、组织结构和血流信息，用以评价脏器结构功能和血流动力学变化，辅助完成超声引导下包括肿瘤在内的介入诊断和治疗，具有无创、方便、重复性强、检查费用低等优点，是临床早期诊断、鉴别诊断、疗效评价的重要首选方法。

第一节　超声诊断基础和原理

一、超声波的定义

超声波（ultrasound wave）为物体的机械振动波，振动频率超过人耳听觉上限，是频率超过 20 000Hz 的声波。一般临床诊断用的超声频率范围为 2～10MHz，而最常用腹部检查的频率范围为 2.5～5MHz，浅表器官为 8～18MHz。

二、超声波的物理特性

1. 声源　能发射超声的物体为声源，超声声源又称超声换能器，用超声换能器制作成手持检查用的器件——探头。

2. 声束　声源发出的声波在一个较小立体角内传播，声束的中心轴线称为声轴，是声源发出声波的主传播方向，声束两侧边缘间的距离称为束宽。

3. 近场和远场　声束各处宽度不同，在邻近探头的一段距离内，声束宽度几乎相等，称为近场区，近场区超声传播为复瓣区，声强高低起伏，近场区内声束平行，失真最小；远场区声束开始扩散，远场区内声强分布均匀。远场区声束扩散程度的大小与声源的半径及超声波长有关，扩散角越小，声束扩散越小。扩散角（θ）的大小与波长（λ）及声源的直径（D）有关，即 $\sin\theta=1.2\lambda/D$。

4. 人体组织声学参数

（1）密度（ρ）：各种组织、脏器的密度，测定活体状态下的密度。

（2）声速（c）：声波在介质中的传播速度。单位为 m/s 或 mm/μs。

（3）声阻抗特性（Z）：密度与声速的乘积，单位为 g/（$cm^2 \cdot s$）。

（4）界面：声阻抗不同的两种物质接触在一起，形成一个界面，尺寸小于超声波长时为小界面；反之为大界面。

（5）人体组织对入射超声的作用：利用声波的物理特性，进行散射、反射、折射、全反射、绕射、衰减、会聚、发散和出现多普勒效应。超声波在均质的介质中传播不发生任何反射，遇到两种声阻抗不同的大界面时产生反射和折射，第二介质的声束大于第一介质，折射角大于入射角，入射角增大至某一角度时，折射声束完全返回至第一介质，出现全反射。小界面对入射超声产生散射，散射无方向性，反射回声源能量低，但散射发生于人体脏器内部的微细结构和血流中的红细胞,临床意义十分重要。声束边缘与大界面之间的距离等于 1~2 个波长时,声束传播方向改变,转向靠近界面,出现绕射,声束绕过物体后仍以偏斜的方向前进。声束经过圆形的低回声区,会出现会聚现象,经过圆形高声束区,会出现发散现象。声束在介质中传播,由于介质存在导热性和黏滞性以及介质分子之间的内摩擦,将一部分声能不可逆地转换成其他形式的能量,从而使声能损耗,与此同时,声能也可因反射、散射、声束扩散或综合作用出现衰减。人体软组织超声波的衰减系数与频率成正比,超声波频率越高,随传播距离的增加,衰减程度越大,超声波的衰减特性对判断病变的物理性质和病理性质有一定的价值。

5. 深度增益补偿调节 实际应用中可利用设备深度增益补偿调节功能达到图像显像均匀、深浅一致的目的。

6. 多普勒效应(Doppler effect) 由奥地利物理学家多普勒于 1842 年在观察天体运动时首先发现,故称为多普勒效应。多普勒效应是自然界普遍存在的一种现象,声波在介质中传播时遇到与声源发生相对运动的界面,入射超声波与反射回来的超声波频率不同,入射超声波与反射回来的超声波频率之差,称为多普勒频移。当反射界面向着声源方向运动时,反射声波的频率增高,产生的频移为正向频移。当反射界面远离声源方向运动时,反射声波的频率降低,产生的频移称为负向频移。频移大小取决于反射界面相对运动速度和入射声波与运动物体之间的夹角,运动速度越快,入射声波与运动物体之间的夹角越小,则频移越大,反之则频移越小。人体中的心室壁、机体和病灶血管内流动的血液、瓣膜等的活动均引起多普勒频移,多普勒效应在判断血流的方向、速度及脏器或病灶血流灌注情况方面有重要价值。

7. 超声波的穿透力与分辨力

穿透力:指超声波能够穿透介质最大厚度的能力,反映了超声波在介质中传播时的衰减程度。穿透力与发射声波的声能、频率、反射、折射、绕射等多种因素有关。

分辨力:分为基本分辨力和图像分辨力。

(1)基本分辨力:单一声束线上分辨两个细小目标的能力,基本分辨力又分为轴向分辨力、横向分辨力和侧向分辨力。

1)轴向分辨力:又称为纵向分辨力,指超声波在声束轴线上的分辨力,轴向分辨力影响纵深方向的分辨力,波长越短,纵向分辨力越高,图像纵向图像点细小,清晰度高。

2)横向分辨力:指与声束垂直的平面上在探头短轴方向上的分辨力,辨析横向声束的束宽。分辨力越好,组织切面反映越真实。

3)侧向分辨力:指与声束轴向垂直的平面上在探头长轴上的分辨力,声束越细,分辨力越好,在声束聚焦区,3~3.5MHz 的声波侧向分辨力在 1.5~2mm。

(2)图像分辨力:构成整幅图像的目标分辨力。包括细微分辨力和对比分辨力。细微分辨力显示散射点的大小,对比分辨力显示回声信号间的微细差别。

彩色多普勒分辨力:将血管腔内的血流状态通过彩色多普勒技术,用彩色表示并重叠在灰阶图上。分为空间分辨力和时间分辨力。①空间分辨力:指取样区同时显示多条血管及管腔内血流方向、流速及血流状态,处理血流边缘光滑度以及血管腔内正确显像的能力。②时间分辨力:彩色多普勒显像显示实时血流成像的不同彩色谱,反映心动周期中血流不同位相的能力。

（3）穿透力和分辨力相互影响：发射频率高，穿透力弱，图像分辨力高；发射频率低，穿透力强，图像分辨力低。临床应用时应根据探测的脏器和目的选择不同频率的探头，小儿、浅表器官病变可选用高频率探头，如 7～18MHz，而探查深部脏器或较大的病灶，需选用低频率的探头，如 2.2～3.5MHz。

8. 超声波的方向性　超声波在传播的过程中，沿着超声发射的方向直线向前传播。超声波的方向性与声源（探头）的晶体片的直径及振动频率有关，在相同声源直径的条件下，频率越高，波长越短，方向性越好。

第二节　超声诊断显像方式及其临床应用范围

一、超声诊断的显像方式

超声诊断的原理基本相同，但是由于成像的方法不同，表现形式也各不相同，根据成像的方法，可将超声检查法分为许多类型。

1. A 型　为振幅调制型（amplitude modulation display），单条声束在传播途径中遇到各界面产生散射和反射。A 型超声依据回波的有无、多少、高低及形状进行诊断，在显示器上，以纵坐标表示脉冲回声强度的幅度，横坐标则代表超声波传播距离，即检测深度，组织界面之间的距离即组织或脏器的厚度或大小，可以定量测量，目前已基本被 B 型超声诊断法所代替。

2. B 型　又称灰度调制型或灰阶成像（brightness modulation display），单条声束在传播途径中遇到各界面产生的散射和反射，在示波屏时间轴上以光点表示，灰度代表回声光点强度，回声强，光点亮，回声弱，则光点暗，无回声则形成暗区。声束顺序扫描脏器时，每一条声束线上的光点群按次分布成切面声像图，又称为二维超声诊断法，图像直观形象，接近真实的二维解剖，其被广泛地应用于妇产科、泌尿科、消化内科和心血管科疾病的诊断。当成像速度达每秒 24～30 幅时，称为实时（real time）显像，可实时地显示脏器的解剖结构和活动状态，是临床最常用的超声诊断方法。

3. M 型　又称 M 型超声心动图（M-mode ultrasonic cardiogram），是沿单声束传播方向获得随时间而发生变化的一种时间-距离曲线。以纵坐标（Y 轴）为距离轴，代表位置深浅；以横坐标（X 轴）代表慢扫描时间基线，用于对心脏或瓣膜结构不同时相运动的细致分析。

4. D 型　即多普勒超声（Doppler ultrasound），应用多普勒效应的原理，对运动物体所产生的频移信号进行显示和分析的诊断方法，分为频谱多普勒（spectral Doppler）和彩色多普勒血流显像（color Doppler flow imaging，CDFI）。频谱多普勒根据探头发射声波的工作方式不同分为连续波多普勒（continuous wave Doppler，CW）和脉冲波多普勒（pulse wave Doppler，PW）。CW 对声束线上所有的血管内血流获得显像，测人体最高流速不受限，但无距离分辨力，不能区分浅深血管流速。PW 接收器设选通门，门宽可调 0.5～20mm，可区分浅深血管并进行定量测量，但测量高流速受限。D 型超声主要用于了解心血管内的血流动力学变化和判断血管通畅程度，了解颅脑和内脏（如肝、肾等）血流灌注等，对诊断各种先天性心脏病、心脏瓣膜病、血管有无狭窄或闭塞等均有重要的价值。

5. D 型彩色描绘　用自相关技术迅速获得较多的心腔和血管腔内全部频移信息，用伪彩色编码的方式显示出来，朝向探头流动的血流显示为红色，背离探头流动的血流显示为蓝绿色，红色蓝色代表低流速血流，黄色绿色代表高流速血流，从而可形象地显示和定性分析心血管内血液流动的方向、速度和性质。

二、超声造影剂及超声造影原理

超声造影，又称对比增强超声（contrast-enhanced ultrasound，CEUS）、声学造影，其出现被认为是继二维超声、多普勒超声和彩色血流成像之后的第三次革命。分为经血管超声造影、经皮下和腔内超声造影。超声造影剂有声诺维、DEFINITY（全氟丙烷脂质微球混悬型注射剂）等；胃肠超声造影剂，通过饮用或直肠灌注显影胃腔和肠腔，分为水剂和粉剂。

1. 静脉、皮下使用的针剂　超声造影的原理如下。①静脉注射：造影剂微泡与人体红细胞大小相当，产生散射强度是红细胞的 1000～10 000 倍，超声造影是通过将微气泡注入血管内，造影剂通过肺循环，随血流到达身体的所有部位，所到达部位产生明显高于组织回声的非线性谐波，提高血管内血液散射信号强度，实时、连续、重复观察脏器或病灶血流灌注及退出的全过程，达到对某些疾病进行诊断和鉴别诊断的目的。临床应用于研究心肌和心腔、脏器功能判断、肿瘤血流灌注等。②皮下注射：通过将造影剂注入皮下，造影剂显影邻近淋巴管道，从而了解淋巴回流途径。例如，乳腺前哨淋巴结显影，通过注射造影剂到乳晕旁周围四个方向，根据淋巴液回流的解剖特点，了解造影剂在淋巴管内运行的途径，从而明确淋巴回流的方向，寻找前哨淋巴结，为肿瘤的转移途径提供佐证，指导临床手术方案的制订。

2. 腔内超声造影　腔内超声造影包括胃肠超声造影、输卵管超声造影、人体异常窦道瘘管超声造影等。输卵管超声造影、人体异常窦道瘘管超声造影时可用静脉用超声造影剂，输卵管超声造影也可用过氧化氢溶液，胃肠超声造影剂可为静脉用的造影剂，也可为水剂，如无气水、矿泉水等，也可为粉剂，如专用的胃肠造影剂，将其开水冲泡形成糊状后直接饮用或肠腔灌注使用进行诊断或鉴别诊断。

三、超声弹性成像

超声弹性成像的基本原理是对人体组织施加一个内部或外部的作用力，在弹性力学、生物力学等作用下，组织将产生一个对应变化，如位移、应变、应变率改变，结合数字信号处理或数字图像处理技术，分析组织内部的相应情况，从而间接或直接反映组织内部的弹性模量等力学属性的差异。目前主要的弹性成像技术：①应变弹性成像，传感器或外部机械连续压缩使组织发生应变，主要缺点是压缩力无法量化，受操作者经验影响较大，主观性强，压缩位置会导致目标移位和测量结果失真；②声辐射力脉冲弹性成像（acoustic radiation force impulse，ARFI），扫查期间无须手动加压，对操作者依赖少，可重复性好，短时间的声辐射力施加到感兴趣的组织区域，不产生整个目标的位移，包括声触诊组织定量和声触诊组织成像，可以定性定量分析诊断，缺点是取样框固定，对靶组织的选取有一定局限性，受组织深度影响；③剪切波弹性成像，利用超声波诱导的声辐射力使组织发生位移获得弹性模量，无操作者依赖性，声脉冲可以聚焦在组织的不同深度进行定量评估，具有可重复性、更高的空间分辨率和无压缩失真等优点，剪切波弹性成像的取样框可调，可以避开大血管，避开坏死和囊性部分，可直接获得目标的最大、平均、最小弹性模量。组织弹性成像目前主要应用于乳腺、前列腺、甲状腺等小器官的检查，还可应用于肝纤维化的诊断、局部心肌功能评价以及高强度聚焦超声与射频消融引起的损害的检测与评估，可有效鉴别实质性肿瘤的良恶性，对于恶性肿瘤诊断具有较高的特异性和敏感性。

四、超声检查的临床应用范围

超声影像图像接近真实的脏器和病变的解剖结构、功能状态及血流情况，在很多领域是临床首选的检查方法，其主要临床应用范围如下：

1. 实质性脏器形态、大小、边界及物理特性。

2. 各种脏器内的占位病变的形态、大小、物理性质、血流分布特性，对部分病灶可以鉴别其良恶性。

3. 胆囊、胆管、膀胱等脏器病变的形态、大小、位置分布、走向、浸润深度及其功能状态。

4. 诊断积液（如胸腔积液、腹水、心包积液、胆囊积液、肾积水及脓肿）的存在与否，并大致估计积液量的多少。

5. 药物或手术治疗后各种病变变化的疗效评估。

6. 心脏、大血管及外周血管结构功能、血流动力学和功能状态，包括各种先天性及后天性心脏病、血管疾病的诊断。

7. 超声引导下病变器官和组织穿刺抽液、活检及置管引流，超声引导下肿瘤射频消融、微波及药物注入治疗。

第三节　超声检查前准备及图像分析方法

一、检查前准备

在进行超声检查时，为了取得清晰的图像，从而达到满意的诊断效果，不同检查部位的检查方法不同，必须做好检查前的准备工作。

1. 患者的准备　腹部超声检查宜空腹 8 小时以上，以防止肠道内容物和气体的干扰。必要时需饮水充盈胃腔，以此作为"透声窗"检查胃后方胰腺或腹内深部病变；胆管系统检查需前一晚进清淡饮食，当天禁食早餐，使胆囊充盈胆汁，以利于胆囊内微小病变的显示和诊断。在需要评价胆囊收缩功能或了解胆管有无梗阻时，则应准备脂肪餐，脂肪餐后 30 分钟、1 小时、2 小时进行评价。妇产科或前列腺等盆腔内脏器或病变的检查，必须使膀胱充盈或做保留灌肠，以避免肠道内气体的干扰，或排空膀胱，采用介入检查方法（阴道超声、直肠超声）进行诊断。

2. 检查者的准备　对于检查者来说，检查前应详细咨询病史，明确检查的目的。选用适当的检查手段（如采用体表或腔内探头等），若需进行超声引导下介入穿刺活检或置管引流等，首先应了解患者出凝血时间、心电图结果等，并准备好必需的器械，同时做好消毒隔离和无菌操作，严格防止交叉感染。

二、探测方法

1. 直接探测法　受检查体表部位涂以耦合剂后，将探头直接置于表面进行探测。这一方法简便易行，常规检查应用本方法。探测肿瘤时以扫查手法进行连续纵、横、斜和侧动等扫查，必要时可让检查者改变呼吸或侧动身体作进一步观察和鉴别。

2. 间接探测法 多用于探测非常浅表部位的病变，如皮肤、皮下、眼等部位的病变。

3. 腔内探测法 根据检查需要将不同形状特制的超声腔内探头直接或结合内镜置入腹腔、食管、胃、十二指肠、直肠、膀胱、阴道及宫腔内进行近距离探测，可获得较体表探测更满意的图像，提高诊断和鉴别诊断准确性。

4. 术中探测法 手术中将消毒的手术探头直接置于需要探测的脏器表面，对深部小肿瘤和病变进行探测和定位，指导临床手术方案的制订和手术入路的选择，达到减少损害、精准治疗的目的，现已广泛应用于手术治疗中。

三、超声图像的分析方法

超声图像是由许多像素构成的，荧光屏上从最亮到最暗的像素变化过程即从白到灰再到黑的过程称为灰度（gray）。将灰度分为若干等级，即为灰阶（gray scale）。在荧光屏上一侧用格数表示灰阶的标志称为灰标（gray scale mark）。人体被测脏器与病灶的断面图像即是根据各个不同界面的灰阶强度、回声的空间范围和几何形状来加以描述的。

1. 回声强弱的命名 像素的亮暗反映了回声的强弱，根据图像中不同灰阶强度将回声信号分为：

（1）强回声（strong echo）：反射系数大于 50%，灰度明亮，后方常伴声影，如结石、钙化灶和骨骼等的回声。

（2）高回声（high level echo）：反射系数大于 20%，灰度较明亮，后方不伴声影，如肾窦和纤维组织等为此类回声。

（3）等回声（medium echo）：灰阶强度呈中等水平，如正常肝、脾等实质脏器的回声。

（4）低回声（low level echo）：灰暗水平的回声，如肾皮质等结构即表现为此类回声。

（5）弱回声（poor echo）：透声性较好的暗区，如肾锥体和正常淋巴结皮质的回声。

（6）无回声（anecho）：均匀的液体内无声阻抗差异的界面，即无回声暗区，正常充盈的胆囊和膀胱为典型的无回声区。

2. 回声分布的描述 按其图像中光点的分布情况分为均匀或不均匀分布，不均匀者如下：

（1）随机性不均，包括点状、线状和区域性分布不均。

（2）规律性的灰度递减。

（3）在病灶内部回声分布可用均质或非均质描述。

3. 回声形态的描述

（1）点状回声（echogenic dots）：回声呈细小亮点状。

（2）斑片回声（echogenic spot）：回声聚集呈明亮的小片状，其大小≤0.5cm，有清晰的边界。

（3）团状回声（echogenic area）：回声光点聚集呈明亮的光团，有一定的边界。

（4）环状回声（echogenic ring）：回声光点排列呈圆环状。

（5）带状或线状回声（echogenic band）：回声光点排列呈明亮的带状或线状。

4. 某些特殊现象的描述　某些病变呈现某种特殊征象，以下列举一些常见的特殊征象：

（1）靶环征（target sign）或牛眼征（bull's eye configuration）：某些病灶中心超声显像呈强回声区，周围形成圆环状低回声区，形似靶环，又名声晕（acoustic halo），在肝脏多见于转移性肿瘤，在甲状腺则多考虑为腺瘤样改变。

（2）驼峰征（hump sign）：是指肿瘤向脏器表面隆起者，肝肿瘤多见。

（3）双筒枪征（shot-gun sign）：肝门部肝外胆管阻塞扩张后，在声像图上形成与肝门部门静脉平行的图像，且管径相近或更宽，形似双筒猎枪。

（4）平行管征（parallel channel sign）：为肝内胆管轻度扩张，与相应的门静脉分支并行的征象。

（5）假肾征（pseudo-kidney sign）：常见于胃肠肿瘤或肠壁炎性肿物，局部增厚肠壁与狭窄的残腔形成像肾脏的超声影像。

（6）彗星尾征（comet-tail sign）：体内的异物（如金属、玻璃、节育器等）、微小结石、气体等后方的混响效应，声像图表现为病灶后方出现狭长带状强回声，酷似彗星尾。

第四节　肿瘤超声检查方法和注意事项

一、超声检查肿瘤时应注意的问题

1. 检查前应详细询问病史，必要时用手进行体格检查，明确检查的目的、检查的部位和脏器，选择最合适的超声检查方法（检查途径、探头种类、探头工作频率、探测方式等），有目的地进行超声检查。必要时对比已有的检查结果，了解疾病的病程和进展情况，协助诊断和鉴别诊断。

2. 不要随意以探头用力挤压肿瘤，超声检查过程中，动作要轻柔，防止肿瘤破裂出血和肿瘤细胞脱落而播散。

3. 检查过程中对诊断和鉴别诊断有价值的静态或动态图像要保存。

二、超声检查和诊断肿瘤的步骤与方法

1. 明确肿瘤所在脏器和组织部位，界定肿瘤与邻近组织器官的关系，检查正常脏器和组织有无被破坏、受挤压和移位。

2. 明确肿瘤的数目，明确肿瘤是单发、多发或弥漫无法计数，明确最大的和最小的肿瘤的大小。

3. 观察肿瘤的切面形状，如圆形、椭圆形、扁圆形、哑铃形、梭形、分叶状、不规则形、结节状等，辨析肿瘤有无包膜及包膜的厚薄，肿瘤的边界是否清晰，肿瘤表面是否平滑，肿瘤是否有伪足样浸润或粘连等。

4. 测定肿瘤的大小（左右径、上下径和前后径）、肿瘤前缘离体表的距离，必要时测其最大截面的周长和面积，估算其体积，以供治疗前后进行疗效的比较。

5. 观察肿瘤内部回声，实性肿瘤仔细观察内部回声分布属均匀、欠均匀或不均匀，回声密度为稀疏、致密或形成团块状，有无水平线状或弧形线状分隔；囊性肿瘤观察囊壁的厚薄，囊内壁是否毛糙，是否有绒毛状、乳头状、小块状、菜花状或不规则形实性成分，肿瘤内是否有分隔，分隔线密集、粗细不均的情况。

6. 观察肿瘤的其他表现，在深呼吸、侧动体位或推动肿瘤时，观察声像图上肿瘤图像有无移动或已固定，了解其与周围组织有无粘连、有无浸润。

7. 肿瘤特殊超声声像图：观察是否存在牛眼征、驼峰征、假肾征、卫星征及肿瘤周围的图像改变情况，协助肿瘤良恶性的诊断和鉴别诊断。

8. 对怀疑为恶性肿瘤的患者，应探测胸、腹腔积液的有无及量的多少，邻近脏器、血流回流、淋巴回流方向内脏器有无转移，邻近淋巴结有无肿大、破坏，测定转移病变的大小和范围。

9. 超声诊断结论的提出：通过病史、体格检查，结合超声观察内容，肿瘤的最大纵、横切面声像图，肿瘤物理特性属于实性、液性、含气性或混合性，肿瘤与周围组织和脏器的关系，合并胸、腹腔积液等声像图的表现特征，推断肿瘤为良性或恶性，最后提出诊断的意见。

10. 无凝血障碍和心电图正常，患者同意并能配合，在临床医生申请后，可在超声引导下进行穿刺活检明确病理诊断，合并胸、腹腔积液者行置管引流对症处理，缓解患者症状。

第五节 各脏器常见肿瘤的超声诊断

一、肝脏常见肿瘤的超声诊断

肝脏肿瘤是最常见的肿瘤之一。超声检查是肝脏肿瘤首选的检查方法，其具有无创、简便、价廉、可靠和准确的特点，被广泛应用于肝脏肿瘤的诊断和鉴别诊断。目前，常规二维超声、彩色多普勒超声、超声造影和肝脏弹性成像等检查技术应用于肝脏良恶性肿瘤的诊断和鉴别诊断，提高了早期肿瘤的发现概率、疾病的诊断和鉴别诊断的准确性。

（一）正常肝脏超声声像图

肝上界多数在右第 6 肋间，少数在第 5 肋间，肝右叶下界至肋缘（平静呼吸时），左叶在剑突下不超过 5cm，通常右叶厚而大，左叶小而薄。肝脏大小、形态因体型而异，斜切面声像图上，肝脏呈楔状，肝脏切面轮廓规则，被膜呈线状，光滑完整，最大斜径不超过 14cm，前后径不超过 11cm，左叶厚度 5～6cm，长度 5～9cm，肝实质呈均匀细小的稍低回声。肝内门静脉、肝静脉及其分支均可显示，门静脉管壁较厚，回声较强，而肝静脉壁较薄不易显示。肝总管壁呈中等回声，少数可显示左、右肝管，其内径为 2～3mm，肝固有动脉一般不能显示。

（二）肝血管瘤超声诊断

肝血管瘤是肝脏最常见的良性肿瘤，多生长缓慢，好发于肝右叶，分为海绵状血管瘤、硬化性血管瘤、血管内皮瘤、毛细血管瘤，其中，海绵状血管瘤最为常见。

1. 超声声像图表现 毛细血管瘤常较小，直径 1～3cm，个别可达 10cm 以上，单发多见，也可多发，呈圆形、椭圆形或不规则形，常见边缘裂开征或血管进入、血管穿通征，病灶内可见细小圆形或管状无回声区，呈筛网状，如有钙化灶存在，可见强回声伴后方声影。小的血管瘤内部多为高回声，低回声少见，大的血管瘤低回声多见，血管瘤呈现低回声时可见较粗的血管进入或血管穿通征。另外，大的血管瘤可呈混合型回声，生长在肋缘下的肝脏中大型血管瘤，在固定超声探头加压时，可见肿瘤像海绵一样被压扁，去压后较快弹性恢复原貌。彩色多普勒显像中小型肝血管瘤外周无血管围绕，少部分表现为肿瘤内呈彩点状、短线状或树枝状改变。

2. 超声造影表现 周围静脉注入造影剂后，血管瘤在动脉相呈周边环状增强，并逐渐呈结节样向肿瘤内延伸，在门静脉期及延迟期病灶仍处于增强状态，回声等于或高于周围肝组织。肿瘤较大时，肿瘤中央可见不规则形无回声区。

（三）原发性肝癌超声诊断

全球每年新发肝癌约 26 万例，居世界癌症发病率第五位，2.5%的肝癌分布在中国，中国肝癌死亡率为 20.4/10 万，占全部恶性肿瘤死亡的 18.8%。城乡之间，农村肝癌死亡率略高于城市，肝癌死亡率在部分城市居第一位。原发性肝癌的病因及确切分子机制尚不完全清楚，目前认为其发病是受环境和饮食双重因素影响的多步骤、多因素复杂作用的过程。流行病学及实验研究资料表明，黄曲霉素、乙型肝炎病毒（HBV）、丙型肝炎病毒（HCV）、乙醇、肝硬化、性激素、亚硝胺类物质、微量元素和饮水污染等都与肝癌发病相关。约 80%肝细胞肝癌继发于肝硬化，可分为肝细胞性肝癌、肝内胆管细胞性肝癌和混合型肝癌，以肝细胞性肝癌最常见。肝癌大体病理类型可分为巨块型、结节型及弥漫型。临床表现早期无症状，晚期主要表现为上腹闷胀、疼痛、出现肿块、食欲减退、消瘦、发热、腹泻、便血和腹水等。超声声像图常伴有肝硬化表现，肿瘤生长迅速，呈膨胀性生长，多形性、多变性改变。

1. 超声声像图表现

（1）早期肝脏形态可无明显变化，当病变范围增大至一定程度时，肝脏体积增大，形态不规则，较大的巨块型病灶或病灶接近肝表面时，会引起肝脏局部向外隆起，形成驼峰征表现。结节型病变或合并肝硬化时，肝内声像图同时表现肝硬化的表现，实质回声增多、增粗，肝包膜增厚，凹凸不平。

（2）包膜：多数癌结节具有完整或不完整的包膜。根据包膜分布分为：①完整或基本完整的包膜，厚度小于 1mm；②在完整包膜局部见外突的小结节；③包膜不清，与周围组织无明显分界。

（3）病变区回声特征：根据病变区的回声特征，可以将病变回声分为以下类型。

1）低回声型：肿瘤内可表现为内部回声较均匀，亦可表现为低回声中心点状强回声、低回声中心高回声镶嵌，呈现不均质回声。

2）高回声型：肿块边界清晰，边缘不规则，有呈单个或分叶状的高回声结节，内部回声可表现为均匀、高回声多结节、高回声内低回声、高回声内见液化坏死等。巨块型肝癌可占据大部分肝脏，常有推挤或压迫肝内血管的现象，肝静脉或门静脉常沿其边缘处受压移位或突然中断，部分病灶周围出现环窄带状暗环，即声晕。

3）等回声型：此型较少见，肿瘤回声与周围正常肝组织回声相似，不易辨析清界线，容易漏诊。对疑为肝内实质性占位病变者，应仔细辨析分界线和内部回声，必要时使用超声造影技术进一步确定。

4）弥漫型：肝内回声强弱不等，分布不均匀，部分呈不规则斑块状回声，应与结节型肝硬化声像图进行鉴别。

（4）后方回声：肝癌结节的后方回声常轻度增强，在低回声肿瘤病灶中更为常见。

（5）肝癌周围组织的继发声像图表现

1）卫星结节：在原发肿瘤的周围出现散在低回声或高回声小结节，为肝内转移征象。

2）癌栓：癌细胞随血流转移，在门静脉、肝静脉和下腔静脉内出现癌栓，管腔内可见多个大小不一的中低回声团块，也可出现较强回声团块，造成管腔变窄或宽窄不等，超声造影检查癌栓内可见血流灌注表现。

3）胆系受压：肿瘤压迫胆管，根据受压部位不同，可有不同部位不同程度的肝内胆管扩张，肝总管扩张，胆囊增大，临床上出现黄疸。

4）周围转移：常见肝门、腹主动脉旁、腹膜后淋巴结的转移，常常融合成团，实质增厚，比例改变和回声增高。

（6）小肝癌：肝癌结节最大径线在 3cm 以下，2cm 以下为微小肝癌，小肝癌声像图80%表现为圆形或椭圆形低回声结节，包膜薄，内部回声细小，后方回声轻微增强。10%以下表现为圆形或椭圆形高回声，周边有晕环，内部回声不均匀。1%以下表现为圆形或椭圆形结节，包膜增厚，内部呈现低弱回声，内可见多条线状分隔。

（7）彩色多普勒：富血供型，肿瘤周围血管环绕，进入结节内部，结节内部呈现点状、线状、树枝状血流，血流丰富；少血供型，肿瘤周围少量血管环绕或无血管围绕。肝动脉-门静脉瘘常在门静脉内显示血流呈现明亮色，或红蓝色镶嵌，脉冲多普勒在瘘口处测及＞60cm/s 的高速搏动血流。

2. 超声造影表现 肝脏接受来自肝动脉（25%～30%）和门静脉（70%～75%）的双重血供，原发性肝癌肿瘤组织长至 2～3cm 后以肝动脉的血供占绝对优势，血管丰富而发育不全，血流速度快，短路多，与非瘤肝组织的血液灌注状态形成明显差异。经周围静脉注入超声造影剂，超声造影过程分为三个时相，即动脉相、门静脉相和延迟相，并定义经外周静脉注射造影剂后8～30秒为动脉相、31～120秒为门静脉相和121～360秒为延迟相。肝癌超声造影典型的增强模式为造影过程中动脉相（10～25 秒）增强早于肝实质，呈高增强，门静脉相或延迟相消退快于肝实质，呈低增强，即"快进快出"的增强模式，其在肝癌诊断中有较高的敏感性和特异性，可协助进行肿瘤的良恶性鉴别诊断。

（四）转移性肝癌超声诊断

转移性肝癌是指身体其他部位的恶性肿瘤通过血液循环等途径转移到肝脏，并且在肝脏形成了单一或者多个的病灶，又被称为继发性肝癌，一般已经处于癌症晚期，预后较差。原发肿瘤性质不同，其超声声像图表现有所差异。

1. 超声声像图表现

（1）乳腺癌：肝内可见单发或多发肿瘤结节，呈现牛眼征或晕环征。

（2）胃癌：分为两种表现，一为高回声肿瘤结节，边界清晰；二为囊实性结节。

（3）胰腺癌：直径小于 5mm 的低回声结节，内部回声均匀，后方无增强，也可为囊实性肿瘤结节。

（4）结肠癌：高回声结节，边界清楚，也可呈钙化型强回声结节，后方伴发声影，此超声表现特异性较强。

（5）肺癌：高回声结节或囊实性肿瘤。

（6）肾癌：肾癌多为高回声，肾盂癌多为低回声。

（7）卵巢癌：高回声结节或囊实性肿瘤。

（8）黑色素瘤：低回声结节，包膜清楚，中心有较多点状高回声，或中心有小型无回声区。

2. 彩色多普勒　肿瘤血供较原发少，表现为短线状或点状血流信号。

3. 超声造影表现　转移性肝癌超声造影表现复杂，超声造影表现根据原发灶血液循环情况分为多血管型与少血管型。病灶呈现环状高增强或整体增强，动脉相晚期及门脉相消退快，与原发性肝癌比较，回声减低的程度更显著，呈"黑洞"征（black hole sign）。

二、胆管肿瘤的超声诊断

（一）检查前准备

检查前禁食 8 小时，保证充分充盈胆囊，胆管内充盈胆汁。检查前 24 小时禁食脂肪食物，停用影响胆汁排空的药物。如果进行 X 线胃肠造影，超声检查应该安排在 3 日后，胆管造影安排在 2 日后。

（二）正常胆囊超声声像图

胆囊纵切面多呈梨形，亦可呈圆形或长条形，正常胆囊轮廓清晰，囊壁光滑，厚 2～3mm，胆囊腔内无回声，后方回声增强。正常胆囊长径一般不超过 9cm，前后径不超过 3cm，胆囊的张力状态采用前后径表示较长径敏感性高。

（三）胆囊癌超声诊断

原发性胆囊癌是一种恶性程度较高的肿瘤，发病率随年龄增加而增高，60 岁以上人群高发。临床表现早期症状和体征无特殊，诊断往往被延误。胆囊癌表现为胆囊壁不规则增厚，常合并结石，组织学上腺癌最常见，占 80%～90%，其次是未分化癌和鳞状细胞癌，如果伴发肝内转移性病变和肝门部淋巴结转移，诊断准确率高。

1. 超声声像图表现

（1）小结节型：胆囊癌早期的表现，病灶较小，直径 1～2.5cm，好发于胆囊颈部，典型的呈乳头状中等回声，团块自囊壁突向腔内，基底较宽，表面不平整。

（2）蕈伞形：蕈伞状肿物自基底部突向胆囊腔，低回声或中等回声，基底宽，边缘不整齐，可呈多发、融合状，本型超声表现特异性较强。

（3）厚壁型：胆囊壁局限性或弥漫性不均匀增厚，内壁多不规则，早期轻度增厚时不易与慢性胆囊炎所致的囊壁增厚鉴别。

（4）混合型：乳头状或蕈伞状肿物与增厚不规则的胆囊壁混合出现，此型多见。

（5）实块型：胆囊肿大，正常囊腔消失，胆囊区代之以强弱不等的实性肿块回声，有时其内可见结石的强回声团伴声影，肿瘤浸润周围肝组织，与肝脏分界不清，胆囊浸润周围肠袢，胆囊轮廓显示不清晰。本型为胆囊癌晚期，易误诊为肝内肿瘤，若发现其中有结石强回声团则有助于鉴别。

2. 超声造影表现　胆囊癌的超声造影多表现为动脉早期不均质高增强，外形不规则，胆囊壁出现部分中断现象，病灶基底部与胆囊壁相连，动脉中晚期或门静脉早期快速廓清，表现为快速退出。

（四）肝外胆管癌超声诊断

胆管癌较胆囊癌少见，胆管癌好发于肝门部左右胆管汇合处、胆囊管与肝总管汇合处和壶腹部，80%为腺癌，肿瘤环绕胆管浸润出现狭窄或堵塞，患者早期出现黄疸，进行性加重。超声声像图表现为病灶以上的胆管系统常出现扩张，扩张的胆管远端显示软组织肿块，扩张的胆管远端突然出现截断或细窄闭塞，肝门部淋巴结肿大，肝内出现转移性肿瘤。

三、胰腺肿瘤的超声诊断

（一）正常胰腺超声声像图

胰腺是腹膜后脏器，位于腰 1、2 椎体平面，无包膜，长 12～20cm，宽 3～4cm，厚 1.5～2.5cm，上缘相当于脐上 10cm，下缘相当于脐上 5cm。正常胰腺长轴切面呈蝌蚪形、哑铃形及腊肠形，正常胰腺的边缘整齐光滑，有时和周围组织的界线不清晰，内部为均匀的细小光点，多数比肝脏回声稍强，主胰管内径小于 2mm，纤细，从胰尾延伸至胰头部。

（二）胰腺癌超声诊断

其超声声像图分为直接征象和间接征象部分，前者是诊断胰腺癌的主要依据。

1. 直接征象

（1）胰腺局限性肿大，形态不规则。

（2）肿瘤边缘轮廓不清晰，癌组织呈蟹足样向周围浸润。

（3）肿瘤内部回声不均匀，小于 2cm 的肿瘤，内部回声呈均匀低回声，肿瘤增大后，内部回声不均匀，部分有钙化、液化或高回声。

（4）胰管受压时，可呈蛇行样或串珠样扩张。

2. 间接征象

（1）肿瘤压迫周围脏器，可引起周围脏器肝、胃、左肾及脾脏推移，十二指肠弯扩大。

（2）肿瘤或增大淋巴结压迫周围血管和胆管引起梗阻。

（3）晚期胰腺癌，常伴有肝及周围淋巴结转移和腹水。

四、脾脏肿瘤的超声诊断

（一）正常脾脏超声声像图

正常脾脏纵切略呈半月形，轮廓清晰，表面光滑，下缘稍顿，外侧缘呈外突弧形，中部向内凹陷为脾门，可见脾静脉、脾动脉通过。脾实质呈均匀的低回声，长径在 10～12cm，厚度不超过 4cm。

（二）脾脏肿瘤的超声诊断

1. 脾血管瘤　其为脾内常见良性肿瘤，超声声像图特征与肝血管瘤相似，表现为出现单个或多个境界清晰的高回声区，内部回声不均匀，可见点状及细短管状无回声区，有时可见病灶周围血管进入而出现边缘裂隙现象，少数病灶可呈低回声。彩色多普勒显像肿瘤内血流不明显，个别可见点状或细线状血流。超声造影表现为向心性快速增强，增强持续时间较长，呈现"快进慢退"模式。

2. 脾恶性淋巴瘤　其常为全身性淋巴瘤的局部表现，超声声像图表现为脾脏各径线增大，局限性病灶多呈单个或多个圆形散在分布的无回声或低回声，小结节型直径多小于 1cm，边界清晰，轮廓线尚光滑，大结节型直径大于 3cm，呈低回声肿块。彩色多普勒血流显像瘤体及周围可见彩色血流信号，偶尔可见回声增强和钙化灶。超声造影检查表现为动脉相低增强，与脾血管瘤相比，呈"快进快退"模式。

五、泌尿系统常见肿瘤的超声诊断

（一）检查前准备

无须特殊准备，检查膀胱时需要充盈膀胱。

（二）正常肾脏、膀胱及前列腺超声声像图

1. 肾脏 正常肾脏包膜清晰光滑，冠状切面呈蚕豆形，在肾门部位的横断面肾实质回声呈"C"形。肾皮质呈均匀的等回声，8～15 个肾锥体为三角形或圆形弱回声，放射状排列在肾集合系统的周围。肾集合系统包含肾盂、肾盏、血管和脂肪组织，超声表现为椭圆形高回声区，位于肾中央，其宽度为肾脏前后径的 1/3～1/2。肾集合系统内有时可以出现少量液性暗区，但一般宽度在 1cm 以内。彩色多普勒超声显示肾动静脉，并能定性定量分析肾动脉血流动力学状态。肾脏测值：长径 10～12cm，宽度 5～6cm，厚度 3～4cm。

2. 膀胱 大量饮水后膀胱充盈，上段输尿管、膀胱壁间输尿管显示较清晰，内径小于 5mm，髂血管交叉及其以下盆腔段正常输尿管较难显示。正常充盈的膀胱横切面呈圆形、椭圆形或四方形，纵切面呈三角形，膀胱壁光滑，膀胱内尿液为无回声暗区。女性膀胱因子宫的压迫，可略向前。

3. 前列腺 正常前列腺横切面呈左右对称的栗子形，包膜光滑，内部回声为均匀分布的细小点状回声。经腹壁扫查，正常前列腺长径（2.9±0.5）cm，宽径（4.1±0.6）cm，厚径（2.8±0.4）cm。

（三）肾肿瘤超声诊断

肾脏肿瘤分为肾实质肿瘤和肾盂肿瘤，实质肿瘤多为肾细胞癌，肾盂 80%多为变移上皮癌，儿童多为肾母细胞瘤。良性肿瘤中最常见的是血管平滑肌脂肪瘤，转移性肿瘤常见于恶性肿瘤的晚期。

1. 肾细胞癌超声诊断

（1）形态失常：肾切面上出现局部肿大、向外隆起和包膜不规则现象。

（2）实质内肿块：以等回声肿块为主，边界清晰或不清晰，肿块内可见少量钙化斑和无回声区，其后有声衰减现象。

（3）肾集合系统受压：肾集合系统中断、移位、变形、积水等。

（4）肿瘤转移征象：早期可见肾门淋巴结肿大，为圆形或椭圆形的低回声团块，皮质增厚，晚期沿肾静脉扩散，肾静脉和（或）下腔静脉可见癌栓充填。

（5）彩色多普勒：可见抱球状或点线状血流信号，肿瘤局部血流分布紊乱，部分少血管型可见于较大的肾细胞癌。

（6）超声造影表现：动脉相快速增强和廓清，超声造影可提高肿瘤的鉴别诊断准确性。

2. 肾母细胞瘤超声诊断

（1）肿瘤体积大。

（2）肿瘤内部依据血供多少回声有差异性，间质少的多回声均匀，实质内常见不规

则液性暗区，少数可见病理性钙盐沉积引起的强回声。

（3）肿瘤转移征象：早期可见肾门淋巴结肿大，晚期沿肾静脉扩散，肾静脉和（或）下腔静脉可见癌栓。

（4）彩色多普勒：肿瘤血流信号丰富。

3. 肾移行细胞癌超声诊断

（1）肾窦内可见实质性低回声肿物部分或肿瘤全部占据肾脏集合系统。

（2）肿瘤堵塞集合系统，可导致肾盂肾盏扩张，肾脏出现局限性积液征象。

（3）彩色多普勒：肿瘤内部血流较少。

（4）超声造影：肿瘤呈现低灌注，具有缓慢增强的特征。

4. 血管平滑肌脂肪瘤超声诊断

（1）可为单发、多发肾实质内圆形肿块，形态规则，边界清楚。

（2）多数为回声均匀的高回声。

（3）瘤体较大后方衰减明显。

（4）超声造影：造影增强模式可分为"快进慢出"及"慢进慢出"，灌注特点可分为先周边后中央和先中央后周边。

（四）膀胱肿瘤超声诊断

超声在膀胱肿瘤的检测中，检测率达到90%以上，超声能分析肿瘤内部结构和浸润深度，能更好地进行肿瘤分期。

1. 膀胱壁黏膜层局限性增厚或弥漫性增厚。

2. 膀胱壁出现向腔内突起的赘生物，大小不一，形态多样，呈结节状、菜花状或息肉样。

3. 早期息肉样病变基底窄，振动腹部可见瘤体在液体中晃动，弥漫性肿物基底增宽和固定，局部膀胱壁增厚，层次不清。

4. 肿瘤后方不伴声影，表面有小结石或钙化斑时，后方可伴有声影。

5. 彩色多普勒检查肿瘤内部血流多能显像，小肿瘤可见基底部出现血流信号，较大的肿瘤可见树枝状血流信号。

（五）前列腺癌超声诊断

肿瘤在前列腺周缘区占了70%，中央区占了8%，内腺或移行区占了10%，95%发生于包膜下，95%是腺癌，直肠超声分辨力超过CT和MRI。

1. 早期前列腺癌超声声像图常为低回声区，位于外腺区，多为灶性，形态不规则，78%边界不清。

2. 进展期前列腺癌超声声像图表现为前列腺体积增大，前后径更加突出，轮廓外形呈现不规则隆起，包膜不完整，与周围组织分界不清，病变区以不规则减弱回声为主，内外腺分界不清。

3. 肿瘤侵犯膀胱颈部，局部回声不规则增厚，失去对称性，侵犯精囊，精囊回声异常。

4. 彩色多普勒检查局部血流信号增加。

5. 超声弹性成像，局部肿瘤区域硬度明显增加。

六、妇产科常见肿瘤的超声诊断

超声检查是妇产科肿瘤首选的检查手段。腹部超声检查前需要适度充盈膀胱，清晰显示子宫和卵巢，阴道超声检查无须充盈膀胱，排空尿液后进行检查。

（一）正常盆腔超声声像图

正常子宫的形态在纵切面呈倒置梨形，横切呈椭圆形，轮廓线光滑清晰，宫体肌层呈均质性中等回声。宫腔呈线状高回声，其宽度与子宫大小及月经周期有关。正常子宫长 5.5～7.5cm，宽 4.5～5.5cm，厚 3～4cm，宫体与宫颈的比例，婴儿期为 1∶2，成人为 2∶1，老年女性为 1∶1。

卵巢位于子宫体两侧后上方，卵巢纵切时位于子宫体后或直肠子宫陷凹内，后外侧可显示同侧的输尿管和髂内动脉，横切时位于子宫体两侧。正常卵巢大小为 4cm×3cm×1cm。其切面呈圆形或卵圆形，呈实质性等回声。排卵前可于卵巢中出现直径 17～24mm 的卵泡液性无回声区。

（二）子宫肌瘤超声诊断

子宫肌瘤常见于 30～50 岁女性，是妇科常见的良性肿瘤，按照肌瘤与子宫壁的关系，分为肌壁间肌瘤、浆膜下肌瘤和黏膜下肌瘤。肌壁间肌瘤超声声像图特征为子宫体增大，多发肌瘤导致子宫形态不规则，肌瘤结节一般为圆形低回声或等回声团块，少数可呈现漩涡状或条纹状结构，其后明显有竖条状暗影，子宫内膜可有受压偏移。浆膜下肌瘤常与肌壁间肌瘤共存，常导致子宫形态的改变，可外凸，较大的肌瘤可使膀胱受压移位变形。黏膜下肌瘤，位于宫腔内，可显示为宫腔分离征。子宫肌瘤可以出现玻璃样变、囊性变、钙化等变性。

（三）子宫内膜癌超声诊断

子宫内膜癌占女性生殖道恶性肿瘤的 20%～30%，75% 发生于 50 岁以上或绝经后女性，患者常因出现异常的阴道出血、阴道排液和疼痛而就诊。

其早期缺乏典型的超声声像图改变，中晚期可观察到系列超声声像图改变。

1. 随着癌组织在宫腔不断生长，向肌层浸润，子宫逐渐增大，浸润至周围组织时，子宫与周围组织分界不清。

2. 子宫内膜和宫腔回声表现为早期子宫增厚，回声均匀，中晚期子宫内膜增厚，呈局灶性或弥漫性中低混合或低回声。

3. 病变浸润宫颈管，宫颈增大，可引起宫颈管堵塞，导致宫腔分离和积液，内伴有不均质中等回声。

4. 病变累及肌层，内膜与肌层分界不清，受累肌层回声减低，回声杂乱。

5. 彩色多普勒显像表现为内膜血流信号丰富，肌层受浸润时血流信号增加。

（四）卵巢肿瘤超声诊断

卵巢肿瘤是妇科的常见肿瘤，囊性肿瘤占卵巢肿瘤的 90% 以上，其中以浆液性囊腺瘤、黏液性囊腺瘤和卵巢囊性畸胎瘤最为常见。

1. 浆液性囊腺瘤 其占卵巢肿瘤的 25%，双侧占 15%，直径一般为 5～10cm，亦可更为巨大，可为单纯性和乳头状。单纯性囊腺瘤壁薄而光滑，边界清楚，内部为无回声区，多房性内见纤细分隔光带，乳头状囊腺瘤其内有实性乳头状物突向囊内，乳头状突起之间局部可见沙样钙化小体的强回声光斑。

2. 黏液性囊腺瘤 其占卵巢良性肿瘤的 20%，单侧多见，瘤体为呈椭圆形或圆形的无回声区，体积也较大，一般直径在 10cm 以上，呈现均匀厚壁，少数囊壁上可有局限性乳头状光团突向囊内或壁外。

3. 卵巢囊性畸胎瘤 其又称为皮样囊肿，肿瘤内容物包含两个或单个胚层的多种成熟组织，包含皮肤、皮脂腺、脂肪、毛发和软骨等，声像图表现较复杂。典型的超声声像图改变与其他肿瘤鉴别具有特异性。①脂液分层征或冰山顶征：肿瘤内分两层，上层为脂肪，下方为液体；②面团征：肿瘤内无回声区内漂浮团状或附着于囊肿壁一侧的高回声，团状高回声由毛发皮脂组成；③星花征：油脂呈现光点、光斑漂浮在瘤体内；④瀑布征或垂柳征：油脂与毛发松散结合，超声声像图像呈瀑布或垂柳状；⑤壁立结节征；⑥线条征；⑦杂乱结构征等。

4. 卵巢恶性肿瘤 超声声像图表现为①囊腺癌，囊壁不规则增厚，分隔线粗细不均，乳头状实性结节突向囊内或侵犯囊外。②实性恶性肿瘤，肿瘤形态不规则，边缘回声不整或中断，凹凸不平，其内实性成分呈现均匀或不均匀低回声或等回声，个别中心出现液化坏死，中间不规则无回声，后方有衰减。③常伴有腹水。④周围髂血管旁、肠系膜等处发现结构比例改变的肿大淋巴结，或大小不等的实质性肿块。

七、浅表器官常见肿瘤的超声诊断

采用高频线阵探头对浅表器官进行扫查。

（一）正常超声声像图

1. 正常乳腺超声声像图 乳腺位于胸大肌的表面，由浅至深，由皮肤、皮下脂肪和腺体构成。超声声像图表现皮肤呈弧形高回声光带，厚小于 2mm，皮下脂肪层呈低回声伴纤细线状回声，局部可见从腺体延伸至皮肤层的高回声弧线状结构，为 Cooper 韧带；乳腺腺叶及乳腺导管位于脂肪层深面，腺叶为中等稍高回声，其间走行的导管呈树枝状分布条形低回声窄带，横断面呈现圆形或椭圆形低回声。胸大肌位于乳腺腺体层的深面，为均匀的低回声伴沿肌肉走行的纤维纹理，肌层后面有肋骨的条形强回声伴声影。

2. 正常甲状腺超声声像图 甲状腺是人体最大的内分泌腺，呈 "H" 形横跨气管两侧，声像图显像甲状腺为蝶形或马鞍形，边界规则清晰，包膜完整，两侧叶基本对称，两侧叶由位于中央的狭部相连。甲状腺内部呈中等均匀细小点状回声，气管位于狭部后方，呈弧形强光带，左侧叶深面可见食管回声，呈平行排列带状低回声，中间可见气体闪烁的强回声斑伴彗星尾征。

（二）乳腺肿瘤超声诊断

1. 乳腺纤维腺瘤 乳腺纤维腺瘤是最常见的乳腺良性肿瘤，其超声声像图肿瘤形态呈椭圆形、分叶状或不规则形，长轴方向多与皮肤平行，有较完整的包膜，光滑纤细，内部多呈低回声，分布均匀或不均匀，部分伴有钙化灶，可见强回声斑伴声影。彩色多普勒显示肿瘤多数为少血流型或无血流型，超声弹性成像肿瘤质地较软。

2. 乳腺癌 目前超声能发现较小的乳腺癌，治疗后预后好。45%~85% 的乳腺癌以浸润性导管癌最为常见。超声诊断表现：①形态：肿瘤形态不规则，纵横比≥1，部分肿瘤沿着导管分布呈现条状或片状低回声。②边缘：边界不整齐，边缘成角、毛刺或呈锯齿状或蟹足状，无包膜，界线常不清晰，周围可见高回声晕环。③内部回声：内部多呈低回声，分布不均匀，可见聚集分布的点状强回声点（钙化灶）。④肿瘤后壁回声常可见衰减暗区；肿瘤中心有液化坏死时，可见低回声或无回声暗区。⑤彩色多普勒显示肿瘤内血流丰富、杂乱，常见穿入血管。⑥超声弹性成像显示肿瘤组织较硬。

（三）甲状腺肿瘤超声诊断

1. 甲状腺腺瘤　其占甲状腺肿瘤的 70%～80%，女性多见，分为滤泡型、乳头状和混合型三种，中青年女性多见。超声声像图特点为瘤体多单发，呈圆形或椭圆形，边界清晰，包膜纤细完整，多与腺体长轴平行，内部呈实性均匀等回声或低回声，较大的肿瘤合并出血囊性变，内部可见不规则的无回声，如其内见点状强回声伴彗星尾征，考虑为浓缩胶质，80%瘤体边缘可见薄的晕环。彩色多普勒超声显示腺瘤周围可见较完整的血管环绕，其内血流信号丰富，呈网状或彩球状。

2. 甲状腺癌　其多见于年轻人和老年人，分为乳头状癌、滤泡癌、髓样癌和未分化癌。超声诊断特点：①边界：肿瘤侧甲状腺增大，肿块单发多见，肿瘤边界模糊，形态不规则，纵横比常≥1，部分可见蟹足样浸润，肿瘤周围晕环常表现为不完整或厚薄不均。②内部回声：肿瘤内常表现不均匀低回声，可见粗糙不规则砂砾状微钙化灶。③颈部Ⅱ～Ⅳ区：出现淋巴结回声增高、皮质增厚、髓质变窄、比例改变和不规则砂砾状微钙化灶，提示肿瘤淋巴结转移。④彩色多普勒显示肿瘤内部部分血流丰富，分布杂乱，个别可见穿支血管，少部分肿瘤内无血供或血供少。

第六节　介入性超声在肿瘤诊断及治疗中的应用

介入性超声（interventional ultrasound）在 1983 年哥本哈根召开的世界介入性超声学术会议上得到正式界定，是以超声显像为基础，针对性质不明的疾病，如良恶性肿瘤、不同性质炎症等，在超声引导下经皮肤将针插入病变区域，取出组织后经病理学、实验室检查明确诊断，有助于明确下一步的治疗方向。超声引导下进行介入诊断和治疗，具有实时显示、灵敏度高、引导准确、无 X 线损伤、操作简便、费用低廉、可床旁术中进行的特点。介入性超声是以满足临床诊断及治疗的需要为目的发展起来的现代超声医学的分支。其主要内容包括实时超声监视或引导下完成各种穿刺活检、造影、抽吸、置管、注药和消融治疗等操作，无须进行某些外科手术而能达到与手术媲美的效果。介入性超声的工作应由有临床经验（一般要求工作至少 3 年），经过介入超声规范化培训的医生承担。

一、介入性超声在肿瘤诊断中的应用

（一）超声引导下细针穿刺细胞学检查

20 世纪 70 年代以来超声引导下细针穿刺细胞学检查广泛应用于临床，其确诊率高、创伤性小、安全、并发症少，是良、恶性肿瘤鉴别诊断的重要方法。

1. 适应证及禁忌证

适应证：各种影像检查疑有占位性病变经超声显像证实，有安全进针途径可采用此方法进行诊断。可用于：①肝脏、胆管系统、胰腺、脾脏、肾脏、腹壁、腹膜后、胸壁和肺的外周型肿块的良恶性诊断和鉴别诊断；②贲门、胃肠、网膜、肠系膜等肿瘤的诊断；③不典型囊肿或脓肿的确诊。

禁忌证：无安全进针途径；不能显示穿刺部位或显示不清楚；有明显出血倾向；伴大量腹水；动脉瘤、嗜铬细胞瘤和位于肝脏表面的肝海绵状血管瘤；胰腺急性发作期；包虫囊肿；脏器表面的肿瘤，如肝肿瘤等。

2. 设备和术前准备

（1）超声仪和穿刺探头：高分辨率实时超声仪，扇扫、凸阵或线阵穿刺探头，较好条件的医院设备带超声造影和弹性成像功能，进行术前评估和穿刺方案的选择。

（2）穿刺针和引导针：原则上应采用型号 20～23G 的细针，根据穿刺深度可选 15cm、18cm、23cm 长度的针。

（3）术前准备：①术前检查血小板计数、凝血酶原时间及活动度；②检查心电图；③服用阿司匹林等抗凝药者应停药 1 周；④禁食 8～12 小时；⑤向患者及家属说明穿刺步骤、可能的并发症并签署知情同意书；⑥向患者做好必要的解释，消除紧张情绪，配合检查的完成。

（4）操作方法和步骤：①根据穿刺部位取仰卧位、侧卧位或俯卧位；②根据穿刺部位，选择不同频率、形状的探头识别病变，制订手术方案和确定穿刺点；③穿刺区域常规消毒，铺盖灭菌巾，探头套入无菌套并消毒；④局麻后，嘱患者屏住呼吸，固定探头高度，超声引导下将穿刺针沿引导线刺入病灶后，拔出针芯，保持负压，将针尖在病灶内小幅度提插 3～7 次，解除负压后拔针；⑤迅速将穿刺针抽吸物推置于玻片上，采用 95%乙醇或专用标本固定液固定，送检；⑥在病灶不同位置取样 2～3 次，降低假阴性率。

（二）超声引导下的组织活检

1. 适应证和禁忌证

适应证：原则上超声显像能发现的病变需明确病理诊断者。①疑为早期恶性肿瘤或细胞学检查未能确诊，需进行良恶性鉴别和明确病理性质；②CT 或超声显示肿块较大，侵犯较广，已无法切除，需采用非手术治疗手段明确病理性质；③手术未取活检或活检失败；④怀疑为转移性肿瘤；⑤囊性含有乳头、局限性囊壁增厚，高度可疑的囊性肿瘤性病变。

禁忌证：与超声引导下细针穿刺细胞学检查相同，若穿刺前方不能避开大血管或空腔脏器，特别是大动脉，避免使用自动活检枪；禁忌粗针穿过空腔脏器，脾脏穿刺尽量避免粗针穿刺活检；对淤血而引起的肝脾大，应避免穿刺。

2. 设备和组织活检针、自动活检装置

（1）超声诊断仪和穿刺探头：同超声引导下细针穿刺细胞学检查。

（2）组织活检枪：弹射式自动和半自动活检枪，在一次击发完成组织活检切割过程，切割速度快、效率高和质量好。按使用次数又可分为一次性和耐用性活检枪两种，耐用性活检枪在消毒后可重复使用。

（3）组织活检针：根据不同部位穿刺要求选用 14～21G 粗细的穿刺活检针。

3. 操作步骤 以肝脏活检为例，患者一般取仰卧位或左侧卧位，先进行肝脏全面扫查，了解病变部位、病变周围组织和血管关系，制订穿刺方案和确定穿刺部位，常规消毒穿刺区域，铺盖无菌巾。套入无菌探头套，局麻后，嘱患者屏气不动，超声引导下迅速将活检针刺入肝脏，在肿块边缘停针，提拉安全阀后击发活检枪，针尖迅速插入肿块内 1.5～2.2cm 切割组织条，拔出针，把针置于滤纸上，后退针芯，显示穿刺针切割槽内组织条，取出后，用 10%甲醛溶液或专用标本固定液固定标本后送检。

4. 注意事项及并发症

注意事项：①细针组织活检的应用范围为脏器弥漫性病变、实性肿瘤或囊实性肿瘤的实性成分。以液性成分为主的病灶采用细针抽吸的效果好。②较大的肿瘤或多发肿瘤，取样要有足够的代表性，尤其要注意对实性低回声区及血流丰富区域取材。③某些良性病变和软组织肉瘤的诊断，组织活检取材过少，难以作出组织病理诊断，建议粗针活检，多次取材。④怀疑为淋巴瘤的肿块，建议粗针活检，多次取材。

并发症为①出血，常见，穿刺后注意局部按压，持续 30 分钟左右，可减少出血，出血量较大，注意监测血压，并请外科协助止血。②疼痛，一般轻微，无须特殊处理。③肿瘤针道种植，发生率极低。

5. 临床意义　超声引导下穿刺组织活检使 80%以上的病例得到准确的组织病理诊断，具有简便易行、损伤小、安全等优点。组织条活检能鉴别良恶性肿瘤，对良性病变（脂肪变、纤维化、炎性改变等）能作出具体的病变性质的病理和肿瘤分化程度诊断。

二、介入性超声在肿瘤治疗中的应用（以肝癌为例）

（一）概念

借助超声技术引导对肿瘤定位，采用物理或化学的方法直接作用于肿瘤组织，杀死肿瘤细胞，高效快速，对正常组织损伤小，可反复使用。目前，其治疗手段日趋成熟，从辅助性、姑息性治疗方法，发展成一种追求根治性疗效的临床重要治疗手段。

（二）治疗原则

1. 适应证　肝脏肿瘤诊断明确，肿块直径小于 5cm 的单发结节，不伴有门静脉广泛侵犯，进行消融治疗效果好，为治疗适应证。对于直径大于 8cm 的肿瘤，或是多发（多于 3 个）和弥漫浸润型癌肿，肿瘤边界不清晰，不能获得满意的肿瘤灭活效果，疗效欠佳。合并肝硬化、大量腹水、门静脉高度曲张等为禁忌证。

2. 疗效判断　肝癌消融疗效可通过检测甲胎蛋白（AFP）、肿块大小、血流灌注和组织学活检等进行综合判断。

（三）常用的超声引导下消融方法

1. 术前准备　高分辨力实时超声诊断仪，配备穿刺所需频率探头，肝脏常用腹部凸阵探头。治疗前肝功能、肾功能、血小板和出凝血时间检查正常；检查 AFP，采用超声测量肿瘤形态大小、内部回声、血流等信息，有条件的医院可进行超声造影和超声弹性成像，了解肿瘤的微循环灌注模式和肿瘤硬度，并于治疗后进行疗效评判。术前向患者解释和沟通治疗目的、操作过程和解决患者疑问，解除紧张情绪，签署知情同意书。

2. 乙醇注射治疗　主要适应证为小肝癌患者，特别是伴发心脏、肝、肾和肺衰竭，病灶多发，位置不当且不能进行手术的患者。

（1）器具：18～22G 经皮经肝胆管造影（PTC）针，治疗用乙醇可选用浓度为 99.5%

以上的医用乙醇。

（2）操作方法：患者多取仰卧位，患侧垫高，尽量让肿瘤区位于最高点。常规消毒铺巾，局麻后，在超声引导下先将 18G 引导针刺入腹壁，接着将 PTC 针通过引导针直接刺入肿块深部、中心和位置浅处，分别在这三点缓慢注入适量的无水乙醇，超声观察到整个结节回声弥漫增强，实际回声增强区达到肿瘤周围 5mm，推注感到压力后即可停止推注，拔出穿刺针，完成治疗。每周可治疗 2～3 次，4～6 次为一个疗程。术后根据设定的观察时间，进行观察，监测 AFP、肿瘤的大小、内部回声、血流灌注信息，必要时再次进行穿刺活检明确肿瘤是否完全坏死。

（3）并发症及注意事项：肿块紧贴肝包膜或 Glisson 鞘，开始注入乙醇时会造成剧烈疼痛感；在拔针时，乙醇往往沿着针道溢入腹腔造成剧烈疼痛。因此，采用缓慢注射、局麻等方法可缓解疼痛。注射乙醇后，患者会出现醉酒感，1～3 天之后患者会出现发热，多在 39℃ 以下，一般不严重，无须特殊处理。

3. 经皮微波凝固治疗（percutaneous microwave coagulation therapy，PMCT）　其是一种近年来发展起来的治疗局部肝肿瘤的热凝固治疗方法，微波电极在肿瘤组织中发射微波，产生交变电场造成极性分子和离子的高频振动摩擦而升温，当温度达到 60℃ 时，肿瘤细胞中的蛋白质即发生变性凝固导致肿瘤坏死。

（1）器具：微波仪的微波频率目前有 2450MHz 或 915MHz 两种，输出功率 0～100W 连续可调，配有可调换经防粘处理的辐射天线，外径 1.4mm。特制 14～16G 引导针，表面有隔热防粘层。微波仪上同时配置的热敏电阻测温针为 20～22G，能了解有效高温是否覆盖肿瘤和避免损伤重要的结构。

（2）治疗步骤：术前禁食 8 小时，结合病史和超声检测肿瘤的情况，制订手术方案，根据肿瘤大小设定植入的微波电极针数目、消融时间和功率。患者取仰卧位或左侧卧位，常规消毒铺巾和局部麻醉后，选择肿瘤距离肝脏边缘至少 1cm 的正常肝实质并同时避开大血管、胆管、胃肠等重要器官组织的位置作为进针点，常规消毒铺巾，局麻，尖刀切皮，在超声引导下将微波电极针穿刺到预定的肝肿瘤部位进行消融，当消融范围达到预定范围后，将电极退出，退针时凝固针道，防止出血并同时减少针道转移的机会。术后禁食 4 小时，卧床休息 6 小时，注意监测血压、肝功能。

（3）疗效判断：消融后 1、3、6、9 和 12 个月进行常规超声和超声造影检查，必要时进行增强 CT 和 MRI 检查，与此同时，检查肿瘤标志物和肝功能。治疗后肿块开始逐渐缩小，呈不均质强回声改变。若肿块区域不缩小反而增大，出现局部低回声区域，超声造影检查有明显的血流灌注，应高度怀疑为治疗不彻底而应再次进行治疗。

（4）并发症：发热、疼痛、少量胸腔积液、一过性肝功能异常等轻微并发症无须特殊处理或进行对症处理，严重并发症出血、肿瘤种植、肝衰竭、肠穿孔、感染等须进行对症积极处理。

（5）临床意义：超声引导下经皮微波治疗肝癌具有热效率高、操作相对简单、安全可靠、凝固性坏死范围稳定、疗效切实等特点。与经皮乙醇注射治疗相比，该治疗具有对肝功能损害轻、疗效稳定可靠、严重并发症少等特点，是追求肿瘤根治性治疗有前途的一种治疗方法。

4. 经皮射频消融治疗　射频是一种频率达到每秒 15 万次的高频振动，本质上是特定范围内的电磁波。目前医用射频大多采用 200～750kHz 的频率，当射频电流流经人体组织时，电磁场的快速变化致细胞内的正、负离子快速运动，它们之间以及它们与细胞内的其他分子、离子等的摩擦使病变部位迅速升温，致使细胞内外水分蒸发，细胞干燥、固缩脱落，最终致细胞无菌性坏死，从而达到治疗的目的。

（1）治疗原则：射频消融前须充分评估患者病情和肿瘤生物学行为，预测可行性和效果，充分进行影像学评价，根据肿瘤浸润范围、位置等制订治疗方案和策略，选择合适的影像引导途径，保证足够的安全范围，监控治疗过程，尽可能一次性完全消融，术后有科学合理的随访计划。

（2）治疗步骤：术前准备同微波消融，患者空腹 8～12 小时，术前充分阅读超声、CT 和 MRI 影像资料，充分评估肿瘤的大小、形态、血供和位置，制订个体化的治疗方案，确定进针途径。于患者背部或大腿处放置一对弥散电极，将电极线连于 RF（射频）发射器上。常规消毒铺巾，局麻后采用尖刀片垂直皮肤戳小口，超声引导下插入电极到肿块内预定部位固定，多电极针消融时，注意布针后超声复查所有电极针尖都在预设位置，按预设能量启动消融治疗，超声在整个治疗过程中实时监控治疗局部的进展情况。当消融达到预期的消融范围后（覆盖肿瘤区域，并有超出肿瘤周缘 0.5～1.0cm 的消融边界），退出电极针，并于退针过程中凝固针道，防止出血和减少针道转移。术后禁食和监测血压等生命体征 4 小时，卧床休息 6 小时以上，给予保肝、预防感染和镇痛治疗，预防并发症发生。

（3）临床意义：超声引导下射频消融治疗肝肿瘤为临床提供了一种新的微创局部治疗方法，目前各项研究评估该治疗方法的实施获得了好的疗效，对小肝癌能整体原位灭活，是微创介入治疗追求根治性疗效的伟大进步，同时也为失去手术机会的肝癌患者带来根治的希望。

（岳文胜）

思考题

1. 原发性肝癌与肝血管瘤的超声诊断要点和超声造影特点是什么？
2. 子宫内膜癌与子宫肌瘤超声声像图改变及鉴别要点是什么？
3. 卵巢囊性畸胎瘤的超声声像图特点是什么？
4. 肾细胞癌与肾血管平滑肌脂肪瘤的超声诊断和鉴别诊断要点是什么？
5. 乳腺癌的超声声像图表现是什么？
6. 甲状腺癌的超声声像图表现是什么？
7. 胰腺癌的超声诊断直接征象与间接征象有哪些？
8. 超声引导下肿瘤组织活检的适应证和注意事项是什么？

第七章　肿瘤的核素诊断与治疗

一、概　　述

肿瘤是严重危害人类健康的疾病之一，尽管现代医学诊断水平不断提高，如医学影像学检查、肿瘤标志物检测和分子生物学基因芯片等技术已取得突飞猛进的发展，但肿瘤患者的5年生存率和生活质量的提高仍不太理想，原因之一是缺乏能获得早期肿瘤组织病理生理、生化代谢改变等信息的探测技术和对其进行有效治疗的手段。近年来随着核医学显像仪器的发展和亲肿瘤放射性药物的研发和应用，利用放射性核素标记的药物对肿瘤进行显像，在对肿瘤的早期诊断、良恶性鉴别、分期、分级及疗效评价中已显示出其独特优势。此外，核素肿瘤受体显像、反义显像、基因表达显像及治疗等新技术的应用，也给肿瘤患者带来了福音。因此放射性核素诊治肿瘤越来越受到人们关注，它已成为核医学学科领域中的一个重要的独立分支学科——肿瘤核医学。

目前核医学已迈进分子时代，肿瘤的乏氧显像、肿瘤耐药显像、肿瘤前哨淋巴结显像发展迅速，单克隆抗体或基因工程抗体放射免疫显像和放射免疫治疗、受体显像与受体介导靶向治疗、基因表达显像与基因治疗及肿瘤分子探针等应用非常活跃，显示出了肿瘤分子核医学的勃勃生机。

二、核素诊断与治疗的基本原理

核素诊断的基本原理是利用放射性核素的示踪技术（radionuclide tracer technique），即以放射性核素或其标记化合物为示踪剂，应用射线探测仪器设备来检测其行踪，以研究示踪剂在生物体中的分布及其变化规律。利用放射性药物即显像剂在体内代谢分布的特点，将显像剂引入体内，由于其能不断发射 γ 射线，故可利用显像仪器在体外描绘出显像剂的分布图像，借以了解脏器或组织的形态、位置、大小和功能变化。

脏器内、外或脏器内各组织之间、脏器与病变之间的放射性药物浓度存在差别是放射性核素成像的基础。这一过程必须具备两个条件，一是具有能够选择性聚集在特定脏器、组织和病变的放射性药物，使该脏器、组织或病变与邻近组织之间的放射性浓度差别达到一定程度。放射性药物在特定的脏器、组织或病变中聚集的机制主要是通过合成代谢、细胞吞噬、循环通路、选择性浓聚、选择性排泄、通透弥散、化学吸附与离子交换、特异性结合等实现的。二是利用核医学装置能探测到这种放射性浓度差别，并根据需要以一定的方式将它们显示成像，即显示脏器组织或病变的影像。

三、核素诊断常用的仪器与方法

核医学显像仪器是从人体外探测体内放射性核素分布，在体外观察体内组织器官的病理和生理变化的一种特殊探测装置。肿瘤核素诊断常用的显像仪器主要是单光子发射计算机体层显像仪（SPECT）、SPECT-CT 显像设备、正电子发射计算机体层显像仪（PET-CT）和 PET-MRI 显像设备。核医学检验仪器是以放射免疫分析仪为代表的一系列标记分析设备，如放射免疫分析仪、化学发光分析仪、时间分辨分析仪等。

（一）常用的仪器

1. 单光子发射计算机体层显像仪（single photon emission computed tomography，SPECT）其是核医学重要的大型设备，用于获得人体内放射性核素的三维立体分布图像。其基本结构是在旋转 γ 相机的基础上加上计算机，采用投影采集、图像重建等技术一次采集多个切片的投影，从而以横断面图像为基础，产生冠状面、矢状面，或者任意方向的断面影像。

2. SPECT-CT 显像设备　SPECT 图像往往缺乏相关解剖位置对照，发现病灶却无法准确定位；而 CT 影像的分辨率高，可以发现解剖结构的细微变化，但不能判断代谢功能。因此为了准确诊断，常用各种方法将 SPECT 图像和 CT 图像互相比较对照。而 SPECT-CT 显像设备由 SPECT、CT 检查仪器结合而成，两者轴心一致，共用一个扫描床，这样在一次检查中即可同时采集同一部位的功能图像和解剖图像，进而实现图像的融合。

SPECT-CT 融合图像将解剖成像和功能成像的优势相结合，可同时提供病变的解剖结构与功能代谢信息，能对肿瘤进行准确定位，在鉴别肿瘤良恶性、探测复发和转移、评价治疗效果等方面具有独特的优势。除了图像融合外，SPECT-CT 显像设备中的 CT 还为 SPECT 提供衰减和散射校正数据，提高 SPECT 图像的视觉质量和定量准确性。

3. 正电子发射计算机体层显像仪（positron emission tomography and computed tomography，PET-CT）　PET-CT 也是利用示踪原理来显示生物体内的生物代谢活动，但相对于 SPECT，其有两个特点：①利用的放射性示踪剂是用发射正电子的放射性核素所标记的，常用的发射正电子的放射性核素有 ^{18}F、^{11}C、^{15}O、^{13}N 等，是组成人体元素的同位素，由这些核素置换示踪剂分子中的同位素不会改变其原有的生物学特性和功能，因此更能客观准确地显示体内的代谢信息。②采用的是符合探测技术，用符合探测代替准直器，使原本相互制约的灵敏度和空间分辨率都得到较大提高。

4. PET-MRI 显像设备　PET-MRI 是一种将 PET 的分子信息与 MRI 的软组织对比度、功能序列相结合的成像方式，可以从分子、形态和功能信息等多方面提供肿瘤的生物学及微环境信息。对于解剖结构较复杂的区域，如头颈部肿瘤等的显像效果优于 PET-CT。PET-MRI 的优势，简单来说包括以下三个方面：①准确性，目前研制的 PET-MRI 融合系统实现了在特定时间段内 PET 与 MRI 数据的同时获得，不存在二次扫描所带来的定位偏差，实现了真正生理同步，这对于微小、早期病变具有更高的诊断价值；②安全性，与 PET-CT 比较，PET-MRI 辐射量可降低 40%～80%，可以反复多次进行检查；③灵活性，PET 部分和 MRI 部分均可单独使用，并分别配备功能齐全的线圈系统，分与合之间轻松实现三种不同检查设备的功能。

5. 放射免疫分析仪　放射免疫分析仪是通过检测放射性计数从而对样本中的生物活性物质含量进行检测的一种免疫分析检验仪器，其检测灵敏度可达 10^{-9}～10^{-12}ng/ml。放射性核素标记在抗原上，称为放射免疫分析；放射性核素标记在抗体上，称为免疫放射分析。由此发展起来的化学发光分析法、时间分辨分析法的检测灵敏度可达 10^{-21}～10^{-24}ng/ml。许多超微量的肿瘤抗原或抗体（统称为肿瘤标志物）都可以被检出。

（二）常用的诊断方法

1. 全身骨显像　全身骨显像是 SPECT 最常用的显像方式，约占其临床工作的 1/3，它一次显像就能显示全身所有骨骼情况。它是将亲骨性的放射性药物由静脉注入体内，再通过 SPECT 进行全身成像的一种技术。能够比较清楚地显示全身骨骼的形态，反映骨骼的血液供应和代谢情况，对各种骨骼疾病的诊断和疗效观察有重要的参考价值。对于恶性肿瘤患者，不仅可用于早期发现骨转移病灶，还可用于治疗前的分期和治疗后的随访；对于不明原因骨痛的诊断（排除骨肿瘤）亦有非常重要的作用。

2. 肿瘤阳性显像 肿瘤阳性显像是利用放射性核素标记肿瘤阳性显像剂，将其由静脉注入体内，其参与肿瘤组织代谢，通过核医学设备使肿瘤组织得以显像的一种技术。临床常用的肿瘤阳性显像技术有 ^{201}Tl 亲肿瘤显像、^{99m}Tc-MIBI 亲肿瘤显像、^{99m}Tc（Ⅴ）-MIBI 肿瘤阳性显像、^{67}Ga 肿瘤显像等。

3. PET-CT 显像 PET-CT 显像能在分子水平上反映人体是否存在病理生理变化，因此又称之为生化显像或分子显像。^{18}F-FDG（^{18}氟-氟代脱氧葡萄糖）是最重要的正电子显像剂之一。^{18}F-FDG 注入人体后可参与葡萄糖代谢，通过 PET-CT 显像，了解全身各部位的葡萄糖代谢情况，从而诊断疾病。PET-CT 显像可为肿瘤的临床诊断和治疗提供非常有力的依据。PET-CT 显像在肿瘤学中的应用，约占其临床工作的 80%。

4. PET-MRI 显像 PET-MRI 的出现指导着科研、临床及转化医学等多个领域往更高、更远的方向发展，与单独的 PET 成像加 MRI 成像相比，PET-MRI 具有成像时间短、所需空间小和图像配准好的优势，与 PET-CT 相比，具有剂量低、软组织对比度好和 MRI 功能成像能力强的优点。PET-MRI 在肿瘤、心血管疾病和脑疾病的诊断研究中具有重要价值，并且有潜力成为重大疾病临床诊断的常用工具。

5. 肿瘤标志物检测 肿瘤标志物（tumor marker，TM）主要是指癌细胞分泌或脱落到体液或组织中的物质，或是宿主对体内新生物反应而产生并进入到体液或组织中的物质。这些物质有的不存在于正常人体内而只见于胚胎中，有的在肿瘤患者体内含量超过正常人。通过测定其存在或含量可辅助诊断肿瘤、分析病程、指导治疗、监测复发或转移、判断预后，其在肿瘤筛查、诊断、判断预后和转归、评价疗效和高危人群随访观察等方面都具有较大的实用价值。

四、肿瘤核素诊断的临床应用

（一）全身骨显像

全身骨显像用于检查恶性肿瘤患者有无骨骼转移及骨转移治疗后的疗效监测。骨显像有助于治疗方案的确定，如肺癌患者一旦确定有骨转移，则外科手术一般不宜进行。

骨显像结果还有助于准确进行肿瘤的临床分期，常见的容易发生骨转移的恶性肿瘤有前列腺癌、肺癌和乳腺癌。文献报道，当血清前列腺特异性抗原（PSA）＞100ng/ml 时，前列腺癌骨转移的风险高达 41.4%～79.9%。而原发性肺癌骨转移的发病率尸体解剖发现为 30%～50%；临床Ⅰ期或Ⅱ期骨显像阳性率为 2%～35%。此外，骨转移在乳腺癌特别是进展期患者中也较为常见，其发生率可高达 60%～80%；约 7%的Ⅰ期乳腺癌患者骨显像时已有骨转移。

核素全身骨显像是通过 ^{99m}Tc-MDP 在人体骨骼浓聚的特点反映骨组织代谢情况，从而获取诊断信息。可以较 X 线诊断提前 3～6 个月发现转移病灶。

（二）肿瘤阳性显像

某些软组织肿瘤可用亲肿瘤显像加以诊断。例如，甲状腺、甲状旁腺、乳腺及肺部肿瘤可以用 ^{201}Tl 亲肿瘤显像、^{99m}Tc-MIBI 亲肿瘤显像进行检查；甲状腺髓样癌、头颈部肿瘤可以用 ^{99m}Tc（V）-MIBI 肿瘤阳性显像进行检查；^{67}Ga 肿瘤显像有助于进行肿瘤的良恶性鉴别诊断、肿瘤分期及疗效观察等。

（三）PET-CT 显像

PET-CT 显像主要用于 CT 定性困难和病理组织取样失败者的定性诊断。鉴别时主要结合影像形态、半定量计算及临床表现，其主要鉴别要点：①原则上结节状或者块状病灶，标准摄取值（SUV）>2.5 者一般考虑恶性病变，SUV<2.5 者一般考虑良性病变，但 SUV 只能作为一个重要的参考值，不能绝对化。其受显像时间、全身还是局部显像、感兴趣区的确定、受检者的肥胖程度、仪器井型计数器校准是否精确等因素的影响，实际应用时很难绝对标准化。②非结节状或块状病灶如薄片状、条状、楔形或絮状病灶，特别是放射性分布明显不均匀或于薄片状病灶内散在分布的多发放射性缺损、边界模糊者，一般为炎性病变。部分炎性病灶的 SUV 可高于 2.5。

（四）PET-MRI 显像

PET-MRI 显像在鉴别软组织中扩散的疾病细胞或癌细胞方面有其独特优势，并克服了 CT 在脑检查中的盲区，提高了骨髓病变的检出率。在肿瘤的临床应用方面，PET-MRI 显像能在精确定位的同时评估肿瘤形态、分子代谢及功能信息（扩散和灌注、葡萄糖及氨基酸摄取程度、细胞增殖的速度、定量定性病灶成分），提高了其在肿瘤的鉴别诊断、分期、疗效评估和复发检测等方面的准确性。PET-MRI 对头颈部肿瘤具有高度敏感性（98%）和中度特异性（63%）；在胸部肿瘤中主要用于食管癌、肺癌、胸腺上皮肿瘤及乳腺癌的初步诊断、分期及疗效监测；在腹部肿瘤中主要用于对肿瘤原发灶、复发灶与淋巴结转移检出准确性的研究；在盆腔肿瘤中主要用于肿瘤的良恶性鉴别、肿瘤的分期、复发灶及转移灶检测；在淋巴瘤中主要用于疾病的诊断、分期与疗效监测，有助于淋巴瘤的治疗。

（五）肿瘤标志物检测

肿瘤标志物用于临床诊断的有许多种，粗略分类有癌胚抗原类、酶类、激素类、糖蛋白类、癌基因类和细胞表面肿瘤抗原类等六大类。前 4 类称为血清肿瘤标志物，后 2 类称细胞肿瘤标志物，尤以血清肿瘤标志物应用广泛。

（六）其他核素诊断

除了前述几种常用的核素诊断方法之外，随着肿瘤核医学的不断发展，越来越多的核素诊断方法不断涌现并应用于临床。放射免疫显像（radioimmunoimaging，RII）被用于结肠癌、卵巢癌、前列腺癌和小细胞性肺癌显像等，由于抗原与抗体的结合是特异性的，因此 RII 不受炎症病变等因素干扰。肿瘤受体显像（receptor imaging）是以放射性核素标记的某种配体或配体的类似物为显像剂，其引入体内后能与肿瘤组织中相应的受体蛋白质特异性结合，利用显像仪器可显示异常高表达某种受体的肿瘤，达到早期诊断的目的。目前较为成熟的肿瘤受体显像有 ^{111}In-octreotide（奥曲肽）生长抑素受体显像、间碘苄胍（MIBG）显像、血管活性肠肽受体显像和雌激素受体显像，可分别用于内分泌胰腺肿瘤、嗜铬细胞瘤及甲状腺髓样癌、胃肠道的神经内分泌肿瘤、乳腺癌等肿瘤的诊断与定位。肿瘤基因显像（oncogene imaging）是利用核素标记的探针，在体内无创伤地显示基因及基因表达产物（受体、酶和功能性蛋白）的功能动力学变化，从而进行诊断或疗效评价。它大致包括两个方面，一是应用反义显像显示活体组织的癌基因，如癌基因和抑癌基因；二是进行报告基因显像，监测治疗基因在靶组织的表达情况。肿瘤乏氧显像（tumor hypoxic imaging）是利用核素标记的乏氧显像剂引入肿瘤组织后，因缺氧而导致显像剂滞留在细胞内，通过显像仪器显示其乏氧的细胞。乏氧显像剂包括硝基咪唑类乏氧组织显像剂和非硝基咪唑类乏氧组织显像剂。凋亡显像（apoptosis imaging）多采用 ^{99m}Tc-annexin V 为显像剂，当细胞发生凋亡时，细胞膜受到破坏，其则通过与暴露于细胞膜外的磷脂酰丝氨酸结合而显影。凋亡显像主要用于肿瘤治疗效果监测、心脏移植排异反应监测、急性心肌梗死与心肌炎的疗效评价等。

五、肿瘤核素治疗的临床应用

肿瘤的放射性核素治疗已有几十年历史，其因方法简便、疗效肯定、实用价值高等优点已被越来越多的患者所接受，且近年来也越来越受到临床医生的关注和重视。放射性核素治疗是利用放射性核素在衰变过程中发射出的射线（主要是 β 射线）的辐射生物效应抑制或破坏病变组织的一种治疗方法。治疗原理是通过高度选择性聚集在病变部位的放射性核素或放射性核素标记化合物所发射出的射程很短的 β 或 α 粒子，对病变部位进行集中照射，在局部产生足够的电离辐射生物效应，抑制或破坏病变组织，使局部组织细胞繁殖能力丧失、代谢紊乱、衰老或凋亡（死亡），从而达到治疗目的，同时，因为 β 粒子的射程很短，所以对病变周围正常组织损伤较小。

（一）^{131}I 治疗甲状腺癌转移灶

甲状腺癌是最常见的内分泌系统肿瘤，发病率为 2.5/10 万～4.0/10 万，甲状腺癌患者占确诊肿瘤患者的 1.4%，占肿瘤死亡患者的 0.2%，甲状腺癌好发于中老年人，女性为男性的 2～3 倍。甲状腺癌病理上按其分化程度分为乳头状癌（papillary thyroid carcinoma，PTC）、滤泡状癌（follicular thyroid carcinoma，FTC）、髓样癌和未分化癌等，其中，前两类又被称为分化型甲状腺癌（differentiated thyroid carcinoma，DTC）。肿瘤组织中既含有乳头状癌又含有滤泡状癌的成分者为混合癌。DTC 占甲状腺癌的 90%，其恶性程度相对较低，患者生存期较长。临床上多表现为甲状腺单发结节。决定 DTC 预后的两个重要因素是确诊时患者的年龄和肿瘤的临床分期。DTC 在诊断后数十年中会有 30%左右患者发生复发或远处转移。复发大多出现于颈部淋巴结或甲状腺残留部分，远处转移常见于肺、骨、脑和其他软组织，其中远处转移是 DTC 致死的主要原因。危险度分层对 DTC 患者今后的随访以及治疗方案的选择都很重要，以下是美国甲状腺学会（American Thyroid Association，ATA）公布的危险度分层方法：

1. 低度危险 符合以下全部条件者：①无局部复发或远处转移；②原发灶已被完全切除；③原发肿瘤没有周围组织浸润；④肿瘤不是侵袭性组织学亚型，且无血管浸润；⑤清甲活度的 ^{131}I 显像无甲状腺床外的异常摄取；⑥cN0 或 pN1≤5 个淋巴结转移，转移淋巴结最大径<0.2cm；⑦甲状腺内有包膜的滤泡状变异 PTC；⑧甲状腺内分化好的 FTC 侵犯被膜，没有血管侵犯或血管侵犯病灶<4 个；⑨BRAF^{V600E} 突变阳性（如已检查）的甲状

腺内单发或多发微小 PTC。

2. 中度危险　符合以下任一条件者：①原发灶轻度侵犯甲状腺周围组织（镜下浸润）；②首次治疗活度 ^{131}I 显像发现颈部有异常摄取；③属于侵袭性细胞类型，如高细胞变异、柱状细胞变异、大头钉变异；④PTC 有血管侵犯；⑤cN1 或 pN1＞5 个淋巴结转移，所有被侵犯的淋巴结最大径＜3cm；⑥多灶微小 PTC 甲状腺外侵犯和 BRAF^{V600E} 突变阳性者（如已检查）。

3. 高度危险　符合以下任一条件者：①原发灶明显侵犯甲状腺周围组织（肉眼可见的侵犯）；②原发肿瘤未被完全切除；③肿瘤远处转移；④术后 Tg 升高提示远处转移灶；⑤pN1，任何转移淋巴结最大径≥3cm；⑥FTC 血管侵犯灶多于 4 个。

目前国际上公认的综合治疗措施是治愈 DTC 的最佳方案，即外科手术切除+^{131}I 去除残余甲状腺组织+甲状腺激素抑制治疗。

甲状腺能产生甲状腺素，而碘是合成甲状腺素的必备物质之一。^{131}I 与碘具有相同的化学性质，口服后也能被甲状腺选择性摄取。放射性 ^{131}I 用于分化型甲状腺癌的治疗已经有 50 多年的历史，碘被摄入体内后主要聚集在甲状腺和其他摄取碘的组织里。大多数分化良好的甲状腺癌的转移灶保留了正常甲状腺的摄碘功能，但通常比甲状腺组织弱很多。当正常甲状腺组织被去除后，分化良好的甲状腺癌组织能够摄取一定量的 ^{131}I，利用 ^{131}I 衰变发出的 β 射线产生的电离辐射生物效应，破坏肿瘤细胞，达到治疗的目的。因此，这种方法也被称为"体内放疗"。

^{131}I 治疗可以根据病灶转移部位确定 ^{131}I 剂量，甲状腺床复发或颈部转移时可给予 3.70～5.55GBq（100～150mCi），肺转移给予 5.55～7.40GBq（150～200mCi），骨转移给予 7.40～9.25GBq（200～250mCi）。如发生弥漫性肺转移，为防止发生放射性肺炎或肺纤维化，要求给药 48 小时后体内滞留 ^{131}I 小于 2.96GBq（80mCi）。对于微小肺转移病灶，只要病灶对 ^{131}I 有反应，就可以每 6～12 个月重复治疗一次，可得到最高的缓解率。中枢神经系统转移病灶，如有摄 ^{131}I 能力，也可以使用 ^{131}I 治疗。

甲状腺癌的疗效直接与甲状腺癌转移灶的病变组织、范围及病灶摄取 ^{131}I 的能力等诸多因素有关。40 岁以下疗效优于 40 岁以上者；肿瘤分化越好疗效越佳；骨转移者疗效较肺转移或颈部淋巴结转移者差；手术将病灶及甲状腺组织完全切除后再行 ^{131}I 治疗者疗效较好；一次大剂量较分次小剂量给予 ^{131}I 疗效好。

（二）骨转移性肿瘤骨痛的治疗

"骨转移"是肿瘤骨转移的简称，即身体其他组织或器官的肿瘤经血液或其他途径转移到骨骼，据估计，大约有 1/4 的恶性肿瘤患者会发生骨转移。骨转移发生后，绝大多数患者（70%）会出现剧烈的持续性疼痛，这种疼痛会使患者减少活动，严重影响生活质量，并给患者带来巨大痛苦。所以缓解疼痛，是骨转移治疗的首要目标。引起这种顽固性疼痛的可能相关因素：①肿瘤细胞分泌的化学物质刺激骨膜或肿瘤浸润并且蔓延至神经支配丰富的骨膜；②肿瘤对骨组织的机械压迫；③肿瘤从骨组织扩散至神经组织；④转移灶部位发生炎症反应；⑤肿瘤肿块占位导致骨皮质张力增强。

常见的骨转移部位包括椎体、骨盆和股骨等。椎体转移可引起相应部位的疼痛，如腰椎转移引起股部疼痛、颈椎转移引起肩胛部疼痛及上肢疼痛。肿瘤压迫脊椎可出现运动、感觉和自主神经系统症状。骨盆转移和股骨转移会引起腰背部和下肢疼痛。

放射性核素治疗（简称内放疗）是将放射性核素及其化合物通过注射或口服的方式引入体内，并特异性聚集于病灶部位，核素在衰变过程中发射出来一定量射线，射线的照射和电离作用可以抑制或破坏病变组织。临床常用的放射性核素有 $^{89}SrCl_2$ 和 ^{153}Sm-EDTMP，其中，$^{89}SrCl_2$ 对前列腺肿瘤和乳腺肿瘤骨转移性疼痛的止痛有效率分别高达 80% 和 89%，对其他多种肿瘤所致的骨转移也有不同程度的止痛作用。$^{89}SrCl_2$ 对肿瘤骨转移灶还有一定的治疗作用（使转移灶缩小、消失）。放射性核素治疗具有安全简便、靶向聚集、无创伤、疗效可靠、作用持久、剂量率低、效价比高等诸多优点。近年来利用放射性核素治疗恶性肿瘤骨转移骨痛已取得满意的疗效。

（三）^{131}I-MIBG 治疗嗜铬细胞瘤

^{131}I-MIBG 与去甲肾上腺素有着相似的吸收和储存机制，与嗜铬细胞组织有亲和力，与肾上腺素能受体有高度的特异性结合能力。因此，^{131}I-MIBG 引入体内后能被具有神经分泌颗粒的所有肿瘤结合，利用 ^{131}I-MIBG 产生的 β 射线可以抑制和破坏相应肿瘤组织和细胞的活性，从而起到治疗作用，主客观评价 ^{131}I-MIBG 治疗恶性嗜铬细胞瘤的有效率在50%以上。疗效的评价主要根据高血压的改善及尿中儿茶酚胺水平的降低，肿瘤的缩小或消失并不多见。

（四）放射性粒子组织间植入治疗恶性肿瘤

放射性粒子组织间近距离治疗肿瘤是依靠立体定向技术和后装技术，将放射性同位素 ^{125}I、^{32}P、^{90}Y 胶体植入肿瘤内或受肿瘤侵犯的组织中，包括通过淋巴途径扩散的肿瘤组织，通过种植源发出的持续低能量的 γ 射线，使肿瘤组织遭受毁灭性杀伤，而对正常组织不造成或仅有微小的损伤。一般常用的是 ^{125}I 粒子。

通常在超声、CT 及计算机三维立体定向计划系统精确指导下将 ^{125}I 粒子通过手术或采用特殊防辐射植入器，永久植入肿瘤组织或植于手术切除肿瘤的残存癌床内，因是在手术直视或 B 超引导下操作，并且可根据肿瘤或残存癌床的大小来确定辐射剂量和放射性粒子的植入数量，因此放射源的定位相当精确，具有安全、有效、灵活和个性化等特点。对于无法彻底根治的晚期癌症患者，该治疗手段能延缓肿瘤的进一步发展。

该方法可适用于治疗多种类型的实体肿瘤患者，尤其适用于治疗肿瘤孤立病灶者、放化疗不敏感的低中生长率肿瘤者、早中期肿瘤手术切除时疑有边缘肿瘤细胞浸润或残留者、晚期肿瘤手术无法切除者、肿瘤手术切除后局部复发或远处转移者。

该方法目前国内外临床应用于以下肿瘤的治疗：头颈部的鼻咽癌、口咽癌、扁桃体癌、舌癌及头颈部转移癌；胸部的食管癌、肺癌、纵隔肿瘤、乳腺癌；消化系统的胃癌、肝癌、胰腺癌、直肠癌及腹腔转移癌；神经系统的胶质细胞瘤；泌尿生殖系统的前列腺癌、膀胱癌、子宫颈癌、子宫内膜癌、阴道癌及盆腔转移癌等；各部位孤立转移瘤。

大部分肿瘤在手术切除或外放射治疗后容易复发和转移，这是因为使用手术或外放射治疗等方法难以彻底消灭肿瘤细胞，不能有效阻止肿瘤的再增殖和转移。如果将放射性粒子植入治疗与其他治疗方法有效结合，就能很好地达到治疗目的。放射性粒子植入治疗具有低剂量、小范围、可持续放射治疗的特点，可以长时间对肿瘤细胞起杀伤作用。

（五）放射性胶体治疗癌性胸腹腔积液

恶性肿瘤发生胸腹腔转移常引起大量的癌性胸腔积液或癌性腹水，非常顽固且难以消除，严重者可危及生命。放射性胶体是一种不溶解和不发生生物化学作用的惰性物质，注入到胸腔或腹腔内后可直接通过辐射作用杀伤癌细胞，并使浆膜或黏膜表面的病变纤维化、局部微小血管及淋巴管闭塞，从而使渗液的产生量减少甚至消失。此外，放射性胶体被细胞吞噬后，可被引流入淋巴循环，使该处隐匿小癌灶被消灭。常用于制备放射性胶体的核素有 ^{198}Au、^{32}P、^{90}Y 和 ^{186}Re，其中 ^{32}P 磷酸铬（$^{32}P\text{-}CrPO_4$）胶体是目前临床常用的放射性胶体。$^{32}P\text{-}CrPO_4$ 胶体治疗癌性胸腹腔积液效果良好，但显效缓慢，可先有咳嗽、胸痛、腹胀等症状的缓解，明显疗效出现在治疗后 3 个月左右。其治疗癌性胸腔积液的有效率为 50%～70%，治疗癌性腹水的有效率为 63%～86%。

（六）放射性微球治疗肝癌

肝癌包括原发性肝癌和转移性肝癌，原发性肝癌发病隐匿，确诊时多已处于晚期，真正可以进行手术治疗的原发性肝癌不到 10%，而转移性肝癌的手术率不到 5%，因此肝癌的预后十分差。肝癌的综合治疗方案中，目前公认应首选介入治疗，而经肝动脉或经门静脉或瘤内直接注射放射性微球可提高瘤/非瘤的放射性比值，因肝癌组织对射线敏感，从而达到治疗目的。将发射 β 射线的放射性核素（^{32}P、^{90}Y 和 ^{131}I 等）用玻璃或硼酸等载体封装成直径数十微米的球状颗粒（微球），将其注入肝癌供血动脉，不仅可阻塞肿瘤的营养血管，还可释放射线杀伤肿瘤细胞。该方法疗效确定、疗程短，可延长患者中位生存时间和提高 1 年生存率。

（七）放射免疫治疗肿瘤

放射免疫治疗（RIT）是采用杂交瘤技术制备相关肿瘤的单克隆抗体或采用 DNA 重组技术制备"人源化"的基因工程抗体，在体外进行直接放射性核素标记或采用螯合剂标记方法获得符合药典要求的标记抗体，将其经一定途径引入体内，与相关肿瘤细胞表面抗原特异结合，利用核素发射的核射线（β 粒子）的电离生物效应，作用于肿瘤，杀伤或者杀死肿瘤细胞，如 ^{131}I 标记的抗胃癌鼠单抗（$^{131}I\text{-}MG7$）标记率约 90%，局部给药结果显示肿瘤与本底放射性摄取比值达 2.4～11.2，标记抗体在瘤体内滞留 8～17 天。^{131}I 标记的抗肝癌鼠单克隆抗体（$^{131}I\text{-}HAb18$）经选择性插管给药也可取得满意结果。RIT 由于具有靶向性强、肿瘤与本底放射性摄取比值高和血本底低等优势，目前仍不失为一种肿瘤治疗的综合方法。但其存在人抗鼠抗体（HAMA）免疫源性反应和肿瘤对抗体摄取率低的局限性。目前采用基因工程改造鼠抗体使之"人源化"。

（八）受体介导靶向治疗肿瘤

受体介导靶向治疗肿瘤的原理主要是某些肿瘤组织内富含受体，利用受体与配体神经递质、激素、药物或毒素等相互作用的特性，将放射性核素标记的配体即放射性配体引入体内，到达相应高密度的肿瘤受体靶器官，配体与肿瘤细胞受体高特异性、高亲和性结合成放射性受体-配体复合物，发出射线并产生电离辐射生物效应，以及利用受体-配体载上药物进入肿瘤病灶组织发挥药效的双向作用，从而达到抑制或杀伤肿瘤细胞的目的。临床主要用 ^{131}I 标记的 MIBG 和（或）^{90}Y 标记的生长抑素受体（$^{90}Y\text{-}SSTR$）治疗神经内分泌肿瘤（嗜铬细胞瘤）、小细胞肺癌、乳腺癌、消化道腺癌。其对受体密集的肿瘤有较好的疗效，尤其是对广泛和散在转移瘤的治疗，优于其他方法。

（九）基因治疗及基因靶向核素治疗

基因治疗是近年来肿瘤治疗研究的热点，目前尚处于实验研究或临床初步应用阶段，主要包括免疫基因治疗、多耐药基因治疗、反义寡核苷酸治疗和自杀基因治疗等。基因靶向核素治疗方法是将可诱导辐射敏感的基因转录启动子导入肿瘤细胞内，诱导本身不摄取放射性核素的肿瘤细胞特异性地摄取某一放射性核素，对肿瘤形成兼有放射性核素与自杀基因的双重杀灭作用。这种方法为肿瘤基因治疗开辟了一条崭新的途径。大量的研究表明基因核素靶向治疗可以在特定基因的诱导下促使靶细胞特异性地摄取特定放射性核素，并与自杀基因一起起到对肿瘤细胞的双重杀灭作用，从而达到有效治疗的目的。

目前，肿瘤的早期诊断和及时的综合治疗是医学界极为关注的焦点，大量临床资料表明，肿瘤核素诊断与治疗不失为一种能减轻肿瘤患者痛苦、提高患者生活质量和延长生存时间的有效方法。随着基因工程抗体的研制开发、基因靶向核素的运用和分子核医学的迅速发展，可以预见放射性核素在肿瘤诊断和治疗中的应用研究会越来越受到国内外学者的重视，从而推动肿瘤核医学学科进一步发展，造福更多的肿瘤患者。

（陈　飞　李素平）

思考题

1. 试述核素诊断与治疗的基本原理。
2. 简述肿瘤核素诊断的临床应用包括哪些方面。
3. 简述肿瘤核素治疗的临床应用包括哪些方面。

第八章 肿瘤的临床诊断

第一节 概　述

诊断（diagnosis）源自希腊文，是通过辨认去判断的意思。在医学上，系指通过患者的病史、体征和其他医学检查手段结果来判断疾病的本质并确定其名称，即通过疾病的表现来认识疾病内在属性和规律的过程。肿瘤的临床表现复杂多样，体现在：①原发灶与转移灶均可有不同临床表现；②同一种肿瘤在不同患者、不同部位可以表现出不同的临床表现；③不同的肿瘤可引起相同的临床表现；④由肿瘤产物或异常免疫反应等可引起副肿瘤综合征（paraneoplastic syndrome）。由此可见，肿瘤的临床诊断绝非易事。

肿瘤的临床诊断是一个系统并且复杂的工程，诊断方法和步骤与其他疾病基本相似。病史询问和体格检查为最基本、最重要的诊断手段，肿瘤临床医生依靠全面、系统的病史询问，详尽细致的查体，必要的医学辅助检查，然后进行综合分析，从而作出诊断。这个诊断包括疾病是否为肿瘤、肿瘤的组织学来源为上皮源性还是间叶组织源性的、肿瘤的良恶性、恶性肿瘤的分级和分期等。在肿瘤的临床诊断中，强调组织病理学诊断依据作为最可靠的诊断证据，因此，在不影响肿瘤的进展和对患者不引起危害的情况下，应尽量获得病理学诊断。在组织病理学的基础之上，有时还需要借助免疫组织化学、电子显微镜、聚合酶链反应、激光扫描共聚焦显微镜（laser scanning confocal microscope，LSCM）和生物芯片（biochip）等生物化学技术，方能作出最后诊断。近年来随着分子病理学的发展及新的检测方法的出现，部分肿瘤要求诊断时明确患者的分子亚型或基因表达状况，如肺癌的分型也由过去单纯的病理组织学分类，进一步细分为基于驱动基因的分子亚型，淋巴瘤的病理诊断须综合应用形态学、免疫组织化学、遗传学和分子生物学技术以及流式细胞术等。在确认肿瘤性质的同时，肿瘤临床医生还必须对肿瘤的发展程度作出判定，即肿瘤的生长部位、局部浸润程度、有无远处转移和区域淋巴结转移、患者的重要脏器和全身功能状况、患者及家人的心理状况，甚至患者的家庭经济状况和社会环境状况都应该在诊断时加以考虑，这样才能获得一个客观、完整而确切的肿瘤临床诊断。正确的肿瘤临床诊断，尤其是早期诊断，是进行合理治疗的前提和基础，并具有预后判断和定期随访中的疗效监测等重要作用。

以上表明，各学科间的发展和相互渗透推动着肿瘤临床诊治的发展，而肿瘤的临床诊断是一个多学科相结合的综合分析过程。这就要求肿瘤临床医生不但要有丰富的临床实践经验，而且要有扎实的肿瘤和肿瘤临床相关的知识，还应熟悉各类医学辅助检查诊断方法的临床应用和临床意义，同时亦要与放射诊断学、超声医学、核医学、生物化学、免疫化学、分子生物学、病理学等各学科医生密切合作，才能尽早得到完整而正确的肿瘤临床诊断。

（杜国波　谭榜宪）

第二节 肿瘤的早期诊断

一、肿瘤的早期发现

全世界由恶性肿瘤造成的负担日益增加，对个人、家庭、社区及卫生系统造成巨大压力，这使得恶性肿瘤的体系防控成为全球性问题。恶性肿瘤综合防控涵盖预防、早诊、筛查、治疗、姑息治疗和康复治疗六大方面。多数恶性肿瘤患者在发病早期可能不会出现明显症状，当患者自身感觉到症状时，肿瘤往往已经演进至中晚期，从而丧失最佳治疗时机。

WHO 曾提出恶性肿瘤的"3 个 1/3"防治策略：1/3 的恶性肿瘤可以通过前期的科普宣讲进行途径预防；1/3 的恶性肿瘤如能早期发现，可期治愈；1/3 的恶性肿瘤通过治疗患者可以减轻痛苦、延长生命、提高生活质量。并据此提出恶性肿瘤的三级预防概念：一级预防是指消除或减少可能的致癌诱因，防止恶性肿瘤发生；二级预防是指恶性肿瘤一旦发生，如何在早期阶段发现并予以及时治疗；三级预防是治疗后的康复，防止病情恶化，提高生活质量，减轻痛苦，延长生命。并指出"应用已有的医学知识开展恶性肿瘤防治工作，比期待正在进行的基础研究突破更能让患者获益"；恶性肿瘤的早期诊断能大幅度提升患者对有效治疗的响应率。因此，在恶性肿瘤综合防治工作中，早期筛诊恶性肿瘤显得尤为重要。

早期发现恶性肿瘤有两个重要组成部分：早期诊断和受众筛查的教育。恶性肿瘤早期诊断和筛查都是全面控制恶性肿瘤的重要组成部分，但二者之间存在着明显差异。肿瘤早期诊断，是在尽可能早的阶段发现出现恶性肿瘤症状的肿瘤病例，而不是在没有症状的目标人群中，进行无症状恶性肿瘤患者或癌前病变的筛查。简言之，早期诊断就是早期识别患者的症状性恶性肿瘤。而恶性肿瘤筛查，是着眼健康目标人群，通过检测（如 HPV 检测）、检查（如乙酸染色目视检查）、成像（如乳腺钼靶成像）或其他能快速广泛应用到目标人群中的方式，发现未被识别的（临床前）肿瘤或癌前病变，即在健康目标人群中识别无症状疾病。肿瘤早期诊断的重点是那些症状和体征与恶性肿瘤相符的人，其目的是尽早发现该疾病，并及时、尽早予以诊断和治疗。提升早诊率能使恶性肿瘤在可潜在治愈阶段即被发现，从而提高患者生存率和生活质量。讨论早期诊断和筛查模式的可选手段时，在于区分其是作为早期诊断还是筛查备选手段。例如，对乳房出现肿块的患者，乳腺 X 线检查可以作为早期诊断的首选；乳腺 X 线检查也可以作为乳腺癌筛查计划的一部分，用于筛查没有症状的高危目标人群。

二、肿瘤早期发现的途径

1. 肿瘤普查 肿瘤普查是实现二级预防的重要举措，其方法简便，应用于大规模人群检查，但由于普查工作投入量较大，并不适用于所有瘤种。普查瘤种指征：有严重危害性，即发病率和死亡率较高，或治疗后有严重后遗症；有可检出的临床前期症状，如乳腺癌、大肠癌、宫颈癌等；有相对较好的治疗方法。普查方法应具属性：方法简单经济安全；受检者易接受、无痛苦、无并发症；灵敏度高、特异性强。目前公认的有效普查有：①宫颈癌，涂片细胞学检查；②乳腺癌，乳腺钼靶摄片，乳腺彩超检查；③肝癌，AFP（甲胎蛋白）联合超声检查；④肺癌，低剂量螺旋 CT 扫描；⑤甲状腺癌，彩超检查分级；⑥前列腺癌，彩超联合 PSA（前列腺特异性抗原）检查。

2. 高危人群筛查 随着研究不断深入，人们认识到许多致瘤因素（理化因子、病毒、癌前病变、内分泌状况）在肿瘤的发生发展中，具有重要作用。这些可能导致肿瘤发生的重要因素常被称为高危因素（high risk factors），具备某一肿瘤高危因素的人群称为肿瘤易患高危人群。目前，应用最广的筛查是高危人群的分级筛查法：首先根据患者病史、家族史、年龄等，在人群中确定筛查谱；然后利用如肿瘤标志物、全基因组突变测序等检测方法对筛查对象进行甄别；再对检测阳性者做进一步的危险程度评估；最后对高危人群进行干预性治疗和定时随访。

3. 提高对肿瘤早期信号的警惕 疾病的发生、发展都会有早期迹象，肿瘤的发生发展同样如此，认识到恶性肿瘤可能的伴发预警信号并及时就医有助于早期诊断。中国医学科学院根据我国肿瘤发病及流行病学的特征，罗列以下十大症状，作为引起人们关注恶性肿瘤可能发生的预警信号：

（1）身体任何部位的肿块，如乳腺、颈部或腹部等处的肿块，尤其是肿块呈无痛渐进性增大。

（2）身体任何部位的溃疡，如皮肤、舌、颊黏膜等没有外伤而发生溃疡，特别是经久不愈者。

（3）正常例假外的不规则阴道流血或分泌物。

（4）进食时胸骨后闷胀、灼痛、异物感或进行性加重的吞咽困难。

（5）久治不愈的干咳或痰中带血。

（6）长期消化不良、进行性食欲减退、消瘦，又未找出明确病因者。

（7）大便习惯改变，大便性状异常或有便血。

（8）鼻塞、鼻出血、单侧头痛或伴有复视。

（9）黑痣突然增大或有破溃、出血、原有的毛发脱落。

（10）无痛性血尿。

除上述十大症状外，以下征兆也需高度警惕：

（1）单侧持续加重的头痛、呕吐和视觉障碍，特别是原因不明的复视。

（2）耳鸣、听力下降、回吸性咳痰带血、颈部肿块。

（3）原因不明的口腔出血、口咽部不适、异物感或口腔疼痛。

（4）无痛性持续加重的黄疸。

（5）乳头溢液，特别是血性液体。

（6）男性乳房增生长大伴或不伴硬结。

（7）原因不明的疲乏、贫血和发热。

（8）原因不明的全身性疼痛、骨关节疼痛。

4. 癌前病变的随访 癌前病变是指病变本身尚不是癌症，但若长期暴露于致癌因子，其中部分病变可能会发展成癌症。癌前病变常以皮肤和黏膜居多，常见癌前病变如下：

（1）黏膜白斑：发生于黏膜表面，其上皮表层常伴过度角化，可发生于口腔、外阴、宫颈等处，4%～6%可演进为癌症。

（2）皮肤角化症：特别是大小鱼际处的手掌角化症，可发生于老年人面部、手部，约25%可发展为癌症。

（3）息肉：特别是结直肠的家族性多发息肉。

（4）上皮异型增生：可发生于食管、胃、宫颈等处。

（5）增殖性瘢痕：特别是化学药品灼伤瘢痕。

三、早期诊断的意义

《黄帝内经·素问》有云"上工治未病，不治已病"，意指高明的医生往往在疾病发生的初期，就能把握时机，采取相应手段介入处理而达到"治未病"的目的，而不是等到疾病出现一系列不适症候的阶段，才行补救式治疗，这凸显了早诊早治在疾病治疗环节的重要性。疾病早期诊断十分重要，对恶性肿瘤更是如此。早期诊断不仅能为治愈肿瘤提供最佳窗口时机，提高患者生存率和生活质量，而且有助于总结研究肿瘤的发生发展及演变规律。现状表明临床收治的恶性肿瘤病例，大部分在就诊时即为中晚期，除医疗技术本身原因外，患者对肿瘤知识的储备不足，以及社会重视程度缺位都是要因。因此，在深入研究肿瘤本身和更新诊断技术的同时，尚需医务工作者和社会团体的通力协作，大力开展科普防癌宣传和肿瘤知识教育，进行定期普查，尤其是高危人群的防癌普查，才能有效提升肿瘤早期诊断的水平。

提高早期诊断能力是恶性肿瘤综合防治链的要务，是加强卫生系统作用和提高全民健康覆盖率的重要战略构成，是全面控癌的基础保证。在计划开展或扩大筛查之前，确保有足够的早期诊断手段和治疗能力至关重要，以使国家的医疗服务资源可以达到最高效度的分配以兼顾公平。

恶性肿瘤早期诊断的愿景意味着政府需要构建恶性肿瘤及时诊断和高质量医护水平的救治生态环境，制订适宜的投资战略，引导社会团体、经济实体交流共建，以期在全国范围内减轻恶性肿瘤负担，实现全民健康之宏愿。

（林　盛　文庆莲）

第三节　肿瘤的临床诊断过程

一、病史采集

肿瘤病史要求全面、准确、客观。采集全面准确的病史是正确诊断的重要依据之一。肿瘤临床医生在面对一个前来就诊的患者时，首先必须耐心、细致地询问病史，注意细心观察患者的表情、反应和动作等细节，耐心倾听患者对病史的叙述及其回答病史的要点。继而，医生根据患者叙述的病史、起病原因和病程情况，进行系统的整理、分析、归纳、判断，并结合自己所积累的临床经验，有目的地安排患者进行全面而有重点的体格检查及相关辅助检查。最后，综合病史和临床有关项目检查结果，作出准确的临床诊断，从而为后续的治疗提供保障。其中，在询问病史的时候需要特别注意以下几个方面的问题。

（一）性别与年龄

性别与年龄在肿瘤的诊断过程中具有重要地位，不同性别发生某一肿瘤的概率不一样，不同年龄的患者肿瘤构成比也不一样。

癌多发于中年以上人群和老年人，但肝癌、结直肠癌、甲状腺癌、宫颈癌亦多见于年轻人。肉瘤一般以青少年及儿童多见，少数亦见于中年和老年人。消化道癌、肺癌以男性患者居多。乳腺癌主要发生于 40 岁以上的妇女，男性患者仅占 1%。小儿恶性肿瘤以起源于淋巴、造血组织、神经组织和间叶组织者较多，其中肾母细胞瘤、神经母细胞瘤、视网膜母细胞瘤在 4～5 岁前发生最多。

（二）肿瘤的临床表现

肿瘤自身存在多形性和异质性的特点，加之发生的部位和性质也各不相同，不同患者之间临床表现多种多样。肿瘤生长对周围组织器官造成的损伤表现为局部表现，肿瘤本身生长导致全身异常症状为全身表现，肿瘤产生的异常生物活性物质引起患者的全身临床表现称为副肿瘤综合征。

1. 局部表现

（1）疼痛：为患者就诊时常见的主诉。肿瘤引起的疼痛机制各不相同，主要有：①发生于神经的肿瘤或肿瘤压迫相邻神经；②肿瘤阻塞如胃肠道、泌尿道、脑室系统等部位，产生疼痛，甚至剧痛，如肠道肿瘤引起的肠梗阻，脑瘤引起的脑室系统受压，脑脊液积聚引起的脑水肿；③肿瘤生长过速，导致所在器官的包膜或骨膜膨胀紧张，产生隐痛或钝痛，如巨块型肝细胞癌；④腹腔肿瘤大出血或引起胃肠穿孔发生急性腹痛；⑤晚期肿瘤出现骨转移产生骨痛；⑥肿瘤侵犯神经丛、压迫神经根引起的顽固性疼痛，如肺尖癌压迫臂丛神经。

（2）肿块：为肿瘤患者最为常见的主诉之一。患者往往是在不经意间摸到或者发现身体某部位有肿块而就诊。肿块可发生于身体的任何部位，位于或邻近体表者，如皮肤、软组织、乳房、肢体、鼻腔、口腔、直肠下段和肛管等处的肿块均可扪及。有时在表浅淋巴引流区可扪及肿大的淋巴结。值得一提的是，对于颈部淋巴结无痛性肿大的中年以上患者，在这之中约 80% 是恶性肿瘤，其中约 80% 是转移性的，其中又有约 80% 是来源于头颈部的肿瘤。内脏肿瘤较大的时候也可以扪及，如肝癌、胰腺癌。

（3）阻塞症状：常见于消化道、呼吸道肿瘤。例如，食管癌引起吞咽哽噎感、吞咽疼痛、吞咽困难；胃癌引起幽门梗阻，患者出现恶心、呕吐、胃胀痛等症状；右半结肠癌容易发生肠梗阻，引起腹痛、腹胀、恶心、呕吐，严重者可出现不能排便、排气的症状；喉癌晚期可引起呼吸困难；中央型肺癌完全或部分阻塞支气管引起阻塞性肺炎、肺不张。泌尿道肿瘤亦可引起排尿困难的阻塞症状，如膀胱癌、输尿管癌。

（4）压迫症状：为良恶性肿瘤的常见症状。脑瘤压迫周围正常脑组织，可引起相应部位出现相应临床表现，常有偏瘫、共济失调、失语、记忆力差、偏盲、失明，甚至神经精神症状。甲状腺癌压迫邻近器官、食管、喉返神经时，可出现呼吸困难、吞咽困难、声音嘶哑。纵隔肿瘤，如淋巴瘤、胸腺瘤、畸胎瘤、转移癌等，当压迫上腔静脉时，可出现上腔静脉综合征表现，如头、面、颈、上胸壁肿胀，表浅静脉怒张，呼吸困难。前列腺癌压迫尿道口时，引起尿频、尿痛、排尿困难和尿潴留。

（5）病理性分泌物：发生于消化道、呼吸道、泌尿道、生殖道等部位的肿瘤，当肿瘤浸润或合并感染时，常伴有血性、脓性、黏液性或异味分泌物。例如，鼻咽癌可出现鼻血、回吸性血涕，肺癌常有咯血痰，肾癌出现无痛性血尿以及直肠癌出现血便或黏液脓血便。

（6）溃疡病灶：发生于皮肤、黏膜、呼吸道、消化道、子宫颈、阴道和外阴等处的肿瘤，常易溃烂合并感染，有腥臭分泌物排出。例如，皮肤鳞状细胞癌患者多以溃疡为主要表现而就诊；而胃癌患者就诊时行胃镜、上消化道 X 线钡餐检查常可发现胃窦部溃疡病灶。

（7）肿瘤破坏所在组织器官结构和功能：肿瘤的生物学行为常表现为局部浸润，从而破坏所在组织器官的结构和功能。原发性骨肿瘤破坏骨质结构，并可引起邻近关节功能障碍，严重者可出现病理性骨折，导致患肢功能丧失。食管癌由于管壁缺乏浆膜层，容易沿管壁侵犯，导致管腔狭窄，引起吞咽困难。肺癌、膀胱癌、胃肠癌、胰头癌等破坏所在器官，患者出现咯血、血尿、呕血、血便、黄疸等表现。

2. 全身表现 肿瘤的早期无明显的全身症状或症状不典型，随着肿瘤的发展，可出现下列症状。

（1）发热：不少肿瘤患者以不明原因发热为主诉。发热常见于恶性淋巴瘤、肝癌、肺癌、胃癌、胰腺癌、结肠癌、骨肉瘤、宫颈癌及晚期患者；持续低热为肿瘤性发热的常见特征，少数可以是持续高热和弛张热。恶性肿瘤合并发热的机制有：①肿瘤细胞、白细胞和体内其他细胞产生内生致热原（endogenous pyrogen，EP）如 IL-1、TNF，作用于下丘脑，引起体温调节中枢功能障碍；②肿瘤内出血、坏死，产生毒性物质，使机体对异性蛋白质过敏；③合并感染。

（2）进行性消瘦、贫血、乏力：为晚期肿瘤患者的常见症状。消化道肿瘤如食管癌、胃癌、肝癌，因患者进食、消化、吸收障碍，多发生此类症状。晚期恶性肿瘤患者往往发生恶病质（cachexia），其为机体的一种严重消瘦、贫血、乏力和全身衰竭的状态。恶病质的发病机制尚未阐明，可能因素有：①食欲低，进食少；②并发出血、感染和发热；③肿瘤生长迅速，消耗机体大量营养物质；④肿瘤组织坏死产生的毒性物质引起机体代谢紊乱。

（3）黄疸：对于 40 岁以上，主诉为黄疸的患者，首先应考虑胰头、胆总管下段、胆胰管或十二指肠乳头等处发生肿瘤的可能，其为肿瘤压迫与阻塞胆总管末端所致。原发性或转移性肝癌，肿瘤压迫肝门区肝管，亦可出现黄疸。

3. 副肿瘤综合征（paraneoplastic syndrome） 1888 年，Oppenheim 首先描述了 1 例恶性肿瘤合并周围神经病的病例，次年又描述了 1 例淋巴肉瘤合并延髓性麻痹的病例，其被认为是第 1 例产生中枢神经系统远隔效应的病例。1956 年，Guichard 提出了副肿瘤综合征这一名词。

恶性肿瘤的临床表现，除了由肿瘤原发或转移性病灶引起的外，还有由肿瘤产生的异常生物活性物质引起的全身临床表现，统称为副肿瘤综合征或肿瘤伴随综合征，也称肿瘤的"远隔效应"。临床上有些患者，在其肿瘤被发现之前，先表现出副肿瘤综合征，如果临床医生能够考虑到副肿瘤综合征的可能并进一步搜寻，可能及时发现肿瘤。另外，当肿瘤患者出现此类症状时，应考虑副肿瘤综合征的可能，以免将之误认为是由肿瘤转移引起。

副肿瘤综合征产生机制复杂，临床表现多样。分述如下：

（1）皮肤与结缔组织方面表现

1）瘙痒：淋巴瘤尤其是霍奇金淋巴瘤，常以皮肤瘙痒为首发症状。脑瘤患者特征性瘙痒限于鼻孔。其他伴发瘙痒的疾病有白血病、内脏实体肿瘤。凡 40 岁以上进行性瘙痒的患者，提示有患恶性肿瘤的可能，要引起临床医生的重视。

2) 黑棘皮病：本病特征是皮肤呈乳头状生长，弥漫性色素沉着，过度角化和皮损呈对称性分布于皮肤褶皱部位，如颈部、腋窝、肛门、外生殖器、大腿内侧、肘与膝关节屈侧等。常伴发于胃肠道癌、肝癌、乳腺癌和肺癌。值得注意的是，黑棘皮病常在肿瘤确诊前出现。

3) 皮肌炎：伴发肿瘤以肺癌、乳腺癌最多见，其次为卵巢癌、宫颈癌、胃癌、结直肠癌、淋巴瘤和鼻咽癌。表现为对称性进行性近端肌肉软弱和典型的皮肤损伤。

4) 带状疱疹：目前认为，这是由患者免疫功能低下导致病毒感染引起。伴发的肿瘤有淋巴瘤、鼻咽癌、肺癌、肠癌、胃癌、食管癌、宫颈癌等。

5) 坏死松解性游走性红斑：坏死松解性游走性红斑是由分泌胰高血糖素的胰岛 A 细胞肿瘤引起的一种皮肤副肿瘤综合征，又名胰高血糖素瘤综合征，主要临床特点为反复发生皮肤游走性坏死松解性多环状损害，皮损经常发生在四肢末端、腹股沟、会阴、外生殖器、大腿等多摩擦部位，可伴有水疱、脓疱、糜烂及结痂。黏膜损害多表现为舌炎、口角炎、结膜炎、阴道炎等，常伴高血糖、贫血、体重下降等。

（2）神经系统方面表现：神经系统副肿瘤综合征（paraneoplastic neurological syndrome，PNS）是肿瘤对神经系统的远隔效应，而非肿瘤直接侵犯及转移至神经、肌肉或神经肌肉接头的一组综合征。

PNS 的病因尚不清楚，目前认为 PNS 的发生主要与自身免疫有关，最主要的证据来自于在 PNS 患者的血清和脑脊液中发现抗神经元抗体，如抗 Yo 抗体、抗 Hu 抗体等。PNS 的原发肿瘤中，肺癌最常见，特别是小细胞肺癌，其次是卵巢癌、食管癌、淋巴瘤、胃癌，其他还有前列腺癌、甲状腺癌、胰腺癌、乳腺癌、胸腺瘤、睾丸癌等。

临床上，PNS 累及部位广泛，可影响神经系统的任何部位，可影响大脑皮质、小脑、脑干、脊髓、脑神经、边缘系统、视网膜、周围神经、神经肌肉接头处及肌肉，尤其是周围神经系统的表现多样。其主要临床特点：多中年以上起病，呈亚急性进展病程，部分为急性、慢性进展或复发缓解病程，其症状和体征可出现在肿瘤发生之前、之时或之后，以感觉障碍和疼痛为主，神经系统表现不符合原发神经病变规律；神经系统多部位受损，症状、体征不能用单一疾病解释；病程及严重程度与原发肿瘤的大小及生长速度、恶性程度可不平行。

1) 副肿瘤性脑脊髓炎（paraneoplastic encephalomyelitis，PEM）：是侵及脑和脊髓的副肿瘤综合征。副肿瘤性边缘系统脑炎损伤以颞叶内侧为主的边缘系统，副肿瘤性脑干脑炎以脑干损伤为主，副肿瘤性脊髓炎以脊髓损伤为主。引起 PEM 最常见的肿瘤是小细胞肺癌，部分患者血清和脑脊液中可查到抗 Hu 抗体。

2) 副肿瘤性小脑变性：又称为亚急性小脑变性，是常见的 PNS，常见于小细胞肺癌，其次为卵巢癌、淋巴瘤。其呈亚急性或慢性病程，首先表现为共济失调，可伴有构音障碍、眩晕、恶心、呕吐、眼震、精神症状等。患者血清和脑脊液中可查到 Hu、Yo、PCA-Tr 等自身抗体。

3) Lambert-Eaton 综合征（Lambert-Eaton syndrome，LES）：又称肌无力综合征，是一种由免疫介导的神经-肌肉接头功能障碍性疾病，病变主要累及突触前膜。亚急性起病，初发症状多为肌肉无力、疲劳感，下肢重于上肢，常伴口干、便秘、排尿困难、阳痿、直立性低血压等自主神经功能障碍。胆碱酯酶抑制剂如溴吡斯的明通常对该病无效。

4）亚急性运动神经元病：临床表现为亚急性进行性上、下运动神经元受损的症状。下运动神经元损害多见，常表现为双下肢无力、肌萎缩、肌束震颤、腱反射消失。上肢和脑神经受损较少，感觉障碍轻微。原发肿瘤常见于骨髓瘤、淋巴瘤。

对于临床高度怀疑 PNS 的患者，建议尽快查找肿瘤原发病灶。但由于 PNS 通常在肿瘤之前出现并被证实，肿瘤常在其后数月或数年才被发现，在有些病例中早期找到肿瘤很难。除了常规 B 超、CT、MRI 检查外，全身正电子发射计算机断层扫描（FDG-PET）可能是发现隐蔽肿瘤的最好方法。对于没有发现阳性结果的患者，要注意随访 5 年，每隔 3～6 个月复查一次，以免漏诊。

（3）内分泌与代谢方面表现

1）异位促肾上腺皮质激素（ACTH）分泌综合征：该综合征是由垂体以外的肿瘤细胞分泌大量 ACTH 所致。临床上出现类似库欣综合征的表现。此综合征最常见于的原发肿瘤包括肺癌（47%）、胸腺癌（20%）、胰腺癌（15%），其次为甲状腺癌、消化道癌、泌尿系统肿瘤、神经母细胞瘤等。

2）高钙血症：为恶性肿瘤患者常见的合并症，最常见于肺、肾和乳腺癌。临床表现为食欲减退、恶心、呕吐、腹痛、便秘，重者有头痛、肌无力、腱反射减弱、抑郁、步态不稳、语言障碍，也可有听力、视力和定向力障碍或丧失，木僵，行为异常等精神神经症状。

3）低血糖症：功能性胰岛细胞瘤是最常见的产生低血糖的肿瘤，其次为肝癌，偶见于腹膜后间叶组织来源的肿瘤。

4）低钠血症：患者可有恶心、呕吐、嗜睡，严重者可出现水中毒表现。见于肺癌、胰腺癌、胸腺癌、十二指肠癌等。

5）类癌综合征（carcinoid syndrome）：其为好发于胃肠道的类癌（嗜银细胞瘤）引起的以发作性皮肤潮红和腹痛腹泻为主要临床表现的综合征。这种肿瘤以往误认为是良性肿瘤，现已确认是恶性肿瘤，但生长缓慢，病程一般为 10～15 年，即使已有转移，患者仍能存活较长时间。该综合征亦可见于支气管腺癌、肺癌、甲状腺髓样癌和胰腺癌等。

（4）血液方面表现：血液学方面表现多样，如慢性贫血、红细胞增多症、类白血病反应、紫癜、血小板增多等。其中红细胞增多症多见于肝癌和肾癌，原因可能为肿瘤产生一种类似于肝、肾产生的促红细胞生成素而导致红细胞增多。类白血病反应常见于结肠癌、胰腺癌、胃癌和乳腺癌患者。紫癜则由血纤维蛋白原缺乏引起，可见于肺癌、前列腺癌、白血病和胰腺癌等。

（5）肥大性骨关节病（hypertrophic osteoarthropathy，HOA）：又称 Marie-Bamberger综合征，是以管状骨骨膜炎、杵状指（趾）和肢体疼痛或肿胀为特征的骨关节病变，分为原发性和继发性两种，原发性少见。见于肺癌、胸膜间皮瘤和胸膜转移瘤。此症状先于肿瘤症状几个月出现。

（三）病程

良性肿瘤的病程较长，可存在数年甚至几十年，若短期内迅速长大，要高度怀疑发生恶变的可能。恶性肿瘤发展较快，病程相对短。

（四）既往史和家族史

肿瘤发病有明显的种族易患性、地区聚集性和家族倾向性。既往病史需要关注的有：

①职业史，如肺尘埃沉着病患者患肺癌的风险显著增高；②有无在地方病区居住史，一般居住1年以上，如鼻咽癌高发的闽南地区；③吸烟史与饮酒史，研究已经明确，吸烟与饮酒与多种肿瘤发病显著相关；④性生活史和生育史，其与妇科肿瘤发病存在关联；⑤女性患者月经状况，与某些肿瘤的预后相关，如乳腺癌。

鼻咽癌、乳腺癌、肝癌、胃癌、直肠癌等有家族聚集性和遗传倾向，需要注意了解患者有无肿瘤家族史。需要询问患者的直系父（母）辈、兄弟姊妹及患者的子女有无类似疾病史或家族肿瘤病史。

二、体 格 检 查

全面的体格检查对每一个患者都是必要的，体格检查是肿瘤诊治中的最重要部分。通常根据患者主诉某些症状的特点，对有关器官组织进行仔细的和有目的的体格检查。为了避免误诊和漏诊，常规对所有怀疑为肿瘤的患者采用视、触、叩、听和嗅五诊法进行全身检查和肿瘤局部检查。尽量通过全面细致的检查了解肿瘤局部浸润的范围、邻近组织器官有无侵犯、区域淋巴结是否肿大及远处转移等情况。

（一）全身检查

全身检查的目的在于确定患者是否患肿瘤，肿瘤是良性或恶性、是原发或继发以及身体其他部位有无转移，同时检查重要器官的功能状况，以判定患者能否耐受手术或放射治疗、化学治疗等治疗措施。

1. 视诊 观察患者的精神状态、体质和营养状况，以判断肿瘤对全身状况的影响程度。从头、面、五官、颈、胸、腹、脊柱、四肢、肛门和外生殖器等处观察肿瘤大小、形态和异常表现，了解肿瘤的局部情况。如发生在皮肤的边缘隆起、基底凹凸不平的溃疡，一般为皮肤癌。头、面、颈、胸壁水肿，上胸壁及颈部静脉怒张与气促，多为纵隔肿瘤压迫上腔静脉与气管所致。

2. 触诊 触诊为体表及深部肿块的重要检查方法。凡在肢体皮肤、软组织、骨骼、淋巴结、腮腺、甲状腺、口腔、鼻咽腔、乳腺、肛管、直肠、子宫及附件、阴茎、阴道和腹腔等处的肿瘤，均需进行全面细致的触诊检查。触诊可大体确定肿瘤的发生部位，肿块的大小、形状、质地、活动度、边界，有无压痛、波动或搏动感，局部温度是否升高，与邻近组织器官的关系，局部或区域有无淋巴结转移。

3. 叩诊 叩诊常用于胸腹腔器官的检查。肺癌合并胸腔积液时，患侧叩诊呈浊音。恶性肿瘤侵犯心包时，引起心包积液，叩诊心脏浊音界增宽。腹部叩诊为实音时，往往提示实体性肿瘤的可能；若为移动性浊音，提示有腹水；肠癌并发肠梗阻时，因肠腔积气，叩诊为鼓音，需要注意辨别。

4. 听诊 听诊亦常用于胸腹部肿瘤的诊治过程中。肺癌阻塞支气管引起阻塞性肺炎或肺不张，听诊时可发现呼吸音减弱或消失。结直肠癌患者合并肠梗阻时，听诊可闻及肠蠕动音亢进和高调气过水声。对于血管丰富的肿瘤，如动脉瘤、血管瘤、肝癌等常可听到震颤性或响亮的血流杂音。

5. 嗅诊 嗅诊主要用于皮肤、口腔、鼻腔、鼻咽腔、外生殖器、肛管和宫颈等肿瘤的检查，因溃烂、感染，可排出异味分泌物，患者就诊时，常可闻到难闻臭味。发生于鼻腔的 NK/T 细胞淋巴瘤患者、鼻咽腔的恶性肿瘤患者，鼻腔经常呼出腥臭异味气体。

（二）局部检查

局部检查的目的在于确定肿瘤的大体特点及与周围组织的关系，着重检查肿块与区域淋巴结受累情况。

1. 肿块　肿块为肿瘤患者的最常见阳性体征，注意检查肿块下述几项特点。

（1）肿瘤部位：以视诊、触诊明确肿瘤发生部位及肿瘤侵犯范围。内脏肿瘤除触诊外，通常需要做辅助检查（如 MRI、CT、PET-CT、B 超、内镜检查）来确定部位。

（2）肿瘤大小：肿瘤体积差别很大。极小的肿瘤，肉眼很难查见，需借助显微镜等手段才能观察到；很大的肿瘤，重量可达数千克甚至数十千克。肿瘤的大小以厘米做记录，一般仅能测量肿瘤的长度和宽度（肿瘤的最大长径和与之相垂直的最大宽径），以长（cm）×宽（cm）表示。有时也用最大径表示肿瘤的大小。

（3）肿瘤的形状：肿瘤可以有各种各样的形状，可因组织学类型、发生部位、生长方式和良恶性质的不同而不同。良性肿瘤形状多较规则，一般为圆形或椭圆形。恶性肿瘤则形状多样，如乳头状、息肉状、菜花状、溃疡状和囊状等。

（4）肿瘤边界：良恶性肿瘤因生长方式的差异性，边界存在差异性。良性肿瘤多有完整的包膜，边界清楚。恶性肿瘤呈浸润性生长，边界不清。

（5）肿瘤质地：不同肿瘤有不同的质地。脂肪瘤一般较软；乳腺癌的质地较硬。总体而言，肿瘤中的间质成分影响肿瘤的质地。若纤维间质较少的肿瘤，一般较软，如直肠腺瘤；纤维间质丰富的肿瘤，则质地较硬，如纤维肉瘤。

（6）肿瘤的表面：注意检查肿瘤表面皮肤的温度以及皮肤颜色是否正常，肿瘤表面是否光滑，肿瘤与皮肤或基底部有无粘连、有无溃疡。良性肿瘤表面多光滑，恶性肿瘤表面多凹凸不平。

（7）活动度：良性肿瘤与周围组织无粘连，活动度好；恶性肿瘤早期活动度相对好，中晚期则由于局部侵袭，活动度差或固定。

（8）压痛：癌瘤性肿块一般无压痛感。若肿块有压痛，多提示为炎症、外伤或血肿性病变。

2. 表浅淋巴结检查　了解肿瘤患者有无区域淋巴结转移，对于区别肿瘤的良恶性、进行肿瘤临床分期、制订治疗方案具有重要意义。淋巴结分布于全身，一般体格检查仅能检查身体各部位表浅淋巴结。正常情况下，生理淋巴结较小，不易被触及。

表浅淋巴结检查时，着重检查患者的左右侧颈部、腋窝和腹股沟六大表浅淋巴结群。采取视诊和触诊的方法检查淋巴结。视诊观察皮肤是否隆起、皮肤颜色，有无皮疹、瘢痕、瘘管、破溃。触诊要求将示指、中指、环指并拢，指腹平放于皮肤上进行滑动触诊。检查颈部淋巴结时可站在患者前面或背后，手指紧贴检查部位，由浅及深进行滑动触诊。检查锁骨上淋巴结时，患者取坐位或仰卧位，头部稍向前屈，检查者用双手进行触诊，左手触诊右侧，右手触诊左侧，由浅部逐渐触摸至锁骨后深部。检查腋窝淋巴结时，患者前臂稍外展，触诊时由浅及深至腋窝各部。检查滑车淋巴结时，扶住患者前臂，向滑车上由浅及深进行触诊。检查腹股沟淋巴结时，患者取仰卧位，检查者站在患者右侧，右手四指并拢，以指腹触及腹股沟，由浅及深滑动触诊。

发现淋巴结肿大时要检查并记录淋巴结的质地、大小、数目、活动度，淋巴结有无压痛及粘连融合，局部皮肤有无红肿、瘢痕、瘘管等。例如，对乳腺癌患者重点检查双侧腋窝和同侧锁骨上淋巴引流区，明确有无腋窝和锁骨上淋巴结转移，从而用于指导临床分期和确定临床治疗方案，如术后是否需要放射治疗，以及放射治疗靶区需要包括哪些范围。部分恶性肿瘤淋巴结转移规律大致如下：头皮癌或黑色素瘤常转移至耳前、枕部和颈外侧区淋巴结；鼻腔、鼻咽、口腔、扁桃体、口底和舌处的癌以及喉癌常转移至颈深上淋巴结；甲状腺、肺、纵隔、食管癌常转移至下颈或锁骨上下区淋巴结；胃、肠、子宫颈、直肠、前列腺、睾丸等处的肿瘤可转移至左锁骨上区淋巴结。

三、注 意 事 项

对于多数肿瘤临床医生而言，除了具备专业的基本知识和临床技能之外，尚需要不断总结临床经验，以提高临床诊治水平。下面就病史询问和体格检查中的一些注意事项作简要叙述。

（1）在对肿瘤患者进行疾病诊治时不同于面对一般疾病的患者，医生面临着特殊的心理和伦理问题，恶性肿瘤不仅给患者带来巨大生理伤害，同时也带来心理上和精神上严重的创伤。医生在询问病情时需要做到言语亲切、态度和蔼，提问简明扼要、通俗易懂，要让患者感到温暖，缓解其恐惧心理。初诊恶性肿瘤患者大多容易出现焦虑、忧郁，需要医护人员科学地运用沟通的技巧性和艺术性，要坚持"以人为本"的原则，善解人意，尊重和关爱患者。

（2）肿瘤诊断过程中需要注意保护患者的隐私。患者的隐私权主要是指患者拥有保护自身的隐私部位、病史、身体缺陷、特殊经历和遭遇等权利，不受任何形式的外来因素侵犯。例如，在对患者询问其私生活史时，注意要在没有其他人（包括家属、子女）在场时进行询问，降低患者的顾虑，避免引起不必要的家庭纠纷和情感纠葛。在对女性患者进行妇科检查或者乳腺检查时，最好要有家属或者监护人在现场，医生要注意保护自己。

（3）询问病史时，注意鉴别诊断及相关病史。例如，确诊恶性肿瘤的患者出现背部疼痛，MRI 检查提示腰椎骨质破坏，首先考虑转移性肿瘤，但需要与椎体结核、感染性疾病、骨质疏松或外伤导致压缩性骨折等鉴别，这时需要询问患者是否有发热、盗汗、局部疼痛等症状，外伤史等情况，必要时进行病理检查确诊。

（4）肿瘤临床诊断中，注意合理安排各项辅助检查。安排辅助检查时，一定要熟悉各项检查的临床应用的优缺点。随着科学技术的进步，医疗辅助诊断设备及技术不断更新，给临床医生造成一种依赖和错觉，就是哪种检查设备最先进、价格最贵，就选哪种进行检查。临床上，作为医生要注意节约有限的医疗资源，结合患者实际选用最合理的检查手段。初诊患者，临床医生要根据患者的主诉和自己的相关经验，迅速作出预判断，并开出相应的检查单，避免盲目地进行全身检查，造成浪费。例如，一女性患者主诉腹胀，查体提示有大量腹水，肿瘤标志物检查 CA125 明显升高，建议就诊于妇科，若排除妇科肿瘤，再就诊于胃肠外普外科，结果患者到妇科就诊，妇科 B 超和盆腔 MRI 检查发现卵巢肿瘤，很快确诊为卵巢癌并得到治疗。

（5）注意经验总结，不断提高自身临床诊治水平。经验在医学诊治过程中仍具有不可替代的作用。例如，临床医生对因为颈部肿大包块而就诊的患者，要高度重视，不可轻易下结论，而是要细心安排检查，确定有无头颈部肿瘤。根据经验，颈部肿块多为恶性肿瘤，又多为转移性肿瘤，而且多来源于头颈部原发肿瘤。因此，对于此类患者，一定要针对口腔、鼻咽、口咽、喉咽、喉部等头颈部位做详细检查，排除原发肿瘤的可能。当然，临床医生也不要对颈部包块患者一律以癌视之，尤其是肿瘤医生，更不可有倾向性诊断，以免误诊误治。对于颈部肿大包块，临床医生切记不可轻易行包块切取或者切除活检手术，如鼻咽癌患者，颈部淋巴结行手术切除后，因为局部出现瘢痕并改变了淋巴循环通路，显著影响预后。

（6）体格检查中，动作要轻柔娴熟。在行表浅淋巴结触诊时，医生应用指腹轻柔触摸肿大淋巴结，切忌动作粗暴及用力过大，避免因为检查造成肿瘤细胞播散种植。并要告知患者，不可用力挤压肿块，以防肿瘤长期受到外部刺激，呈异质性改变，甚至发生种植转移。另外，触及包块时一定要与血管鉴别，将指腹放在包块上，若有搏动感，提示可能为血管。

（7）先触诊健康侧，再触诊肿瘤病灶侧。遵循无瘤原则，在检查鼻腔和口腔等部位的肿瘤时，要先探查健康侧，再探查肿瘤病灶侧。

（杜国波　谭榜宪）

第四节　肿瘤标志物

一、肿瘤标志物的概述

肿瘤标志物（tumor marker，TM），是指特征性存在于恶性肿瘤细胞的物质，或者由恶性肿瘤细胞异常产生的物质，或者是宿主对肿瘤刺激反应所产生的物质。这些物质存在于肿瘤细胞、组织、血液或体液中。这些物质的表达量可能随着肿瘤的发生发展而变化。通过对这些物质体内表达量的检测，可对肿瘤进行辅助诊断、疗效评估、复发监测和预后判断等。同一肿瘤可能包含多种肿瘤标志物，同一肿瘤标志物也可能存在于多种肿瘤中。

二、肿瘤标志物的常用检测技术

基于现代分子生物学的检测技术的发展，肿瘤标志物的检测技术也不断发展、完善，其中常见的检测技术如下：

（一）免疫学技术

免疫学技术是目前临床工作中最常用的肿瘤标志物检测技术，主要包括酶联免疫吸附测定法（enzyme-linked immunosorbent assay，ELISA）、化学发光免疫分析技术（chemiluminescence immunoassay，CLIA）及放射免疫分析技术（radioimmunoassay，RIA）等。此类技术是通过具有特殊标记物的抗体与对应抗原发生免疫结合反应，通过对特殊标记物的测定来实现对目标肿瘤标志物抗原的定性或定量检测，具有较高的特异性、敏感性，且检测方法简便、快速。

（二）生物化学技术

生物化学技术可用于生物大分子的检测研究，常见检测方法如电泳法、酶活性测定法等。主要特点：①操作过程温和，对所检测组分的天然结构和功能损害小。②微量或痕量分析，检测精度高。③检测分辨率高，可明确区分结构或性质非常类似的物质。

（三）免疫组化技术

免疫组化技术是从形态学上对细胞分化、增殖和功能变化情况进行检测，有助于确定肿瘤的组织学类型、临床特征。具有抗原性质的肿瘤标志物可通过免疫组化技术定位显示和定性定量检测。常用方法如免疫荧光技术、免疫酶技术和免疫胶体金技术。

（四）基因诊断技术

基因诊断技术是在基因水平对癌基因、抑癌基因的表达及 DNA 序列结构进行检测。常用技术包括核酸分子杂交、聚合酶链反应（polymerase chain reaction，PCR）、DNA 序列测定等，检测灵敏度高、特异性强。

（五）蛋白质组学技术

恶性肿瘤的发生涉及基因突变、异常基因转录和翻译等一系列分子事件。蛋白质组学技术可大规模地定量分析细胞内蛋白质表达水平及翻译后修饰等性质，并可对比分析健康与疾病状态下蛋白质表达谱的改变，从而有可能发现肿瘤进程中的关键分子，为肿瘤标志物的筛选、肿瘤诊断、肿瘤分型提供依据。蛋白质组学常用技术有多维色谱法、多维电泳技术、质谱技术、蛋白质芯片技术等。

三、肿瘤标志物的检测及临床意义

目前，根据肿瘤标志物自身特性，一般将其分为以下 7 类：①胚胎抗原类；②糖蛋白抗原类；③蛋白质类；④酶和同工酶类；⑤激素类；⑥癌基因蛋白类；⑦其他肿瘤标志物。

（一）胚胎抗原类

一些原本只在胎盘期才存在的蛋白质类物质，随着胎儿的出生而逐渐停止合成和分泌。但在某些因素如肿瘤状态的影响下，这些蛋白质开始重新合成分泌。这类蛋白质的表达与肿瘤的发生发展存在一定的内在联系。

1. 甲胎蛋白（α-fetoprotein，AFP）　是 1956 年首次在人胎儿血清中发现的一种甲种球蛋白。它是由 590 个氨基酸组成的血清糖蛋白，分子质量为 6.9×10^5 Da。AFP 在胚胎期是功能蛋白，合成于卵黄囊、肝和小肠，脐带血含量为 1000～5000ng/ml，出生后 1 年内降为成人水平（<40ng/ml）。常用检测技术有 ELISA 法和化学发光法。血清 AFP 测定主要用于原发性肝细胞癌的筛查、诊断、疗效评价及预后判断。

临床意义：用化学发光法检测，健康人群血清 AFP 参考值<25ng/ml。多数学者认为，若 AFP≥400ng/ml，结合肝炎或肝硬化病史及影像学检查，可作为原发性肝细胞癌的诊断依据。血清 AFP 对原发性肝细胞癌诊断的敏感性约为 70%，部分肝癌患者血清 AFP 水平可能正常或者轻度升高，故在诊断时需结合多种影像检测手段以及穿刺活检，以免漏诊。肝癌根治性手术后，血清 AFP 一般在 2～4 周内降至正常水平。若 AFP 水平持续不降甚至升高，提示预后不佳。除原发性肝细胞癌以外，精原细胞瘤、畸胎瘤等生殖细胞肿瘤也可能导致 AFP 值升高，需注意加以鉴别。另外，一些非肿瘤疾病，如肝炎、无脑儿、神经管畸形、脊柱裂等也可能有 AFP 水平升高的情况。

2. 癌胚抗原（carcinoembryonic antigen，CEA） 是 1965 年首次从结肠癌组织和胚胎中发现的一种具有人类胚胎抗原特性的酸性糖蛋白，分子质量为 $20 \times 10^5 Da$。胚胎期 CEA 由小肠、肝脏、胰腺等合成，出生后其血清含量降低，但在结直肠癌、肺癌、乳腺癌、卵巢癌等恶性肿瘤中可有不同程度升高。CEA 存在于由内胚层细胞分化而来的癌细胞表面，属于细胞膜结构蛋白，通过细胞膜分泌至胞外，进入体液，可在血清、脑脊液、乳汁、胸腹腔积液、尿液和粪便等多种体液及排泄物中检出。用化学发光法检测，健康人群血清 CEA 参考值＜5ng/ml。

临床意义：①恶性肿瘤的辅助诊断。CEA 水平升高最早在肠癌中被发现（60%～90%），之后在肺癌（75%）、乳腺癌（40%）、卵巢癌（25%）等癌种中也观察到 CEA 水平升高的现象。CEA 并非特异性肿瘤标志物，吸烟、心血管疾病、糖尿病、非特异性结肠炎等情况也可能导致 CEA 水平升高，但一般小于 20ng/ml，若超过 20ng/ml 需着重考虑恶性肿瘤的可能。②预后及疗效评价。CEA 表达量的高低与恶性肿瘤的预后及疗效有一定相关性。结直肠癌治疗前血清 CEA＞200ng/ml 是预后不良的评价指标之一；治疗后 CEA 水平下降不佳甚至升高，提示疗效不佳；治疗后 CEA 水平降低，但在随访过程中发现 CEA 水平再次升高，提示肿瘤可能复发。

（二）糖蛋白抗原类

糖类抗原是一类肿瘤特异性大分子的糖蛋白抗原（carbohydrate antigen，CA）。常见的糖类抗原标志物有 CA19-9、CA125、CA15-3、CA72-4、CA50 等。

1. CA19-9 是 Koprowski 将结肠癌细胞株 SW480 匀浆免疫小鼠后，利用单克隆抗体技术进行筛选，从而得到的对肿瘤具有一定特异性抗体所识别的抗原，分子质量为 $5 \times 10^5 Da$，在血清中以唾液黏蛋白形式存在，分布于胎儿胰腺、胆囊、肠道及成人胰腺。在消化系统恶性肿瘤中可有不同程度升高。采用化学发光法测定，正常参考值多在 40U/ml 以下。

临床意义：①胰腺癌的辅助诊断。CA19-9 对胰腺癌诊断的敏感性可达 80%，特异性为 90%，是胰腺癌最重要的血清学诊断指标。另外，CA19-9 在肝胆系癌、胃癌、结直肠癌等其他消化系统恶性肿瘤中也有不同程度升高，对诊断有提示意义。②胰腺癌疗效及预后预测。治疗前血清 CA19-9 的基础水平对预后有一定预测作用，基础水平低者预后相对较好。治疗后 CA19-9 水平下降显著者较下降不显著者疗效更好，提示预后更佳。胰腺癌复发时可伴有血清 CA19-9 水平升高，且常发生于影像学诊断之前，可早期提示肿瘤复发。③良性疾病，如慢性胰腺炎、肝硬化、胆管结石等，亦可能有 CA19-9 水平的低度升高，需注意鉴别。

2. CA125 CA125 与 CA19-9 类似，是一种于 1983 年从卵巢囊腺癌细胞株中筛选出的糖蛋白，分子质量为 $2 \times 10^5 Da$。用化学发光法检测，正常参考值上限一般设为 35U/ml。

临床意义：①卵巢癌的辅助诊断。CA125 的表达水平与卵巢癌的肿瘤大小及分期呈正相关。当 CA125 含量升高，尤其是高于 2 倍正常值时，需进行妇科相关肿瘤的筛查。②卵巢癌疗效判断。治疗后 CA125 含量快速下降者提示疗效较好，而当其含量出现升高，则提示肿瘤有复发的可能。③CA125 含量在其他妇科肿瘤，以及乳腺癌、胰腺癌、胃癌、肺癌、结直肠癌等恶性肿瘤中也可能有不同程度的升高，但阳性率偏低。④良性疾病，如子宫内膜异位症、卵巢囊肿、盆腔炎、胰腺炎等 CA125 含量可能升高。早期妊娠时 CA125 含量也可能升高。

3. CA15-3　CA15-3 是一种分子质量为 $4×10^5$Da 的糖类抗原，与乳腺癌关系密切。化学发光法测定，女性正常参考值上限一般设为 25U/ml。

临床意义：①乳腺癌辅助诊断及疗效预测。CA15-3 在早期乳腺癌的阳性率约为 60%，在晚期及转移性乳腺癌中可高达 80%。治疗后若 CA15-3 含量下降则提示治疗有效；若随访中出现含量升高，提示乳腺癌复发的可能。②CA15-3 含量在其他肿瘤，如卵巢癌、宫颈癌、肾癌、肺癌、肝癌等恶性肿瘤中也可能有一定程度升高。③在乳腺、卵巢、肝的良性疾病中 CA15-3 含量也可能升高，但阳性率一般低于 10%。

4. CA72-4　CA72-4 是分子质量为 $4×10^5$Da 的糖类抗原，用化学发光法测定，正常参考值上限一般设为 6U/ml。

临床意义：①CA72-4 是胃癌诊断的重要血清肿瘤标志物之一，对胃癌诊断有较高的特异性。仅有 1%的良性胃病患者 CA72-4 水平升高，胃癌患者中阳性比例可达 40%，而与 CA19-9 联合检测时阳性率可近 60%。CA72-4 水平与胃癌分期呈正相关，肿瘤复发时其表达水平可有上升。②卵巢癌患者中约有 30%可出现 CA72-4 水平升高，对卵巢癌的诊断有一定提示作用。

5. CA50　CA50 是一种唾液酸酯和唾液酸糖蛋白，主要成分是糖脂，正常组织中不含 CA50，只有当细胞恶变时，糖基化酶激活，才会出现 CA50 水平升高。正常参考值上限一般设为 20U/ml。

临床意义：①CA50 为非特异性肿瘤标志物，在胰腺癌（80%～90%）、肝癌（80%）、结直肠癌（50%～70%）、胃癌（40%～70%）等恶性肿瘤中含量均可升高，对诊断有提示意义。CA50 与 CA19-9 有交叉抗原性，可联合检测用于胰腺癌的诊断。②良性疾病，如溃疡性结肠炎、肝硬化、自身免疫性疾病等也可有 CA50 含量增加。

（三）蛋白质类

1. 鳞状细胞癌相关抗原（squamous cell carcinoma antigen，SCCA）　SCCA 是 1977 年从子宫颈鳞状细胞癌组织中分离出来的糖蛋白抗原，分子质量为 45kDa。SCCA 可分为酸性和中性两个亚组分，其中酸性组分仅在恶性肿瘤细胞中可见。正常参考值≤1.5ng/ml。

临床意义：①SCCA 是鳞状细胞癌的重要肿瘤标志物。在宫颈鳞状细胞癌、头颈部鳞状细胞癌、肺鳞状细胞癌、食管鳞状细胞癌等多种鳞状细胞癌中可见 SCCA 含量升高，在皮肤癌、卵巢癌、结直肠癌等恶性肿瘤中亦可能有升高。良性疾病如肝炎、肝硬化、结核等也可能有 SCCA 含量升高，需注意鉴别。②疗效监测及预后判断。恶性肿瘤治疗后 SCCA 含量持续下降提示疗效较好，而若其含量不变或者升高，提示疗效不佳；随访过程中若出现 SCCA 含量反弹升高，则提示肿瘤可能复发。

2. 细胞角蛋白 19 片段（CYFRA21-1）　细胞角蛋白（cytokeratin，CK）是细胞体的中间丝，属于细胞结构蛋白，分子质量为 40～70kDa。根据分子质量和双向电泳等电点的不同可将其分为 20 种类型，命名为 CK1～CK20。CK19 在肿瘤细胞中含量较高，分子质量为 40kDa。当细胞坏死后，CK19 以溶解片段的形式释放入血。化学发光法检测的正常参考值＜3.3ng/ml。

临床意义：①肺癌患者，尤其是非小细胞肺癌患者血清中 CK19 片段含量普遍有明显升高，灵敏性及特异性分别可达 60% 及 90% 以上，且与疾病分期呈正相关。从组织学角度看，CK19 片段与肺鳞状细胞癌关系最为密切，其可作为疗效监测和预后判断的指标。②CK19 片段含量在食管癌、肝癌、胰腺癌、前列腺癌、乳腺癌、卵巢癌、肠癌等恶性肿瘤血清中也可有不同程度升高。

3. 组织多肽抗原（tissue polypeptide antigen，TPA）　TPA 属于一种单链多肽，存在于多种肿瘤细胞中，属于肿瘤非特异性标志物，与肿瘤组织学类型、发生部位无关。分子质量为 17～45Da，酶联免疫法检测，正常参考值＜130U/L。

临床意义：①TPA 含量在肺癌、前列腺癌、卵巢癌、乳腺癌、膀胱癌、肠癌等恶性肿瘤中均可能升高，而急性肝炎、胰腺炎等也可能有 TPA 含量增加。恶性肿瘤患者体内 TPA 含量一般呈持续升高，故连续动态监测有助于与非肿瘤疾病相鉴别。②胆管癌和肝细胞癌的鉴别诊断。TPA 含量在胆管癌患者血清中升高，但在肝细胞癌患者血清中一般不升高。③恶性肿瘤治疗前 TPA 值越高，提示预后越差；随访期间若 TPA 含量回升，提示可能复发。

（四）酶和同工酶类

肿瘤可导致机体内酶或同工酶的活力或含量发生变化，从而提示某些特定肿瘤的发生。

1. 前列腺特异抗原（prostate specific antigen，PSA）　PSA 是一种分子质量为 34kDa 的单链糖蛋白，由前列腺上皮细胞产生，是前列腺癌特定肿瘤标志物。化学发光法检测正常参考值，总 PSA（t-PSA）＜4ng/ml，游离 PSA（f-PSA）＜0.86ng/ml，f-PSA/t-PSA＞0.25。

临床意义：①前列腺癌辅助诊断及疗效检测。前列腺癌患者血清 PSA 浓度较正常可有明显升高。多数研究认为，t-PSA＞4ng/ml 时需警惕前列腺癌的可能。若 f-PSA 水平升高，f-PSA/t-PSA 值降低，也提示前列腺癌的可能性大。前列腺癌治疗有效的情况下，t-PSA 水平逐步下降；而其值再次升高则提示肿瘤可能复发，且可比诊断临床肿瘤复发提前数月。②良性疾病，如前列腺炎、前列腺增生，以及针对前列腺的检查操作等也可能导致 PSA 水平轻度升高。

2. 神经元特异性烯醇化酶（neuron specific enolase，NSE）　NSE 是一种参与糖酵解途径的烯醇化酶，在神经组织及神经内分泌组织中含量较高，是小细胞肺癌和神经内分泌肿瘤的重要肿瘤标志物。化学发光法测定，正常参考值＜12.5ng/ml。

临床意义：①小细胞肺癌的辅助诊断及疗效监测。NSE 对于小细胞肺癌的诊断敏感度为 80%，特异性达 80%～90%，是小细胞肺癌重要的诊断辅助指标。治疗后 NSE 水平下降，提示治疗有效，完全缓解时其值可降至正常；当肿瘤复发时常伴有 NSE 水平的升高。②神经母细胞瘤血清 NSE 阳性率为 96%～100%，其值明显升高，可用于神经母细胞瘤的辅助诊断、疗效检测。③其他恶性肿瘤，如甲状腺髓样癌、黑色素瘤、嗜铬细胞瘤、精原细胞瘤，NSE 水平也可能不同程度升高。

3. 乳酸脱氢酶（LDH）及同工酶　乳酸脱氢酶有 5 种同工酶形式，即 LDH1～LDH5，可用电泳法进行分离。不同恶性肿瘤，可伴有不同 LDH 同工酶水平的升高。LDH1 水平升高可见于睾丸恶性肿瘤；卵巢癌可伴有 LDH1 及 LDH2 水平升高；LDH3 水平升高多见于白血病；LDH5 水平升高多见于肝癌、胃癌等。

4. 胃蛋白酶原Ⅰ、Ⅱ（PGⅠ、PGⅡ）　胃蛋白酶原（pepsinogen，PG）根据电泳迁移速率不同可分为 7 种同工酶原。迁移速率较快的 PG1～PG5 合称为 PGⅠ，迁移速率较慢的 PG6、PG7 合称为 PGⅡ。

临床意义：①胃癌的早期筛查。约 90%的早期胃癌患者血清 PGⅠ<70ng/ml，PGⅠ/PGⅡ<3，可作为胃癌早期筛查的指标。②胃癌复发预测。胃癌治疗后 PGⅠ 及 PGⅡ 处于稳定状态，若出现 PGⅠ 及 PGⅡ 水平明显升高，提示肿瘤复发或转移。

5. 碱性磷酸酶（AKP）及同工酶　AKP 及其同工酶是广泛分布于人体肝脏、骨骼、肠和肾等组织的一类酶，在肝癌或骨恶性肿瘤患者血清中其水平可有升高。AKP1 及 AKP2 水平升高常见于肝癌；AKP3 水平升高常见于恶性肿瘤骨转移；AKP4 水平升高可见于骨肉瘤、恶性肿瘤骨转移及甲状旁腺癌。

（五）激素类

某些肿瘤可导致细胞激素分泌功能异常，激素分泌量的异常可提示某些肿瘤的发生。

1. 人绒毛膜促性腺激素-β 亚基（β-HCG）　人绒毛膜促性腺激素（human chorionic gonadotrophin，HCG）是胎盘滋养层细胞分泌的糖蛋白激素，有 α、β 两个亚基，其中 β 亚基决定了激素免疫学特性，故临床常检测 β-HCG。孕期 β-HCG 水平升高，分娩后逐步下降。采用放射免疫分析法，男性 β-HCG 平均值<5.0U/L，非妊娠情况下健康妇女 β-HCG 平均值<7.0U/L。

临床意义：①葡萄胎和绒毛膜癌患者体内 β-HCG 水平明显升高，可达 10^5U/L。治疗后其含量可降低甚至恢复正常，再次升高则提示可能复发。②睾丸母细胞瘤、精原细胞瘤患者体内 β-HCG 水平可升高。③其他恶性肿瘤如肺癌、胃癌、肝癌及乳腺癌等，以及良性疾病如肝硬化、十二指肠溃疡等，也可有 β-HCG 水平轻度升高。

2. 降钙素（calcitonin，CT）　降钙素是甲状腺滤泡细胞 C 细胞合成分泌的一种单链多肽激素，分子质量为 3.5kDa，主要生理作用是抑制破骨细胞生成、促进骨盐沉积、调节血钙平衡。正常参考值<100ng/L。降钙素是甲状腺髓样癌的特异性诊断指标。甲状腺髓样癌患者血清 CT 水平可较正常值升高 20～50 倍。因为 CT 的半衰期较短，其还可作为甲状腺髓样癌疗效评价及复发预测的指标。部分乳腺癌、胃癌、嗜铬细胞瘤患者血清中也可有 CT 水平升高。

3. 促胃液素释放肽前体（ProGRP）　促胃液素释放肽前体是一种胃肠激素，与神经内分泌组织及肿瘤有关，其血清正常参考值为 2～50pg/ml。ProGRP 含量在小细胞肺癌、类癌、具有神经内分泌功能的大细胞肺癌等肿瘤中可升高。其中，ProGRP 在小细胞肺癌中有较高的阳性率（65%）和特异性，可作为小细胞肺癌的肿瘤标志物。

4. 激素受体　雌二醇受体（estrogen receptor，ER）和孕激素受体（progesterone receptor，PR）是乳腺癌病理检测中的重要指标，对乳腺癌的治疗手段选择以及内分泌治疗的疗效预测有重要指导意义。ER（+）和（或）PR（+）乳腺癌术后应进行内分泌治疗，ER（+）/PR（+）的乳腺癌内分泌治疗有效率超过 70%，而 ER（−）/PR（−）的乳腺癌内分泌治疗有效率则不足 10%。

（六）癌基因蛋白类

正常情况下，原癌基因表达很低或不表达，而在某些致癌因素的作用下，原癌基因异常活化，转变成癌基因，促进细胞分裂增殖并导致癌变。抑癌基因对细胞增殖起负性调控作用，抑制细胞生长、分化。若癌基因异常表达，或者抑癌基因发生突变、缺失，均可能导致肿瘤发生。

1. 费城染色体 1960 年美国费城科学家发现慢性粒细胞白血病（CML）细胞 22 号染色体长臂与 9 号染色体发生易位，所形成的新的染色体被命名为"费城染色体"（Philadelphia chromosome）。染色体易位导致 22 号染色体上的 *bcr* 基因和 9 号染色体上的 *abl* 原癌基因重新融合，增强了酪氨酸激酶活性，促进了 CML 的发生。超过 90% 的 CML 费城染色体阳性，其可作为 CML 的诊断指标之一。

2. *ras* 癌基因 *ras* 基因家族中与人类肿瘤相关的有 *K-ras*、*H-ras* 和 *N-ras* 基因，分别定位于 12 号、11 号和 1 号染色体。当 *ras* 基因异常突变活化时，可促进肿瘤发生发展，并与肿瘤浸润程度及转移相关。胰腺癌的 *ras* 突变率可高达 90%，甲状腺癌、结直肠癌也有 50% 左右的突变率。*ras* 基因突变状态也是结直肠癌靶向治疗药物西妥昔单抗的选择依据，只有 *ras* 野生型的肠癌病例使用西妥昔单抗可能有效，而 *ras* 突变型则不建议使用。

3. *myc* 癌基因 *myc* 癌基因最早从 Burkitt 淋巴瘤中发现，可通过染色体易位而活化，*myc* 癌基因家族包括 *c-myc*、*N-myc*、*L-myc* 和 *R-myc*。其中，*c-myc* 被认为与肿瘤的发生发展关系密切，在淋巴瘤、小细胞肺癌、乳腺癌等肿瘤中可检测到较高的扩增频率，可用于判断肿瘤的复发及转移。

4. *c-erbB-2* 癌基因 *c-erbB-2* 癌基因又叫作 *HER-2* 基因或 *neu* 基因，在结构及功能上与表皮生长因子受体（EGFR）类似，在乳腺癌、卵巢癌、胃癌、食管癌、结直肠癌、肺癌等恶性肿瘤中可检测到其扩增。其中，*c-erbB-2* 癌基因阳性扩增与乳腺癌关系最为密切，其蛋白质产物 P185 水平与乳腺癌分化程度、转移风险及预后相关。*c-erbB-2* 基因突变阳性的乳腺癌患者可使用抗 *c-erbB-2* 的靶向药物曲妥珠单抗，而突变阴性者则不建议使用。

5. *p53* 抑癌基因 *p53* 基因是一种位于 17 号染色体短臂的抑癌基因，野生型 *p53* 基因表达蛋白参与基因修复，促进异常增殖细胞的凋亡。当 *p53* 基因突变时这一肿瘤监视作用消失，可导致肿瘤发生。在乳腺癌、肺癌、肝癌、肠癌、食管癌、前列腺癌、卵巢癌、淋巴瘤、软组织肉瘤等恶性肿瘤中均可检测到不同比例的 *p53* 基因突变。

（七）其他肿瘤标志物

1. EB 病毒抗体 EB 病毒（epstein-barr virus，EBV）是疱疹病毒科嗜淋巴细胞病毒属的成员，与鼻咽癌及儿童 Burkitt 淋巴瘤关系密切。目前检测的 EB 病毒抗体主要包括衣壳抗原抗体（VCA-IgA）和早期抗原抗体（EA-IgA）。鼻咽癌患者的 VCA-IgA 阳性率约为 90%，远高于健康人群的 8%。EA-IgA 在鼻咽癌患者中的特异性高达 95% 以上。临床上可将 VCA-IgA 及 EA-IgA 联合检测作为诊断鼻咽癌的辅助手段。目前普遍认为，VCA-IgA 滴度水平高或持续上升，是鼻咽癌筛查中高危人群的判定指标。

2. 血浆 EBV-DNA 超过 90% 的鼻咽癌患者血浆中可检出 EB 病毒 DNA（EBV-DNA）。鼻咽癌患者血浆 EBV-DNA 拷贝数的高低与疗效及转归相关。治疗有效时，EBV-DNA 拷贝数降低甚至检测不到；若治疗后 EBV-DNA 拷贝数逐步升高，则提示肿瘤复发或转移。

3. 人乳头状瘤病毒（human papillomavirus，HPV） 人乳头状瘤病毒是一种种属特异性的嗜上皮病毒，根据其危险度可分为低危型 HPV 和高危型 HPV。低危型 HPV 感染可导致皮肤或生殖器发生感染，如寻常疣、扁平疣、尖锐湿疣等。高危型 HPV 感染可促进细胞恶性转化，发展为浸润性癌。因为宫颈癌患者中高危型 HPV 检出率可达 98%以上，故可利用 PCR 技术检测高危型 HPV-DNA，从而对宫颈癌进行早期筛查。目前已开发出 HPV 疫苗，用于高危型 HPV 感染所致宫颈癌、阴道癌、外阴癌等妇科肿瘤的预防。

四、肿瘤标志物的临床应用及影响因素

肿瘤标志物作为与肿瘤发生、发展、疗效及预后相关的检测指标，在临床实际应用中需注意以下一些要点：

（一）辅助诊断

肿瘤标志物可用于某些肿瘤的辅助诊断，如 AFP 明显升高提示肝细胞肝癌的可能。但因为肿瘤标志物的血清含量往往有较大的波动范围，同时也存在表达量的个体差异，故不能仅仅根据某个肿瘤标志物的异常而作出恶性肿瘤的诊断。目前诊断绝大多数肿瘤的金标准仍是组织病理学，而肿瘤标志物主要是在肿瘤的原发灶寻找和早期发现方面发挥辅助诊断的作用。

（二）高危人群筛查

某些肿瘤标志物在肿瘤发生早期就可被检测出含量改变，故可作为高危人群的肿瘤筛查指标。在利用肿瘤标志物进行肿瘤早期筛查时，应当选取灵敏度高、特异性好的检测指标，同时兼顾检测手段的便利性、可重复性，以及检测费用的经济性。

（三）疗效判断

在抗肿瘤治疗后，有些肿瘤标志物浓度较基线水平下降，提示治疗有效，而当其浓度升高时，则提示肿瘤复发或转移的可能。但并非所有治疗后肿瘤标志物升高的情况都提示肿瘤进展，如某些结直肠癌患者治疗后可能在一定时间内出现血清 CEA 水平的一过性升高，这是治疗后瘤细胞大量崩解，导致 CEA 释放入血增加所致，而并非肿瘤进展。故临床中对抗肿瘤治疗疗效进行判断时，需结合肿瘤标志物和影像学检查来进行综合判断。

（四）检测方法的影响

因为肿瘤标志物有不少属于酶类和激素类，容易降解，故在标本采集后需及时进行检测或低温保存，以免影响结果的准确性。肿瘤标志物的检测方法并不统一，且存在系统误差和随机误差。因此在临床实际工作中，应尽量采用同样的检测设备和同一厂家的检测试剂，并注重对检测工作人员的技能培训，尽可能保证检测结果的准确性和可重复性。

（罗　弋　张　涛）

第五节　肿瘤患者的功能状态

在对患者的肿瘤进行诊断的同时，亦需要对患者一般健康状态作出评价，其中，一个重要指标是评价其活动状态。活动状态是从患者的体力来了解其一般健康状况和对治疗耐受能力的指标。

卡诺夫斯基评分（Karnofsky performance scale，KPS）是 Karnofsky 和 Burchenal 在 1948

年提出的，并于 1949 年报道用此方法对癌症患者的化疗进行了评价。KPS 评价患者完成日常活动的能力和质量，而不是生活质量。它将患者的体能状况分为 11 个等级，从 100分的无病状态到 0 分的死亡。得分越高，健康状况越好，越能忍受治疗给身体带来的副作用；得分越低，健康状况越差，评分若低于 60 分，许多有效的抗肿瘤治疗就无法实施；若评分低于 40 分，提示治疗反应往往不佳，且难以耐受放化疗。肿瘤患者经过治疗不仅生存期应延长，其功能状态亦应该得到改善。以 KPS 进行治疗前与治疗后比较，凡在治疗后较治疗前增加≥10 分时为改善，治疗后较治疗前减少≥10 分为下降，变化＜10 分者为稳定。

对于生活质量的评定，目前主要采用美国东部肿瘤协作组（Eastern Cooperative Oncology Group，ECOG）评分方法，其将患者的体能状态从无病态的 0 到死亡的 5，共分为 6 个等级。我国在进行新药临床试验时多采用该评分方法。

经过多年的临床实践，很多学者认为这两种方法作为肿瘤患者的临床功能状态的检测指标具有简便、可靠、易于操作的特点，不但适用于晚期癌症患者全身状况的评估，也可作为一种定量的检测指标，用于一般肿瘤患者的功能状态的预测，并可作为肿瘤患者治疗前后疗效的客观评价指标（表 8-5-1）。肿瘤患者功能状态的评定方法至今已广泛应用于临床。

表 8-5-1 功能活动状态评估标准

卡诺夫斯基评分（KPS）	得分	ECOG 等级	操作量表（Performance Scale）
正常，无症状和体征	100	0	活动能力完全正常，与起病前活动能力无任何差异
能进行正常活动，有轻微症状和体征	90	1	能自由走动及从事轻体力活动，但不能从事较重的体力活动
勉强可进行正常活动，有一些症状或体征	80		
生活可自理，但不能维持正常生活工作	70	2	生活能自理，但已丧失工作能力，日间不少于一半时间可以起床活动
生活能大部分自理，但偶尔需要别人帮助	60		
常需人照料	50	3	生活仅能部分自理，日间一半以上时间卧床或坐轮椅
生活不能自理，需要特别照顾和帮助	40		
生活严重不能自理	30		
病重，需要住院和积极的支持治疗	20	4	卧床不起，生活不能自理
危重，临近死亡	10		
死亡	0	5	死亡

（杜国波　谭榜宪）

第六节　肿瘤的综合诊断

总体而言，恶性肿瘤的诊断是一个多学科相结合交叉的综合诊断过程。临床医生通过病史询问、体格检查首先得出一个初步结论，然后根据病情需要进行各种相关检查（如 X 线、CT、MRI、PET-CT、超声、内镜、生化、病理学、免疫学检查等），进而对各种检查结果进行综合分析，最后才得出一个正确的诊断。为此，临床医生必须熟悉各种检查方法的临床意义、应用指征和优缺点，才能给患者开出必要而准确的检查申请单。另外，临床医生应与有关科室加强沟通和联系，共同合作，才能不断提高诊断水平。肿瘤的诊断包括以下几个方面的内容。

一是定性，即确定疾病的性质是肿瘤还是非肿瘤，或是与肿瘤有关的疾病如癌前病变、某些增生性疾病等。如果是肿瘤，还需要确定是良性还是恶性肿瘤，或者是介于良恶性之间的交界性肿瘤。对于恶性肿瘤，尚需要确定其组织来源、分化程度、局部浸润和远处转移等情况。

二是定位，即确定肿瘤的原发部位，特别是一些早期病例和某些原发灶不明的转移性肿瘤。早期病例一般原发灶较小，病灶隐匿不易发现，临床上称之为微小癌，其诊断较为困难。随着诊断技术的发展和进步，临床上已有可能发现直径 0.5cm 甚至更小的癌。例如，用乳腺钼靶摄片可以发现乳腺微小癌；通过内镜可以发现早期食管癌、胃癌、肠癌和鼻咽癌；通过 AFP 测定、MRI 和肝血管造影等检查可以发现小肝癌等。另外，有些肿瘤早期就发生远处转移，且转移灶生长较快，患者常因转移灶引起的临床表现和体征而就诊。例如，原发灶不明的颈淋巴结转移癌、脑转移瘤、骨转移癌等。对于这部分患者，需要临床医生边治疗边观察，以便及时发现原发灶。现代诊疗技术的进步亦可能逐渐克服诊断难的问题，如肿瘤标志物的筛查、PET-CT 的临床应用推广有助于发现原发灶。

三是定量，即确定肿瘤的大小、浸润程度和波及范围，以及区域淋巴结转移和远处转移的情况。为此，国际上对肿瘤的发生、发展和转移制定了统一的 TNM 分期系统，对肿瘤进行评估，为肿瘤的临床治疗、疗效分析等提供客观的科学依据。目前开展的 PET 与 CT、MRI 图像融合技术，可以更清晰地显示出肿瘤大小、浸润范围、区域淋巴结转移和远处转移情况及邻近解剖结构关系，使医生对放射治疗靶区的勾画更精确。

四是分子病理学诊断，近年来，分子生物学技术的迅速发展为病理学带来了新的机遇和发展空间。分子病理学诊断是应用生物大分子的分析检测方法从 DNA、RNA 和蛋白质水平寻找和确定特异或异常的基因/基因表达产物，以确立或协助病理诊断。分子病理学诊断对于判断疾病的预后、开展肿瘤分子靶向治疗发挥越来越重要的作用。例如，针对乳腺癌和胃癌患者细胞膜 Her-2（human epidermal growth factor receptor-2）强阳性表达或荧光原位杂交检测 Her-2 扩增的患者可采用赫赛汀靶向治疗，非小细胞肺癌患者表皮生长因子受体（epidermal growth factor receptor，EGFR）基因突变者可用 EGFR 酪氨酸激酶抑制剂（如埃罗替尼）治疗。

此外，临床医生在对肿瘤进行诊断过程中，还需进行鉴别诊断，许多肿瘤的临床表现常与炎症、结核、内分泌因素、外伤等引起的病变临床表现相混淆或同时存在，需要鉴别诊断。这些需要临床医生对肿瘤的自然史、基本特征、生长方式、生物学行为及有关知识有一个全面的认识，并有一定的临床综合分析能力才能作出诊断。值得一提的是，最后的确诊必须依靠病理检查，而病理诊断要与临床相结合。

（杜国波　谭榜宪）

第七节　肿瘤患者的随访

随访是肿瘤患者系统治疗结束后的重要事项。随访是指医疗、科研中为了定期或不定期了解某门诊或出院患者在院期间医疗处理的预后情况、健康恢复情况、远期疗效及新技术临床应用效果，采取的家庭访视及预约到某医疗机构进行复诊检查或用通信的方式了解病情的手段。肿瘤患者在结束治疗之后，一定要重视定期随访复查，通过复查了解疾病治疗和康复的情况，及时发现肿瘤是否有复发或加重的情况，这有利于制订今后的治疗和康复计划。

肿瘤是一类需要长期追随观察治疗的疾病。许多肿瘤经过有效治疗后，病情得到了缓解和控制，但是并不等于痊愈。有患者误认为治疗后过了 5 年就没事了。而实际上，随着治疗后生存时间的延长，仅仅说明肿瘤复发或转移的概率越来越小。有些患者在 5 年之后，甚至十几年、几十年之后还可出现复发或远处转移。所以，在肿瘤系统治疗后应该长期与医生保持联系，定期复查。

随访可以早期发现有无复发或转移病灶。随访时应仔细全面体检，施行肿瘤标志物和影像学检查，对容易复发、转移的部位进行重点检查。例如，小细胞肺癌、肺腺癌应常规复查胸部 CT、脑 MRI/CT、腹部 B 超等；肝癌常规复查 AFP、B 超、肝脏 MRI 等；女性胃癌患者，复查时常规检查双侧卵巢有无转移。有些肿瘤在复发和转移后及时进行治疗仍能取得较好的疗效，如大肠癌术后单发的肝转移、乳腺癌术后胸壁局部复发等可再次行手术治疗，仍能得到较满意的效果。

定期随访可研究、评价和比较各种恶性肿瘤治疗方法的效果，有利于医生总结经验，提高对疾病的认识，提供改进综合治疗措施的依据，进而促进医学科学的发展。另外，随访对肿瘤患者有心理治疗和支持作用。

随访应有一定的制度，在恶性肿瘤治疗后最初 2 年内，每 3 个月至少随访一次，以后每半年复查一次，超过 5 年后每年复查一次直至终生。具体复查的时间及内容根据不同肿瘤而有所不同。定期随访复查对治疗后的肿瘤患者具有十分重要的意义。

（杜国波　谭榜宪）

第八节　肿瘤分期与疗效评价

一、肿瘤临床分期

（一）肿瘤分期系统概述

1. 肿瘤分期系统简介　一般来说，肿瘤分期是指针对恶性肿瘤的数量和位置进行评价，对个体内原发肿瘤的大小和受累范围进行规范化标准的描述，从而形成统一的恶性肿瘤严重程度的判定标准。建立肿瘤分期系统的主要目的是客观反映疾病进程，为治疗方案制订、疗效及预后评价提供依据。

临床常见的肿瘤分期系统有以下几个。①TNM 分期系统：由国际抗癌联盟（UICC）及美国癌症分期联合委员会（AJCC）制订，是目前应用最为广泛的肿瘤分期系统。②FIGO

分期系统：由国际妇产科联盟制订，主要用于女性生殖系统肿瘤的分期。③Dukes 分期系统：结、直肠癌的分期系统，根据肠壁肿瘤浸润深度和淋巴结转移情况制订。④Ann Arbor 分期系统：淋巴瘤（霍奇金淋巴瘤和非霍奇金淋巴瘤）的分期系统，根据淋巴结和内脏累及程度制订。

2. TNM 分期系统的由来　TNM 分期系统是目前临床应用最为广泛的肿瘤分期系统，最早由法国学者 Pierre Denoix 在 1943～1952 年提出。随后国际抗癌联盟（UICC）及美国癌症分期联合委员会（AJCC）逐步开始制订国际性的分期标准，并于 1968 年出版第一版《恶性肿瘤 TNM 分类法》手册。之后 TNM 分期系统不断完善修正，目前已更新至第八版。

（二）TNM 分期系统的分类原则

1. TNM 中各个字母的概念　TNM 分期系统建立的理论基础是肿瘤的大小、侵犯范围、淋巴结转移程度和是否远处转移等因素与肿瘤的严重程度及预后呈正相关。根据肿瘤的解剖学范围提出的 TNM 分期系统建立在"T"、"N"、"M"三个要素的基础之上。在 T、N、M 三个字母右方附加相应的数字，表明肿瘤侵犯和转移的程度及范围。

T（tumor）代表了原发肿瘤本身的情况。Tx：原发肿瘤情况无法评估；T0：没有证据证明存在原发肿瘤；Tis：原位癌；根据原发肿瘤的大小和（或）侵犯范围，可分为 4 级（T1、T2、T3、T4）。数字越大，原发肿瘤累及的范围或程度越大。

N（lymph node）代表区域淋巴结的受累情况。Nx：区域淋巴结受累情况无法评估；N0：没有区域淋巴结受累；根据区域淋巴结的受累范围，可分为 3 级（N1、N2、N3）。数字越大，淋巴结累及的范围或程度越大。其中 N2、N3 并非适用于所有类型肿瘤。

M（metastasis）代表远处转移，M0 代表无远处转移，M1 代表有远处转移。目前某些肿瘤的 M 分期也进一步细分出 M2、M3，以此代表肿瘤侵犯转移的范围及程度。

2. TNM 分期的类型　根据分类依据的不同，TNM 分期可分为两类：

（1）临床分期：以 TNM（或 cTNM）表示。这种分期方式是在治疗之初，明确肿瘤病理类型之后，根据体格检查、影像学检查、内镜检查等相关检查而获得的证据来制订的。

（2）病理学分期：以 pTNM 表示。这种分期方式是根据未行治疗时的分期数据，再结合手术及术后病理检查获得的其他诊断依据来制订的。相对于 cTNM 分期来说，pTNM 分期是参考了术后情况及术后病理结果制订的，更能准确反映肿瘤的侵犯程度、淋巴结转移数目及范围，对临床治疗更有指导意义。其中，ypTNM 分期是专指经过新辅助治疗（放疗、化疗等）后再行手术的术后病理分期，反映了新辅助治疗后肿瘤病理的缓解程度。

此外，对于复发和死亡的患者，还可以分别进行复发分期和尸检分期。复发分期以 rTNM 表示，是对在经过无病生存期后复发的肿瘤进行的分期。尸检分期以 aTNM 表示，是在患者死亡后通过尸检对肿瘤进行的分期（死前尚未证实患有肿瘤）。

3. 分期组合　确定肿瘤的 T、N、M 分期后，根据不同 T、N、M 的分期相互组合，可确定出肿瘤期别（stage），临床习惯以罗马数字Ⅰ、Ⅱ、Ⅲ、Ⅳ表示，数字越大，期别越晚。采取这样的分期，是为了尽可能将同一病期内肿瘤的 T、N、M 信息进行统一归类，使同一期别内的肿瘤病例具有相似的临床转归特征，从而便于针对这一期别的肿瘤患者制订相应的治疗策略。普遍来说，不同期别的肿瘤患者的治疗策略及预后有一定差异。

4. 组织学分级　组织学分级是对肿瘤分化情况的一种定性评估，以肿瘤与其所侵犯部位正常组织间的相似程度来表示，一般用数字来表示分化程度的高低，1 级代表分化最好，

4 级代表分化最差。

（1）Gx：无法评估分化程度

（2）G1：高分化

（3）G2：中分化

（4）G3：低分化

（5）G4：未分化

分化越差的肿瘤，恶性程度越高。有一些恶性程度较高的肿瘤组织分级直接划分为G4，如任何部位的小细胞癌、肺大细胞癌、尤因肉瘤、横纹肌肉瘤等。

另外某些肿瘤，采用 TNM 分期不能准确反映疾病期别及可能的预后，所以需采用各自的分期系统，如小细胞肺癌、淋巴瘤、白血病、多发性骨髓瘤等。

（三）肿瘤分期的应用

1. 肿瘤分期的意义　肿瘤的期别反映了肿瘤的侵犯范围、程度，以及疾病所处的进程。国际抗癌联盟（UICC）指出，通过对肿瘤进行正确分期，可实现以下目的：①指导临床治疗计划的制订；②预后的判断；③疗效的评价；④利于各治疗中心进行经验信息交流；⑤利于对人类肿瘤进行连续研究。

2. 肿瘤分期资料的获取　肿瘤的准确分期需根据不同的肿瘤类型，通过多种检查手段获取肿瘤相关资料而作出。肿瘤分期资料的获取过程主要包括：

（1）病史采集：通过病史的询问采集，可对肿瘤的发生发展状况有一个大致的分析和判断。

（2）体格检查：通过体格检查，医生可对肿瘤的大致位置、大小，以及与正常组织器官的关系有一个初步的了解。

（3）影像学检查：影像学检查手段包括 X 线检查、超声检查、CT 检查、MRI 检查、PET-CT 检查、ECT 检查、内镜检查等。通过影像学检查可较准确判断肿瘤部位、大小、侵犯程度及转移范围等，其是收集临床分期资料的重要手段。

（4）实验室检查：实验室检查通过分析患者血液、尿液或其他体液组织，尤其是血清特异性肿瘤标志物的检测，可为肿瘤分期提供重要的参考信息。

（5）病理检查：病理检查，尤其是术后病理检查，可提供包括病理类型、肿瘤大小、侵犯范围、淋巴结转移、手术切缘情况等在内的准确信息，是进行肿瘤分期的可靠检查手段。

（6）外科手术记录：手术记录包含了术中观察到的肿瘤大小、外观、与周围脏器关系、淋巴结侵犯情况等，是收集肿瘤分期资料的直观手段。

肿瘤分期一旦确定便不能随意更改。临床分期（TNM 或 cTNM）对初始肿瘤的期别判定及治疗方法的选择有重要的指导意义。病理学分期（pTNM）可为肿瘤预后判断及后续治疗方案制订提供最准确的资料。

（四）常见肿瘤分期系统举例

1. TNM 分期系统

（1）肺癌（UICC/AJCC 第八版）

1）T 分期

Tx：未发现原发肿瘤，或通过痰细胞学或支气管灌洗检查发现肿瘤细胞，但影像学及支气管镜检查未发现。

T0：无原发肿瘤的证据。

Tis：原位癌。

T1：肿瘤最大径≤3cm，周围包绕肺组织及脏胸膜；支气管镜见肿瘤侵及叶支气管，未侵及主支气管。

T1a（mi）：微浸润性腺癌。腺癌（最大径≤3cm）浸润深度≤5mm。

T1a：原发肿瘤最大径≤1cm；或浅表扩散型肿瘤，局限于气管壁，不论大小，可能接近主支气管，亦分为T1a。

T1b：原发肿瘤最大径＞1cm且≤2cm。

T1c：原发肿瘤最大径＞2cm且≤3cm。

T2：肿瘤最大径＞3cm且≤5cm，或有以下任一特征。肿瘤侵及主支气管，无论其与气管隆嵴的距离，但未侵及气管隆嵴；肿瘤侵及脏胸膜（PL1或PL2）；存在侵及肺门的阻塞性肺炎、肺不张，累及部分或全肺。

T2a：肿瘤最大径＞3cm但≤4cm。

T2b：肿瘤最大径＞4cm但≤5cm。

T3：肿瘤最大径＞5cm但≤7cm；或直接侵犯胸膜壁层（PL3）、胸壁（含肺上沟瘤）、膈神经、心包壁层；或原发肿瘤同一肺叶出现其他孤立性癌结节。

T4：肿瘤最大径＞7cm；或无论肿瘤大小，侵及膈肌、纵隔、心脏、大血管、食管、气管、喉返神经、气管隆嵴或椎体之一者；或原发肿瘤同侧不同肺叶出现孤立性癌结节。

2）N分期

Nx：区域淋巴结转移情况无法评估。

N0：无区域淋巴结转移。

N1：同侧支气管和（或）同侧肺门淋巴结及肺内淋巴结转移，包括原发肿瘤直接侵犯而累及。

N2：同侧纵隔和（或）气管隆嵴下淋巴结转移。

N3：对侧纵隔、对侧肺门、同侧或对侧前斜角肌或锁骨上淋巴结转移。

3）M分期

Mx：无法评价有无远处转移。

M0：无远处转移。

M1a：对侧肺叶出现孤立性癌结节；胸膜播散（出现恶性胸腔积液、心包积液或胸膜结节）。

M1b：胸腔外单个器官单发转移（包括单个非区域淋巴结转移）。

M1c：胸腔外单个器官多发转移或多个器官转移。

4）临床分期

隐性肺癌：TxN0M0。

0期：TisN0M0。

ⅠA1期：T1a（mi）N0M0/T1aN0M0。

ⅠA2期：T1bN0M0。

ⅠA3期：T1cN0M0。

ⅠB 期：T2aN0M0。

ⅡA 期：T2bN0M0。

ⅡB 期：T1a～T1cN1M0/T2aN1M0/T2bN1M0/T3N0M0。

ⅢA 期：T1a～T1cN2M0/T2a～T2bN2M0/T3N1M0/T4N0M0/T4N1M0。

ⅢB 期：T1a～T1cN3M0/T2a～T2bN3M0/T3N2M0/T4N2M0。

ⅢC 期：T3N3M0/T4N3M0。

ⅣA 期：任何 T，任何 N，M1a～M1b。

ⅣB 期：任何 T，任何 N，M1c。

（2）鼻咽癌（UICC/AJCC 第八版）

1）T 分期

T1：侵犯鼻咽、口咽、鼻腔。

T2：侵犯咽旁间隙，侵犯邻近软组织（翼内肌、翼外肌、椎前肌）。

T3：侵犯颅底骨质（颅底、颈椎）、鼻旁窦。

T4：侵犯颅内、脑神经、喉咽、眼眶、广泛软组织（超过翼外肌外侧缘）。

2）N 分期

N0：影像学及体检无淋巴结转移证据。

N1：咽后淋巴结转移（不论侧数）；颈部淋巴结单侧转移，直径≤6cm，环状软骨尾侧缘以上区域淋巴结转移。

N2：颈部淋巴结双侧转移，直径≤6cm，环状软骨尾侧缘以上区域淋巴结转移。

N3：直径＞6cm 和（或）环状软骨尾侧缘以下区域淋巴结转移（不论侧数）。

3）M 分期

M0：无远处转移。

M1：有远处转移（包括颈部以下的淋巴结转移）。

4）临床分期

Ⅰ 期：T1N0M0。

Ⅱ 期：T1N1M0/T2N0～N1M0。

Ⅲ期：T1～T2N2M0，T3N0～N2M0。

ⅣA 期：T4 或 N3M0。

ⅣB 期：任何 T，任何 N，M1。

2. FIGO 分期系统　子宫颈癌分期如下（FIGO 2018 年版）。

Ⅰ期：肿瘤严格局限于子宫颈（扩展至宫体可被忽略）。

ⅠA 期：镜下浸润癌，最大浸润深度＜5mm。

ⅠA1 期：间质浸润深度＜3mm。

ⅠA2 期：3mm≤间质浸润深度＜5mm。

ⅠB 期：浸润癌最大浸润深度≥5mm，病灶局限于子宫颈。

ⅠB1 期：浸润癌最大浸润深度≥5mm，癌灶最大径线＜2cm。

ⅠB2 期：2cm≤癌灶最大径线＜4cm。

ⅠB3 期：癌灶最大径线≥4cm。

Ⅱ期：肿瘤超过子宫，但未达骨盆壁或未达阴道下 1/3。

ⅡA 期：侵犯阴道上 2/3，无宫旁浸润。

ⅡA1 期：癌灶最大径线<4cm。

ⅡA2 期：癌灶最大径线≥4cm。

ⅡB 期：有明显宫旁浸润，但未扩展至盆壁。

Ⅲ期：肿瘤扩展到骨盆壁，或累及阴道下 1/3，或引起肾盂积水或肾无功能，或盆腔淋巴结转移，或腹主动脉旁淋巴结转移。

ⅢA 期：肿瘤累及阴道下 1/3，没有扩展到骨盆壁。

ⅢB 期：肿瘤扩展到骨盆壁，或引起肾盂积水或肾无功能。

ⅢC 期：盆腔/腹主动脉旁淋巴结转移。

ⅢC1 期：仅有盆腔淋巴结转移。

ⅢC2 期：腹主动脉旁淋巴结转移。

Ⅳ期：肿瘤侵犯邻近器官（膀胱/直肠）或超出真骨盆。

ⅣA 期：肿瘤侵犯邻近器官（膀胱/直肠）。

ⅣB 期：远处转移。

3. Dukes 分期系统 结直肠癌 Dukes 分期如下。

A 期：肿瘤浸润深度限于直肠壁内，未浸透深肌层，且无淋巴结转移。

B 期：肿瘤侵犯浆膜层，亦可侵入浆膜外或肠外周围组织，无淋巴结转移。

C 期：肿瘤侵犯肠壁全层或未侵犯全层，但伴有淋巴结转移。

C1 期：肿瘤伴有附近肠旁及系膜淋巴结转移。

C2 期：肿瘤伴有肠系膜根部淋巴结转移。

D 期：肿瘤伴有远处器官转移、局部广泛浸润或淋巴结广泛转移不能根治性切除。

4. Ann Arbor 分期系统 淋巴瘤 Ann Arbor 分期如下。

Ⅰ期：侵犯单个淋巴结区（Ⅰ）或一个淋巴组织（如脾脏、胸腺、韦氏环）（ⅠE）。

Ⅱ期：侵犯两个或两个以上的淋巴结区，均位于横膈的一侧（如纵隔为一个部位，一侧的肺门淋巴结是一个部位），解剖部位的数目，应详细标明，如写为Ⅱ2；病变局限性地侵犯淋巴结以外的器官及横膈同侧 1 个以上的淋巴结区（ⅡE）。

Ⅲ期：横膈上下均出现淋巴结病变（Ⅲ）。可伴有脾脏累及（ⅢS）、淋巴结以外的器官局限受到病变累及（ⅢE），或脾脏与局限性的淋巴结以外的器官受到病变累及（ⅢSE）。

Ⅳ期：1 个或多个淋巴结以外的器官弥漫性受累，伴或不伴淋巴结受累。

每一分期又可分为如下几类。

A：无全身症状。B：不明原因的发热>38℃连续 3 天以上，盗汗，半年内不明原因体重下降超过 10%。X：大肿块，大于纵隔宽度约 1/3，淋巴结融合包块的最大直径>10cm。E：单一结外部位受侵，病变侵犯到与淋巴结/淋巴组织直接相连的器官/组织时，不记录为Ⅳ期，应在各期后加注字母"E"（如病变浸润至与右颈部淋巴结相连接的皮肤时，记录为ⅠE）。

二、实体肿瘤疗效评价

（一）WHO 标准

1979 年 WHO 发表了新修订的实体肿瘤二维测量法（或称双径测量法，bidimensional）

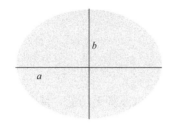

图 8-8-1 肿瘤二维测量法

疗效评价标准。其方法是以肿瘤最大径（a）及其最大垂直径（b）的乘积代表肿瘤面积（$a \times b$）（图 8-8-1）。

1. 可测量病灶

（1）完全缓解（complete response，CR）：所有可测量病灶完全消失，持续时间 4 周以上。

（2）部分缓解（partial response，PR）：肿瘤病灶两径乘积缩小 ≥50%，持续时间 4 周以上。

①单个肿瘤面积：肿瘤病灶的最大径及其最大垂直径的乘积。②多个肿瘤面积：多个肿瘤面积之和。

（3）稳定（stable disease，SD）：肿瘤病灶两径乘积减小 <50%，或增大 <25%，无新病灶出现。

（4）进展（progressive disease，PD）：肿瘤病灶两径乘积增大 ≥25%，或出现新病灶。

2. 不可测量病灶

（1）CR：所有症状及体征完全消失，持续时间 4 周以上。

（2）PR：估计肿瘤缩小 ≥50%，持续时间 4 周以上。

（3）SD：病情无明显变化，持续时间 4 周以上，估计肿瘤减小 <50% 或增大 <25%，无新病灶。

（4）PD：估计原有肿瘤增大 ≥25%，或出现新病灶。

3. 骨转移

（1）CR：经 X 线及骨扫描等检查，骨转移病灶完全消失，持续时间 4 周以上。

（2）PR：溶骨性病灶缩小及部分钙化，或成骨性病灶密度减低，持续时间 4 周以上。

（3）SD：骨转移病灶无明显变化，持续时间 8 周以上，无新病灶。

（4）PD：原有病灶增大或出现新病灶。

（二）RECIST

虽然 WHO 疗效评价标准有较广泛的应用，但在随后近 20 年的实际应用中发现，不同的临床试验研究组对可测量病灶的疗效评价有不同解释，其对最小病灶的大小及病灶的数量也缺乏明确的规定，从而导致临床试验结果的可比性降低，研究结论的可靠性下降。为简化测量步骤，提高准确性，James 等在 1999 年提出了以肿瘤最长径的长度（a）代替面积来代表肿瘤大小的一维测量法（或称单径测量法，unidimensional）（图 8-8-2）。欧洲癌症研究与治疗组织（EORTC）、美国国家癌症研究所（NCI）及加拿大国立癌症研究所（NCIC）在 WHO 标准的基础上进行了必要的修改和补充，采用简易精确的单径测量法代替传统的双径测量法，保留了 WHO 标准中的 CR、PR、SD、PD。在 1999 年美国临床肿瘤学会（ASCO）会议上首次介绍了实体瘤疗效评价标准（response evaluation criteria in solid tumors，RECIST）。

RECIST 相较于 WHO 标准更准确、简便，且重复性更好。2000 年首次出版，2009 年发布了 RECIST 最新修订版（版本 1.1），这也是目前全球肿瘤研究领域应用最为广泛的疗效评价标准。

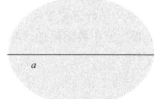

图 8-8-2 肿瘤一维测量法

1. 肿瘤病灶的测量

（1）肿瘤病灶基线的定义：

1）可测量病灶（至少有一条可测量径线的病灶）：用常规技术测量病灶最长直径≥20mm或螺旋CT至少在一个径向上可以精确测量的直径≥10mm的病灶。

2）不可测量病灶：包括小病灶（即常规技术测量长径<20mm或螺旋CT测量<10mm）和真正无法测量的病灶，如骨病灶、脑膜病灶、浆膜腔积液、炎性乳腺疾病、皮肤或肺的癌性淋巴管炎、影像学不能确诊的腹部肿块和囊性病灶等。

（2）测量方法：基线测量和复诊检查应采用相同的检查方法来评估病灶。①临床检查：只有可扪及的表浅病灶如淋巴结或皮肤结节才可作为可测量病灶，皮肤病灶应使用带标尺的彩色照片。②胸部X线片：只有周边清晰明确的肺部病灶可作为可测量病灶，由于胸部X线片受呼吸状态影响较大，故而推荐CT扫描。③CT/MRI：目前最优的测量方法。针对特定部位有各自的扫描方向及层厚的要求。④超声检查：仅可用于测量表浅可扪及病灶，如淋巴结、皮下结节等。⑤细胞学和病理组织学检查：在某些病例有助于确定治疗后病变性质，可辅助CR和PR的判定。⑥肿瘤标志物检查：可作为特定肿瘤疗效判定的辅助指标。

2. 肿瘤缓解的评价

（1）肿瘤病灶的基线测量：通过对肿瘤病灶基线进行测量，并与治疗后的径线比较，可对治疗效果进行客观评价。基线评估时有1个以上可测量病灶时，应记录并测量所有病灶，总数不超过5个，每个器官不超过2个。将所有可测量病灶作为基线目标病灶进行测量并记录数据，最后以所有目标病灶最长径之和作为肿瘤疗效评价的参考基线。目标病灶以外的其他所有病灶视为非目标病灶，在基线评估时记录但无须测量。在进行肿瘤治疗疗效评价时需记录其是否存在，有无增大或消失。

（2）缓解的标准

1）目标病灶的评价

CR：所有目标病灶消失。

PR：所有基线病灶最长径总和缩小≥30%。

PD：所有基线病灶最长径总和增大≥20%或出现新病灶。

SD：所有基线病灶最长径总和缩小但未达PR或有增大但未达PD。

2）非目标病灶的评价

CR：所有非目标病灶消失且肿瘤标志物水平恢复正常。

非CR非PD：存在一个或多个非目标病灶和（或）肿瘤标志物持续高于正常水平。

PD：已存在的非目标病灶出现明确进展。

（3）最佳总疗效（best overall response）：是指从治疗开始直至疾病进展/复发时所记录到的最小测量值（最小测量记录作为进展的参考），是经确认的最佳疗效。评价为CR或PR的患者需在4周后再次进行评价确认。评价为SD的患者需在方案规定的间隔后再次进行评价确认，一般至少为6~8周。最佳总疗效评价见表8-8-1。

表 8-8-1　最佳总疗效评价

目标病灶	非目标病灶	新病灶	总疗效
CR	CR	无	CR
CR	未达CR/SD	无	PR

续表

目标病灶	非目标病灶	新病灶	总疗效
PR	无 PD	无	PR
SD	无 PD	无	SD
PD	任何	有/无	PD
任何	PD	有/无	PD
任何	任何	有	PD

三、常用临床试验终点概念

1. 总生存期（overall survival，OS）　其是指从随机化开始至患者因任何原因死亡的时间。如果到随访截止时尚未死亡，则以末次随诊之日为截尾值，一般以月或年计算。其是肿瘤疗效评价的最佳终点指标。

2. 无疾病生存期（disease free survival，DFS）　其是指从随机化开始至肿瘤复发或由于疾病进展导致患者死亡的时间，是根治性手术后辅助治疗的常用疗效评价指标。

3. 客观缓解率（objective response rate，ORR）　其是指肿瘤缩小达到一定程度并保持一定时间的患者比例，包括 CR 和 PR 的患者。

4. 疾病进展时间（time to progression，TTP）　其是指从随机分组开始至肿瘤客观进展的时间。

5. 无进展生存期（progress free survival，PFS）　其是指从随机分组开始到肿瘤进展或死亡的时间。相对于 OS 来说，获取 PFS 数据资料所需时间更短，可作为预测 OS 的替代指标。

6. 治疗失败时间（time to failure，TTF）　其是指从随机化开始到治疗中止（终止）的时间。中止（终止）原因包括疾病进展、死亡、因不良事件退出及受试者主动要求退出等。

7. 有效率（response rate，RR）　有效率是达 CR 和 PR 的病例占总病例数的比例。

8. 疾病控制率（disease control rate，DCR）　其是指经治疗后获得缓解（CR+PR）和稳定（SD）的病例占比数。

9. 临床获益率（clinical benefit rate，CBR）　其是指临床获益的病人数在总人数中的比例，通常指至少 24 周以上达到客观反映或稳定疾病状态的比例。CR+PR+SD≥6 个月。

10. 症状终点指标　其是指症状体征或生活质量的改善。

（罗　弋　张　涛）

思考题

1. 常见的副肿瘤综合征有哪些？

2. 如何确诊副肿瘤综合征？

3. 恶性肿瘤的三级预防的概念及意义是什么？

4. WHO 标准和 RECIST 的差异有哪些？

5. 肿瘤患者治疗后为什么要随访，一般情况下随访的频率是多少？

第九章 恶性肿瘤的综合治疗

20 世纪 80 年代以来，医学模式由生物医学模式向生物-心理-社会医学模式的转变给临床医学的革新带来了深刻的影响，对恶性肿瘤的治疗不仅从单一的治疗手段发展到多学科综合治疗（multimodality treatment），而且从以前单纯追求治愈率发展到今天既要提高生存率，同时又要改善患者的生活质量这一新的理念。目前，中国恶性肿瘤 5 年生存率已从 10 年前的 30.9% 提升到 40.5%，究其原因，一是早期患者所占比例上升，二是医疗创新技术的应用明显提高了肿瘤诊疗水平和综合治疗的应用。综合治疗不但能提高生存率，而且能提高患者生活质量。本章首先介绍在恶性肿瘤诊治过程中的无瘤原则的基本概念和基本常识，然后介绍恶性肿瘤综合治疗的概念、发展历史、原则、模式等。

第一节　肿瘤的无瘤原则

一、恶性肿瘤诊疗过程中的医源性播散

恶性肿瘤是一类特殊的疾病，它与其他良性疾病的生物学特性不同，包括侵袭、增殖、转移、播散等。在恶性肿瘤的诊疗过程中，由于医务人员处理不当可能会引起肿瘤的扩散，而这种扩散完全可以通过医务人员的努力而得到预防或防治，这称为肿瘤的医源性播散（iatrogenic spread）。因此对于恶性肿瘤，在诊疗过程中我们需要严格规范各项操作，以免出现不必要的医源性肿瘤播散，给患者造成不可挽回的后果。

（一）体格检查导致的肿瘤细胞的医源性播散

已侵入血管的肿瘤细胞还会因为其他因素而扩散到其他组织或器官，如在对病灶进行检查时，过度捏挤周围病变组织或以不当手法按摩。

1. 乳腺触诊不当　乳腺癌患者就诊时需要触摸其乳腺包块，确认肿瘤大小、位置、质地及包块活动度。如果长时间触摸、推移、挤压造成肿瘤细胞脱落进入血液或淋巴液，可造成肿瘤的转移扩散，同时用力挤压包块会造成肿瘤内微血管破裂，加速肿瘤的血行转移。

2. 肛门指诊不当　在对直肠肛管肿瘤患者进行体检时，我们常规要行肛门指检。医生通过示指触诊肛内了解肛管直肠周围及其前后壁有无触痛、是否存在肿块及搏动等，并判断肿块的大小、硬度及活动性。在触诊时直接挤压触摸肿瘤，会使瘤细胞脱落；与此同时如果因为操作粗暴而损伤直肠黏膜，会让瘤细胞有机会通过血道播散。

3. 妇科双合诊、三合诊检查不当　在妇科肿瘤（宫颈癌、卵巢癌等）的查体中，需进行双合诊（腹部、阴道联合）检查或三合诊（阴道、腹部、直肠联合）检查了解阴道通畅程度、深度、弹性等，以及宫颈的质地，是否有肿块或存在宫颈抬举痛的现象。确认子宫的位置、大小以及质地，并且对其按压是否会有痛感和活动度进行体现；了解宫旁、附件等有无增厚，以及包块大小、形状、位置、质地、是否存在压痛等；了解直肠子宫陷凹、骶骨韧带、子宫后壁及骨盆腔后部病变等情况。在实施过程中需要通过阴道进行宫颈推压，进行体外的盆腔按压和直肠的触诊。过重的挤压会促使肿瘤细胞脱落扩散，尤其对那些体

积较大、囊壁薄而较脆的恶性卵巢肿瘤来说更易造成肿瘤播散。

4. 身体各部位包块，尤其是肿大淋巴结触诊不当　如在对肝癌患者的体格检查中需通过触诊了解肝脏的大小、质地、边缘情况等。当触诊用力过大时，可使得位于肝膈面浅表处的肿瘤因受外力挤压而外膜破裂造成出血等危及患者生命的情况。而位于腹腔内的恶性肿瘤，体积巨大时可突向体表被扪及，如若推压过度也会造成肿瘤的播散脱落，引起不良后果。对于身体浅表部位的淋巴结来说，如颈部、腋窝、腹股沟等处的浅表淋巴结，常规查体需要了解其大小、活动度、质地、压痛等情况。如果反复多次对肿瘤包块进行捏挤、按压可能造成肿瘤细胞经淋巴管播散，影响预后。

（二）诊断方法不当引起的肿瘤医源性播散

1. 肿瘤的活检不当　组织活检是肿瘤病理诊断获取组织材料的重要手段，通过手术方法或穿刺/内镜器械获取人体组织而做的病理学检查是目前肿瘤确诊的金标准。通过活检可以明确组织学诊断，指导临床制订治疗计划以及随访证实治疗效果。目前常用的活检术包括细针吸取活检、穿刺活检、咬取活检、切取活检及切除活检。活检的方法不同，医源性播散的发生率也不同。细针吸取活检是使用细针头对位于浅表的可疑肿块进行穿刺，获得患处细胞，进行细胞学诊断。存在肿瘤通过针道进行转移的病例。穿刺活检是在局部麻醉下用较粗的穿刺针头对可疑肿块进行穿刺，以获得少量组织条进行病理切片检查。相比细针吸取，穿刺活检更易造成创伤出血，使肿瘤细胞沿针道转移。咬取活检和切取活检都是切取部分肿瘤组织，但这两种方法更易造成肿瘤细胞的扩散，当切开肿瘤包膜时此种现象更易发生。切除活检是病理检查中最为理想的方法，即将肿瘤组织完整切除剥离后再送病理检查。此法造成肿瘤播散的概率大大降低。

2. 骨肿瘤的活检不当　肢体骨肿瘤的活检与实体脏器肿瘤的活检不同在于，它还涉及保留肢体的问题。在活检方法中存在闭合活检和切开活检两大类型。闭合活检较切开活检安全性高，但在穿刺点的选择上，如果不利于根治性手术切除的话，穿刺道上被污染的组织残留会造成肿瘤种植、扩散。间室屏障或肿瘤包膜这种肿瘤本身的屏障会因活检术而破坏，其他组织如骨组织、关节囊及筋膜等亦会如此，还会造成治疗处出现血肿，导致污染组织扩大造成肿瘤细胞的扩散转移。如活检通道横跨正常的骨骼肌肉、关节、血管神经束，或在活检中采用跨肿块的横切口等，就会使这些正常组织受到肿瘤细胞的污染，最终影响保肢术的进行。

3. 诊断性刮宫不当　子宫内膜癌及其他子宫恶性肿瘤等一般需要做诊断性刮宫。它是经阴道在子宫颈及宫腔内刮取少量的子宫颈和宫腔内组织送病理学检查的方法。通过诊断性刮宫可以明确诊断并了解癌灶范围，但在操作过程中存在引起肿瘤播散的风险。这主要是由于刮宫时，器械通过子宫颈时有时需要牵拉扩张子宫颈，若子宫颈已有肿瘤侵犯，局部大力钳夹可能挤压肿瘤细胞造成扩散。进入宫腔后用刮匙用力搔刮子宫内膜引起出血，肿瘤细胞有可能通过损伤的血管进入血道，出现肿瘤播散转移。在具体操作前如果使用实心扩宫器扩张子宫颈，在实心扩宫器突然进入宫腔的瞬间将会造成子宫腔内的压力突然增高，促使肿瘤细胞通过破损的脉管或输卵管扩散。

4. 内镜检查不当　使用喉镜、鼻咽镜、胃镜、纤维支气管镜、肠镜等内镜检查时，如动作粗暴，易造成周围黏膜损伤，甚至导致肿瘤出血，这样可能导致肿瘤播散及转移。

5. 宫腔镜检查不当　宫腔镜检查是宫腔内病变的重要诊断手段，一般需做诊断性刮宫的患者要先行宫腔镜检查来了解病变位置。宫颈镜检查是一项微创型诊疗手段，可以利用这项技术的特性确定体内病灶的大小和范围，并且也能确切诊断其存在的部位。在宫腔镜检查操作过程中需用 5% 葡萄糖溶液膨宫（生理盐水具有相同作用），若压力过大，随着输卵管开口及宫腔扩张，输卵管处于开放状态，子宫的内膜碎片及肿瘤细胞等其他腔内内容物可随灌流介质进入腹腔，从而导致肿瘤的种植扩散。

（三）手术过程中操作不当引起的肿瘤医源性播散

1. 局麻下行恶性肿瘤切除　局麻的特殊性，同时局麻也会增加肿瘤局部压力，可造成肿瘤细胞从组织脱落，从而大大增加了肿瘤细胞转移的概率。在进行肿瘤组织切除时，经局麻后的肿瘤组织与正常组织相比，前者周围组织水肿，与正常组织分界不清晰，从而难以切除。

2. 切口的困难性选择　恶性肿瘤的手术与普通外科的手术相比较，在多方面呈现差异性，其中，在切口的选择上差异性较大。若选择部位不当或过分追求美观要求，将导致手术视野不佳，肿瘤暴露困难，这样势必会牵拉挤压肿瘤，使其内压升高，甚至破裂引起肿瘤扩散。

3. 肿瘤隔离不当　若切口或手术创面边缘未采用保护巾隔开，有可能在手术操作过程中将肿瘤细胞种植在其上引起播散；同时瘤体本身若没有用纱布或隔离膜分隔开来，肿瘤细胞随时有可能脱落在周围脏器甚至附着在外科医生手套、器械上而到处种植、转移。

4. 手术探查顺序不当　在手术探查中应当按照由远及近的顺序来执行。从离肿瘤较远的部位开始，再逐渐移至肿瘤及转移灶部位，否则医生在触摸过程中会使肿瘤细胞通过被污染的手套带到身体其他部位，造成肿瘤的扩散。

5. 术中分离技术不当　若采用钝性分离，并且对组织进行不规范或重复性的暴力操作，则会导致含肿瘤细胞的血液进入人体正常血液循环。

6. 术中反复牵拉挤压肿瘤　手术过程中如果反复翻动或压迫肿瘤，有可能造成肿瘤细胞的血行转移。

7. 术中手术器械、敷料污染　应严格区分"瘤区"与"无瘤区"的手术器械，如果瘤区与无瘤区手术器械混用将会导致患者正常组织与术中接触过瘤体或破溃瘤体的器械接触，从而导致肿瘤细胞附着于正常组织，引起肿瘤种植，造成肿瘤的扩散。同时在器械清洗的过程中，附有肿瘤细胞的手术器械不能用热水清洗，否则肿瘤细胞会凝固于器械上导致器械消毒不净，成为二次污染的根源。

8. 术中脱落的肿瘤细胞未能有效地被清除　手术完成后若没有进行体腔或创面的清洗，那些在术中脱落的肿瘤细胞无法去除，就成了日后复发扩散的根源。

二、恶性肿瘤诊疗中的无瘤原则

在了解了有可能出现医源性肿瘤播散的原因后，在日常肿瘤诊疗过程中如果我们能够采取措施将其防患于未然，对于肿瘤治疗来说具有非常重要的意义，总结起来有以下几个方面需要我们规范自己的医疗行为：

（一）规范恰当的体格检查

体检时严格遵循查体规范，动作要轻柔，切忌粗暴挤压。

（1）乳腺触诊：乳腺触诊需按照一定的顺序进行，目前多以手掌在乳房上依内上、外上（包括尾部）、外下、内下、中央（乳头、乳晕）的顺序轻轻扪按乳房。忌用手指抓捏乳房，避免将正常的乳腺组织诊断为肿瘤或其他包块。可借助左手将乳房托起，用右手扪查，以查中央区小且难扪及的肿块，使用此种方式可增加触诊准确度。乳房常因下垂将存在于乳房下部的肿块掩盖，面对此种情况可托起患者乳房或让患者平卧举臂，然后进行扪查。当存在于乳房深部的肿块难以触及或扪查不清难以确定时，可嘱患者前俯上身再进行扪查。

（2）肛门指检：检查者应右手示指戴指套，并涂抹适量润滑剂（润滑剂常用肥皂液、凡士林或液状石蜡等），避免硬性进入造成患者直肠及肛门黏膜受损出血。在进入患者肛门前，示指应按摩肛缘，同时告诉患者进行深呼吸以减轻腹压，促使其肛门括约肌松弛，待患者括约肌松弛后缓慢将示指插入直肠。在直肠内触摸到包块时减少按压及挤压，避免包块破裂出血，造成患者生命危险。

（3）妇科双合诊/三合诊：尽量避免在患者月经期间进行妇科检查；与直肠指检操作相似，妇科检查置入阴道窥器时，应先用润滑剂润滑窥器两叶前端，避免硬性进入导致阴道黏膜损伤或出血；体外按压时切忌大力按压；三合诊手指伸入患者肛门时，动作应轻柔使肛门括约肌放松，避免造成患者不必要的损伤。

（4）腹部包块触诊：手法应轻柔，由浅表逐步向深处检查，从患者健康部位开始，逐渐移向患者病变区域，一般先从左下腹部开始，沿逆时针，由下而上，先左后右，按各区对患者仔细触诊。在扪及包块时不能用力按压或捏挤，以防癌结节破裂出血危及患者生命。

（5）对疑为恶性肿瘤的病例，不能同时由许多人反复检查。

（6）对于已确诊的患者，尽量减少检查次数。

（二）合理适当的诊断方法

1. 改进活检方法 ①在可能的情况下，对可疑肿块采用切除活检的方式，采用此种方法应尽量将肿瘤连同周围少量正常组织一并切除，若肿瘤存在包膜则应连同包膜一并切除，且切除活检时应考虑其切口和入路的位置应在根治性手术能切除的范围内。②使用电刀获取患者病理组织，采用此方式可使患者出血大幅减少，同时切断的小血管和淋巴管都能因电刀烧焦凝固。③使用细针穿刺时减少对患者肿块的穿刺次数，若需多次穿刺应更换穿刺针头，避免造成肿瘤针道扩散。④对某些种类的肿瘤应当减少活检次数及强度，如体表肿瘤，尤其是伴有溃疡形成的肿瘤，应在其边缘钳取肿瘤组织进行活检。若高度怀疑为恶性黑色素瘤时绝不能进行活检，应采取冷冻切片的方式进行检查。⑤当活检出血时应采用缝扎止血法，不能采取加压包扎止血法，防止患者因出血造成肿瘤细胞扩散。⑥治疗时间越短越好。可以通过缩减肿瘤活检术与根治术的衔接时间达到整个治疗过程时间的缩短。某些肿瘤一次性完成诊断与治疗可达到最好的治疗效果，如甲状腺、乳腺等处的肿瘤。

2. 规范并提升骨肿瘤活检技术 ①活检切口应与后期的根治术切口相符合，即沿肢体纵轴相切，减少患者后期治疗痛苦。②活检时应快速准确进行锐性剥离，准确找到肿瘤组织，避开正常组织以及大的神经血管束以免造成不必要的机体损伤，尤其切勿损伤神经血管。避免骨科手术的介入。③在对肿瘤组织进行钝性剥离时，可能会破坏肿瘤组织周围的假包膜，所以在初时应将假包膜一并切除。④在对骨内肿瘤进行开窗治疗时，窗口切勿过大，为避免骨折，可进行圆形开窗。⑤切取标本应避免出血。

3. 诊断性刮宫 ①在可能的情况下最好不要扩张宫颈，以免因宫颈损伤造成肿瘤扩散，若不能避免扩宫则尽最大可能选择空心扩宫器。②在进行分段刮诊时要有先后顺序，应先刮宫颈管随后再刮宫腔，再分别将患者宫颈与宫腔刮出物送病理检查。③操作过程中切忌盲目粗暴，刮宫力度应适当。

4. 宫腔镜检查 ①可疑子宫内膜癌患者应当注意，应当防止宫内压力过大，在进行宫腔镜检查时，要避免加压而导致膨宫压力增加。②尽可能缩短宫腔镜检查时间，但是缩短检查时间必须建立在完备的检查的基础上。③对可疑部位有针对性地刮宫，并取适量送检，禁止反复和大范围搔刮。

5. 在治疗肿瘤时，应避免注射除乳腺癌化疗物的其他任何液体，若注射了其他液体，会导致细胞内压增高，而穿刺血管也是增加肿瘤细胞扩散风险的一大因素。

（三）恶性肿瘤手术过程中的无瘤原则

1. 术前准备 为患者治疗期间的健康考虑，充分的术前准备是一大前提，增强营养和机体耐受性可以减少术后并发症的发生率，提高药物治疗疗效和患者生活质量。

2. 加强术前抗癌的综合治疗 部分患者的肿瘤细胞具有易扩散的特性，难以根治性切除肿瘤，针对此类患者可通过术前放射治疗、化学治疗等综合治疗措施，部分杀灭或抑制肿瘤，降低肿瘤细胞活性，缩小肿瘤体积，变"癌性粘连"为"纤维性粘连"，从而降低肿瘤转移的风险，同时提高手术切除率。

3. 选择合适的手术切口 保持较开阔的手术视野是肿瘤手术切口的原则，此方法可减少手术过程中及之后对肿瘤的刺激，同时便于处理手术中患者出血的情况，减少不必要的挤压造成的肿瘤细胞扩散。

4. 隔离肿瘤必须严格 将手术切口和正常脏器的无瘤区用纱布垫保护好，同时将切口皮肤使用无菌手术薄膜严密覆盖，防止术中血液渗液污染无瘤区。对呈菜花样外翻的肿瘤，为了避免肿瘤细胞对手术器械用具等的污染，应封闭其肿瘤面，利用如橡皮手套和其他塑料薄膜进行封闭。对伴有溃疡的恶性肿瘤或胃肠道癌侵犯浆膜者，表面应涂抹生物胶或用塑料薄膜覆盖，避免术者接触破溃的肿瘤污染手术野。

5. 阻断肿瘤通过血管/淋巴管扩散的途径 在处理肿瘤前应先阻断肿瘤的血供和淋巴通道，结扎肿瘤的血管应有先后顺序，先结扎输出静脉后结扎动脉。在处理肿瘤邻近的淋巴结之前要先引流处理区域淋巴结。肿瘤探查要按照由远及近的顺序。进行肠道肿瘤手术时，先将肿瘤上下段肠管用规定长度的纱布条系紧，再将正常组织和癌变部分游离。食管癌手术在切断食管时，应将食管套套住系紧病变断端再进行游离过弓，杜绝手术创面附有并被种植癌细胞和沿食管播散癌细胞的可能。

6. 采用电刀切除肿瘤时应锐性分离，不能钝性分离肿瘤 在距肿瘤一定范围的正常组织内将肿瘤与正常组织解剖分离，切除肿瘤必须充分，必要时可切除少量肿瘤周围的正常组织，切除边缘距肿瘤边缘最少不小于 3cm，一般应在 5cm 以上。

7. 手术器械准备 进行了活检之后，要对手术相关用具进行清理，及时更换手术器械和手套能有效防止肿瘤细胞的种植。在手术过程中，切瘤前器械要与切瘤后器械有明显的放置区别，若不小心使肿瘤破裂或误切，要对其做彻底的清洁，对组织实施紧急包裹，并更换手术器械和手套。某些器械需单独使用，如开腹与关腹以及接触肿瘤的器械，为避免肿瘤细胞转移至其他组织，所有直接或间接接触过肿瘤或破溃肿瘤的手术器械均不能在正常组织上使用。

8. 术后防止肿瘤扩散的措施　术后创面应用大量无菌水冲洗，以消灭可能脱落的肿瘤细胞。对肿瘤已经侵犯浆膜面或已转移到胸腹膜的患者，可向胸、腹腔内灌注顺铂、氟尿嘧啶等化疗药物，有条件则可在胸、腹腔内放置持续化疗管以便术后进一步灌注化疗。

（马晓洁　谭榜宪）

第二节　综合治疗的概念与理由

一、综合治疗的概念

综合治疗（comprehensive treatment）就是根据患者的机体状况，肿瘤的病理类型、侵犯范围（肿瘤分期）和生物学行为等，有计划地、合理地应用现有的治疗手段，以期最大限度地提高患者的治疗效果和改善患者的生活质量。这一概念已得到目前国内外肿瘤学界多数学者的认同。它既重视了患者机体和疾病两个方面，又不排斥任何有效的治疗方法，而且目的明确，即"最大限度地提高疗效和改善生活质量"，这对临床实践具有重要指导意义。现代肿瘤的治疗已经进入了多学科综合治疗时代，综合治疗已经取代了传统的单一手段治疗恶性肿瘤，并且在相当多的恶性肿瘤患者治疗中取得了提高生存率和改善生活质量的效果。

二、综合治疗的理由

目前治疗恶性肿瘤的方法很多，有局部治疗手段和全身治疗手段。局部治疗手段主要是手术、放射治疗、热疗、介入、激光、冷冻等，全身治疗手段包括化学治疗、免疫治疗、基因治疗、靶向治疗、内分泌治疗、中医中药治疗、生物治疗等。众所周知，一个恶性肿瘤患者除了原发肿瘤病灶外，常伴有远处转移病灶，除了临床可见病灶外还有亚临床病灶，这就需要局部治疗手段与全身治疗手段相结合来进行全面治疗。为了提高患者的生活质量，局部治疗手段中的手术更加精准和追求微创，特别是现在的腔镜外科、微创外科、机器人手术的发展缩小了手术切除范围，同时，为了保护正常组织，作为局部治疗手段的放射治疗也不可能把靶区无限制扩大，这就导致了通过局部治疗手段治疗后的局部区域仍然可能存在肿瘤细胞，故而也需用全身治疗手段来进行弥补。从循证医学角度来看，目前恶性肿瘤致死原因中，局部因素、远处转移、局部和远处转移同时存在者各占 1/3，因此，要想提高治愈率就必须有计划、合理地运用各种治疗手段进行综合治疗。

从循证医学角度看，首都医科大学附属朝阳医院赵立强等报道，IIIa 期非小细胞肺癌患者单纯手术治疗的 5 年生存率为 10.2%，综合治疗为 23.5%。我国周清华等在温哥华第 10 届国际肺癌会议上，报告了新辅助化疗后手术治疗IIIa 期非小细胞肺癌的临床随机对照试验结果，新辅助化疗组 1、3、5、10 年生存率为 89.35%、67.46%、34.39%和 29.34%，单纯手术组相应生存率分别为 87.53%、51.54%、24.19%和 21.64%，可以看出新辅助化疗组长期生存率显著高于单纯手术组（$P < 0.01$）。类似的对比研究较多，得出的结论是相似

的，那就是综合治疗的远期疗效明显高于单一治疗手段。

（皈　燕　王若峥）

第三节　肿瘤常用治疗方法在综合治疗中的地位

一、外 科 手 术

外科手术（surgery）是世界公认的治疗肿瘤的三大主要手段之一。远在公元前 1600 年，古埃及已有手术切除肿瘤的记载。现代手术切除治疗肿瘤始于 1809 年，其中最有代表性的为 1894 年 Halsted 报道的乳腺癌根治手术，其对肿瘤外科的发展起到了很大的促进作用。20 世纪上半期发展了各部位肿瘤切除手术，包括 1905 年 Wertheim 发明的宫颈癌根治术、1906 年 Grile 首创的颈淋巴结根治性切除术、1908 年 Miles 首创的直肠癌腹会阴联合根治术及 1933 年 Graham 设计的支气管肺癌全肺切除术、1935 年 Whipple 首创的胰腺癌根治术等。

手术在肿瘤的诊治方面有着非常重要的作用。首先，手术对肿瘤的预防、诊断、分期方面作用巨大。例如，治疗可以引起恶变的息肉、黑痣、白斑、隐睾等疾病；用针吸、切取或切除活组织检查以明确诊断；对淋巴瘤、卵巢肿瘤等剖腹探查进行分期等，目前约有90%的肿瘤以手术作为诊断和分期的工具。其次，手术作为治疗恶性肿瘤的主要手段，目前有 60%以上的肿瘤以手术为主要治疗手段。手术治疗作为一种局部治疗手段，其主要方式有原发灶的切除、淋巴结的清除、原发灶的姑息性切除（减瘤手术）、转移灶的切除及肿瘤急症的外科处理和手术切除内分泌腺体治疗激素依赖性肿瘤等。对于某些局限性肿瘤，单用手术方法有时即可治愈。但手术毕竟是一种局部区域性的治疗，因此有其局限性，它适用于病灶仅限于原发部位及其引流的区域淋巴结，一旦病变超越上述范围，手术就难以达到治愈的目的，且应用时受解剖部位限制，晚期患者和有手术禁忌证的患者也无法施行手术。很多患者单靠手术治疗不能防止肿瘤复发和远处转移，有些患者即使使用了"超根治术"，也不能取得根治性疗效，还会因切除正常组织范围增加引起功能障碍和后遗症，导致患者生活质量下降。如果手术合并放射或化学治疗，能使多种肿瘤治愈，即使姑息性手术也能取得较好的效果。

近年来，由于患者治疗后的生活质量日益受到重视，因此肿瘤患者治疗后的功能重建和康复手术的地位也越来越高。

二、放 射 治 疗

放射治疗（radiation therapy）也是世界公认的治疗恶性肿瘤的三大主要手段之一。它是利用放射性同位素衰变产生的 α、β、γ 射线和各类 X 射线治疗机或加速器产生的 X 射线、电子线、质子束及其他重粒子束等来治疗恶性肿瘤的一种方法，它是建立在放射物理学、临床放射生物学、放射治疗技术学和临床肿瘤学基础之上的一种治疗手段。随着放射物理学、放射生物学、放射治疗技术及设备等的快速发展，放射治疗已从最初的二维放射治疗发展到今天的三维适形放射治疗（dimensional conformal radiation therapy）、调强放射治疗（intensity modulated radiation therapy）、生物调强放射治疗（biological intensity modulated radiation therapy）、图像引导放射治疗（image guide radiation therapy）、剂量引导调强放射治疗（dose guided radiation therapy），其结果是明显提高了肿瘤靶区放射治疗剂量，并最大限度地保护了正常组织，提高了疗效，改善了患者的生活质量。因此，放射治疗在肿瘤治疗中的作用日益增强。

统计表明，大约 70% 的癌症患者在病程中需要接受不同目的的放射治疗，约有 40% 的癌症可以用放射治疗根治，如鼻咽癌、宫颈癌、皮肤癌等。放射治疗作为局部治疗手段依然无法控制远处转移，且受正常组织耐受剂量的限制，特别是当肿瘤周围存在重要的器官与组织时，限制了肿瘤放射治疗剂量常常无法使肿瘤达到根治。放射治疗敏感性与肿瘤的组织来源、生长方式、血供、细胞分化程度、细胞周期、病期的早晚、放射治疗计划的设计与实施正确与否以及患者配合治疗的情况、患者的营养状态等因素有关。例如，早期的喉癌患者建议采用单纯的放射治疗，中期患者可以先给予放射治疗，喉切除术则作为复发后的挽救治疗手段，必要时可再采取术后放射治疗，而晚期患者通常行术前同步放化疗+手术治疗。因此，如何有计划地合理地应用现有的治疗手段，以期较大幅度地提高患者治愈率和生活质量，是目前我们考虑综合治疗手段合理运用的核心内容。

三、化 学 治 疗

作为全身性治疗手段的化疗（chemical treatment）的发展历史较短。肿瘤的化学治疗始于第二次世界大战期间"氮芥"的问世，虽然距今仅有几十年时间，但是由于科学技术水平的飞速发展，肿瘤化疗药物品种迅速增加，新药不断问世，其在恶性肿瘤治疗中的地位不断提高。

目前有些恶性肿瘤单独应用化疗已取得了很好的根治效果，如白血病、淋巴瘤、绒毛膜上皮癌、生殖细胞恶性肿瘤等对化疗药物非常敏感，通过单纯化疗就有可能治愈。在多数情况下，化疗作为辅助治疗手段在控制肿瘤亚临床灶和转移灶，防止肿瘤复发和转移方面取得了较好的效果，特别是在晚期肿瘤的姑息性治疗中有着非常重要的地位，联合化疗已得到了广泛应用。但是化疗也有其不足，化疗药物为细胞毒药物，或多或少会出现一些毒副作用，可导致严重的骨髓抑制，以及对肝、肾功能的损害。因此，患者常不能耐受长期、大剂量化疗。

四、其他治疗方法

目前治疗肿瘤的方法还包括加热治疗、介入治疗、生物治疗、分子靶向治疗、肿瘤免疫治疗、核素治疗、中医中药治疗等方法，但这些方法一般无法单独用来根治恶性肿瘤。由于这些方法有专门的章节论述，我们这里只做简单介绍。

（一）加热治疗

加热治疗（hyperthermia）又称热疗，作为治疗肿瘤的手段，已有一百多年的历史。肿瘤热疗主要是指利用非电离辐射物理因素的生物热效应，使生物组织升温杀灭肿瘤组织、促进肿瘤细胞凋亡，从而达到治疗目的的治疗方法。其原理是通过物理能量加热人体全身或局部，使肿瘤组织的温度达到有效治疗温度，并维持一定时间，引起肿瘤细胞生长受阻与死亡，这种治疗方式对正常组织损伤小。热疗与放射治疗有协同、增敏作用。第一，肿瘤组织中氧合好、血供丰富的细胞群对放射线敏感，而对热抗拒。乏氧、低营养、低 pH

的细胞群对射线抗拒，而对热敏感。第二，热疗对 S 期肿瘤细胞杀伤性最大，而 S 期细胞对放射不敏感。第三，热疗抑制放射治疗引起的亚致死损伤（sublethal damage，SLD）及潜在致死损伤（potential lethal damage，PLD）的修复。热疗与化疗有协同增效作用，热疗破坏了细胞膜的稳定性，使膜的通透性增加，利于化学药物的渗透和吸收。温度升高不仅使药物的摄取和反应速度加快，还可减少 DNA 断裂的修复。热疗还可以增强某些药物的细胞毒作用，大量实验证明许多药物在温度增高时细胞毒作用增强，如顺铂、博来霉素、环磷酰胺、异环磷酰胺、丝裂霉素等。随着科学技术的发展，射频、微波、超声、磁介导加热技术相继用于肿瘤的加热治疗。近年来热疗因安全有效而逐渐成为继手术、放化疗、生物治疗后的又一种抗肿瘤手段，但目前如何实现理想加温技术和无创测温技术仍然是亟待解决的问题。

（二）介入治疗

介入治疗（interventional treatment）是介于外科、内科治疗之间的新兴治疗方法，它是在影像设备（血管造影机、透视机、CT 机、MR 机、B 超机）引导下通过血管、自然管腔或皮肤对病灶局部进行治疗的创伤最小的治疗手段，包括血管内介入和非血管介入治疗。介入治疗就是在不开刀暴露病灶的情况下，通过血管通道在影像设备的引导之下将化疗药物注入病灶，有的还可使用栓塞剂栓塞肿瘤供血动脉，使肿瘤细胞迅速灭活，其有效率明显高于全身化疗。例如，肝癌治疗的选择性肝动脉化疗栓塞（transcatheter arterial chemoembolization，TACE）包括肝动脉插管化疗栓塞及肝动脉插管化疗灌注。

（三）生物治疗

生物治疗（biological treatment）是一个广泛的概念，涉及一切应用生物大分子进行治疗的方法，种类十分繁多，从操作模式上可以分为细胞治疗和非细胞治疗，它是依据肿瘤细胞和正常细胞在基因和蛋白质表达水平方面的差别，通过调节肿瘤生长、分化、凋亡、侵袭、转移等生物学行为，实现肿瘤的特异性治疗。简言之，肿瘤的生物治疗主要就是通过调动宿主的天然防御机制或给予机体某些物质来取得抗肿瘤的效应。其包括细胞因子治疗、免疫活性细胞治疗、单克隆抗体及其交联物治疗、肿瘤疫苗治疗、诱导分化治疗、基因治疗等。

（四）分子靶向治疗

分子靶向治疗（molecular targeted therapy）是指在细胞分子水平上，针对已经明确的致癌位点（该位点可以是肿瘤细胞内部的一个蛋白质分子，也可以是一个基因片段），来设计相应的治疗药物，药物进入体内会特异地选择致癌位点来相结合发生作用，使肿瘤细胞特异性死亡，而不会波及肿瘤周围的正常组织细胞，所以分子靶向治疗又被称为"生物导弹"。分子靶向治疗目前之所以广受关注是因为它以肿瘤细胞的特性改变为作用靶点，在发挥更强的抗肿瘤活性的同时，减少对正常细胞的毒副作用。这种有的放矢的治疗方法为肿瘤治疗指明了新的方向。根据药物的作用靶点和性质，可将主要分子靶向治疗的药物分为以下几类：①小分子表皮生长因子受体（EGFR）酪氨酸激酶抑制剂，如吉非替尼（gefitinib）、埃罗替尼（erlotinib）；②抗 EGFR 的单抗，如西妥昔单抗（cetuximab）；③抗 HER-2 的单抗，如曲妥珠单抗（trastuzumab）；④Bcr-Abl 酪氨酸激酶抑制剂，如伊马替尼（imatinib）；⑤血管内皮生长因子受体抑制剂，如贝伐珠单抗（bevacizumab）等。

（五）肿瘤免疫治疗

肿瘤免疫治疗（tumor immunotherapy）是利用人体的免疫机制，通过主动或被动的方法来增强患者免疫功能，从而控制与清除肿瘤的一种治疗方法。其包括单克隆抗体类免疫检查点抑制剂治疗、治疗性抗体治疗、癌症疫苗治疗、细胞治疗和小分子抑制剂治疗等。其原理是通过增强抗肿瘤免疫应答和打破肿瘤的免疫抑制而产生抗肿瘤作用。近几年，肿瘤免疫治疗的好消息不断，目前其已在多种肿瘤如黑色素瘤、非小细胞肺癌、肾癌和前列腺癌等实体瘤的治疗中展示出了强大的抗肿瘤活性，多个肿瘤免疫治疗药物已经获得美国食品药品监督管理局（Food and Drug Administration，FDA）批准，可临床应用。

（六）核素治疗

这里介绍的核素治疗（radionuclide therapy）主要是指核素内照射，是指将放射性核素经口服、静脉注射引入体内利用肿瘤对该核素的聚集作用或通过植入等方法将核素安置在病变区域，使其聚集在靶器官发生作用的治疗方法。

（七）中医中药治疗

值得一提的是，祖国传统医学中医中药（traditional Chinese medicine）在治疗恶性肿瘤中的作用越来越大、地位越来越高。中医主要是通过"扶正固本，活血化瘀，清热解毒，软坚散结"四大法则来治疗恶性肿瘤的。在临床治疗方面，已经从中药中发现和研制出了许多有效的治疗肿瘤的药物，如长春碱类、三尖杉碱、喜树碱、秋水仙碱类、斑蝥素等，在临床上均取得了较好的疗效。中医药在减轻放化疗的毒副反应的治疗方面更有其独到之处，放化疗患者常常会出现恶心、呕吐、食欲缺乏、厌油、消化不良、容易感冒、白细胞和血小板下降等情况，导致治疗时痛苦增加、生活质量下降，以至于产生恐惧治疗、厌世甚至轻生等心理问题，如不能及时治疗会给患者及其家庭和社会带来不利影响，中医通过调节患者胃肠功能、免疫功能及扶正祛邪处理，常常能起到很好的作用。

（郧　燕　王若峥）

第四节　肿瘤综合治疗的原则

一、综合治疗的主要模式

通过前面的学习，我们知道了各种治疗手段都有其局限性，要想获得一个好的治疗结果，就必须针对具体的患者有计划地、合理地运用这些手段来取长补短综合制订个体化治疗方案。目前综合治疗的模式主要有以下几种类型，其他治疗手段可以根据患者的具体情况，在治疗的不同时期应用到治疗中来。

（一）手术与放射治疗结合

手术和放射治疗的联合方式主要有术前放射治疗、术中放射治疗和术后放射治疗。目前绝大多数人对疾病的预防和早期筛查重视不够，无症状就不会到医院，有的甚至出现症状只要能够忍受也不到医院就诊。因此，多数恶性肿瘤患者就诊时已是中晚期，一部分患者就诊时已失去手术机会；一部分患者即使可以手术治疗，要么是可能无法彻底切除肿瘤，要么是切除范围很广无法保全器官功能。对于这部分患者，如果采取术前放射治疗，能够杀灭肿瘤细胞，特别是肿瘤周围的亚临床病灶和微小浸润灶，缩小肿瘤体积，从而增加手术切除率、缩小切除范围保全器官功能、提高局部控制率，同时术前放射治疗能降低肿瘤细胞活力，使其在术中播散机会下降。术中放射治疗目前应用相对较少，并有严格的无菌要求，主要针对腹腔内无法切除或无法彻底切除的病灶，在手术直视下放置限光筒，避开周围正常组织，单次大剂量准确照射肿瘤的瘤床及淋巴引流区以达到治疗或减少复发、提高疗效的目的。目前主要用于胃癌、胰腺癌、直肠癌等的治疗，但是由于其操作复杂，疗效提高幅度不大等原因，国内开展并不广泛。对于手术后肿瘤残存或复发危险性大的患者，通过术后放射治疗能够降低局部复发率和提高生存率。

（二）手术、放射治疗、化学治疗综合运用

手术加放疗加化疗的方式，主要用于比较局限的恶性肿瘤，这是最为常用的一种模式。治疗乳腺癌是其中成功的例子，对于有术后放化疗指针的患者，术后 3～4 周应予辅助化疗、放疗，根据基因检测结果行靶向治疗，根据雌激素受体/孕激素受体检测结果给予内分泌治疗，可极大提高治愈率，延长患者生存时间。

（三）化学治疗和手术、放射治疗结合

化疗的目的一是根治恶性肿瘤，二是控制疾病，三是姑息性治疗。

化疗与手术、放射治疗联合的主要方式是辅助化疗（adjuvant chemotherapy）和新辅助化疗（neoadjuvant chemotherapy）。

辅助化疗是指术后或放射治疗后，为了降低转移或复发的概率而进行的化疗，目前绝大多数患者无论是术后还是放射治疗后均需行辅助化疗，特别是对中晚期患者化疗的作用尤为突出。

新辅助化疗其作用类似术前放射治疗，是指在术前或放射治疗前施行化疗的一种方法。其目的是希望通过化疗杀灭部分肿瘤细胞，使手术切除率提高和术中播散减少或放射治疗剂量减低，从而提高远期疗效。

目前同步放化疗已成为多种恶性肿瘤治疗的标准方式，如各种指南及专家共识推荐根治性同步放化疗是中晚期鼻咽癌首选标准治疗模式。同步放化疗较其他放化疗综合治疗的优势在于化疗和放疗有协同作用，主要目标不仅是要提高局部控制率，而且还要降低远处转移率，特别是在头颈部肿瘤中同步放化疗比单纯放疗的远期疗效提高近 10%。

（四）化学治疗、放射治疗与分子靶向治疗、免疫治疗等

化疗、放疗与分子靶向治疗、免疫治疗等结合的综合治疗模式是目前肿瘤治疗的主流方向，特别是在肺癌治疗等领域，已经取得了突破性进展，也是目前肿瘤研究的热点。

二、综合治疗的原则

熟悉了各种治疗手段的优缺点及综合治疗模式后，在临床工作中如何合理地运用这些治疗手段来取得好的治疗效果，是摆在临床肿瘤工作者面前的任务。首先，要明确治疗目的，治疗目的主要有根治性或姑息性两大类，确定治疗目的应遵循提高治愈率和生活质量并重的原则。其次是在治疗手段的安排上要合理，什么手段先用，什么手段后用都需要根

据肿瘤的生物学行为和各种手段的特点科学抉择。按唯物辩证法来讲，解决问题首先要解决主要矛盾，一般来说，早中期恶性肿瘤患者的主要问题是局部问题，所以应把局部治疗手段放在前面，能手术切除的原则上行手术切除。但对于一些有特殊生物学行为的肿瘤，如小细胞肺癌、恶性淋巴瘤等就需要先用化疗。对于晚期患者，其主要威胁就不一定是原发灶的问题，其主要矛盾尽管仍然是恶性肿瘤，但矛盾的主要方面也可能是其转移病灶引起的，如恶性肿瘤脑转移，此时患者常常存在颅内高压，如不及时治疗可能导致脑疝，威胁患者的生命，所以矛盾的主要方面就是颅内转移病灶，此时我们就可能先用手术或放射治疗来解决颅内病灶而暂时不管原发病灶，等解决了颅内问题后再根据情况对原发病灶进行相应处理。

值得注意的是，不是每个患者都必须使用所有的治疗手段或几个治疗手段联合使用，少数肿瘤只需某种手段就能治愈时就不一定要用其他手段，如早期皮肤癌单用手术或放射治疗便可以将其治愈，就没必要加用其他治疗手段。

在治疗恶性肿瘤时应具体问题具体分析，并遵循以下原则。

（一）局部与全身治疗并重原则

国内外大量的有关恶性肿瘤发病机制的研究和细胞动力学的实验证明，任何一种恶性肿瘤的发生，包括良性疾病恶变，都是在内因和外因的作用下，从人体的正常细胞发展为恶性肿瘤细胞的，一般要经历一个较长期的发展变化过程。例如，原位癌发展成为浸润癌，再到全身播散，往往需要 5～15 年的时间，在这个漫长的过程中，肿瘤与宿主之间经历了复杂的斗争，斗争结果一方面取决于致癌因子的强弱及肿瘤细胞的恶性程度和数量，另一方面，又取决于机体对肿瘤细胞侵袭的防御抵抗能力，如患者的年龄、性别、营养、心理和免疫状态等情况。致癌因子与宿主之间互相斗争的结果，可以是肿瘤消失，也可能是肿瘤增大扩散，还可能是宿主和肿瘤僵持不下而带瘤生存，这是一个复杂的、多种内外因素综合作用的过程，此过程中双方力量可以此消彼长，这也是在临床上遇到的患者在一段时间内肿瘤生长缓慢，而另一段时间内肿瘤增长迅速的原因。从另一个角度看，恶性肿瘤从发生到患者出现自觉症状，再到确诊，也要经历一个过程，其中，有患者的自我感知过程，又有医生对肿瘤的认识和诊断过程。既然恶性肿瘤已经发生且患者出现了症状，表明机体内在因素在此时已发生了某些质的变化，此时的肿瘤细胞的生长速度也可能加快，淋巴结和全身转移概率和速度增加，因此在确诊时很难排除在原发灶以外的地方没有肿瘤的转移细胞的可能，只是不同患者和不同恶性肿瘤播散的程度和肿瘤细胞数量级不同而已。循证医学也表明，临床上很多原发灶治疗很彻底的早期恶性肿瘤，在治疗后的不同时期也会出现远处转移，有的患者即使使用了化学治疗，最终也因远处转移而死亡。

因此，治疗恶性肿瘤患者的原发灶固然重要，它是肿瘤细胞最集中的部位，是全身转移扩散的来源，但全身治疗也不能忽视，身体在某方面出现问题才发生恶性肿瘤。现代医学强调恶性肿瘤的治疗应从一开始就遵循局部治疗和全身治疗并重原则，即使是一些早期的恶性肿瘤，在治疗局部病灶的同时，也应当同时注意整个机体对肿瘤防御和抵抗能力的改善。

（二）分期治疗的原则

前面提到，恶性肿瘤的发生和演变是个漫长和复杂的过程，每个阶段所表现出来的生物学行为也不尽相同，极早期恶性肿瘤可以生长缓慢，一旦机体防御能力下降，肿瘤可以快速生长并发生转移播散，甚至侵及重要器官引起患者死亡。

临床上常根据原发肿瘤的大小、形态、侵犯范围，有无淋巴结及远处转移，患者的症状、体征和实验室检查结果等情况对患者肿瘤所处的阶段进行判断和分期，从而指导治疗抉择。目前分期方法较多，各种恶性肿瘤分期方法也不一样，并会随着循证医学的发展而变化，但无论是临床分期，还是 TNM 分类法的制订，都是为了指导恶性肿瘤临床治疗和判断预后，使选择的治疗手段更加符合肿瘤的生物学特性，避免肿瘤治疗的盲目性和主观随意性。

治疗方面，由于早期患者肿瘤较局限，应尽可能进行根治性治疗，能手术切除的先行彻底切除，对于一些局限的肿瘤，如皮肤原位癌也可以应用激光或冷冻的方法治疗，然后再按照前面讲的局部和全身治疗并重原则进行全身治疗。对于一些肿瘤解剖部位特殊无法彻底切除或有手术禁忌证无法手术的患者可以行根治性放射治疗，然后根据肿瘤的病理和肿瘤细胞的生物学行为再决定是否加用化学治疗或其他治疗手段，以期达到治愈目的。对于中期患者，根据患者的身体素质，也要尽可能采取综合治疗措施进行根治，临床上有些无法切除的肿瘤也可以通过术前放化疗获得手术机会，很多肿瘤通过综合治疗也取得了根治效果。对于晚期恶性肿瘤，通常采取姑息性治疗方法，通过控制肿瘤达到改善症状、减少痛苦、提高生活质量和延长生存时间的目的。由于恶性肿瘤具有特殊的生物学特性，无论是早期、中期和晚期患者，也无论选择哪种治疗方法，都应当考虑到患者免疫器官功能的保护，重视患者治疗后的生活质量。

（三）多学科协同治疗的原则

目前治疗肿瘤的方法已从过去的外科手术治疗、放射治疗、化学药物治疗等三大支柱治疗方法，发展成为涉及多学科的庞大的治疗体系。由于恶性肿瘤是一种能够导致局部侵袭和破坏，乃至全身播散的全身性疾病，仅仅靠某一治疗手段不可能给患者带来最大益处，因此对恶性肿瘤的诊断治疗必须遵循多学科协同原则。随着临床医学的发展，临床专科的划分越来越精细，专科医生的特点就是能把在自己学科范围内的疑难问题搞透，但由于专科医生长时间工作和研究的重点局限在本专业，比较容易出现重视本学科治疗方法而忽视其他学科综合治疗方法的现象，甚至产生排斥其他治疗方法的心理。

综合治疗并不是将各种治疗手段简单叠加或随意轮番运用，而是要根据肿瘤的生物学行为、患者的全身情况和肿瘤发展的不同阶段，取各学科之长，有机结合、共同协商、平等参与。一般来说，一个好的治疗方案的制订要有病理医生、外科医生、影像医生、肿瘤内科医生、肿瘤放疗医生、放射物理师、放射生物医生，甚至还要有心理医生和免疫医生、内分泌医生、中医内科医生等参与，如果患者存在合并症，还应该有相关专业的医生参与。多学科诊疗团队（multiple disciplinary team，MDT）已经是目前广泛推广的医学诊疗新模式，具体内容在相关章节将详细介绍。

（四）个体化治疗的原则

个体化治疗就是以循证医学为基础，针对不同的患者的具体情况制订及实施"量体裁衣，因人施治"的个体化治疗方案的过程。无论哪家医疗机构，哪级医生针对的是哪个患者、哪种疾病，都应该采取个体化治疗。对于恶性肿瘤患者为什么要采取个体化治疗，主要有以下几个方面原因。

1. 肿瘤的多样性　恶性肿瘤是一类疾病，种类较多，有来自上皮组织的癌，有来源于结缔组织和肌肉组织的肉瘤，有来源于幼稚组织的细胞瘤等。发病部位也较广，除毛发和指甲外，身体的任何部位都可能发生恶性肿瘤，只是发生概率不一样。每种肿瘤的生物学行为是完全不同的，有的发展较慢，有的发展较快，有的是以局部为主，有的一开始就是全身性的，有的转移率较低转移较迟，有的转移较早转移率较高，因此治疗也就要根据肿瘤的不同而有差别。

2. 个体的差异性　从患者方面来看，每个人的情况不一样，有年龄、性别的区别；有一般情况的差异，包括营养、免疫情况；有存在的合并症的差异等。在这里，我们重点强调两个方面。

（1）年龄因素：患者年龄是决定治疗方案的首要因素，一般来说，年龄越大，身体状况越差，免疫功能越低，并常常合并有其他疾病，如高血压、糖尿病及其他心脑血管疾病，有的合并症可能已非常严重，所以在确定治疗目的和手段选择上应慎重。据统计，2017年我国居民人均预期寿命为76.7岁，因此对于70岁以上的患者，即使不患肿瘤其生命也很有限，在治疗时应以减轻症状、减少痛苦、提高生活质量、适当延长患者生存时间为目的，在选择治疗手段时应尽可能避免毒副反应大的治疗方法。

（2）全身情况：身体状况是一个人身体各方面情况的综合反应，包括营养、免疫、各器官功能、合并症等诸方面情况。恶性肿瘤的发生和生长速度常常和患者的免疫功能有很大的关系，肿瘤生长快常预示患者的免疫功能低下，肿瘤的发展又会导致免疫功能进一步下降，加上恶性肿瘤是一种消耗性疾病，常常会导致患者营养不足，甚至恶病质，形成恶性循环。晚期恶性肿瘤常常会侵犯周围组织器官或转移至重要脏器，使这些脏器功能受损。有无合并症是治疗时必须考虑的问题，由于大部分肿瘤好发于中老年，而此年龄段的患者常常合并有高血压、心脑血管疾病，因此有的治疗手段可能不适宜，或有的药物不能使用，给治疗带来难度。以上情况都要求在选择治疗手段时一定要根据患者的具体情况具体分析。

3. 肿瘤的生物学行为　前面提到了不同肿瘤的生物学行为是不一样的，对于同一种肿瘤其生物学行为也存在较大的差异性。其主要原因如下。

（1）病理分型不同：以 WHO 淋巴瘤分类为例，先将淋巴瘤分成霍奇金淋巴瘤（HL）和非霍奇金淋巴瘤（NHL）两大类，HL 又分为结节性淋巴瘤为主型和典型 HL 两类。又根据细胞来源、形态学、免疫表现、遗传学和临床表现将 NHL 分为 27 种亚型。不同病理类型的恶性肿瘤的生物学行为是不一样的，因此在治疗时应该分别对待。

（2）肿瘤分化程度不同：不同分化程度的恶性肿瘤对放化疗的敏感性也是不一样的。高分化肿瘤对放化疗敏感性相对差些，但由于其生长相对较慢、远处转移较迟，故远期疗效相对较好。反之，低分化和未分化肿瘤尽管近期疗效可能较好，但远期疗效相对较差。

（3）不同个体的差异性：前面已经阐述了个体的差异性较大，这里不再赘述。正是由于个体的差异性，同一肿瘤在不同个体中的生物学行为有很大的不同。目前肿瘤研究的热点包括基因表达水平不同、免疫治疗相关生物标志物等不同也是造成个体治疗结果产生差异的重要原因。

（4）疾病不同阶段的特殊性：同一个肿瘤，在同一个患者身上，由于疾病发展阶段不一样，其对治疗的反应也不一样。例如，化疗可能使肿瘤产生天然性耐药、获得性耐药和多药耐药（multidrug resistance，MDR）。国内外研究表明，多药耐药主要是与肿瘤细胞产生了 P 糖蛋白或多药耐药相关蛋白，或产生特殊肿瘤耐药蛋白，或产生机体排毒增强的相关蛋白和酶等有关。易使肿瘤细胞产生多药耐药的药物多为天然的分子量较大的亲脂性药物，如蒽环类、长春碱类、鬼臼类、紫杉烷类药物等。

（五）成本与效果并重原则

美国会计学会（AAA）所属的成本概念与标准委员会把成本定义为"成本是指为达到特定目的而发生或应发生的价值牺牲，可用货币单位加以衡量"。我国主要以马克思《资本论》中的有关论述来解释成本的含义，一般指会计学成本：特定的会计主体为了达到一定目的而发生的可以用货币计量的代价。对于恶性肿瘤治疗的成本效果原则可理解为：患者或家属在单位时间内付出的成本应获得一定量的健康效果和（或）心理、精神利益。这个效果可能是症状的减轻、痛苦的减少、生活质量的提高或生存期延长、复发转移延迟、肿瘤治愈等，当然还包括患者及家属的心理和精神获益。在工作中，应注意以下几点。

1. 成本最低原则　对于恶性肿瘤患者的治疗，如果几种治疗手段疗效无明显差异时，我们应当选择成本最低的治疗手段。对于患者或家属来说，由于其医学知识较贫乏，加上得了恶性肿瘤后总想彻底治愈的心态，认为越贵的治疗手段效果越好，往往就会盲目追求高档或高消费治疗，此时就需要医生正确引导，让患者作出正确选择。

2. 选择毒副作用最小的治疗手段　在临床上，选用任何治疗手段都是希望达到一定目的，获得治疗的益处。但目前的治疗手段无论是手术还是放化疗，甚至中医中药都有一定的副作用，特别是化疗药物的胃肠道反应、骨髓抑制均会给患者带来很大的痛苦，增加患者及家属的经济和心理负担。特别是对于一些晚期患者，无论采取什么样的治疗手段，花费多少费用都无法进行根治，相反，过度的化疗或放疗常常会导致患者免疫功能下降，使局部肿瘤生长和远处播散更快。因此，在选择治疗手段时要充分考虑到这些因素，即在成本差异不大的情况下选择毒副作用最小的方法进行治疗。

3. 选择可提高生活质量和远期效果较好的手段　恶性肿瘤患者治疗后的生活质量越来越受到肿瘤工作者的重视，在治疗决策时，不能为了提高局部控制率和治愈率而忽视生活质量，如在肺癌的放射治疗中，如不注意对脊髓和肺组织的保护，就可能出现放射性脊髓炎、放射性肺炎和肺纤维化，导致患者在治疗后生活质量下降，增加患者的痛苦。又如早期喉癌患者，手术和放射治疗效果几乎没有差异，而手术行次全喉切除术会让患者喉功能受到损伤，而放射治疗可以避免这一点。费用方面，如放射治疗采取的适形调强治疗可能比手术费用高一点，但其能在保证远期效果的同时提高患者生活质量。因此在考虑成本的同时，必须兼顾患者的生活质量和远期效果。

（六）中西医结合治疗的原则

恶性肿瘤是一类全身性的疾病，其治疗应从全身入手、从整体入手，既要应用局部的治疗手段，如手术、放射治疗的方法将肿瘤病灶彻底切除和控制，同时又要强调从全身治疗上考虑应用化学治疗、生物治疗、免疫治疗等。西医学虽然在局部切除、消灭、控制肿瘤病灶方面，已经形成了一套相对完整的方法，在全身治疗方面也取得了一定的经验，但是在患者整体治疗和机体调节方面方法尚嫌贫乏，而中医正好与之相反。

中医理论早已有"正气存内，邪不可入，邪之所凑，其气必虚"之说，因此认为一切恶性肿瘤的发生，都是人体阴阳失调的表现。在治疗方面提出了扶正固本、活血化瘀、清热解毒、软坚散结之四大法则，这种治法是现代医学与传统医学结合的成果。扶正固本是提高机体固有的抗癌功能，具有双向调节和保持平衡的作用，现代医学已证实中医的扶正固本作为免疫重建或恢复的治疗手段是很有实用价值的。活血化瘀疗法能改变肿瘤患者的血液黏度，抑制新生血管生成，抑制基质酶降解等，从而阻止肿瘤的侵袭和转移扩散。软坚散结和清热解毒是中医理论"祛邪"的主要方面，自古以来，中医都把这类疗法当作杀伤瘤细胞的武器，但其威力不强，这或许是中医的"量"不足，或是有效单体未被发现，但是应用方剂特别是与放化疗同时应用的确是能增强疗效的。

恶性肿瘤的中西医结合治疗特色之处在于：①运用现代科技从中草药中筛选和提取出具有抗肿瘤作用的药物，如前面提到的长春碱类、三尖杉酯碱等。②根据不同肿瘤，不同病种病期辨证施治，灵活运用活血化瘀、软坚散结、清热解毒、扶正固本等中医理论进行整体治疗，最大限度地发挥中医优势。术后提高患者免疫功能、增强机体防病能力；消除或减轻放化疗患者毒副反应，减少患者痛苦；减轻晚期患者的症状和痛苦，提高生活质量、延长寿命。

（皈　燕　王若峥）

第五节　恶性肿瘤多学科综合治疗发展趋势

近年来，WHO 将恶性肿瘤列为慢性疾病，认为恶性肿瘤是一种可以通过长期、合理、有效的治疗来控制的疾病。目前，多学科、多手段联合综合治疗的方法已经成为恶性肿瘤治疗的基本原则。在恶性肿瘤治疗方法的演进过程中，手术、放射治疗和化学药物治疗逐渐成为了现代肿瘤治疗的三大基本手段。此外，介入治疗、分子靶向治疗、免疫治疗、热疗、中医中药治疗等手段也给肿瘤患者带来了延长生命的希望。

一、恶性肿瘤多学科综合治疗发展的必然

患者作为一个完整的生命体，其所患疾病（恶性肿瘤）可能涉及多种因素、多个治疗阶段、多种治疗手段、多个临床科室，尤其是在病情发展的不同阶段，有着不同的治疗方法可选择。作为肿瘤治疗的三大基本手段，手术、放射治疗、化学治疗都有着不可替代的作用，在各自适应证状态下发挥着治疗效应。如对于大多数实体肿瘤而言，以手术治疗为主；对于造血系统肿瘤而言，化疗则显得更为重要；对于某些解剖部位特殊的肿瘤如鼻咽癌、肛管癌，从疗效和对患者生活质量影响两方面考虑，放射治疗可能是最佳选择。

外科手术与放射治疗同属局部治疗手段，治疗重点在于控制肿瘤的局部生长和局部侵犯；化疗则属于全身治疗手段，其治疗重点在于控制肿瘤的扩散和转移。2010 年 Tubiana 报道，有近 55%肿瘤可以达到临床治愈，其中外科手术占 27%，放射治疗占 22%，化学治疗仅占 6%。随着临床研究的深入，人们认识到单一治疗方法脱离了肿瘤发生发展的机制，应用单一治疗手段难以解决肿瘤局部侵犯与远处转移两大问题。尽管近 20 年外科手术技术、放射治疗技术有了长足的进步，手术器械、放射治疗设备也有了迅猛的发展，肿瘤局部控制率得到了显著提升，但人们最关心的远期疗效即长期生存率却改善不明显，可以认

为恶性肿瘤的局部治疗，尤其是外科手术进入了一个发展的平台期。化疗药物近年虽然也不断问世，且化疗方法日益先进、监测系统不断完善，但对于大多数实体肿瘤而言，化疗仍不能达到根治性效果。即使是被认为对化疗敏感的且能达到根治的肺小细胞未分化癌，近年的临床研究也显示需要将手术或放射治疗有机地结合到全身系统治疗中。

显而易见，对于肿瘤这一全身性疾病，要想克服单一治疗手段的局限性，必须注意全身与局部方法的结合以弥补各自的不足。将手术、放疗与化疗有机地结合应用，理论上可产生良好的疗效。从解剖学角度看，治疗肿瘤的原发病灶以手术、放疗最好，而全身化疗则有利于控制血液循环中和病灶区域内的微转移灶。从生物学角度看，治疗方法之间存在可能产生协同作用的分子机制，如化疗药物对于放疗的增敏作用，以及手术切除原发病灶后，远处的残留病灶受到生长信号刺激增殖而对化疗药物敏感等。临床实践中越来越多的研究也证实了综合治疗在恶性肿瘤治疗中的地位和价值。如既往对于放射治疗敏感的霍奇金淋巴瘤、鼻咽癌，认为单纯的放射治疗即可达到根治效果，但现在的临床指南基于循证证据均建议化疗与放疗结合应用。

目前，医学专科出现高度细分的趋势，单一学科的医生常常受限于自身专业知识，很难从整体、全面的角度看待一个具体的肿瘤患者，很难提供一个全方位的综合治疗方案，尤其是在多种治疗手段介入时机的选择方面。在临床实践中，往往会出现同一位患者就诊于不同专科，可能会获得不同治疗方案，患者无法作出合适选择的情况；也可能出现患者的整个诊疗由一个专科医生完成，因为各个专科医生常独立工作，缺乏必要的联系与交流，导致部分患者错过一些可能有效的手段。如何使患者能获得科学的、合理的诊疗建议或决策呢？综合各个学科的治疗理念与方法，结合患者具体的身体功能状态与肿瘤情况，制订出相应治疗策略是必由之路，多学科诊疗团队模式应运而生。

二、恶性肿瘤多学科综合治疗的模式

由于恶性肿瘤治疗的复杂性，治疗手段、药物的不断更新与进步，医学专业越分越细，即使是某一专业的专家对同一肿瘤的其他专科治疗理念、技术、设备等的更新也可能是知之甚少。所以，知识的互补性、治疗手段的互补性促使不同专科的医生为同一种肿瘤的诊疗工作聚集到一起，形成了多学科诊疗团队（MDT）。MDT 通常是指针对某一器官或系统疾病，将两个及以上专业学科的医生组成固定的工作组，通过定期、定址的会议，汇集各学科的最新发展动态，并结合患者的疾病分期、家庭经济状况及身体状况和心理承受能力，在权衡利弊后，确定出科学、合理、规范的最佳治疗方案的临床工作模式。常规的 MDT 应包括肿瘤外科、肿瘤放射治疗、肿瘤内科、病理科、医学影像科、肿瘤护理等的成员。MDT 的模式实现了从"单打独斗"到"群策群力"的转变，不仅是医疗技术发展的趋势，也是"以人为本"理念的体现，通过团队的工作给患者提供最全面的信息、最合适的指导、最恰当的治疗。

从患者角度而言，MDT 模式的优点在于，缩短了从诊断到治疗的时间，在各个专家之间简化了转诊的流程，避免了重复性问诊和检查，避免了患者在不同专科间徘徊，节省治疗时间，且能给患者提供较为一致的意见。在这种模式下，患者及家属会感到更有保障，因为多个不同专科的医生坐在一起讨论，会从不同的角度仔细考虑治疗的选择、整合优化治疗和随访计划。而且，在选择治疗方法时，必须考虑患者或患者家属的意愿和观点，既要考虑如何提高治疗效果，延长患者生存时间，又要关注患者的生活质量。除了就诊效率的提升以外，治疗效果的提高也是非常显著的。复旦中山医院的研究显示，该院结直肠癌MDT 开展工作以前，结直肠癌肝转移患者的 5 年生存率为 12%，中位生存时间为 17.8 个月，MDT 开展工作后，该类患者 5 年生存率为 31%，中位生存时间为 27.7 个月。

从医生角度而言，MDT 模式的开展使各专科医生增加了对其他学科的了解和认识，保持了先进的理念，拓展了临床思路，开阔了专业视野，加强了医生针对具体病情多种治疗方式的认识，提高了医生的技术水平。此外，医生从 MDT 模式中获益还表现在联合决定的确定性和周围支持的环境，尤其是对于复杂病例，不同角度看问题常常很重要。固定时间和频率的碰面，可以让团队成员之间的交流更充分。

从学科发展而言，多学科诊疗团队所面临的病例绝大多数都是临床的疑难病例，对于一些争议的焦点问题，常常也是指南或规范不能覆盖、循证证据不足的难点问题，而围绕解决这些难点问题的临床研究有利于推动各个专科技术不断完善，相关基础研究不断发展，从而整体促进肿瘤学科的进步。

MDT 模式与传统的会诊有着本质的区别，MDT 是以患者为中心，以多学科专家为依托，以循证医学证据为引导，固定的专家在固定的时间和地点参加病例讨论。参加讨论的各个成员是平等的，讨论结果是集体而非专家个人意见，治疗方法的介入讲究合理的时机，而不是简单地堆砌。而传统的会诊有着浓重的个人片面性，会诊流程中没有统一的临床诊疗标准，治疗策略执行后缺乏必要的随访、修正和总结。

三、恶性肿瘤多学科诊疗团队模式的发展历程

恶性肿瘤多学科诊疗团队模式形成于 20 世纪 80 年代初，首先由精神科医生和内分泌内科医生提出。1995 年英国众议院率先规定恶性肿瘤患者必须接受多学科团队的诊治。1996 年英国发布了乳腺癌 MDT 模式的全国标准，并发现 MDT 模式提高了乳腺癌、结直肠癌、肺癌、妇科肿瘤等临床常见肿瘤的治疗效果。2006 年英国国家健康保险计划将直肠癌 MDT 的治疗模式列入其中。从 2007 年开始，英国立法规定恶性肿瘤患者在治疗前必须经过多学科医生的讨论，制订诊疗方案后才能具体实施治疗措施。而后，多学科诊疗团队工作模式逐渐被其他很多国家所接受，如日本、澳大利亚、美国和欧洲一些国家。2013 年美国外科医生学会及癌症联合委员会针对临床上一些缺乏证据的诊疗提出了"不应常规使用"的建议，其中一条明确指出，"在明确肿瘤临床分期及与患者讨论治疗目的前，不应开始抗肿瘤治疗"，这实际上就是美国临床医生对 MDT 模式的认可和制度化表现。现在，MDT 模式已成为大型综合医院及肿瘤专科医院的固定工作模式。美国 MD Anderson 肿瘤中心建立了一个完善的恶性肿瘤治疗团队，引导了世界范围的学习和研究。它的团队包括肿瘤专家团队、护理团队、心理治疗师团队、康复团队、营养团队、社工团队、临终关怀团队和移动咨询团队等，这些团队成员一起指导患者的整个诊疗过程。有研究发现，MDT能提供给患者相关知识的教育、心理支持和康复支持，而患者的心理需求和生活质量的评估是高质量治疗的一个重要部分。

一个高效的 MDT 工作模式必须有几个关键的因素：好的领导者、和谐的团队、充分的管理支持、完整的信息、充分的时间和资金。在有影响力的领导者带领下，有效的 MDT工作应该能达到以下效果：诊疗计划经过不同领域专家的讨论，符合相应的指南或专家共

识；不同治疗领域之间治疗的延续性良好，资源高效利用；患者病程全程管理，不仅涵盖诊疗过程，还包括随访和病例数据收集；开展高质量的相关临床试验，以解决临床诊疗过程中的争议问题和难点问题；提供给患者及家属充分、全面的信息和心理支持；改善团队中不同专科的成员之间的工作关系，使团队成员获得继续教育的机会。

MDT 概念在十余年前进入中国，在 2006 年 9 月上海国际大肠癌高峰论坛和 2006 年 11 月珠海的结直肠肛门外科会议上第一次出现了多学科医生讨论一个疾病的模式。而后在北京、上海、广州等地区的医院逐步推广，并成为恶性肿瘤个体化治疗的发展趋势。2018 年 12 月国家卫生健康委员会通过"消化系统肿瘤 MDT 全国试点项目"正式在全国范围推广 MDT 模式。除了结直肠癌外，目前已在多个瘤种的临床实践中应用 MDT 模式，如乳腺癌、肺癌、前列腺癌、卵巢癌、软组织肉瘤、恶性淋巴瘤等。将多学科人才重新组合形成团队来处理一个疾病的模式，已显示出其创新性的生命力，但实际运行过程中还是面临着很多的困难和挑战。对于没有条件成立单病种诊治中心的医院，成立多学科综合治疗协作组或 MDT 是一个好的选择，但需根据医院的实际情况和自身的学科特点设定 MDT，且需要在实践中不断探索切实可行的工作模式。

（张 涛）

思考题

1. 恶性肿瘤诊疗过程中什么样的操作可能导致医源性播散？
2. 简述如何在恶性肿瘤的诊疗过程中规范医疗行为尽量避免医源性播散。
3. 什么是恶性肿瘤的综合治疗？
4. 简述恶性肿瘤综合治疗的方法。
5. 简述恶性肿瘤综合治疗的原则。
6. 多学科综合治疗在恶性肿瘤诊治中的优势有哪些？

第十章　肿瘤的外科治疗

第一节　概　述

　　肿瘤外科是在外科学发展历史过程中形成的一个重要分支，是一个现代医学概念，属于外科学的范畴，其研究范围主要是通过外科手术方法治疗肿瘤性疾病，包括来源于消化系统、呼吸系统、泌尿生殖系统、神经系统、心血管系统、内分泌系统等各种系统的实体肿瘤，除外科治疗外，还包括肿瘤的预防、诊断、康复及随访等。随着医疗技术的进步，血液系统肿瘤的治疗，如白血病的干细胞移植等，有的学者认为也是一种外科治疗方法。外科手术是目前多学科治疗肿瘤疾病最主要的组成部分，近60%的肿瘤患者以手术为主要治疗手段，90%的患者则需应用手术作为诊断及分期的手段。外科医生通过手术可治愈大部分尚未扩散的肿瘤，也只有通过手术的方法才能准确地了解肿瘤生长的部位、侵犯的范围，给予正确的分期。外科技术应用于肿瘤疾病的治疗，是前人不断总结治疗经验的历史，也是外科学发展史中的重要组成部分。回顾肿瘤外科的发展，大致可分为三个阶段。

第二节　肿瘤外科的生物学观点

　　肿瘤是危害人类的重要疾病，它的发生发展是一个漫长的过程。外科手术可用于治疗肿瘤发展过程中的某一些阶段。在癌前期（诱发期）如果及时行癌前期病变切除术，可防止肿瘤的发生。原位癌时期处理不及时，大多数将变成浸润性癌，处理及时将得到治愈，如乳腺小叶原位癌、导管内癌手术后将得到百分之百的治愈。然而，绝大部分恶性肿瘤在临床确诊时已是侵袭期和播散期。侵袭期可随肿瘤发展，肿瘤细胞蔓延浸润淋巴系周围组织，甚至顺血道播散，这一时期往往在临床上是无任何表现的亚临床转移。也有的无淋巴道转移，首先出现血道播散。在肿瘤发展的不同时期，临床的治疗手段也不一样，外科手术切除的范围及目的也不一样，因此，临床医生，特别是外科医生应掌握肿瘤的生物学规律。

　　众所周知，肿瘤是全身性疾病的局部表现，因此，在肿瘤发生、发展的过程中，机体的免疫功能起着很重要的作用。正常免疫功能一方面能抵御病原的侵袭，另一方面也可防止基因突变的细胞向恶性转化。有关资料报道，正常人 DNA 复制过程中每天有 $10^7 \sim 10^9$ 个细胞发生突变，在机体免疫功能正常时，具有免疫活性的细胞能识别和消灭这种突变细胞，防止肿瘤的发生。反之，机体免疫功能低下或缺陷时，免疫监视系统将不再发挥作用，突变的细胞可能发展成为肿瘤。从肿瘤生物学理论讲，肿瘤的外科治疗不仅是单纯考虑解剖学，还应当与肿瘤生物学行为及机体的免疫功能相结合考虑，手术切除肿瘤的同时还应当提高机体免疫力。重视综合治疗，决定手术治疗时期、手术的方式、手术的范围时，要考虑肿瘤的期别和不同类肿瘤的生物学特性，要考虑手术保护机体的免疫功能，改变机体与肿瘤的比势，达到满意的治疗效果。

一、重视恶性肿瘤的生物学特性和扩散规律

一部分肿瘤患者经过外科手术治疗可获根治，但肿瘤发生是一个漫长的过程，外科手术只对肿瘤发病过程中的某些阶段能取得好的疗效。如乳腺上的局限性结节经外科手术切除后，病理报告为乳腺非典型增生，上皮细胞生长活跃，这一手术本身可能有效地预防了乳腺癌的发生。乳腺原位癌行单纯乳房切除几乎可获得 100%的治愈。乳腺原位癌阶段如不及时处理，绝大多数将变成浸润性癌。事实上，临床确诊的肿瘤绝大多数已是侵袭期或播散期，这时肿瘤细胞可能蔓延到区域淋巴结，亦可能已经有血行播散，而没有临床表现，称为亚临床转移。因此，手术治疗在肿瘤的自然病程中可能有三种结果：

（1）治疗后获得长期生存：临床治愈，即便有少量亚临床转移的肿瘤细胞亦能被机体的免疫系统所控制。

（2）肿瘤未能控制：肿瘤继续发展而导致机体死亡。

（3）在一个明显的缓解期后复发，出现新的病灶：有的乳腺癌患者甚至在手术 10 年、20 年后发生术区复发，或锁骨上淋巴结转移，因而临床治愈患者不一定是永久治愈。这也给我们提出了一系列待解决的问题：为何肿瘤细胞能沉睡如此长的时间，沉睡的肿瘤细胞如何摆脱机体免疫机制的监控，机体内环境的变化如何惊醒了沉睡多年的肿瘤细胞？

各种不同的恶性肿瘤有不同的生物学特性和扩散规律，所以根治性手术力求做到合理化，即应力争切除一切应该切除的组织，同时尽量避免损害不应受损的组织和功能。例如，对乳腺癌，人们越来越认识到这是一种全身性疾病，所以对乳腺癌的治疗更加重视全身的化疗及内分泌治疗。手术治疗只是对少数Ⅲ期患者行扩大根治术，对大多数Ⅰ、Ⅱ、Ⅲ期患者只行保留胸大肌或保留胸小肌或保留胸大、小肌的改良根治术。西方国家则更多考虑行乳段切除及腋淋巴结摘除，术后对患侧乳腺进行放射治疗。

经过长期对直肠癌切除标本的观察，发现直肠癌向远端肠壁内的浸润范围往往不超过 2cm，所以直肠癌切端距肿瘤的距离由原先的 5cm 缩短为 3cm，减少 2cm 的直肠切除，这为相当一部分直肠癌患者保留了肛门，免行致残的 Miles 手术。

胃癌的切除范围一直主张距病变边缘 5cm，局限型胃癌因胃壁内延伸不远，不一定强求；相反对弥漫性或浸润性强的胃癌，切除范围必须相应扩大。所以，中、晚期胃癌癌体稍大，多须行全胃切除，且胃癌手术更加注重淋巴结的清扫，根据病期的早晚，往往强调进行第二站，甚至第三站淋巴结的清扫。

再以甲状腺癌为例，甲状腺乳头状癌是一种 TSH 依赖性肿瘤，是最常见的甲状腺恶性肿瘤，以淋巴结转移为主要扩散途径。以往对这种患者的手术均将颈部软组织连同淋巴组织一扫而光，术后外观不雅，还常常因第Ⅸ对脑神经切断致斜方肌麻痹而举肩困难。如今对年轻的患者，如肿瘤尚未侵犯甲状腺包膜者，手术仅行患侧甲状腺腺叶切除，即便有同侧淋巴结转移，术后也保留患侧胸锁乳突肌、颈内静脉及第Ⅸ对脑神经，不仅疗效不减，也避免了致残的恶果。

既往肝癌强调行肝叶切除，随着诊断水平的提高及肝脏外科学的进展，结合肝癌多伴有肝硬化的情况，对早期肝癌的治疗以肝段切除术代替了以往的肝叶切除术，在保证手术效果的前提下，大大降低了手术死亡率。

二、重视机体的免疫功能

在肿瘤的发生、发展过程中，机体的免疫反应起了很大作用。正常免疫机制的破坏是肿瘤发生的一个重要原因，免疫系统一方面能抵御病原的侵袭，同时可以防止由基因改变致突变的细胞向恶性转化。正常人 DNA 复制过程中每天都有细胞发生突变，在机体免疫功能正常时，具备免疫活性的细胞能识别和消灭这些突变细胞以防止肿瘤的发生。机体免疫功能有缺陷或减弱时，免疫监视系统不再发挥作用，如先天性免疫缺陷的患者易发生恶性淋巴瘤，脏器移植后用免疫抑制剂的患者恶性肿瘤发病率增高。手术切除肿瘤使病情得到缓解的病例，免疫功能往往可获得不同程度的恢复。但超过机体耐受程度的手术，也可使机体的免疫功能遭到更大的破坏，加速患者死亡。所以临床治疗应根据不同患者的情况适当地掌握好治疗的度。无论手术还是放射治疗或化学治疗都不可能完全地消灭肿瘤细胞，完全地消灭肿瘤细胞必须依赖机体正常的免疫功能。淋巴结的清扫，同样存在着不同观点，区域淋巴结本是防御肿瘤细胞转移的免疫组织，但一旦被肿瘤细胞侵袭，则又成了肿瘤发生转移的病灶。手术切除已有明确转移的淋巴结是治疗原发肿瘤的一部分，而早期无明确转移的淋巴结是否要清除尚有争议。正在发展中的单克隆抗体导向手术和乳腺前哨淋巴结活检正在探索解决这一难题。

目前肿瘤的外科治疗已从单纯解剖学模式逐步转向与生物学相结合的模式，手术不单要切除肿瘤，还要重视综合治疗，注意保护机体的器官功能和免疫功能，以达到满意的治疗效果。

第三节　肿瘤外科的术前评估

肿瘤术前应考虑患者的一般情况，如年龄、重要脏器的功能等许多因素的影响，必须对病变尽可能作出正确的分期，以选择适当的治疗方法。肿瘤手术治疗的目的是将肿瘤彻底切除，达到治愈，如果肿瘤的生长已超过局部及区域淋巴结的范围，手术常达不到根治的目的。即便有时手术仅能达到姑息治疗的目的，也希望患者能延长生存期及改善生活质量。所以在肿瘤手术时必须考虑到以下几方面。

准确的分期是选择治疗方法的重要指标，也是比较各种治疗方法的效果以及作出预后估计的依据。目前常用的肿瘤分期方法是国际抗癌联盟制订的 TNM 国际分期法。有些肿瘤还有一些特殊的分期方法，如直肠癌的 Dukes 分期等。在国际分期法中有治疗前的临床分期（cTNM）和手术探查后的手术分期（sTNM），而术后的分期是根据术后组织学检查原发病灶的侵犯程度、淋巴结的转移程度及转移部位和转移数量所制订的术后病理分期（pTNM）。临床术后复发病例常不做分期。现代影像学技术如 CT、MRI、超声和血管造影，已经能在术前对肿瘤作出准确的分期。

肿瘤术前应考虑许多因素的影响：患者的一般情况，如年龄、重要脏器的功能、合并症等。癌症患者一般年龄较高，虽然年龄高并不是限制手术的绝对因素，但年龄是独立的危险因素。年龄越大，机体免疫功能越低，对手术的耐受性也随之下降，重要器官的功能不全常使患者难以耐受手术，在考虑手术切除范围时必须考虑患者的年龄及身体情况能否耐受。一位老年患者如心肺功能不佳，当他患一侧中心性肺癌时对其施行患侧全肺切除，该患者就很难耐受麻醉及手术的侵扰；对一位合并严重肝硬化的肝癌患者施行常规右半肝切除，患者很可能因术后肝衰竭而死亡。术前正确评估患者是否患有严重合并疾病，如心、肝、肺、肾等内脏疾病，明确患者全身情况是否能承受手术。应考虑手术对正常生理功能的扰乱程度，如当对侵犯到肠系膜上动静脉的肿瘤行手术切除时，就必须考虑到所保留的肠管能否满足患者吸收营养的需要，术后患者是否会因短肠综合征而衰竭。对一位骨盆肿瘤患者施行半骨盆切除时，必须考虑到患者手术后可能的生存期及生活质量有无保证。疑难复杂手术的并发症和死亡率较高。虽然有时手术并不复杂，但患者的全身情况差，也会有较高的手术死亡率，如消化道肿瘤并发梗阻行短路手术或胰头癌伴幽门梗阻行胃-空肠吻合术，手术后死亡率可高达 20%～30%。贸然对伴有严重黄疸的晚期胰头癌患者施行胰十二指肠切除术，非但肿瘤难以切除，患者术后可能很快死于肝肾综合征。所以一位肿瘤外科医生的水平不在于他能切下什么，而在于他能科学准确地判断应该切下什么。因此，艰难而复杂的手术有较高的并发症发生率和死亡率，单纯追求手术切除率是不可取的。如果患者一般情况较差，近期有重要脏器功能障碍，做任何麻醉都应该慎重考虑，对高龄及全身情况衰弱的患者应选用影响心肺功能程度小的麻醉方法。

第四节 肿瘤外科的原则

手术切除肿瘤是治疗实体瘤的有效方法，但这只限于肿瘤局限于原发部位及区域淋巴结时才有效。然而很多肿瘤在手术时已有亚临床或临床转移病灶，这些都是将来复发或转移的根源。肿瘤外科医生不同于普通外科医生，除了要掌握一般外科的基础知识和娴熟技巧外，还必须了解不同肿瘤的生物学行为特征，要了解肿瘤治疗的其他方法，如放射治疗、化学治疗、免疫调节治疗及内分泌治疗等。在选择手术治疗时，必须考虑一个综合的治疗方案，合理地安排好局部治疗和全身治疗的关系，主要矛盾和次要矛盾的关系。例如，同属皮肤恶性肿瘤的恶性黑色素瘤和基底细胞癌，前者扩大手术切除后很容易发生远端淋巴及血行转移，术后主要行全身性的化疗及免疫调节治疗；而基底细胞癌术后血行转移概率低，该肿瘤对放射治疗的反应敏感，所以术后首先进行放射治疗。同样对于不同病期、不同病理类型及生物学行为的乳腺癌在考虑局部治疗和全身治疗的侧重及先后次序上也有很大区别。

在考虑手术后局部的控制情况与功能损伤间的关系时，应尽量使功能接近正常以提高患者生活质量。例如，对中段直肠癌（距肛门 6～10cm）患者在切除肿瘤后保留或不保留肛门的问题上就存在很大的可选择性，往往可结合病期、年龄、身体状况及职业作综合考虑后，选择适当的术式。

1. 预防医源性的播散 恶性肿瘤手术的特点不同于一般手术，恶性肿瘤可以有局部种植及远处转移，任何检查和手术都有促进肿瘤播散的可能，肿瘤外科医生在检查患者及施行手术时应当将这种可能降至最低。

（1）整块切除的原则：肿瘤的根治性手术包括对原发灶的广泛切除，对其周围的淋巴结和筋膜脂肪组织的整块切除。恶性肿瘤可以自局部向周围组织浸润和扩散，在手术时还应切除可能受累的周围组织。有的肿瘤应切除某一器官的大部或全部，如肺癌、肾癌、胃癌、食管癌等，胃癌根治术应做全胃或胃大部切除，连同切除大小网膜及胃周围第 7、8、9、11、12 组淋巴结。如果原发灶累及邻近器官，可能时应一并切除该脏器相应部位，如胃癌侵及横结肠时，应将横结肠系膜和横结肠一并切除。手术切除范围需足够，某些部位不允许切除过多的组织时，术中应行切缘活检。手术操作应由远及近，淋巴结、脂肪筋膜组织和要切除的器官一起清除，避免单个淋巴结的摘除。

（2）防止肿瘤细胞播散：在检查肿瘤患者时力求手法轻柔，禁忌用力按压、抓捏肿物，并尽量减少对同一患者的检查次数，这在教学医院尤其要注意。切除肿瘤时尽量不用局部麻醉，即便在作肿瘤切除或切取活检时注射的局麻药也需距肿瘤有一定的距离。手术时的切口要能充分暴露肿瘤，应用锐性分离以减少对肿瘤的挤压，应用电刀切割不仅可以减少出血，同时可以及时封闭小血管和淋巴管，减少播散机会，且高频电刀亦有杀灭切缘肿瘤细胞的功能。手术时对血管的处理，目前很多手术在实施中往往先结扎动脉。但从防止肿瘤细胞播散的角度，一般宜先结扎引流肿瘤区域的主要静脉，再结扎供应肿瘤区域的动脉。先处理手术切除的周围部分，再处理肿瘤邻近部位，做到与原发灶一并整块切除。这些措施都有利于防止肿瘤细胞的远处播散。无瘤操作原则比无菌操作显得更为重要。手术中防止肿瘤细胞种植的措施包括肿瘤活检后重新消毒铺单，更换手套、器械。关腹前同样应更换手套、器械。用 3000～4000ml 低渗或无渗水清洗术野。体腔内应放置化疗药物。

（3）防止肿瘤细胞的局部种植：在肿瘤切除时应保持肿瘤的完整性，不要切破或挤碎肿瘤，行减瘤手术时，也应保护好周围正常组织，防止肿瘤性污染。脱落的肿瘤细胞易在有外伤的组织创面上种植，因而希望手术时尽量做到"不接触"肿瘤（no-touch technic）。手术时应采用以下措施：

1）创面及切缘应用纱垫保护，避免肿瘤接触，对暴露在手术野内的溃疡或菜花样肿物可用不同的覆盖物使其与手术野隔离。

2）接触过肿瘤的器械及时更换或清洗。

3）结直肠肿瘤手术时在搬动肿瘤前先用纱带结扎肿瘤的上下端肠管，防止肿瘤细胞种植于创面及沿肠管播散。

4）对肿瘤已侵犯浆膜面的患者，术后可向胸、腹腔内灌注化疗药物如顺铂（cDDP）、丝裂霉素（MMC）及多柔比星（ADM）等，以消灭脱落在胸腹腔内的肿瘤细胞。

2. 原发灶的切除及淋巴结清扫　因为恶性肿瘤有浸润性生长及区域淋巴结转移的特点，所以肿瘤外科强调根治性手术，这是指对原发灶的广泛切除，连同其周围淋巴结转移区的整块切除。19 世纪末，Halsted 创建的乳腺癌根治术即是典型的肿瘤外科手术，以后此原则也广泛用于其他肿瘤手术，如直肠癌、胰头癌、头颈部肿瘤等的手术。如果肿瘤在某一器官或组织内则将该器官或组织全部或大部切除，如对肺癌、胃癌、肾癌、食管癌、软组织肿瘤等的手术。如果原发灶已侵犯邻近器官，必要时可将邻近器官一并切除，如胰尾的肿瘤侵及胃、脾、结肠脾曲及左肾时，手术就可行多脏器的全部或部分联合切除。

随着对各种肿瘤生物学行为的深入了解及放射治疗、化学治疗、生物免疫治疗等治疗技术的发展，外科根治手术的概念也有更新。如甲状腺乳头状癌或滤泡癌，当肿瘤尚局限在甲状腺包膜内，颈部淋巴结无明显受侵时，仅行一侧甲状腺腺叶切除即可，无须再行颈部淋巴结广泛清扫，即便将来发生颈部淋巴结转移再行淋巴摘除或清扫，其疗效不减。皮肤的基底细胞癌、隆突性纤维肉瘤为局部浸润性生长，很少有淋巴道转移，因而其手术的切除范围可以较一般鳞状细胞癌小，同时也不必行区域淋巴结的清除。而恶性黑色素瘤及鳞状细胞癌甚至在原发灶和区域淋巴结初步切除清扫后还要对距原发灶更远部位的第二站、第三站淋巴结行二期淋巴结清扫。肢体的软组织肉瘤如横纹肌肉瘤、纤维组织细胞肉瘤需将受累的肌肉自起止点行整块切除，骨肉瘤原则上应对整条骨骼做切除，以免肿瘤细胞在骨髓腔内播散。食管癌应行食管全切或大部切除并行胸腹腔淋巴结清扫，有时为了治疗的需要，尚需要切除部分腹腔脏器及部分心房。胰腺癌极易在腺体内扩散，倾向于行全胰切除，而胃癌手术时应行全胃或胃大部分切除，连同大网膜、胃大弯、胃小弯、肝门及胃左动脉旁淋巴结一并切除，甚至行 Appleby 手术，在腹腔动脉根部结扎切断血管，保留来自肠系膜上动脉的十二指肠前下和后下动脉及胃十二指肠动脉以保障肝脏血供，将全胃、胰体尾及脾行整块切除。

3. 输血制品 越来越多的证据表明，恶性肿瘤术后的复发和转移与围术期输用异体血制品有极显著的关系。围术期应尽量减少输注血制品，必要时可以采用自体输血技术，即术前采血作为手术回输备用。

4. "第一次打击" 肿瘤治疗强调"第一次打击"，即首次手术治疗要尽可能干净、彻底。

5. 切除范围 切除的范围距离肿瘤边缘在横向与纵向上要尽可能足够大，相应的区域淋巴结要按照组、站彻底清扫，达到真正的根治性治疗。

6. 肿瘤外科重视术后随访和心理调整 强调患者手术后要定期来医院复查，按照"生物-心理-社会"医学模式的要求，密切关注患者的生活质量及肿瘤的复发转移情况。

7. 其他方面 肿瘤患者多需要限期手术、术前宜做好诊断和分期，尽量避免单纯手术探查，合理应用微创外科技术等。

第五节 肿瘤外科的手术方法

一、预防性手术

预防性手术（prophylactic surgery）可用于治疗癌前病变，防止其发展成癌。例如，隐睾症是睾丸癌相关的危险因素，在幼年行睾丸复位术可使睾丸癌发生的可能性减小。家族性结肠息肉病的患者，到 40 岁时约有一半将发展成结肠癌，而 70 岁以后几乎 100%发展成结肠癌。行预防性结肠切除，可有效地防止本病患者发生结肠癌。溃疡性结肠炎亦有较高的癌变概率，弥漫性溃疡性结肠炎患者中约有 40%最终死于结肠癌。当患者有 10 年以上溃疡性结肠炎病史时，预防性的结肠切除是必要的。多发性内分泌瘤 MEN-2 型患者有发生甲状腺髓样癌的危险，对这些患者应定期检测血清降钙素水平，若降钙素水平增高，可行预防性甲状腺切除术，以防发展成甲状腺髓样癌。黏膜白斑病是发生口咽和外阴鳞状细胞癌的危险因素，因而对这些部位的白斑应及时处理，必要时行预防性切除。经常易摩擦部位如足底、颈项、外阴、腰带等处的黑痣，有可能恶变为恶性黑色素瘤，可做黑痣切除术，尤其是交界痣应做预防性切除，以免恶变为黑色素瘤。成年人的声带乳头状瘤、膀胱乳头状瘤、卵巢囊肿、实性甲状腺瘤、腮腺混合瘤、直肠腺瘤等均有潜在的恶性趋势或已属低度恶性肿瘤，应做比较彻底的预防性切除。重度乳腺增生病且有多项乳腺癌高危因素者，可发展为乳腺癌，可做区段切除，严重者行全乳房切除术。另外，良性肿瘤可通过手术治愈，手术原则是将肿瘤连同包膜完整切除，禁忌做肿瘤挖出术。有些肿瘤要求将其周边的部分正常组织一起切除，如乳腺纤维瘤须做乳腺区段切除，又如甲状腺瘤要求做肿瘤部位的腺叶及峡部切除。神经鞘瘤若发生在不重要的神经上，可与一段神经一起切除，但若位于重要神经上，则沿神经走向切开包膜，在包膜下切除肿瘤。卵巢囊性肿块在摘除时切忌使囊肿破裂，因其可能为恶性，破裂后容易造成腹腔内广泛种植。

二、诊断性手术

正确的诊断是治疗肿瘤的基础，而正确诊断必须依据组织学检查，即要有代表性的组织标本。诊断性手术（diagnostic operation）有助于进行正确的诊断、精确的分期，进而为采取合理的治疗手段提供可靠的依据。获取组织标本的外科技术包括切除活检、切取活检等。

1. 细针穿刺细胞学检查　应用细针对肿块进行穿刺做细胞学检查，正确率达 85%～95%，方法简便，有时有一定的假阳性和假阴性的发生率。

2. 体腔液体穿刺细胞学检查　脱落细胞学检查体腔积液，如诊断不明确，应抽取液体做脱落细胞学检查，不仅可以明确诊断，也可以经体腔进行温热化疗。

3. 活体组织检查　用特殊的针头，在局麻下操作，将针头刺入人体组织内，吸取组织做病理学检查。较细的针穿刺准确率高，但有时也可因组织穿刺少，或穿刺深度或穿刺部位不当影响其准确率，穿刺操作也有可能会促进肿瘤的转移，应严格掌握指征。

（1）切除活检术：指将肿瘤完整切除进行组织学检查。切除活检适用于较小的或位置较浅的肿瘤，既可达到活检目的，又是一种治疗措施，是肿瘤活检的首选方式。优点是可以提供最后诊断，如果是良性肿瘤可不必做进一步处理，若为恶性肿瘤其损伤也最小。切除活检的切口须仔细设计，以满足再次扩大手术之需要。

（2）切取活检术：指在病变部位切取一块组织做组织学检查以明确诊断。切取活检多用于病变体积较大、部位较深的肿瘤。也适用于开胸和剖腹探查时确定病变性质和肿瘤有无转移。切取活检时必须注意手术切口及进入途径，使手术切口和操作间隙在以后再次根治手术时能将肿瘤完整切除。因切取活检有造成肿瘤扩散的可能，故与第二次手术间隔的时间越短越好。

（3）剖腹探查术：用其他方法无法明确诊断，又无法排除腹内恶性肿瘤时可考虑行剖腹探查术。剖腹探查可获取组织进行病理诊断，为治疗肿瘤赢得时间，同时也可识别非癌病变。若腹内恶性肿瘤已转移至其他部位，如左锁骨上淋巴结，则可从转移部位活检以明确诊断，此时已无剖腹探查指征。

三、根治性手术

手术的目的是根除疾病。在不同的年代对根治性手术（radical surgery）的定义也有所不同，在几十年前认为手术切除得越多，如全肺切除，便是所谓的"根治术"。但全肺切除的弊端是显而易见的。因而在早期所谓的"根治术"后，患者仍有不少出现局部复发和远处转移，长期生存期并未获得延长。近年来，肺癌手术原则强调"最大限度地切除病灶，最大限度地保护肺功能"，认为只要"彻底"地切除了肺癌病灶，手术切端阴性，就属于"根治性"手术。有些相对晚期的肺癌患者在经过手术前化疗后病灶明显缩小，使难以切除的病灶可"根治性"切除，取得了较好的疗效。但应当指出的是，外科"根治性"手术，并非真正意义上的根除肿瘤，要取得好的疗效，还是要通过多学科的综合治疗，提高肿瘤患者的长期生存率。

四、姑息性手术

姑息性手术（palliative surgery）是以切除局部全部或部分病灶、减轻症状、减少痛苦为目的的手术。能够使患者减轻症状、提高生活质量、延长生存期。例如，有少数患者肺部病灶为周围型病灶，经过仔细全面的检查发现在肺外仅有单一脑或肾上腺病灶者，可行胸部病灶及脑或肾上腺局部病灶切除术，这种扩大手术也属姑息性切除术。对行姑息性切除术的患者，手术仅作为综合治疗的一部分，手术前后的多学科综合治疗才能最大限度地提高肿瘤患者的长期生存率。

五、减　瘤　术

减瘤术（reductive surgery）又称减积手术，是指肿瘤的体积较大，手术治疗已不能达到根治目的，但可将原发病灶大部分切除，便于用其他治疗方法控制手术后残存的肿瘤细胞。在此情况下，外科手术是作为减少肿瘤细胞的量、减少肿瘤体积的方法，也是其他治疗方法的补充手段。它不同于一般的姑息性手术，比较适合于手术切除原发病灶的大部分后，残留的肿瘤能用其他方法较有效控制者。临床上此种术式既往较多地运用于软组织肿瘤治疗中，而对临床常见的中晚期消化道肿瘤使用比较谨慎。临床工作中，随着肿瘤综合治疗手段的增加、疗效的肯定，减瘤术运用于部分中晚期消化道癌的治疗具有一定的积极作用。食管鳞癌及直肠癌，因放射治疗对其有一定的疗效，残留病灶可用放射治疗控制，故减瘤术的作用是肯定的。中晚期肿瘤大部分体积较大。大块瘤体内含有乏氧的肿瘤细胞对放射治疗不敏感，因而单纯放射治疗后复发率高，在此情况下用外科方法将瘤体切除或大部切除，既可减少放射治疗剂量又可消灭局部复发问题。有报道食管癌减瘤术后放射治疗 5 年生存率可以达到 18%。而大肠癌术后有肉眼癌残留，复发的患者做较大剂量的根治性放射治疗，不仅可达到减轻症状的姑息目的，而且部分患者还可望获根治。对中晚期胃癌失去根治手术机会者，能做减瘤术肯定比不切除好，这表现在切除术后能有效地解除梗阻、出血、疼痛等症状，减轻了癌中毒与免疫负荷，确实延长了生存期。根据中国医科大学肿瘤研究所的报道，中晚期胃癌姑息性切除的 2 年生存率为 15%，而未行手术者为 0.8%。同时减瘤术后，残存癌巢较小，改变了机体与肿瘤之间的比势，为后续治疗提供有利条件。资料显示，通过外科手术或药物治疗使肿瘤缩至最小时免疫治疗最有效。减瘤术在中晚期消化道癌治疗中有一定的适应证：①患者一般情况尚可，能耐受所施手术；②肿瘤没有两个以上脏器转移及广泛的腹膜转移；③首选对放射治疗敏感的肿瘤施行此术；④术后要及时辅以放、化疗及生物反应修饰剂治疗等多学科综合治疗。

六、复发或转移灶的手术治疗

远处转移癌属于晚期癌，难以手术治愈，但临床上确有部分转移癌患者手术后获得长期生存，故此对转移癌手术治疗不能一概否定，孤立性的肺、肝、脑、骨转移，实施切除术后可获得良好效果。肺转移癌术后 5 年生存率 15%～44%，肝转移癌术后 5 年生存率 20%～30%，肺癌脑转移术后 5 年生存率 13%，有时虽多达 3 个转移灶，但局限于一个肺叶或一个肝叶，仍可施行切除术。若为皮下多个转移，则无手术指征。复发性癌治疗效果也很差，但配合其他学科治疗方法，手术治疗仍可获得一定疗效。例如，皮肤隆突性纤维肉瘤，术后反复复发，但反复切除，也可获得延长寿命的效果，肢体黑色素瘤术后复发可以截肢，挽救部分患者生命，直肠癌保肛手术后复发可以再做 Miles 手术。不过转移癌和复发癌手术效果总的来说是比较差的，必须与其他治疗配合进行。

七、重建与康复手术

当今，肿瘤的治疗不仅是为了延长患者的生存时间，而且也要提高患者的生活质量，特别是肿瘤根治性切除后引起的外形改变和功能障碍，手术切除肿瘤后需对组织进行修补，进行组织的重建，改善患者的外形及功能非常重要。如乳腺癌根治术后应用腹直肌皮瓣重建乳房，现在用硅胶人工乳房充填胸大肌后再行人工乳房再造术，头颈部肿瘤切除术后用带蒂的皮瓣进行重建，全舌切除术后进行舌再造，全喉切除术后进行喉重建，胸腹壁巨大肿瘤切除术后进行修补等。

八、辅助性手术

辅助性手术是近年来出现的新名词。过去有所谓"辅助性化疗"、"辅助性放疗"。现在认为小细胞肺癌应以化疗、放疗为主，但发现原发灶在化疗后仍易于复发，并且又发现若是小细胞肺癌伴有鳞状细胞癌或腺癌的混合，更容易复发。总结这些经验和教训，从而采用对原发灶肺叶进行以辅助治疗为目的的手术，以便在进行化疗为主的治疗时，无须再担心肺癌原发灶可为混合癌而复发。这种以手术为辅助手段的治疗，即称为辅助性手术。

九、微 创 手 术

微创手术早期是指通过腹腔镜、胸腔镜等内镜在人体内施行手术的一种新技术。微创外科在医学领域的广泛应用是最近十几年的事。1987 年法国医生 Mouret 偶然完成第一例腹腔镜下胆囊切除术（LC），标志着新的医学里程碑的诞生。微创概念的形成是整个医学模式的进步，其是在"整体"治疗观带动下产生的。微创手术更注重患者的心理状况、社会状况、生理（疼痛）状况、精神风貌、生活质量的改善与康复，最大限度体贴患者，减轻患者的痛苦。拿最成熟已经成为"金标准"的 LC 来举例：LC 手术切口约 1cm，不切断肌肉，腹式呼吸恢复早，美观，术后腹部运动与感觉几乎无影响，肺部并发症远低于经腹胆囊切除术。同时手术时间短，一般 30～60 分钟，肠蠕动恢复快，早进食，基本不用止痛药。平均住院 1～3 天，有的甚至术后当晚便可回家（据统计，行 LC 最高年龄者为 107 岁）。患者早恢复工作及社会活动，对整个社会与家庭大有益处。随着科学技术的发展进步，"微创"这一概念已深入到外科手术的各种领域，监控系统也不仅限于内镜，更多的是采用介入方式，如脊柱外科、骨科中的微创手术。还有其他方式，如显微外科技术广泛应用于手外科等。

第六节　肿瘤综合治疗中的外科选择

传统的肿瘤外科是以解剖学、组织学、病理学为基础，通过物理诊断、影像学检查、内镜检查及组织活检等手段，明确诊断、确定病变范围等。在此基础上制订手术方案，确定切除范围及是否进行综合治疗。

近 20 年来随着肿瘤的生物学、遗传学、免疫学、分子生物学等学科的发展，人类对肿瘤发生、发展的机制有了更深入的认识，即从过去的细胞水平过渡到分子水平，认识到基因的改变是肿瘤产生和进行性恶化的分子基础，特别是对癌基因及抑癌基因、细胞信号的传导、细胞周期的调控、细胞凋亡、血管新生、细胞外基质以及肿瘤的浸润和转移机制有了崭新的认识，加上新的治疗设备、技术、药物的不断问世使得肿瘤治疗概念亦不断更新，更多从肿瘤生物学角度考虑外科治疗，增强了整体观念，更强调综合治疗，兼顾根治与保存功能两方面。由于重组 DNA 和 PCR 技术的发明和广泛应用，分子水平研究由实验室过渡到临床应用，包括各种探针的制备、基因诊断和预测预后以及制备与肿瘤相关的基因片段等。由于基础研究与诊断的进步，肿瘤外科治疗冲破了传统观念和方法，出现下列明显的趋向。

肿瘤外科治疗向细胞分子水平迈进。19 世纪 Billroth（1881 年）手术成功，使外科技术能从体表深入到体腔，另外，外科病理学问世又使得外科理论从大体形态学深入到组织形态学、细胞形态学水平；20 世纪中叶开展的体外循环和脏器移植使外科治疗几乎达到无所不能的境界；20 世纪后期出现的腔镜外科（或称微创外科），理论上兴起了外科细胞分子生物学（molecular cell biology in surgery，MCBS）。其以肿瘤为首要研究对象，以分子机制阐明肿瘤发生发展的规律，并试图用分子手段去诊断、预测、治疗肿瘤，于是出现了分子诊断、分子指征、分子预后、分子治疗（如基因治疗）的概念。肿瘤外科治疗中，"分子分期"、"分子定界"、"分子预后"已具有临床实际意义。

目前临床上新诊断出来的尚属局部的无远处转移的恶性肿瘤病例中，已有相当数量患者发生了现有诊断手段未能发现的肿瘤扩散，如前列腺癌，临床诊断的局灶性病变，实际上 1/3 病例肿瘤已有远处转移，单纯切除前列腺已不能达到治愈目的。应用 RT-PCR 技术检测前列腺癌特异性抗原（PSA）mRNA 特异性的产物，能发现进入血液的前列腺癌细胞。据报道 80% 已转移的前列腺癌和 40% 的局灶性前列腺癌患者血液中有癌细胞。文献中还报道了应用 RT-PCR 技术诊断乳腺癌腋淋巴结转移，在 29 例病理学阴性的病例中，14 例用 RT-PCR 断定为微小淋巴结转移，这样就纠正了原来的临床病理分期。这种用分子生物学技术如 RT-PCR 去确定用常规方法不能发现的淋巴结转移、血道转移、骨髓转移，进行精确的肿瘤分期的方法称为"分子分期"（molecular staging）。虽然对此还需要扩大试验及长期的随访以确定其临床价值，但应用分子生物学的成果和技术，在临床肿瘤学中已显示出其重要作用。肿瘤切除是否足够，这就有一个定界问题。Brennan 等用 PCR 技术检测 25 例手术切除的头颈鳞状细胞癌标本中切缘组织 *p53* 突变情况，所有标本均经病理组织学证实其切缘组织中无肿瘤残留，但其中 13 例有 *p53* 基因突变。术后经 8～27 个月随访观察，*p53* 突变阳性的 13 例患者中 5 例肿瘤复发，而 *p53* 突变阴性的 12 例患者无一例复发。Hayashi 等用突变等位基因特异扩增法（mutant allele-specific amplification，MASA）检测 120 例组织学诊断无区域淋巴结转移的结直肠癌 *K-ras* 和 *p53* 基因的突变情况，发现 71 例原发肿瘤有 *K-ras* 和（或）*p53* 突变，其区域淋巴结也有 *K-ras* 和（或）*p53* 基因者 37 例，其中 27 例 5 年内复发，而另外 34 例淋巴结基因突变阴性者，则无一例复发。这种用分子生物学方法如 PCR 技术检测 *p53* 突变，发现隐匿癌灶，准确判断肿瘤浸润的边界，称为"分子定界"。

精确判断患者的预后对设计患者治疗方案极为重要。目前，估计预后主要依据组织病理学和临床分期，如大肠癌的 Dukes 分期，用它判断预后也存在一些未能解决的问题。例如，在无临床转移的 Dukes B 期中，有 20% 左右的患者最后出现复发转移，因此能否应用现代分子生物学的研究成果，如癌基因、抑癌基因和转移相关的基因等为标记物，用分子生物学的技术如 PCR、基因序列分析、免疫组织化学等方法来估计肿瘤的恶性程度、转移复发的危险，以补充病理学检查的不足，更精确地判断患者的预后，为进一步积极辅助治疗提供依据，这种"分子预后"已成为当前临床肿瘤研究一个较活跃的领域。肿瘤外科治疗兼顾根治与保存功能，注重提高生活质量，更强调综合治疗。

肿瘤的外科治疗经过局部切除、根治术、扩大根治术、个体化治疗，其结果很不理想。外科医生越来越体会到"一把刀"不能治好癌症，必须联合使用其他疗法，才能获得良好效果，如局部进展期乳腺癌（Ⅲ期乳腺癌）单纯手术 5 年生存率仅 10%~20%，而综合治疗则可达到 30%~50%。针对胃癌容易引起癌细胞腹腔种植这一特性，国内外许多学者开展腹腔灭癌处理，如手术加活性炭丝裂霉素（MMC-CH）腹腔留置，术中术后加腹腔热灌注化疗以及肠腔化疗辅助结直肠癌根治术。由于细胞分子生物学的飞速发展，发现了肿瘤的发生发展与癌基因、抑癌基因有关，近年来逐步开展了新的基因治疗作为综合治疗的一部分，对黑色素瘤、脑肿瘤的基因治疗已开始应用到临床，对肺癌、大肠癌也有了深入的研究。肿瘤基因治疗是一极有前景的新领域，已引起肿瘤学家重视，基因治疗已经有了一些行之有效的方法：①自杀基因治疗；②反义基因治疗；③免疫基因治疗；④放射基因治疗等。

总之，迄今肿瘤外科手术在肿瘤治疗中仍占有极其重要地位，但单靠手术治愈肿瘤的观念已经过时了。肿瘤外科医生应该掌握更多肿瘤生物学知识，熟悉机体免疫防御机制，了解其他学科的进展，结合患者具体情况，才能制订出合理的综合治疗方案，更好发挥外科手术在肿瘤治疗中的作用。

第七节　肿瘤外科新技术

随着外科技术的不断发展和成熟、诊断技术的进步、新器械的开发以及外科理念的不断更新，有力促进了一些新技术逐步推广应用于临床。

近年来新兴的腹腔热灌注化疗（HIPEC）是一种腹腔恶性肿瘤辅助治疗手段。HIPEC 在预防与治疗中晚期胃癌、结直肠癌、卵巢癌、胰腺癌、腹膜恶性间皮瘤、腹膜假性黏液瘤、肝癌等腹腔恶性肿瘤的腹膜种植转移及恶性腹水方面具有较好效果。自 1980 年 Spratt 等首次报道 HIPEC 以来，国内外学者对其技术方法进行了不断摸索，从最简单的灌注液加热后直接灌注，逐渐演变到目前的精准控温、精准定位和精准清除三大新理念：①精准控温：测温温度 ≤ ±0.1℃，控温温度 ≤ ±0.5℃，流速控制精度 ≤ ±5%；②精确定位：腹腔内交叉放置灌注管至膈下和盆底，使热灌注液体充盈整个腹腔，不留治疗盲区，发挥 HIPEC 的最佳效果；③精准清除：容量清除游离癌细胞、亚临床病灶及微小癌结节，精准化和规范化是实现 HIPEC 安全有效最大化的技术要求。随着腹腔镜外科的发展，HIPEC 被引入到了微创外科领域，有着很好的临床应用前景。

传统经典的结、直肠癌手术由于存在有较大的腹部切口、创伤大等缺点，近年经自然腔道内镜手术（NOTES）的方法逐渐取代开放或单纯腹腔镜下的结、直肠癌根治术。NOTES 技术是指经口腔、胃肠道、阴道或膀胱等自然腔道进入腹腔或胸腔进行各种操作，此种术式创伤小，可保持机体免疫功能和内环境稳定，术后可快速康复，减少患者心理压力，减少腹壁手术切口引起的切口并发症，因此受到广泛的重视和应用，也具有广阔的临床应用前景。

1982 年，Heald 提出的经腹全直肠系膜切除（TME）手术规范了直肠癌切除范围的手术操作，循盆筋膜脏层与壁层之间的"神圣平面"（holy plane）解剖层次能够完整地切除全部的直肠系膜。TME 手术已获得广泛共识并成为中低位直肠癌手术治疗的"金标准"术式。该术式初期主要通过开腹手术方式进行，并得到了满意的治疗效果。自腹腔镜技术普及以来，虽然一些随机对照研究证明腹腔镜 TME 术治疗直肠癌效果同样满意，但也有研究表明腹腔镜 TME 术比起开放 TME 术具有非劣性。近年来，中低位直肠癌手术方式中最具争议的莫过于经肛全直肠系膜切除（TaTME）术，相较于传统 TME 手术，TaTME 术的难度和风险更大，且学习曲线更长，适应证更窄，但其优势同样也很明显，能够为"困难骨盆"的中低位直肠癌患者实施更高质量的 TME 手术，标本的远端切缘更有保证，手术创伤更小，甚至可体现 NOTES 的理念。TaTME 术融合了 TME 术、经肛内镜显微外科手术、经肛微创外科手术甚至经括约肌间切除等多项技术。

随着消化内镜和相关器械的大力发展，内镜诊疗技术逐渐应用于癌前病变和早期癌症患者的治疗，尤其是内镜下黏膜切除术和内镜下黏膜剥离术已被临床医生作为消化道早期肿瘤治疗的重要方法。

思考题

1. 肿瘤外科与肿瘤内科有什么区别？肿瘤外科学的范畴包括哪些？肿瘤外科学的发展历程是什么？

2. 恶性肿瘤的生物学特性和扩散规律有哪些？在肿瘤的发生、发展过程中，机体免疫起什么作用？

3. 肿瘤患者术前评估内容有哪些？怎样做好肿瘤患者的术前评估？

4. 肿瘤外科的操作原则有哪些？

5. 肿瘤外科有哪些手术方式及各自有什么特点？诊断性手术包括哪些？

6. 肿瘤综合治疗包括哪些内容？如何做到肿瘤患者的精准及个体化治疗？

（唐　锦　魏寿江）

第十一章 肿瘤的放射治疗

第一节 概 述

放射治疗（radiotherapy）是采用电离辐射治疗恶性肿瘤及部分良性疾病的一种方法，是恶性肿瘤最重要的治疗手段之一，超过 70% 的肿瘤患者在病程中的某一阶段需要使用放射治疗。该方法的根本目的是救治患者，最大限度地消灭肿瘤并同时最大限度保存正常组织的结构与功能，提高患者的长期生存率和生活质量。其除可治愈肿瘤外，同时也是肿瘤重要、有效的姑息治疗方法之一，在疾病症状的预防与治疗、疼痛的减轻与消除、肿瘤负荷的减少、器官功能的最大限度保护、止血等方面具有广泛的临床应用。随着放射治疗设备的改进、放射物理和放射生物学的发展及其他相关学科的发展，放射治疗已经发展成为一门独立的学科，即放射肿瘤学。

放射肿瘤学（radiation oncology）又称放射治疗学，是将放射治疗单独或与其他医学知识相结合应用，用以治疗恶性肿瘤及其他一些非肿瘤疾病的一门人类医学学科。该学科紧密地将物理学与生物学结合，独立使用电离辐射或联合手术、药物、中医中药等综合治疗疾病。学科组成包括放射物理学、放射生物学、放射治疗技术学和临床肿瘤放射治疗学。对放射肿瘤学医生（radiation oncologist）来讲，首先其应是一个肿瘤学家，然后是用放射治疗方法进行肿瘤治疗的术者。因此，放射治疗医生不但要有广泛的临床基础理论知识和实践经验，还要掌握放射物理学、放射生物学、放射治疗技术学、临床肿瘤学和肿瘤放射治疗学的知识。

第二节 放射物理学基础

一、放射源种类与照射方法

（一）放射源的种类

放射治疗使用的放射源主要有三类：

1. 放射性同位素 其可放出 α、β、γ 射线。如 ^{60}Co、^{137}Cs 多用于远距离治疗，^{226}Ra 和 ^{192}Ir 多用于近距离治疗。

2. 产生 X 射线的 X 射线治疗机和各类加速器 其可产生不同能量的 X 射线。

3. 产生各种粒子束的各类加速器 其产生的电子束、质子束、中子束及其他重粒子束等可用于放射治疗。

（二）放射治疗的照射方法

放射治疗以两种基本照射方式进行治疗：

1. 远距离照射 产生放射线的放射源在人体外，距离人体有一定距离对机体病变部位进行照射，简称外照射，这是放射治疗最常用的方式。如 ^{60}Co 远距离治疗机、直线加速器射线源距离人体一般在 80~100cm，治疗时放射线通过皮肤、软组织、骨骼才能到达肿瘤。

正常组织也受到一定剂量照射。外照射又可以分为固定源皮距、固定源轴距、旋转照射三种照射技术。

2. 近距离照射 其是将放射源密封，直接放入被治疗的组织内或放入人体的天然腔道内，如鼻咽、食管、气管、子宫颈、阴道、直肠等部位进行照射，又称组织间放射治疗、腔内放射治疗或体内照射。其包括腔内、管内、组织间插植、术中和敷贴治疗五大类。

还有一种特殊的情形，利用人体某种器官对某种放射性同位素的选择性吸收，将该种放射性同位素通过口服或静脉注入人体内进行治疗，通过其自然衰变产生的射线治疗疾病。如用 ^{131}I 治疗甲状腺癌、^{32}P 治疗癌性胸腔积液、^{89}Sr 治疗全身多处骨转移等，称为核素内照射。

二、放射线种类及常用放射线剂量学

临床放射治疗中，一般不能直接在患者体内测量照射剂量，常常是在人体组织替代材料如水模体、仿真体模等中进行治疗机的剂量校准和剂量分布测定，并将其转换为人体的吸收剂量。

（一）放射线的种类

电离现象仅仅是一系列放射生物效应的开始。放射线入射在物质内，产生二级电子引起的电离或激发时消耗能量，是一个能量传递的过程，能量传递的多少决定了生物效应的强度。由 X 射线是通过二级电子的产生而起作用，能量传递是少的。即使是能量高达 20 MV 的 X 射线，虽然在物质内的穿透能力很强，但是能量的传递仍然是低水平的。放射线在通过任何物质时，在与其原子相互作用过程中，能量逐渐减弱，所丧失的能量被所通过的物质吸收，即称为能量吸收。相反，重带电粒子的能量损失沿其径迹非常密集，能量传递水平很高，因此在相同的吸收剂量时的生物效应要比 X 线大得多。根据单位轨迹上能量传递的多少（linear energy transfer，LET）而将射线分为两种。

1. 低线性能量传递射线 其 LET 值一般在 10keV/μm 以下，如千伏级 X 射线、来自 ^{60}Co 的 γ 射线和来自直线加速器的高能 X 射线、电子射线和质子射线。除电子和质子射线外，其他的射线就物理性质而言是电磁波在空间运动，与可见光一致，所不同的仅是波长，所以把它们也称为光子射线。低 LET 射线通过物质时射线和原子互相作用，主要发生 3 种效应：光电吸收、康普顿吸收和电子对效应。

2. 高线性能量传递射线 其 LET 值一般在 100keV/μm 以上，如中子射线、α 粒子及其他重粒子射线等，全部都是质量较高的粒子射线。其相同剂量的生物效应要比 X 射线大得多。

（二）常用的放射物理学名词和剂量学参数

1. 吸收剂量（absorbed dose，D） $D=dE/dm$，dE 是致电离辐射给予质量为 dm 的物质的平均能量。物质吸收射线的能力主要取决于物质的密度，即原子的原子序数，原子序数越大，原子核外电子层越多，则这样的物质吸收低 LET 射线的能力就越大，如铅、钨等，反之原子序数越小的物质吸收射线的能力就越低。放射治疗的吸收剂量单位目前国际上采用 Gy（戈瑞，Gray），1Gy 为 1J/kg，另一剂量单位为 cGy，1Gy=100cGy。吸收剂量适用于任何类型和任何能量的电离辐射，适用于受到照射的任何物质。

2. 放射源（S） 一般规定为放射源前表面的中心或产生辐射的靶面中心。

3. 射野中心轴 射线束的中心对称轴线。临床上一般用放射源 S 穿过照射野中心的连线作为射野中心轴。

4. 射线束（beam） 从放射源出发沿着光子或电子等辐射粒子传输方向，其横截面的空间范围。

5. 照射野（field） 由准直器确定的射线束的边界，并垂直于射线束中心轴的射线束平面。其大小定义有两种方法：

（1）几何学照射野：放射源发出的沿直线传播的射线经过准直器后在模体表面的投影范围。

（2）物理学照射野：射线中心轴剂量为 100%，照射野相对两边 50% 等剂量线所包绕的范围，是剂量学概念。

6. 源皮距（SSD） 放射源到模体表面照射野中心的距离。

7. 源轴距（SAD） 放射源到机架旋转轴或机器等中心的距离。

8. 参考点（reference point） 规定模体表面下射野中心轴上某一点作为剂量计算或测量参考的点。对于低于 400kV 的 X 射线，该点定义在模体表面。对高能 X（γ）射线，定义为最大吸收剂量点所在位置。

9. 射线质（beam quality） 其是用于表示射线束在水模体中穿射本领的术语，是带电和非带电粒子能量的函数。

10. 平方反比定律（inverse square law，ISL） 放射源在空气中放射性强度随距离变化的规律，空间某点的放射性强度与该点离开放射源距离的平方成反比。

11. 百分深度剂量（percentage depth dose，PDD） 一般指水模体中射线束中心轴某一深度处的吸收剂量率与参考点深度处吸收剂量率的比值。其影响因素包括射线能量、照射野、源皮距和深度。

12. 组织最大剂量比（tissue maximum ratio，TMR） 模体中射野中心轴上任意一点的剂量率与空间同一点模体中射野中心轴上最大剂量点深度处的吸收剂量率比值，不依赖源皮距变化，影响因素包括射线能量、照射野大小和深度。

13. 准直器散射因子（collimator scatter factor，SC）**和模体散射因子**（phantom scatter factor，SP） 模体中某一点的吸收剂量是由三部分合成的。一是原射线，它是从放射源（或 X 射线靶）射出的原始的 X（γ）光子；二是原射线与准直器系统相互作用产生的散射线；三是在进入到模体中的射线与模体相互作用产生的散射线。射野的输出剂量率随射野增大而增加，这种特性利用准直器散射因子（SC）描述，又称射野输出因子（OUF），它定义为射野在空气中的输出剂量率与参考射野（10cm×10cm）在空气中的输出剂量率之比。模体散射因子（SP）定义为射野在模体内参考点深度处的剂量率与准直器开口不变时参考射野（10cm×10cm）在同一深度处剂量率之比。

14. 等剂量曲线 模体中剂量相等的点连接形成的曲线。用于较直观评估放射治疗计划剂量分布。

（三）常用放射线剂量学分布特点及临床应用选择

1. 常用放射线剂量学分布特点 不同能量、不同类型的射线具有不同的射野剂量学分布特点，临床应根据其特点选择应用。

（1）X（γ）射线：百分深度剂量受到射线束能量、模体深度、照射野大小和源皮距影响。存在由模体表面到最大剂量点深度剂量逐渐增大的剂量建成区。

（2）高能电子束：与X（γ）射线相比，剂量建成效应不明显，表面剂量高，有利于表浅病灶的照射，同时因射程有限，可有效保护靶体后方正常组织。

（3）高LET射线：如碳粒子束，在模体一定深度存在剂量集中的布拉格峰，峰以后剂量跌落迅速，峰的宽度和位置可调节，能精确给予肿瘤位置高剂量照射而保护其前后的正常组织。同时相对于X（γ）射线而言，其有更高的生物学效应。

2. 临床应用选择

（1）放射治疗中对不同部位的肿瘤要采用不同能量的射线：以 ^{60}Co γ 射线为例，最高剂量在皮下 0.5cm 处（源皮距为 80cm，10cm×10cm 放射野），若以此处的剂量为 100%，则皮下 5cm 处的剂量是 78.5%，皮下 10cm 处的剂量为 55.6%。以 6MV 的 X 射线为例，进入皮肤后射线最高剂量在皮下约 1.5cm 处，若以此处剂量为 100%（源皮距为 100cm，10cm×10cm 放射野），则皮下 5cm 处剂量约为 86%，皮下 10cm 处的剂量约为 67.5%。若以 18MV 的 X 射线为例，百分深度剂量还要高。因此临床要区别对待。

（2）射线选择举例

1）浅表肿瘤：如皮肤癌、蕈样霉菌病、胸壁肿瘤结节等，为减少肿瘤深部正常组织剂量，采用穿透力不强的千伏级 X 射线或低能电子线治疗。

2）头颈部肿瘤的颈部浅表淋巴结转移：可以用电子线照射，以保护深部正常组织和脊髓等，但多数情况下可和高能 X 射线或 ^{60}Co 的 γ 射线混合使用。

3）大多数体腔深部肿瘤：如肺癌、食管癌、肝癌，为达到较高的深部剂量，常用穿透力强的高能 X 射线照射。同时采用多野照射技术，即以肿瘤为中心，设计多个放射野，从不同方向射入体内，亦即以聚焦的方式，给肿瘤以很高的剂量，而肿瘤周围的正常组织的剂量应尽量减少。

三、常用放射治疗设备及辅助设备

（一）常用放射治疗设备

1. 千伏（kV）X 射线治疗机　其基本原理是高速运动的电子轰击钨等重金属靶，发生特征辐射、韧致辐射，产生 X 射线。由于 X 射线治疗机产生的射线能量和所通过的电压场直接有关，故 X 射线能量用电压来表示。这种设备产生的 X 射线能量较低，穿透能力用半价层（half value layer，HVL）表示。60～120kV 的 X 射线，穿透组织的能力非常有限，只能用于浅表肿瘤的放射治疗，如皮肤癌。180～250kV 的 X 射线能用于位于稍深一些部位的肿瘤，如颈部的转移性淋巴结。X 射线在进入人体组织后，它的强度逐步减弱，但最高剂量在皮肤表面，因此皮肤的放射反应较明显，同时 kV 级 X 射线在骨组织中的吸收比在软组织中多，使得位于骨后面的组织受到照射的量减少，即产生骨的射线屏蔽。

2. ^{60}Co 治疗机　其基本原理是利用放射性同位素 ^{60}Co 衰变产生 γ 射线治疗肿瘤。^{60}Co 是人工同位素，主要产生两种能量的 γ 射线，能量分别为 1.17MeV 和 1.33MeV，且产生概率一样，故平均能量为 1.25MeV，穿透能力明显高于深部 X 射线，最高剂量在皮下 0.5cm。

其可使皮肤的放射反应减轻，同时骨组织吸收明显低于深部 X 射线，无骨的射线屏蔽。因此它被用于治疗深部的肿瘤，如头颈部恶性肿瘤、肺癌、食管癌等。临床实践已表明 ^{60}Co 治疗机的应用，明显提高了一些深部肿瘤的放射治疗疗效。但是它有以下的缺点：①^{60}Co 是放射性同位素，半衰期为 5.27 年，需要定期更换放射源；②^{60}Co 产生的放射野的半影较大，对正常组织的保护不够好；③^{60}Co 的 γ 射线的穿透能力还不够强，对体内如胸腔和腹腔深部的肿瘤的治疗仍不够理想；④^{60}Co 的 γ 射线的产生是无法阻断的，由此带来放射防护方面的困难。

3. 医用电子直线加速器 其基本原理是采用微波电场将电子加速，当电子加速到需要的能量时，被导向一金属靶（如铂金），发生碰撞后即产生高能 X 射线。如果不使用这个靶，把电子直接引出即为电子线。由于电子在加速管内直线运行，而称为直线加速器。目前，常用 4~8MV 或 15~20MV 的直线加速器。高能 X 射线（6MV 以上）穿透力较 ^{60}Co γ 射线强，并随能量增大而增强，最高剂量在人体皮肤表面下一定深度，表面剂量如皮肤剂量较低，放射野的半影也小，适用于大部分肿瘤治疗。直线加速器产生的电子线可以直接引出来用于放射治疗，它的物理学特点是与高能 X（γ）射线相比，高能电子束的剂量建成效应不明显，表面剂量高，一般在 75% 以上。在组织中达到一定深度后，剂量迅速降低。这样使照射的病灶深面的正常组织所受到的放射剂量明显减少而得以被保护。常用于偏体腔一侧病灶或表浅病灶的放射治疗。

4. 回旋加速器 回旋加速器加速氘核后轰击铍靶产生中子用于放射治疗。14MeV 中子束在水中百分深度剂量曲线和 ^{60}Co γ 射线近似相同，但是中子射线的生物学特性明显不同于光子射线，属于高 LET 射线。用中子放射后，组织和细胞的放射损伤更难修复，同时其对肿瘤中乏氧细胞的杀灭作用显著强于光子射线，对细胞各周期杀灭的敏感性差异小。但中子射线对正常组织和细胞放射损伤也很严重，要注意降低正常组织的受照剂量。

5. 质子放射治疗系统 用回旋加速器或同步加速器把质子加速到达一定的能量后引出应用。质子射线在进入人体后的最初阶段能量释放不明显，但是到达一定深部后能量突然大量释放，形成所谓布拉格（Bragg）吸收峰，在此峰的深部剂量又迅速降低为零。而且 Bragg 峰所处的位置可以被调节，Bragg 峰的宽度也可以用加补偿物或调节能量等方法来增加。因此，质子射线比较适合体腔深部的肿瘤放射治疗。其可以使肿瘤得到非常高的放射剂量而其浅部和深部的正常组织所受的放射剂量很低。

6. 近距离治疗系统 常用的放射源是 ^{60}Co、^{137}Cs、^{192}Ir 等。主要使用的设备是遥控后装放射治疗机，如荷兰核通公司的 Nucletron，先勾画病灶及其周围的正常组织的解剖结构，通过自然腔道插入用于输入放射源的施源器立体位置输入后装放射治疗计划系统，然后制作、优化放射治疗计划，最后在计算机的控制下把放射源精准运送到施源器不同位置并停留相应的时间进行放射治疗。

（1）组织间插植：根据靶区的形状和范围，将中空的插植针或类似施源器插入肿瘤区域，将一定规格的放射源按特定的排列法则沿施源管道送到肿瘤不同空间位置并停留相应的时间，在肿瘤区域产生高剂量照射。头颈部肿瘤如鼻腔癌、舌癌、口底癌、巨大颈淋巴转移癌、胸壁肿瘤、晚期乳腺癌、四肢躯干软组织肉瘤、脑瘤等都为插植的适应证，其近期疗效较好。采用的主要设备是近距离放射治疗计划设计系统。

（2）通过人体自然腔道（如子宫、阴道、鼻咽、气管、食管、直肠）把放射源通过施源器放置于肿瘤表面。由于近距离放射治疗把放射源置于病灶表面进行放射治疗，因此病灶的放射剂量非常高，而病灶深部的正常组织的剂量较低。后装治疗作为外照射的补充治疗，临床上应用较多的为鼻咽癌、鼻腔癌、宫颈癌、宫体癌、鼻旁窦癌，应用于外照射后残余病灶或手术、外照射后局部复发病例。

（3）现代后装治疗的特点：①高强度微型源（^{192}Ir 为最多），放射源尺寸一般为 0.9mm×4.5mm，在程控马达驱动下，可通过源绳将放射源送达身体各部位肿瘤之中，并由电脑控制，得到任意的储留位置及储留时间，实现临床所要求的剂量分布；②治疗时间短而效率高，医护人员远距离遥控，避免了放射受量，解决了旧式近距离放射治疗的防护问题，颇受患者和医护人员的欢迎；③治疗的方式方法多元化，在临床更能适合体腔及组织或器官治疗所需的条件，因而补充了外照射治疗的不足，无论在单独根治或辅助性治疗或综合治疗等方面，已成为放射治疗中必不可少的方法之一。

7. 立体定向放射治疗系统

（1）伽马刀（gamma knife）：采用旋转式或静态几何聚焦的方法将 30～201 颗 ^{60}Co 放射源以不同角度排列在一个半球面上，通过准直器将 ^{60}Co 发出的射线束聚焦在靶点上，使靶点组织单次或多次接受大剂量照射，产生局限性坏死灶。此技术具有两个鲜明的特点：①精确的立体定向手段；②多路径照射形成远远超过普通放射治疗的极大焦皮比（单位体积内靶点组织与表皮组织所受剂量比）。在临床放射剂量学方面，实现了对靶点组织准确而高值的剂量分布，由于采用精准的聚焦治疗原理，大大地减低了对周围组织的损伤。适用于直径较小的实体性肿瘤，如脑肿瘤、早期肺癌等。

（2）赛博刀（cyber knife）：整合了影像引导系统（实时图像检测系统）、高准确性机器人跟踪扫描系统（红外线等跟踪系统）和射线产生照射系统（由灵活机械手控制射束方向的轻型电子直线加速器），可用于全身良恶性肿瘤放射治疗。

（二）放射治疗辅助设备

现代放射治疗中需要多种辅助设备，治疗开始前放射治疗计划的设计和验证，放射治疗过程中对放射治疗的精确度进行检查和配准等均离不开这些辅助设备。

1. X 射线电子计算机断层摄影（CT）、磁共振影像（MRI）、正电子发射性断层扫描（PET-CT）设备　CT 或 MRI 可以很清楚地显示肿瘤的部位、大小、侵犯范围、与周围正常组织的解剖关系，是定位时的重要依据。MRI 在很多肿瘤的诊断价值上均超过了 CT。近年来 PET-CT 作为肿瘤功能显像工具也已应用于肿瘤放射治疗的靶区的识别和勾画、肿瘤性质鉴别、疗效评估、分期分级等很多方面，弥补了结构影像的很多不足。目前将各种影像诊断手段结合起来，通过图像融合分析准确确定靶区，以达到精确的放射治疗已成流行趋势。现代影像技术在肿瘤患者治疗后的疗效评价、随访中也起了很大的作用。

2. X 射线模拟定位机（simulator）　其是一种能够模拟加速器或 ^{60}Co 治疗机治疗条件的专用 X 射线成像系统。此设备在放射治疗过程中的主要功能：①靶区及重要器官的定位；②确定靶区（或危及器官）的运动范围；③治疗方案的确认（治疗前模拟）；④勾画射野和定位、摆位参考标记；⑤拍射野定位片或验证片；⑥检查射野挡块的形状及位置。

X 射线模拟定位机主要由 X 射线发生装置、成像系统和其他辅助装置三大部分构成。结构上主要由固定机座、旋转机架、机头、影像接收装置、治疗床、操作台等构成。

3. CT 模拟定位机 其由 CT 扫描机、平板床面、控制台、模拟机中央工作站、外置激光定位系统 5 部分构成，综合了部分影像系统、计划设计系统和传统 X 射线模拟系统的功能。

4. 放射治疗计划系统（treatment planning system，TPS） 其分为近距离放射治疗和远距离放射治疗系统两大类，实际上是一套计算机软件系统，可以将 CT、MRI、PET-CT 图像直接输入系统并进行图像融合，利用融合功能可以更清晰和准确地勾画靶区及危及器官。根据医生对肿瘤剂量和正常组织保护的要求，物理师通过计算机不断计算、优化设计出患者最佳照射方案。并精确计算出肿瘤及周围正常组织所受的放射剂量，特别是周围重要器官如脊髓、脑、眼球、睾丸、卵巢等的剂量，以及照射靶区内的剂量均匀度等其他剂量参数。通过计划系统可以立体观察肿瘤及正常组织的剂量分布情况。目前常用的逆向放射治疗计划设计，医生只要规定肿瘤给予多少剂量，正常组织不要超过一定的剂量，计算机根据这些目标函数来设计计划，就可以得到满意的治疗方案，然后经过严格的剂量、位置验证，再应用于临床。

5. 放射剂量测量及验证系统 射线在杀灭肿瘤的同时也使正常组织受到一定的照射，因此放射治疗剂量传递是否准确，其验证就相当必要。其包括胶片测量验证系统、PTW 2D-ARRAY、IBA MatriXX、热释光剂量仪、三维水箱、电离室等。

四、放射治疗计划设计及物理原理

（一）临床剂量学原则

1. 临床剂量学四原则 根据临床要求，一个好的放射治疗计划应满足以下四项原则：①肿瘤剂量要准确。放射治疗同手术治疗一样，是一个局部治疗手段，照射野一定要对准肿瘤组织，同时给予足够的剂量，以使肿瘤组织受到最大的杀伤。②治疗的肿瘤区域内剂量分布要均匀，剂量梯度变化不能超过 ±5%，即 90% 的等剂量曲线要包括整个靶区。③照射野设计应尽量提高肿瘤治疗区域内剂量，降低周围正常组织受量。④肿瘤周围重要器官的受照剂量不能超过耐受剂量，如食管癌治疗时保护脊髓，不能使其接受超过其耐受范围的剂量。以上原则前两条给出了肿瘤剂量分布的要求；后两条给出肿瘤周边的正常组织及危及器官的吸收剂量要求。

2. 治疗比（therapeutic ratio，TR） 同手术治疗、药物治疗一样，放射治疗已成为肿瘤治疗的一个极其重要的治疗手段。放射治疗的根本目的，不论是根治性还是姑息性放射治疗，都在于给肿瘤区域治愈剂量而使其周围组织和器官接受最少的剂量。临床上就如何来提高肿瘤组织的治疗剂量和提高肿瘤的放射敏感性，如何尽量减少正常组织的损伤，提出了治疗比这一概念。所谓治疗比即正常组织的耐受剂量与肿瘤致死剂量之比。例如，精原细胞瘤的致死剂量为 35Gy，而照射野内肠管的耐受剂量为 50Gy，治疗比（TR）>1，有可能治愈肿瘤。但对于畸胎瘤的致死剂量为 100Gy，照射野内肠管的耐受剂量为 50Gy，TR<1，因此放射治疗治愈肿瘤的可能性很小。许多动物实验和临床放射治疗的实践证明，肿瘤的治愈率和正常组织的放射反应发生率随剂量增加而增高。理想的放射治疗应该在不出现正常组织并发症的前提下，尽量提高肿瘤区域的治疗剂量。对于治疗比近似为 1 的肿瘤，需要利用更先进的放射治疗技术提高肿瘤放射剂量，保护正常组织。否则正常组织会

受到严重的损伤。

3. 肿瘤致死剂量与正常组织耐受剂量　通常将肿瘤致死剂量定义为使肿瘤控制率达到 95% 时所需要的剂量，表示为 TCD95。不同类型，不同期别，不同大小和范围的肿瘤，其致死剂量亦不相同。而且其随病理分级、病变大小和细胞分化程度以及肿瘤的放射敏感性等而变化。根据国际 TNM 分类法，以肿瘤致死剂量将肿瘤分为三种类型：TCD95 在 35～60Gy 的肿瘤，这类肿瘤对放射比较敏感，放射治疗可以得到很高的生存率；TCD95 在 60～75Gy 的肿瘤，放射治疗在发生一定的放射损伤的情况下，肿瘤也有较高的治愈率；TCD95 在 80Gy 或 80Gy 以上时，这类肿瘤需用更先进的放射治疗技术或放射增敏技术，提高肿瘤放射剂量的同时保护好周边正常组织，否则放射治疗很难治愈。

正常组织对放射有一定的耐受剂量，其表达方式有两种：临床可接受的最小器官损伤的剂量即 TD5/5，表明按标准治疗条件治疗的肿瘤患者 5 年后所造成严重放射损伤的患者不超过 5%；最大的器官损伤的剂量记作 TD50/5，表明按标准治疗条件治疗的肿瘤患者 5 年后所造成严重放射损伤的患者不超过 50%。

（二）计划设计中的靶区定义相关概念

放射治疗方案的统一描述、文字记录是保证放射治疗质量、科学研究、学术交流、同行互相参考的重要档案，对所用的照射技术、剂量分布进行科学描述十分重要。现将国际辐射单位与测量委员会（ICRU）第 29 号、50 号、62 号报告中推荐概念及规定介绍如下。

1. 大体肿瘤体积（gross tumor volume，GTV）　其指临床体检、影像、病理检查显示的恶性肿瘤的位置和范围，包括原发肿瘤、转移淋巴结、远处转移肿瘤等。如果肿瘤已被切除则认为没有大体肿瘤体积。

2. 临床靶体积（clinical target volume，CTV）　它包括 GTV、亚临床病灶和可能浸润的范围。ICRU 第 62 号报告将亚临床病灶细分为两种情况：邻近 GTV 的亚临床浸润和与 GTV 有一定距离的亚临床浸润，这两种情况的复发危险不一致，需要照射的剂量也可能不一样。在有些情况下需要定义一个以上的 CTV，这是因为原发肿瘤和它的局部淋巴结彼此分离，如在保乳手术中，乳房与区域淋巴结是分开的，也可能是因为需要对不同的 CTV 给出不同的剂量。总之，为了精确描述和方便给予不同的剂量，定义时分别命名。

3. 计划靶体积（planning target volume，PTV）　为了确保人体内的 CTV 能得到既定的照射剂量，应考虑到各种不确定因素在 CTV 基础上外放的一定范围所包括的体积。不确定因素包括器官生理运动、摆位误差、机器误差、多次放射治疗之间的误差等。

4. 治疗体积（treatment volume，TV）　其指特定的等剂量面所包绕的体积，由放射治疗医生选定以达到治疗目的（根治或缓解）。该等剂量面既可以用相对于 ICRU 参考点的相对值表示，也可以用剂量绝对值表示（通常选择 90% 等剂量线作为治疗体积的下限）。

5. 照射体积（irradiated volume，IV）　其是特定的等剂量面（通常为 50%）所包绕的体积。

6. 内靶区（internal target volume，ITV）　为了便于采取更有针对性的措施，明确区分人体生理运动和其他误差十分重要。ICRU 第 62 号报告将因器官生理运动而需要外放的边界称为内边界（internal margin，IM），IM 通常不对称地围绕在 CTV 的周围，用来补偿生理性运动和器官的位置、大小和形状等方面的所有变化，如呼吸运动、膀胱的充盈状况、直肠的充盈状况及吞咽、心脏跳动和小肠蠕动等。CTV+IM 所包括的范围称为内靶区。因摆位误差、机器误差、多次放射治疗之间的误差而需要外放的边界称为摆位边界（setup margin）。

7. 危及器官（organ at risk，OAR）　其是邻近靶区而对放射线耐受量较低的有可能因照射而损伤的正常器官。在计划设计时，医生首先将其勾画出来，以便得到更好的保护，使其剂量控制在可接受的范围。20 世纪 80 年代以来出现了各种正常组织并发症模型，如经验模型、功能模型。ICRU 第 62 号报告对功能模型进行了介绍，建立在功能亚单元（functional sub-unit，FSU）概念基础之上的功能模型为了评估体积-分次-效应，将危及器官组织按功能分为并型结构（如肺、腮腺）、串型结构（如脊髓、晶状体、视交叉）、串型-并型结构（如心脏、肾脏）。

8. 计划危及器官体积（planning organs at risk volume，PRV）　在危及器官基础上外放一定边界所包括的体积称为计划危及器官体积。ICRU 第 62 号报告指出，危及器官在治疗过程中同样存在生理性移动，且患者体位与机器误差对危及器官的受照剂量也有影响，因而，同样有必要在危及器官的周围扩大一定的边界，以确保对危及器官的保护。临床工作中 PTV 与 PRV 之间有可能重叠，ICRU 第 62 号报告认为此时要依据放射治疗医生的经验、放射治疗技术等进行折中考虑，在治疗肿瘤和保护危及器官间寻求平衡。

9. 靶区剂量　靶区剂量分布及均匀度是用靶区最大、靶区最小及靶区平均剂量来描述。靶区内最高剂量为靶区最大剂量。当面积≥2cm^2 时，临床才认为有意义，靶区内最低的剂量为靶区最小剂量，对面积不作具体规定。靶区平均剂量（D_{mean}）不是最大和最小靶剂量的算术平均值，而是靶区被分割成矩阵单元后各矩阵单元的剂量平均值。靶区内剂量变化的值越小，剂量分布越均匀，一般用 HI 表示，HI=（$D_{2\%}$–$D_{98\%}$）/$D_{50\%}$。

10. 剂量体积直方图（dose-volume histograms，DVH）　在三维计划系统中能够计算和表示出在某一感兴趣区如靶区、危及器官受到超过某剂量值的体积与剂量的关系曲线，这种表示方式称为剂量体积直方图，是评估治疗计划方案常用的、有力的工具。

11. 剂量热点（hot spot）　其是指靶区以外组织接受的剂量超过靶区 100%剂量的区域，当热点区的面积超过 2cm^2 时，才被认为有临床意义。靶区外正常组织或器官应避免出现剂量热点，即靶区外避免出现高于靶区剂量的区域。

12. 适形指数（conformity index，CI）　其指治疗体积与计划靶体积之比。它可以作为优化治疗计划的指标之一。也有的资料将处方剂量包绕的靶区体积与靶区体积比值乘以处方剂量包绕的靶区体积与处方剂量包绕的体积定义为适形指数，用它反映处方剂量包绕体积的大小、形状、空间位置等和靶区体积的符合程度。

（三）放射治疗计划设计步骤

放射治疗同其他肿瘤治疗手段一样，要经过一系列的临床检查，收集资料、决定及实施治疗方案、评估并随访治疗效果。但放射治疗本身还存在独特的地方，从就诊、治疗到结束一般要经过四个环节：体模阶段、计划设计、计划确认、计划执行。四个环节有机配合是确保放射治疗取得成功的关键。

1. 体模阶段　此阶段主要是确定肿瘤的范围和位置以及与周围组织、重要器官的关系。由于 CT 的发展和广泛应用，放射治疗可以得到更准确的受照射部位的横断面图，其用于放射治疗计划设计有独特的优点：①可以直接确定患者的外轮廓；②有助于肿瘤位置及范围的确定，特别是在颅脑肿瘤的诊断方面效果较好，同时可以显示几个脏器的病变；③有助于正常组织和器官的定位以及确定肿瘤与它们的关系。利用先进的治疗计划系统，将 CT 和 MRI、PET-CT 等其他模态图像进行融合，可以更精确确认靶区、周围重要器官和组织外轮廓，这也是精准放射治疗计划的前提条件。

2. 计划设计 根据前一阶段得到的关于患者的肿瘤分布情况，结合具体肿瘤的临床表现如肿瘤的分型、期别、所在部位、淋巴引流区情况、病程长短等，放射治疗医生勾画出靶区的范围，并给出靶区的处方剂量和周围正常组织特别是重要器官的最大允许剂量、体积剂量等，与物理人员一起，利用计划系统按照射野设计原理进行计划设计、优化。在优化计划中，主要寻求以下几个平衡：靶区剂量分布与危及器官剂量的平衡；靶区剂量一定的情况下，危及器官之间的剂量平衡（危及器官间分担剂量而不产生某个器官严重并发症）；计划优化与计划执行效率之间的平衡（如计划剂量分布很好，但小野、小跳数的子野太多导致总跳数太大，治疗时间太长，患者舒适度变差，体位重复性可能变差，治疗效果不一定好）。

优秀的治疗计划应该通过选择治疗设备、射线能量、照射野的几何物理条件（如入射角、射野权重、楔形板、组织补偿、非公面等）逐步达到。有时需要考虑将多种放射治疗设备结合使用，如内照射和外照射结合，尽量获得满意的剂量分布，提高治疗增益比。

3. 计划确认 治疗计划设计好后，应放到模拟机上进行核对。模拟机除应用诊断 X 射线球管代替 ^{60}Co 治疗机、加速器机头的放射源以外，其他的物理条件如源皮距、源轴距、照射野大小等与 ^{60}Co 治疗机、直线加速器完全相同。它越来越广泛地用于放射治疗的定位和治疗计划的核对，确定制作的计划是否可以在具体的治疗机上执行；验证计划系统计算的治疗中心位置是否准确；验证射野的大小、形状是否满足要求。如果设计好的治疗计划，剂量分布虽然满意，但在具体的治疗机上或因患者的具体身体条件要求，计划不能执行时，应返回计算机重新进行设计，以适应机器和患者的要求。在患者治疗之前，应该按照计划参数让加速器等对着验证模体完成一次治疗，并比较模体中测量的点剂量、面剂量和计划系统计算值是否一致。若以上检测都通过，则放射治疗计划得到确认。

4. 计划执行 计划执行包括治疗物理参数的设置、治疗摆位和治疗体位的固定、治疗实施。技术员是治疗计划的主要执行者，每天与患者接触，每天查看记录治疗单，每天操作机器和使用各种治疗附件，因此提高放射治疗技术员的技术素质对保证治疗精度和提高疗效极为重要。

为了提高摆位的精度，可使用固定器、激光定位灯及照射野验证片。除此之外，近年来发展起来的射野动态影像图像引导系统对放射治疗摆位的提示、检查和记录起到很好的作用，也将大大提高放射治疗质量。

上述的四个阶段可总结成如图 11-2-1。

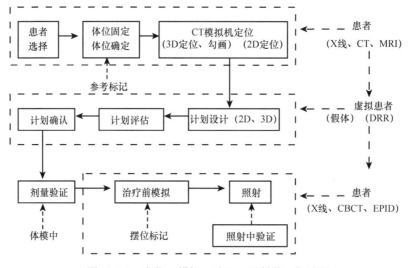

图 11-2-1　定位—模拟—验证—照射的一般过程

DRR：数字重建影像；CBCT：锥形束 CT；EPID：电子射野影像装置

（四）常规、三维适形和调强放射治疗

1. 三维治疗计划与常规治疗计划的区别　常规放射治疗（conventional radiotherapy）计划，又称传统二维（2D）治疗计划，是指放射治疗医生依据经验或者利用模拟定位机确定照射角度、范围的放射治疗计划。其治疗方法简单易行但精度（位置、照射范围、剂量）较差，患者不良反应大。近年来，随着先进的图像采集设备在放射治疗中得到普遍应用及计算机技术的迅猛发展，三维治疗计划系统（3D-TPS）在临床中得到广泛应用。三维计划与二维计划相比所具有的优势描述如下。

（1）三维计划具有三维影像重建和三维计划设计功能：其能显示从任何角度入射到患者的射野；能用挡块或者多野准直器（MLC）设置不规则射野形状；射野方向观视野（beam eye view，BEV）可提供一个从放射源沿着放射线的轴向透视的图像，此功能是 CT 模拟机（CT-SIM）和 3D-TPS 的基石；提供医生方向观视野，模拟从任何方向观察射野与患者治疗部位的相对关系以及射野之间的关系；建立直接数字重建影像（DRR），显示射野能够照射的结构，建立三维人体虚拟影像；使用剂量体积直方图评估靶区和正常组织体积内有多少体积受到多高剂量的照射。

（2）三维剂量计算功能：3D-TPS 可根据三维方向的患者表面轮廓和具体的组织密度计算所有三维方向的原射线、散射线的剂量贡献。并能进行点、线、面、特定体积的剂量评估。

2. 三维适形放射治疗（three dimensional conformal radiotherapy，3D-CRT）

（1）三维适形的定义：通过多野多角度照射技术，在三维空间上使得靶区剂量分布与其几何形状相符，即所谓"适形"，因是三维空间入射，故称为三维适形放射治疗。要达到适形需要满足两个条件：①照射方向上，每个射野的形状与靶体积在该方向的投影形状一致。②多个方向以适形野对靶区进行照射，目的在于使靶区获得较高剂量的同时减少周围正常组织受照射剂量。

（2）三维适形的实现方式：①采用自制适形挡块多野静态照射。②利用多叶准直器形成适形野进行多野静态照射。③机架角不断旋转，多叶准直器根据不同的机架角度形成不同的射野形状并且不断随机架角变化形状进行动态旋转照射。

（3）3D-CRT 的优缺点：3D-CRT 相对于常规放射治疗是一次变革，具体表现为基于多层 CT、MRI 图像获取患者的三维图像信息进行靶区和正常组织的勾画，可由三维方向进行照射野设计，具备射野方向观（beam eye view，BEV）功能，剂量计算是三维的，可利用剂量体积直方图进行计划评估。三维适形放射治疗优点包括计划、验证、治疗相对时间短，治疗费用较低。虽然 3D-CRT 的靶区剂量分布的适形度明显优于传统放射治疗，但是其剂量分布与靶区的适形度仍不够理想，对正常器官的保护不够，靶区剂量无法进一步提高。

3. 调强放射治疗（intensity modulated radiation therapy，IMRT）

（1）IMRT 概念的引入：肿瘤内部组织是不均匀的，肿瘤细胞密度、增殖能力、乏氧状态是不同的，从而也要求照射剂量不同。常规照射在照射野以内剂量通量是均匀的，而普通三维适形放射治疗更多的是射野与靶区投影几何形状的适形，很难做到"剂量适形"。除非照射体积以内的剂量强度能按照临床要求进行调节，从而引出了调强放射治疗的概念。总之，调强放射治疗是这样一门放射治疗技术：在照射方向上照射野的形状必须与病变或靶区的形状一致；每一个射野内各个点的输出剂量率能按要求的方式进行调整，最终使得靶区内及表面的剂量处处相等。

（2）IMRT 的优缺点：IMRT 是 3D-CRT 的拓展，它使用了现有三维适形放射治疗的所有技术，并通过使用基于计算机的各种最优化算法，根据临床剂量要求，逆向生成非均匀射束强度，更好地保护正常器官，同时增加靶区剂量，其剂量分布与靶区的适形度较三维适形放射治疗有了极大的改善。逆向治疗计划设计是调强放射治疗的重要特征。调强放射治疗的优点：剂量分布和靶区适形度好，更好地保护了正常器官，靶区剂量可有效提高。不足：计划、验证、治疗时间较长，对各类设备及相关人员要求高，治疗费用较高。

（3）IMRT 的实现方式

1）二维物理补偿器：通过改变补偿器不同部位的厚度，而调整照射野内照射强度，主要用于静态调强。特点：①调强效果确切、可靠；②制件复杂；③影响射线能谱分布。

2）静态调强：根据照射野所需强度分步照射，利用多叶准直器（MLC）形成的多个子野以子野为单位进行分步照射。特点：①照射过程中子野转换时加速器出束需要中断；②子野与子野之间有可能出现剂量冷点与热点；③实现技术简单方便。

3）MLC 动态调强：通过调整 MLC 叶片的运动速度和加速器剂量率，使其互相配合产生不均匀的照射野剂量分布。特点：①叶片运动过程中，加速器出束不停；②照射时间相对较短。

4）旋转调强（intensity modulated arc therapy，IMAT）：通过旋转加速器机架同时 MLC 不断改变射野形状大小，达到调强目的。特点：①能在现有的带 MLC 加速器上实施，适形度高；②不存在相邻野的衔接问题。

5）断层治疗（tomo therapy）：因模拟计算机断层扫描技术而得名，与 CT 一样，断层治疗也包括步进和螺旋两种，都是利用特殊设计的 MLC 形成的扇形束绕患者体纵轴旋转照射，完成一个切片治疗。步进治疗是每次旋转照射治疗一个切片完毕后，床步进一段距离，治疗下一个切片；螺旋断层治疗机治疗时像螺旋 CT 一样，机架边旋转床边缓慢前进，这就提高了治疗速度并且使扇形射束之间连接平滑，它的射束可以从各个方向入射到患者身上，不受角度限制，也不用担心机架与治疗床发生碰撞。

6）电磁束扫描调强：在电子回旋加速器的治疗头上，安装两对正交偏转磁铁，通过计算机控制偏转电流的大小，即可调整电子束照射的面积、形状、强度，从而实现电子束调强。光子束是在电子束打靶时产生的，通过电子束调强也可以实现光子束调强。速度快是这种调强的突出特征，在几个微秒内就可以形成 $50cm \times 50cm$ 的 X 射线照射野。

目前调强放射治疗应用最普遍的是通过 MLC 实现的静态和动态调强。

五、放射治疗质量控制与质量保证

不论是根治还是姑息治疗，放射治疗的根本目标是给予肿瘤区域足够的精确的剂量而尽可能不损伤或者少损伤周围正常组织，以提高肿瘤控制率和降低正常组织并发症发生概率。肿瘤患者能否得到成功的放射治疗取决于放射治疗医生、物理师和放射治疗技术人员的配合和努力，放射治疗的各个环节把握好，才能很好地保证和控制放射治疗质量。

放射治疗质量保证（quality assurance，QA）概念：经过周密计划而采取的一系列必要的措施，保证放射治疗整个过程中的各个环节按国内、国际标准准确和安全地执行。QA的目的是减少治疗计划、仪器性能、治疗验证的不确定度和错误，保证治疗的准确和设备精度，提高疗效。

质量保证具有两个重要内容：①质量评定，即按照一定标准度量和评价整个治疗过程中的服务质量和治疗疗效；②质量控制（quality control，QC），即采取必要措施以保证 QA的顺利执行，并不断修改其服务过程中的某些环节，以达到新的 QA 水平。

（一）放射治疗设备质量保证

放射治疗设备的质量保证和质量控制包括治疗机和模拟机的机械参数、几何参数的检测和调整，剂量检测参数检测与校对，维持设备在初装验收时的机械性能特征。

美国医学物理学家协会推荐了三种等级的干预行动，按照从低到高的等级排序对日常QA 结果进行干预行动，来判断治疗是否可继续。

1. 1级：检查干预行动　在执行 QA 程序时，某些参数突然偏离，但没有超过容许误差范围，治疗可以继续，但应该引起物理师注意，尽量查明原因。

2. 2级：计划干预行动　在执行 QA 过程中，连续测量的结果达到或接近容许误差值，或者其中某次测量结果稍微超过容许误差，但是在 1 周内对临床影响不明显。治疗可以继续，但是应该在 1~2 个工作日内进行检修。

3. 3级：立即执行干预或者停止治疗　测量结果明显超出容许误差值时，需要立即暂停治疗。如剂量学参数严重错误，必须在问题得到解决后再继续治疗。

放射治疗设备质量保证的方法，首先建立 QA 程序，如确定检测参数及频率等，然后按照程序进行严格的质量控制检查，并对检查结果按照相应的国际、国内标准进行评价和处理。注意质量保证记录和资料必须在设备使用期间长期保存。同时应注意质量保证工作要按期进行核查，查漏补缺，不断完善，让质保工作与时俱进，达到更高水平。

（二）放射治疗流程中的质量管理

放射治疗流程中有很多环节，如放射治疗前多学科团队讨论、体位固定、模拟定位、靶区勾画、确定放射治疗处方、计划制作与优化、计划讨论与确定、放射治疗前位置验证、剂量验证、放射治疗实施、放射治疗随访，其中每个环节都对质量产生影响。例如，放射治疗随访观察患者的肿瘤控制及生活质量，能得到很多反馈信息进而确定本放射治疗中心靶区勾画、剂量分布、射野设计方式等是否优越，最后确定改进方案。因此，放射治疗质量管理应贯穿放射治疗前后的全过程。

1. 靶区勾画的质量保证 CT 定位扫描后将图像传输到医生工作站，放射治疗医生在工作站根据患者的影像资料勾画肿瘤靶区、临床靶区、内靶区、计划靶区、危及器官、计划危及器官等。放射治疗医生必须接受靶区勾画的专业培训，在遵循靶区勾画指南的前提下利用各种影像资料进行综合分析、判断，提高靶区勾画的准确性。因此勾画靶区时，不但要有 CT 影像，必要时还需要 MRI、PET 及 PET-CT 等提供更多肿瘤位置信息以提高勾画精度。

CT 定位图像为放射治疗提供基准位置，建立了三维空间坐标信息，能清楚显示患者三维解剖结构，误差变形小，特别是提供了组织电子密度，为剂量计算提供了基础。但缺点是 CT 影像软组织对比度较低，缺乏组织功能信息，对小且散在的肿瘤识别能力差。在 CT 定位扫描前，应该研究患者以前的检查资料，对小的肿瘤，尤其准备做立体定向治疗的患者，可将扫描层厚减少至 1mm 以下，因为扫描层厚越薄，包含信息越丰富，勾画的准确性越高。对肺部、肝部行定位扫描时，应采用适当的呼吸运动管理措施减少呼吸运动对靶区影像的影响。勾画肺部肿瘤时，要将 CT 图像窗宽窗位调节到合适位置以获得最佳的肿瘤影像显示，便于准确勾画靶区。

MRI 具有无辐射、软组织对比分辨率高、能提供功能成像等优点，弥补了 CT 图像的部分缺点。通过医生工作站，将 MR 图像与 CT 图像进行融合，可以明显提高靶区勾画的准确性。

PET 能够反馈组织的代谢信号，从而分辨肿瘤组织内侵袭性的高低，为肿瘤的分期等提供丰富的信息。PET-CT 能实现以下应用功能：良恶性肿瘤的定位、诊断、鉴别诊断；寻找不明来源转移性肿瘤的原发灶；准确判断肿瘤范围；区分肿瘤残留、复发与放射性纤维化、坏死。显然，利用 PET-CT 图像与 CT 图像融合，在特定情况下能明显提高靶区勾画的准确性，如在患者肺不张情况下，利用 PET-CT 图像能辅助确定靶区，另外，PET-CT 图像在确定肿瘤乏氧区域等方面也有独特的优势。

2. 计划设计的质量保证 放射治疗技术快速发展，使放射治疗计划设计过程牵涉的硬件、软件更为复杂和多样化，为了保证患者的放射治疗质量，必须对治疗计划设计过程采取有效的质量保证措施。计划设计过程的质量保证主要包括治疗计划系统（治疗计划设计工具）的质量保证和患者治疗计划的质量保证两个方面。

（1）治疗计划系统的质量保证：使用前对计划系统进行验收测试、临床测试；使用过程中进行定期临床质量保证。验收测试包括硬件配置、网络配置、数据传输、软件功能及相应文档测试。临床测试包括计划系统功能测试和剂量计算算法性能的验证，其目的是提供治疗计划系统和计划过程的质量保证。计划系统的临床测试内容按照与剂量相关性分为非剂量信息测试和剂量信息测试两部分。非剂量信息测试包括显示患者解剖信息功能测试、加速器参数验证、计划输出和数据传输检测。剂量信息测试包括射野输出因子测试、光子束剂量测试、电子束剂量测试、剂量计算准确性检测、点剂量检测、面剂量检测、计划评估工具检测等。

（2）患者治疗计划的质量保证：计划设计的一致性检查、治疗计划的独立性核对、机器跳数验证、治疗计划的治疗前检查、疗程中治疗计划的周检、治疗计划重新制作等。

3. 治疗实施的质量保证 放射治疗实施前，放射治疗医生、物理师、剂量师及治疗技师分别完成了放射治疗前讨论、放射治疗策略选择、体位固定、CT 模拟、靶区勾画、确定放射治疗处方、放射治疗计划设计、放射治疗计划 QA、放射治疗复位等工作，积累了放射治疗计划相关的纸质版和电子版相关文件以及一些相关的影像资料，因此有必要建立对这些资料的审查流程。审查流程包括审查的具体内容、参与审查的人员、审查的时间和频率、发现误差应采取的措施等。审查放射治疗计划单的相关内容包括患者姓名、ID、照片、诊断、病例报告、分期、医嘱、体位固定相关参数、模拟定位参数、放射治疗处方、治疗射野参数、位置验证影像、计划 QA 记录，以及医生、物理师、剂量师、技师签名，医师复诊时间安排等。首次治疗摆位应该由医生、物理师、剂量师、治疗师共同参与，获取验证影像后经大家讨论后决定是否实施放射治疗。在治疗过程中应该采集影像并由放射治疗团队审查，能够发现分次间误差、分次内误差、肿瘤退缩情况、正常组织的变化、外轮廓变化等，应根据这些变化制订相应的治疗措施，确保放射治疗的精准执行，提高肿瘤控制率和治疗后生活质量。放射治疗医生在放射治疗过程中要及时了解患者情况的变化，并根据变化给予及时处理，如放射治疗毒副作用处理、综合治疗手段的微调等。放射治疗师是放射治疗的最终实施者，与患者接触时间最长，是放射治疗质量终端的监督者，更是放射治疗患者治疗情况的密切观察者，放射治疗师能够在第一时间对放射治疗情况，如患者治疗效果、毒副反应、患者心理等进行观察，发现问题应及时与放射治疗师联系，同时给患者答疑解惑，为患者进行心理干预，提高治疗质量。

总体说来，要保证良好的放射治疗质量控制，有很多工作要做，具体内容见表 11-2-1。

表 11-2-1 肿瘤放射治疗科内质量保证基本内容

目的	质量保证（QA）内容		执行者
建立 QA 程序	整个治疗环节：临床计划、物理计划、纠正措施等		QA 负责人（科主任）
	病历、各种记录文书的统一与保存		
	QA 人员的组织		
患者剂量控制	放射治疗设备	治疗设备 QA	物理师、工程师
	患者材料	患者定位（CT 扫描，必要时 MRI、PET-CT 等影像融合）	医生、物理师、技师
		靶区、危及器官勾画	医生
	治疗计划	计划系统的验收、临床测试、定期质量保证	物理师
		治疗计划的制作、优化、独立核对	物理师
		医生确认计划	医生
		位置、剂量学验证等	物理师
	放射治疗实施	体外、腔内放射治疗实施	技师
患者安全	靶区内和正常组织、器官剂量		医生、物理师
	机器设备联锁（射线联锁、机械联锁等）		技术员工程师
	患者监视和通话系统		物理师、技术员工程师
	电安全（设备接地等）		
	放射性污染、臭氧、毒气排出等		

续表

目的	质量保证（QA）内容	执行者
工作人员安全	建筑防护[X（γ）射线、中子]	物理师
	工作人员剂量监督[X（γ）射线、β射线、中子]	
	电器安全（高压操作、设备接地等）	工程师、物理师
	系统联锁（治疗室门、灯、应急开关、设备联锁）	

（李贤富）

第三节　临床放射治疗技术学

一、体位固定技术

放射治疗中患者体位的确定和固定是放射治疗计划设计与执行中一个重要的环节。CT、MRI、PET 及 PET-CT 等先进影像技术和模拟定位机、直线加速器、放射治疗计划系统等高精度放射治疗设备的应用，使精确定位、精确计划和精确治疗成为可能。那么，要确保"三精"实施，就要保证患者体位的一致性，而且从肿瘤定位到治疗计划设计、确认以及后续重复摆位治疗的过程中都要做到这一点。常用的体位固定技术有高分子低温水解塑料热压成形术、液体混合发泡成形技术和真空袋成型技术。

（一）高分子低温水解塑料热压成形术

将水解塑料投入 70℃水中，待其软化后取出在患者治疗部位固定成形，并与体位辅助装置如头架、体架等连接，待冷却成形后即可用于定位扫描及放射治疗。

（二）液体混合发泡成形技术

先在特殊的体位框架内放置一个薄膜塑料袋，将不同化学液体的混合物倒入塑料袋，患者躺下以后，待塑料袋内的混合物发泡变硬成型即可。

（三）真空袋成型技术

真空袋内装满泡沫塑料微粒球，患者躺在袋子上面以后，通过真空袋的真空阀门抽真空，使塑料微粒球彼此挤压成型。

（四）体位固定技术具体实施

1. 头颈部肿瘤（以鼻咽癌为例，采用高分子低温水解塑料热压成形术）

（1）先向患者介绍要做什么、怎么做、如何配合做面罩和定位，消除患者紧张情绪，使患者处于放松平静状态。观察患者体型，选取适合患者的个体化枕头和固定器。患者穿一件较薄的衣服，并交代患者放射治疗时应穿同一厚度的衣服。

（2）选好体位固定架及相应型号枕头，嘱患者坐在治疗床正中，双手扶着患者肩部和头后部使其慢慢躺下，要求患者头枕部与枕头凹陷部位吻合，不留空隙。用激光线调整体位，使患者体中线（眉间、鼻尖、人中、上下唇正中、胸骨切迹、剑突、脐）落在纵向激光线上，并使两外眦或两外耳孔连线都落在水平激光线上，此时人体正中矢状面与床面垂直。

（3）双手握住面模两侧，使其略微弯曲浸入 70℃ 左右热水中，待面模软化即可取出，用毛巾吸去或轻抖掉表面水分，站在患者头顶方向，面模中间对准患者头部中线，双手用力均匀向两侧拉伸至固定架底座，对准销孔固定，然后轻轻按压面模，使它与患者头部轮廓相吻合，特别是前额、眉弓、鼻梁、下颌等部位尽量不留空隙。面罩在颈部边缘处使其稍微向上翘，以免在以后治疗时割伤患者皮肤。

（4）检查体位是否准确：在支臂架 0°时，透视下检查图像"+"是否落在人体正中线上，要求鼻中隔、气管及颈椎均在正中线上。将臂架转到 90°，透视下若两个外耳孔重合在一起，证明体位摆布良好。双侧下颌骨水平支的影像是否重叠也是一个参考指标。面模冷却成型后，划上"十"字标记，写上姓名、病历号、头枕型号等信息。

面罩体位固定精确度的优劣受多种因素的影响，需要注意以下方面：①在模拟定位前、定位中、整个治疗过程中，要向患者不厌其烦地讲解体位固定的重要性。②每一位患者头枕选择一定要适当，有条件可以制作"一人一枕"个体化的泡沫枕，要使患者仰卧后其颈后、头部枕后与头枕紧密相贴，避免该部位"悬空"。③在未做面罩固定之前，一定要用纵向和水平激光线调整患者体位。④防止水箱水温过低面罩成型时无法拉开，避免水温过高烫伤患者头面部，同时影响面罩成型质量。⑤下颌部位的面罩边缘，应包括整个下颌，并使其略为上翘，这样一方面可以减少患者在治疗过程中不自觉地下颌上仰或内收，另一方面也可避免较硬的面罩边缘刺激患者的皮肤，引起患者头部移位。

2. 胸部肿瘤（以食管癌为例，采用真空袋成型技术）

（1）体位固定之前的宣讲工作同头颈部肿瘤。

（2）患者在体模床上仰卧在真空袋上，将真空袋内的泡沫粒堆砌在身体的背侧，高度平腋中线。如果计划行前后对穿野照射，双手可取下垂位；计划有侧野照射，应双手上举抱肘或握固定架手柄；如果考虑行全程适形放射治疗或调强放射治疗，为避免有射野穿过上肢，均应双手上举抱肘或握固定架手柄。颈段食管癌和需行锁骨上淋巴引流区照射的，则头颈过伸到下颌骨下沿与床面垂直。双脚自然合拢，体中线与激光正中线重叠，然后抽真空成型，利用两侧的垂直激光线在患者的胸部和真空袋作连线标记。要注意使用真空袋的固定方法，但是在使用过程中有时会发生漏气现象，所以当发现真空袋变软时应及时抽气。

3. 腹部及盆腔肿瘤（以宫颈癌为例，采用高分子低温水解塑料热压成形术）

（1）体位固定之前的宣讲工作同头颈部肿瘤。

（2）体架放置在定位床上，患者一般取仰卧位，便于在治疗过程中保持舒适、呼吸通畅、身体移动少，且设计照射野方便。患者头垫棉枕，只穿内裤平卧。模拟机下观察并调整体位，使脊椎、耻骨联合成一直线，两髂前上棘连线垂直于纵轴，骨盆无旋转，左右高度相等，身体正中线与纵向激光线重合，身体两侧平行，将热塑体模泡软以后盖于患者下胸部至膝关节上方，按压冷却成型并与身下体架上的固定装置连接。

二、模拟定位技术

（一）常规模拟定位技术

1. 常规模拟定位的功能 常规模拟机具有六大功能（见前述），归结起来就是完成两件事：①为医生和计划设计者提供有关肿瘤和重要器官的影像信息，这些信息区别于来自常规影像诊断的信息,可以直接作为治疗计划设计用,如治疗距离处射野方向 X 线片(BEV 片),通过 BEV 片,计划设计者可以设计挡块。这种 X 线片通过扫描或网络系统进入治疗计划系统,也可用于直观比较。②治疗方案的验证与模拟。验证与模拟是附加上治疗条件如射野挡块之后,按照治疗条件进行投射与照相模拟验证,与来自计划系统的 BEV 图像进行比较,达到验证目的。

2. 常规模拟定位操作要点

(1)定位前需要检查以下几点:①影像监视器亮度与对比度。②准直器光阑开闭状况。③自动亮度稳定控制功能是否正常。④影像增强器升降位置。⑤激光定位系统与机器等中心位置是否准确。⑥阅读常规的诊断影像资料,充分了解肿瘤部位。

(2)常规模拟定位举例(头颈部肿瘤):①对穿野照射技术:适用于鼻咽癌的耳前野、全颅照射、喉癌等。第一步,在模拟机定位床,按要求摆位,固定面罩。第二步,透视鼻中隔、颈椎是否在一条直线上,以确保体中线与治疗床纵轴线相互平行,与激光纵轴线相互重合,旋转臂架到 90°,升降和移动床,透视两侧外耳孔是否重合,确定体位符合要求。第三步,按医嘱定位,确定两侧对穿野照射范围。第四步,调整好源皮距,按比例 1:1.5 拍定位片,然后,在面模上画线,标记激光定位点,记录定位参数。②鼻前野照射技术:适用于鼻咽癌和鼻腔癌,患者常采用仰卧位,摆位时头部的冠状面尽量与水平面平行,如果要配合其他治疗野时,按实际情况摆位。根据肿瘤侵犯的深浅确定等中心或等距离治疗。③颈前切野照射技术:在两侧对穿野下界的基础上定出颈前切野的上界(一般两野相隔 0.5cm),如果对穿野下界线和颈前切野的上界线不平行,可旋转治疗床到 90°,臂架旋转适当的角度,使得对穿野下界线和颈前切野的上界线平行。根据颈淋巴的侵犯情况,定出颈前切野的下界。颈前切野照射在摆位的时候,患者头部要后仰适度,以自然舒适为宜,下颌不宜过度后仰,以免小脑和脑干受过多的照射。④多野交叉照射技术:将 CT 和 MRI 的扫描结果作为确定照射野范围的依据。多数应用于脑瘤、鼻腔癌的照射。⑤两侧电子线野照射技术:根据前野的上、下、后界定出电子线野的上、下、前野,然后根据肿瘤侵犯的范围确定照射野的后界。最后在面模上画线,标记激光定位点,记录定位数。多数应用于鼻咽癌二段治疗的颈外侧区的照射,利用电子线的物理剂量特点避免了脊髓受到超量照射。

(二)CT 模拟定位技术

国内已有多家大型综合医院及肿瘤中心引入了 CT 模拟机(CT-SIM),随着技术的日渐完善和成本逐渐降低,CT 模拟机逐渐于临床广泛普及。CT 模拟机的优点是它的有效扫描射野比普通诊断用 CT 的大,但需注意大射野长距离的扫描也增加了 X 射线球管的负荷和热量。与常规模拟定位相比,CT 模拟定位有一些特殊的技术要求。

1. 扫描体位及固定要求

(1)体位:CT 床面必须是平面型,患者的体位必须与放射治疗的体位相一致。扫描时头先进扫描孔,还是脚先进扫描孔,应按靶区具体位置而定。

(2)固定:由于 CT 定位比常规模拟定位要求更高的精确度,特别是对做三维放射治疗计划(3D-TPS)适形调强放射治疗(IMRT)的患者,更需严格的体位固定,如用热塑性面罩固定头颈部,胸腹部及盆腔用真空袋或网罩固定等。

2. 扫描步骤及注意事项

（1）扫描前的准备工作

1）向患者做好解释工作，并讲解扫描过程，消除患者疑虑，避免扫描过程中出现体位移动。

2）扫描腹部和盆腔的患者如无特殊，须行肠道准备。

3）患女性生殖系统肿瘤的患者须做阴道及肛管造影。

4）进行增强扫描的患者应进行碘过敏试验。

（2）扫描期间的工作

1）使用体位固定器将患者按常规摆位的要求固定在 CT 诊断床上，嘱咐患者尽量保持体位恒定。

2）摆位结束后，扫描正位定位图。得到患者正位透视图，观察并利用 CT 机图像处理软件协助判断患者体中线是否摆正，体位是否符合放射治疗要求。如果不符合要求，则重新对患者进行摆位，直到符合要求才可进行下一步操作。

3）通过三维激光定位系统的指示，在体位固定器及体表上画出激光定位标志线（点），并在激光定位标志点上放置金属标志点或者用专用标记笔进行标示。

4）将激光定位标志线（点）所在层面设定为 CT 扫描的"零位"层面。此步骤有利于改善 CT 螺旋扫描所产生的容积效应对 CT-SIM 定位标志点（marker）所在 Y 轴位置的影响。

5）据不同的部位，选取不同的层厚/层距数值，头颈部扫描层厚一般为 3mm，体部层厚一般为 5mm，螺距（pitch）一般为 1～1.5mm。并根据 CT-SIM 申请单上医嘱的扫描范围进行扫描。

6）如行增强扫描者，则在一切扫描参数设置好后注射造影剂，并掌握好延迟时间进行扫描（为减轻患者反应，CT-SIM 扫描一般采用非离子型造影剂）。

3. 扫描完成后的工作

（1）松开固定器，降低治疗床放下患者，询问其有无不适，如患者有不适则应立即通知医生处理。

（2）凡在体部放置了 marker 的患者，需行激光打点或者文身标记以便日后寻找等中心点。

（3）凡进行增强扫描的患者必须对其进行 20 分钟的观察，没有不良反应才可以拔针。如患者出现碘过敏反应应立即通知医生处理。

（4）对已采集的患者容积数据（RAW data）进行重建，重建层厚一般头颈部为 3mm，体部为 5mm。重建时需设置起始及结束位置，确保标志点"零层面"及数据图像的完整性。

（5）将重建好的图像数据传送到数据服务器进行数据归档，依照申请单要求将患者数据传送到相应的治疗计划工作站上及打印 CT 片。

4. 扫描注意事项

（1）激光标志点必须放置在扫描范围内，并且尽量接近病灶。如体部放置金属标志点，应该选择呼吸运动比较小、较难移动的位置放置。

（2）头部扫描时，头顶第一层应露空，以便于计算脑部靶区深度；胸部和腹部扫描时，应分别包括肋膈角和肾脏，以便在剂量体积直方图中计算肺组织及肾脏和周围重要脏器的剂量容积比，在靶区出现剂量不均或周围脏器出现受量过高时，可进行相应的调整。

（3）扫描特别是增强扫描时，必须留意患者体位是否有移动，患者体位的变化会引起图像采集的失真，如果体位变动过大则需重新摆位及扫描。

（4）扫描后重建图像，须留意观察 CT 图像是否包含有金属标志点，如没有则须重新扫描。

（5）如需增强扫描时，造影剂注射量及流量需要控制好，如扫描范围比较长则需分段注射。扫描延迟时间快慢要适时掌握，使扫描病变部位达到最好的增强效果并减少造影剂产生的伪影。

三、特殊照射技术

照射野设计是肿瘤放射治疗计划设计中极其重要的一个环节，它既要体现对具体患者具体疾病的治疗要求，又要考虑到计划执行过程中，治疗体位的可实现性与重复性，包括治疗机器与治疗床的移动与旋转是否存在极限条件。主管医生、物理师及放射治疗技师均应积极参与计划设计过程，使其既能满足临床要求又能满足物理计划要求，而且放射治疗实施可行。

目前临床常用的照射技术主要是固定照射、旋转照射及特殊照射技术，使用最普遍的是固定照射技术，固定照射包括单野照射（如前述的鼻前野照射）、多野照射（如前述的对穿野照射）。多野照射要注意射野衔接和射野角度的问题。对于一些特殊的疾病还需要一些特殊的照射技术，下面以中枢神经系统肿瘤为例，介绍两种模拟定位模式的全脑和全中枢照射。

（一）常规模拟的全脑全中枢照射技术

1. 体位固定　中枢神经系统肿瘤全中枢照射，应尽量采用热塑网状面模和真空袋两者相结合固定，以保证治疗时的位置及重复性。患者体位一般取俯卧位。

2. 模拟定位　模拟定位前，将机器复零。技术员认真理解医嘱上的定位要求，阅读 CT 片或 MRI 片充分了解肿瘤的部位和范围。

（1）全脑照射技术：按常规要求在模拟机定位床摆位、体位固定装置。透视鼻中隔、颈椎是否在一条连线上，以确保体中线与治疗床纵轴线相互平行，与激光纵轴线相互重合；旋转臂架到 90°，升降和移动床，透视两侧外耳孔是否重合，确定体位符合要求。然后予以面罩及真空袋固定。固定后再校验一次。确定无误后，确定照射野的大小。按医嘱定位，全颅照射给予两侧野水平照射，射野的背、腹、头顶侧露空，足端侧至第 2 颈椎。然后调整好射野、源皮距，按 1∶1.5 拍定位片，定位片交医生勾画靶区，注意遮挡眼睛、口腔等，射野边缘要包括颅后窝、枕骨大孔、筛板、颅前窝和颅中窝下 1.5cm。在面模上画线，标记激光定位点，记录定位参数。

（2）全中枢照射技术：在模拟机定位床，按要求摆位，用面罩、真空袋固定。透视鼻中隔、颈椎、胸椎、腰椎是否在一条连线上，以确保体中线与治疗床纵轴线、与激光纵轴线相互重合，旋转臂架到 90°，升降和移动床，透视两侧外耳孔是否重合，确定体位符合要求。头部定位上、前、后界与全脑照射相同，下界到第 5、6 颈椎水平。脊髓照射野的上界与全脑照射野的下界相接在第 5、6 颈椎水平，下界到第 3 骶椎下缘，两侧在椎弓根的外缘 1cm。确保骶孔包括在照射野内，根据脊髓的长度照射野可分为 1~2 个。另外，为避免脊髓热点和冷点产生，各野衔接可采用半束照射技术或转床至 90°，臂架相应转至一定的角度，使射线的边缘成一直线，减少脊髓的剂量热点。最简单、实用的方法是把脊髓野分为两等份，先定上段脊髓野，然后把准直器光栏转 $\theta°$ 角，定出全颅野。θ 角根据下列公式计算出来：$X/2 \div SAD = tg\theta$（其中，X 为上段脊髓野纵轴野长，SAD 为源轴距）。然后转床 90°，旋转臂架 2θ 角，定出下段脊髓野。调整好增强器与患者的距离，按 $1 : 1.5$ 比例拍定位片。然后，在面模上画线，标记激光定位点，记录定位参数。

（二）CT 模拟的全脑全中枢照射技术

在有条件的医疗单位，可先做 CT-SIM 的虚拟模拟治疗计划，然后再到常规模拟定位机上摆位，具体步骤如下：

1. 在 CT-SIM 诊断床上，按体位固定要求，进行常规摆位。通过三维激光定位系统的指示，在热塑面罩上画出激光定位标志线，并在激光定位标志点上放置金属标志点。

2. 进行 CT 扫描。

3. 将重建图像数据传送到 CT-SIM 的模拟工作站，在虚拟模拟设计系统上，设计照射野的方向、大小及各种参数，打印出挡块图及计划单模拟输出的各参数，进行校验并标出各野入射点、定位点，同时插上挡块模拟射野进行校验。

需要注意的是脑瘤患者自主能力差，摆位时一定要固定好患者。照射期间，要注视监视器，密切注意患者的反应，还要注意患者颅内压的变化。

第四节　临床放射生物学基础

一、电离辐射的生物学效应

电离辐射作用于生物体后，通过直接作用或间接作用造成损伤。照射的"直接作用"是指任何射线被生物体吸收后，直接和细胞关键的靶起作用，靶原子被电离或激发从而启动一系列的事件导致生物改变。高线性能量传递（LET）射线，如 α 粒子或快中子射线，直接作用占显著地位。此外，射线在细胞内可能和另一个原子或分子相互作用产生自由基，它们可以扩散一定距离到达一个关键的靶引起物理和化学的变化，这就是照射的"间接作用"。

由于细胞中约 80% 为水分，生物效应在很大程度上是通过水电离产生的间接作用而实现的。水分子受电离辐射作用时，水分子中的轨道电子被击出，发生电离作用，产生带正电的水离子（H_2O^+）和自由电子（e^-）。H_2O^+ 是不稳定离子，在水中迅速解离为氢离子（H^+）和有高度反应性的羟自由基（·OH），·OH 是一个高度活跃的自由基，也是一种具有高化学活性的氧化剂，能弥散一个短距离到达细胞内关键的靶，如与溶质分子起反应产生化学修饰，形成新的化合物。

二、细胞的辐射生物学效应

（一）细胞增殖动力学

细胞增殖的实质，一是 DNA 分子复制，导致染色体倍增；二是把倍增的染色体平均分配到两个子细胞，保证染色体组合和遗传信息不变。一个细胞周期分为间期（包括 G_1、S、G_2 期）和有丝分裂期（M 期）。

（1）DNA 合成前期（G_1 期）：在 G_1 早期，子细胞表现为代谢活跃，呼吸旺盛，ATP 迅速合成，mRNA、rRNA 转录和蛋白质合成迅速进行。进入 G_1 晚期，不同归宿的细胞其合成的物质也不尽相同。细胞周期能否启动进行增殖，主要的调控点在 G_1 期，一旦细胞通过起始点，势必进入 S 期，完成整个分裂周期。

（2）DNA 合成期（S 期）：细胞在此期完成 DNA 的复制。S 期结束，细胞核 DNA 含量增加 1 倍。

（3）DNA 合成后期（G_2 期）：在此阶段主要是组蛋白、微管蛋白、膜蛋白等的合成，以补充构成染色体所需的蛋白质，备足合成纺锤体和新细胞所需的原料。实验证明，如果 G_2 期的生物合成受到抑制，那么细胞就不能进入 M 期，这说明 G_2 期 RNA 和蛋白质的合成是进入 M 期所必需的。

（4）有丝分裂期（M 期）：是亲本细胞有丝分裂形成两个子细胞的时期。根据细胞形态学特征，M 期又分为 4 个阶段，即前期、中期、后期和末期。

（二）辐射对细胞的作用

1. 电离辐射对细胞膜的影响 辐射可导致膜通透性的改变，使膜蛋白巯基发生氧化，引起膜蛋白构象变化，影响膜的流动性和转运功能。

2. 电离辐射对 DNA 的影响 DNA 是电离辐射作用细胞最主要的靶，通过对其结构的破坏而影响其功能。DNA 损伤可以分为以下几种类型。

（1）DNA 单链断裂：其在磷酸酯和脱氧核糖体之间的磷酸双酯键水平上发生，或在碱基和脱氧核糖体之间的键水平上发生。大部分单链断裂是由羟自由基的作用而导致的。在哺乳动物有氧细胞中单链断裂的数量是乏氧细胞的 3～4 倍。

（2）DNA 双链断裂：包括 DNA 两条链相隔至少 3 个核苷酸部位的断裂。对哺乳动物的有氧细胞而言，用 D_0 剂量（通常为 1～2Gy）照射后即可发生，每个细胞 DNA 损伤的大致数目：单链断裂约 1000 个，双链断裂约 40 个。DNA 双链断裂的数量约为 DNA 单链断裂的 1/20～1/10。

（3）碱基损伤：碱基被部分破坏或出现化学性的修饰。如通过羟基化形成过氧化氢，其中最重要的是胸腺嘧啶的过氧化作用。用酶探针可以特异性地识别细胞 DNA 的碱基损伤并进行定量。

（4）糖的破坏、DNA 链间及 DNA-核蛋白之间的交联。

3. 电离辐射作用于细胞后引起的改变

（1）细胞间期死亡：对射线高度敏感的细胞在受照射后，或放射敏感恶性细胞在一次性受到大剂量的照射，如 100Gy 后，由于 DNA 的严重损伤，细胞即刻死亡，主要表现为细胞凋亡。

（2）分裂死亡（又称增殖性死亡）：由于 DNA 的双链断裂，导致细胞在分裂过程中 DNA 无法复制和转录，以致细胞在试图分裂时失败，亦称分裂流产，最终细胞死亡。有时 DNA 勉强修复，但存在明显的缺陷，细胞仍能分裂为 2 个，这种 DNA 的缺陷在经过几次分裂后，DNA 的损伤累积，在分裂 4～6 次后，细胞最终死亡。

（3）产生巨核的"怪细胞"：这种情况多数出现在肿瘤细胞，由于 DNA 的严重破坏，细胞在 DNA 复制后，进入分裂象，但分裂失败，双倍的 DNA 堆积在一个细胞内，如此经过数次 DNA 复制和数个尝试分裂失败后,数倍的 DNA 堆积在一个细胞内,形成巨核怪细胞,细胞最终死亡。

（4）细胞的 DNA 受到双链断裂的损伤,但它不进入分裂周期,所以仍然保持细胞的完整性,在许多情况下仍可保持其原有的生理功能,在形态学上并看不出它已受到致死性放射损伤,仍是一个存活的细胞,然而当这些细胞去尝试进行分裂时就可能进入分裂死亡。

（5）受到亚致死性损伤的细胞受到了放射损伤后,保持原有的形态和功能,并修复了损伤。

4. 细胞存活的定义 能够保留无限增殖能力的细胞称为存活细胞。在特定的环境下,存活细胞有能力形成超过 50 个细胞的集落,这种细胞称为克隆源性细胞。细胞数量达到 50 个以上表示已繁殖了 5～6 代。凡是失去无限增殖能力、不能产生大量子代的细胞称为死亡细胞。有些细胞受照射后,虽然形态完整,能制造蛋白质或合成 DNA,甚至能挣扎进行一次或几次有丝分裂,但已失去了无限分裂的能力,这些仍然被认为是死亡细胞,这种细胞死亡称为增殖性死亡。

5. 电离辐射引起细胞损伤的类型和损伤修复

（1）电离辐射引起细胞损伤的类型:电离辐射所造成的细胞损伤主要有以下 3 种类型。①亚致死性损伤（sublethal damage,SLD）:细胞受照射后,在一定时间内能完全修复的损伤。②致死性损伤（lethal damage,LD）:细胞所受损伤在任何情况下都不能修复,细胞完全丧失分裂增殖的能力。③潜在致死性损伤（potential lethal damage,PLD）:细胞受照射后,如在适宜的环境或条件下,这种损伤可以修复;如果无适宜的环境或条件,这种损伤将转化为不可逆的损伤。PLD 表现为对剂量有一定的依赖性。

（2）电离辐射引起细胞损伤的修复:绝大多数的 DNA 单链断裂可以修复。修复过程通常在照射后 1 小时内可以出现,4～8 小时可以完成,修复时间的长短因细胞类型而不同,半修复期为 10～40 分钟。亚致死性损伤的修复与射线性质、细胞的氧合状态及细胞生长周期等多种因素有关。低 LET 射线照射后,细胞存活曲线存在肩区,细胞有亚致死性损伤及亚致死性损伤修复;高 LET 射线照射后,细胞存活曲线没有肩区出现,没有亚致死性损伤,故也没有亚致死性损伤修复。目前常用亚致死性损伤半修复时间（$T_{1/2}$）来表示不同组织亚致死性损伤的修复特性。

DNA 双链断裂的数量和修复的程度是影响细胞放射敏感性的最重要的因素。DNA 双链断裂的修复与潜在致死性损伤相关,主要发生在 G_0 期及相对不活跃的 G_1 期的大部分肿瘤细胞。潜在致死性损伤的修复（PLDR）不仅在照射的最初几小时能观察到,甚至在几周或几个月后也能观察到这种修复现象。高 LET 射线照射时没有 PLDR。

6. 不同电离辐射生物效应

（1）相对生物效应（relative biological effectiveness,RBE）:即使照射剂量相等,不同性质射线所产生的生物效应并不完全相同。为了比较不同射线的这一特性,提出了相对生物效应的概念。相对生物效应是指产生相同生物效应所需的 250kV X 射线剂量与所试验射线的剂量之比。

RBE=产生某一生物效应所需 250kV X 射线剂量/产生相同生物效应所需试验射线剂量

每种射线的相对生物效应是被简化量化的相对量,它随所选用作用对象、损伤效应水平及照射方式（单次照射或多次照射）等的不同而变化。

（2）氧增强比（oxygen enhancement ratio，OER）：研究发现氧在细胞对电离辐射产生效应过程中起到非常重要的作用，富含氧的细胞的辐射敏感性比乏氧的哺乳动物细胞高2～3倍。人们把氧在放射线和生物体之间相互作用中所起的作用称为氧效应。为了定量地评价氧效应，提出了氧增强比的概念，即在乏氧及有氧情况下达到相同生物效应所需的照射剂量之比，称为氧增强比，通常用其来衡量不同射线氧效应的大小。

氧增强比=乏氧情况下达到某一设定生物效应所需的照射剂量/有氧情况下达到同一生物效应所需的照射剂量

（3）高 LET 射线生物学特点：高 LET 射线的相对生物效应（RBE）高。①高 LET 射线照射后的细胞存活曲线比低 LET 射线照射后细胞存活曲线陡，且肩区小，说明致死性损伤比潜在致死性损伤及亚致死性损伤多，损伤修复差；②高 LET 射线照射的氧增强比（OER）小；③高 LET 射线对不同的细胞周期细胞的放射敏感性依赖小。

相对生物效应较高，加上剂量分布上的优势，特别是峰区的 RBE 高于坪区，使得高LET 射线的优势较低 LET 射线更加突出。不同高 LET 射线或重粒子的物理学及生物学特点不一，其中，中子具有较高生物学特性而无 Bragg 峰，相反质子的剂量分布优势大而无生物学优势，负介子、碳、氖等则具有上述物理学分布和生物学优势两大特性。

（4）LET 值与相对生物效应、氧增强比的关系：在 LET 值和 OER 之间存在一个极重要的相互关系。低 LET 值（X 射线、γ 射线），OER 为 2.5～3.0，随着 LET 值增加，开始时 OER 下降得较慢，而到 LET 值超过 60keV/μm 时，OER 迅速下降，在 LET 值升至200keV/μm 时 OER 为 1；相反，随着 LET 值增加，RBE 开始缓慢上升，当达到约 60keV/μm时，RBE 迅速上升。有趣的是，OER 迅速下降和 RBE 迅速上升几乎出现在同样的 LET 值处（100keV/μm）。

三、正常组织放射生物学效应

（一）正常组织的增殖动力学

人体正常组织受一种自动稳定系统的控制，正常情况下组织处于稳定状态，细胞群的增殖相当于细胞群的丢失，新生和死亡的细胞数相等。不同组织的细胞群能力存在着差异，按增殖和生长活动可分为四大类。①快更新组织（fast renew tissue）：以积极的增殖和维持稳定状态的一定细胞数为特征，大多具有未分化的干细胞（undifferentiated stem cell，USC），包括造血组织、小肠上皮、表皮、输精管上皮和淋巴生成组织等。②慢更新组织（slow renew tissue）：这些组织的特征是更新时间很长，包括肝、肾、呼吸道、内分泌器官和结缔组织等。③非更新组织：细胞只是偶有分裂，在成年人这种分裂不足以自我更新，包括骨、脂肪和平滑肌等。④无更新组织：该组织的细胞完全没有分裂，基本上处于 G_0 期状态，组织无法更新，包括神经组织和心肌组织。

放射损伤的最终表现取决于细胞内干细胞的耗尽程度，而损伤发展的过程、程度及严重性取决于干细胞中前体细胞的分化速度、方式及干细胞增殖速度。临床上将正常组织分为两大类：早反应组织（early response tissue）和晚反应组织（late response tissue）。两者在放射损伤的表现方面有着明显的区别。

早反应组织，即快更新组织，主要表现为急性放射反应，照射损伤出现时间较早，损伤后主要通过同源干细胞的再增殖、分化来补充。慢反应组织，即慢更新组织，主要表现为晚期放射反应，一般都有纤维细胞和其他结缔组织过度增生，形成广泛纤维化，另外尚有血管内皮细胞的损伤造成血供减少和器官功能的缓慢丧失。损伤后不是干细胞增殖分化，而是由附近的功能细胞进入分裂周期，通过细胞复制来代偿。

大多数正常组织与肿瘤组织都属于早反应组织。许多组织的克隆源性细胞增殖速度显著高于放射治疗前组织水平，即加速再增殖理论。临床上肿瘤加速再增殖的表现：①分段放射治疗的疗效比连续放射治疗的疗效差。②肿瘤治疗后短期内复发，复发时间远远小于肿瘤倍增时间。单个肿瘤细胞必须经过 30 次倍增后，才能生长为临床可见的肿瘤，即使是 10 000 个存活细胞也要经过 15～17 次的倍增才能被发现。大多数肿瘤的局部复发发生在照射 12 个月内，提示小于 10 000 个存活细胞的肿瘤的平均体积倍增时间仅 2～3 周。而目前未经照射的肿瘤的中位体积倍增时间约为 2 个月，说明在放射治疗后存在加速再增殖现象。③临床观察到肿瘤放射治疗总疗程时间延长，肿瘤复发比例增加。每增加 1 日，局部控制率下降 1%～2%。在治疗开始后 3～4 周内，剂量并不需要增加，但以后，需要平均每延长 1 日增加 0.6Gy，才能克服肿瘤细胞快速的增殖。④分段治疗使肿瘤局部控制率下降：头颈部鳞状细胞癌患者，应用相同总剂量射线照射，分段治疗的局部控制率明显低于连续治疗的肿瘤局部控制率，提示在分段治疗间隔期间，肿瘤存在快速再增殖。⑤Wither 等实验研究指出头颈部肿瘤放射治疗前与放射治疗中的肿瘤细胞倍增时间由最初的 60 天左右缩短至 4 天左右。正常组织加速再增殖一样有临床表现，如常规分割、单纯放射治疗的鼻咽癌患者，在放射治疗 DT=40Gy 以后，口腔黏膜反应程度会有所减轻，但具体是组织细胞群再增殖还是加速再增殖的作用更大，尚无翔实的实验室和临床数据来区分。一般认为正常组织照射后细胞再增殖和加速再增殖速度要大于肿瘤组织的速度，这也是临床采用分次放射治疗的理论依据之一。加速再增殖在其他方式（如外科治疗、化疗、热疗等）所致的损伤中很少出现或根本没有，不同组织加速再增殖的开始时间存在较大的差异。

（二）正常组织的放射敏感性

临床放射治疗时，肿瘤周围正常组织都不可避免地要接受放射线照射。不同组织器官受到放射线照射后产生的放射反应也不尽相同。总的来说，人体组织的放射敏感性与其细胞增殖能力成正比，与分化程度成反比。即分裂能力或增殖能力越强的组织越敏感，分化程度越低的组织越敏感。

在临床上，正常组织的放射敏感性与许多因素有关，其中最重要的是组织细胞的增殖（群体化）情况。我们常根据放射敏感性来将全身正常组织分为四大类。①高度敏感组织：剂量为 1000～2000cGy 时，一些对放射最敏感的组织受到影响，包括生殖腺——卵巢、睾丸，发育中的乳腺，生长中的骨和软骨，骨髓，等等；②中度敏感组织：剂量为 2000～4500cGy 时，包括胃、小肠、结肠、肾、肺、肝、甲状腺、垂体、生长中的肌肉、淋巴结等受到影响；③低度敏感组织：剂量为 5000～7000cGy 时，包括皮肤、口腔黏膜、食管、直肠、涎腺、胰腺、膀胱、成熟的骨和软骨、脑、脊髓、眼、耳、肾上腺等受到影响；④不敏感组织：剂量在 7500cGy 以上时，包括输尿管、子宫、成人乳腺、成人肌肉、大血管、胆管、关节软骨和周围神经受到影响，常规剂量放射治疗基本不使这些组织产生严重并发症。

氧效应是正常组织放射敏感性的另一重要因素，组织内含氧量的多少决定对放射治疗是否敏感。研究表明，正常组织内离毛细血管 150～200μm 处氧张力就已降至为零，此处细胞为乏氧细胞，对放射基本抗拒；而此距离之前的细胞富含氧，对放射较敏感。临床可观察到一般情况差、伴有全身消耗性疾病、血氧交换障碍及贫血的患者，不仅肿瘤对放射欠敏感，同时正常组织的放射反应也可有不同程度的减轻。

另外，正常组织细胞的放射损伤修复和细胞周期的再分布与组织的放射敏感性也有一定的关系。

（三）放射线所致正常组织的放射反应

放射线作用于组织后，组织内细胞群也会发生一系列物理、化学和生物反应，最终表现为生物损伤。这种生物损伤在微观上表现为细胞死亡、细胞内结构和细胞连接组成的改变，在宏观上表现为组织功能暂时或永久的丧失。

1. 正常器官组织的分类　临床上依据各器官组织的放射敏感性和损伤后对机体的影响程度大致将正常器官组织分为三大类，便于放射治疗设计时考虑各正常器官组织保护的权重。

（1）Ⅰ类器官组织：骨髓、肝、胃、小肠、脑、脊髓、心脏、肺、肾和胎儿等。这些器官组织多为人体的重要器官组织，在一定照射剂量下可能会产生严重的放射损伤，重者影响患者的生命。临床计划设计应尽量避免对此类器官组织的照射或少照射。

（2）Ⅱ类器官组织：皮肤、口腔、咽部、食管、直肠、涎腺、膀胱、子宫、睾丸、卵巢、生长期软骨、儿童骨、成人软骨、眼（视网膜、角膜、晶状体）、内分泌腺（甲状腺、肾上腺、垂体）、周围神经、耳（中耳、内耳）等。此类器官组织可以耐受一定的放射剂量，产生中度的放射损伤，损伤后可能导致一定的功能障碍，但基本对生命无严重影响。临床计划设计可以在肿瘤剂量充足的条件下考虑减少对此类器官组织的照射量。

（3）Ⅲ类器官组织：肌肉、淋巴结和淋巴管、大动静脉、关节软骨、子宫、阴道、乳腺等。此类器官组织的耐受量大多高于肿瘤的致死量，照射后一般不产生或产生轻度的放射损伤。临床计划设计时常优先考虑肿瘤的致死量，而不着重考虑此类器官组织的耐受和损伤问题。

2. 正常器官组织的耐受量　放射治疗的剂量不应超出周围正常组织耐受量。最小耐受量（$TD_{5/5}$）是指在标准治疗条件下，照射后 5 年内放射并发症发生率不超过 5%（实际工作中指发生率为 1%～5%）所对应的放射剂量；最大耐受量（$TD_{50/5}$）则是在标准治疗条件下，照射后 5 年内放射并发症发生率不超过 50%（实际工作中指发生率为 25%～50%）所对应的放射剂量。需要引起注意的是，随着综合治疗地位的不断提高，规范化治疗得到越来越多的临床医生认可，化学药物、生物修饰剂甚至手术损伤都可能会影响正常组织的放射耐受性，耐受能力常会发生改变。另一方面，需要指出的是随着放射治疗技术的进步、设备的更新、临床医生的计划设计和治疗剂量更精确以及并发症记录和评价标准更准确，目前往往认为一些器官耐受量会较以前报道的为高。对于一些特殊分割模式下的耐受剂量还需要进一步实验证实。

3. 照射剂量、照射体积与放射耐受

（1）串联器官与并联器官：正常器官组织的耐受是与照射剂量和体积相关的，许多器官的损伤可能与照射剂量或照射体积的多少密切相关，正常组织放射并发症的发生概率依赖于组织类型。有学者提出，各器官损伤的实质是射线破坏了器官的"功能元单位"，根据"功能元单位"的性质,可以将全身器官分成以下4种类型。①串联器官:器官的功能单位呈"串行"相连接,其中一个单位的损伤会导致其他功能单位的功能障碍。例如,脊髓、脑干、视神经等,这类器官组织的损伤程度与全结构中的最大剂量相关。②并联器官:器官的功能单位以"并行"形式相连接,某一功能单位的损伤不会引起周围功能单位的功能障碍。例如,肝脏、肺脏、腮腺、颞叶等,该类器官组织的损伤程度与全器官中受损的功能单位数量多少有关,即与某个平均剂量水平的受照射体积大小有关。③串并联器官:器官中既含有串联的功能单位,又有并联的功能单位,两者之一损害会影响另一种功能单位。如心脏,心肌系统属并联结构,冠脉系统属串联结构,任一结构损伤都会立即引起另一结构的继发性损伤,而且两者相互影响,加重了整个器官的功能障碍。④混合器官:与串并联器官类似,此类器官中亦同时存在两种功能单位,但彼此之间损伤相对较独立,除非损伤严重,当一种性质损伤发生时,另一种性质损伤可以不出现。如肾脏,肾单位为并联结构,肾集合管等却为串联结构,此类器官属混合器官。

(2)照射体积与正常组织的放射损伤:近年来正常受照射的体积大小与放射损伤的关系越来越被临床医生和物理师重视。总体上说,照射体积与放射反应呈正相关。一种联系整体(整个器官)和局部(部分体积)损伤的新架构正在逐渐形成,损伤出现可能性通过剂量体积直方图而体现。

(3)照射剂量与正常组织的放射损伤

1)放射治疗总剂量:其主要与正常组织的急性反应程度呈正相关,剂量越高,出现放射损伤的概率也越大。临床应在考虑正常组织耐受量的情况下给予肿瘤组织治愈剂量,要保证在正常组织受量最低的同时尽量给予肿瘤组织最高的剂量。总剂量达到一定的阈值时,都可能会引起正常组织器官的后期慢性损伤。

2)放射治疗单次剂量:其主要与正常晚反应组织的晚期损伤程度呈明显正相关,单次剂量大,则组织器官出现严重晚期放射损伤的概率会明显增加。常规分割放射治疗的单次剂量为 1.8~2.0Gy,但低分割的定义为≥2.5Gy。以前经常使用对穿野,周边正常组织受量与靶区差不多,现在的放射治疗技术使得靶区和周边不同方向的正常组织的剂量有极大的区别,所以笼统的"分割剂量或者单次剂量"只能代表靶区剂量,而不能代表正常组织的受照剂量。靶区的单次剂量低不代表正常组织剂量就低,SBRT 可以使靶区剂量高达20Gy,同时也可以使周边正常组织的单次剂量很低。

4. 放射反应与放射损伤 正常组织器官受到一定剂量的射线照射后,在一定的时间内会出现不同的反应,即放射治疗反应,传统习惯多称之为"放射性炎症",如"放射性皮炎"、"放射性口腔炎"、"放射性肺炎"、"放射性肝炎"、"放射性肾炎"、"放射性结肠炎"等。这些称呼实际上并不能十分准确地反映出放射反应的病理特点,在射线作用开始之时,患者并无典型炎症表现,而大多表现为该组织器官的毛细血管扩张、通透性增加,影响该组织器官的部分功能,从而引起临床症状。因此,同一症状可同时出现于不同的接受放射治疗的组织器官,同一组织器官可有多种放射反应(损伤)的表现。按照时间顺序,常将放射反应分为 3 种:治疗中和治疗后 3 个月内发生的放射反应为急性反应;3~6 个月发生的为亚急性反应;6 个月以后发生的则为晚反应。晚反应表现与不同细胞动力周期的特点(更新速率的快慢)和所给予的剂量有关。

急性放射反应是指在放射治疗过程中出现的放射性损伤,临床指放射治疗开始第一天至放射治疗结束后 90 天内所发生的放射性损伤。全身各器官组织的急性放射反应在不同的个体、不同时期、不同照射条件下发生的概率和严重程度也不尽相同。

对照射的早期效应来说，靶细胞的特征通常是很清楚的，增殖较快的细胞数量及增殖速度决定了急性反应的损伤程度。晚反应的潜伏期较长，其损伤后的机制就是实质细胞耗竭后无力再生而最终导致纤维化。

总之，正常组织器官受到一定剂量的射线照射后，在一定的时间内会出现一定程度的放射治疗毒副作用，称为放射反应。放射反应临床上会表现出不同的症状，大部分在治疗结束后可逐渐消失，也有部分反应可致器官功能下降。如果正常组织器官所接受的照射剂量远超它的耐受剂量，放射反应就会变成不可逆损伤，严重可危及生命，这就是放射损伤。一般来说，放射反应是允许的、不可避免的，对患者的功能影响不大，也不会危及患者生命；放射损伤是不允许的，通过精心设计可避免，对患者的功能影像较大，甚至危及患者的生命。在有些情况下，为了控制或治愈肿瘤，必须造成一定的损伤，但如果不影响患者的功能或损伤可以补救，为了治愈肿瘤仍应该给予积极治疗。

5. 部分正常器官组织放射反应的特点

（1）急性全身放射反应：机体受到特别高强度的照射，在几周内即可发生死亡。动物实验结果显示，大多数动物的急性照射所致死亡可以分为 3 种不同的方式：①剂量非常高，超过 10 000～15 000cGy 时，几小时内就出现死亡，并出现神经和心血管的破坏，这种死亡称为中枢神经系统综合征所致死亡，这种死亡模式的确切机制尚不明了；②剂量为中等水平（500～1200cGy）时，死亡在几天内发生，这种死亡和广泛的血性腹泻及胃肠黏膜破坏有关，称为胃肠道综合征所致死亡；③受低剂量（250～500cGy）水平照射时，由于造血器官的影响，死亡在照射后数周内发生，这种死亡形式称为骨髓死亡或造血综合征所致死亡。后两种死亡是由关键的自身更新组织的干细胞（胃肠上皮细胞和循环血细胞）的枯竭而致。

（2）皮肤

1）作用主要靶：皮肤的功能单位，即真皮乳头细胞血管簇及相应的真皮和表皮部分。该功能单位的放射剂量效应决定了皮肤的剂量效应。

2）损伤机制：外照射的射线均要经过皮肤进入体内，因此皮肤放射反应是最常见到、最早见到的损伤。皮肤属于再生能力很强的快更新组织，容易在照射后发生损伤。当皮肤基底细胞数目下降时，真皮毛细血管直径增大但管腔变窄，然后再扩宽，出现红斑反应。随着放射剂量的增加，常规分次照射时，当照射剂量小于 20Gy 时，皮肤损伤主要表现为脱毛，组织学改变为毛囊细胞受破坏，开始出现时间为治疗后 1～18 天。典型的急性皮肤损害可分为红斑、充血、干性脱皮和湿性脱皮 4 个过程。

（3）骨髓

1）作用主要靶：造血干细胞。

2）损伤机制：外周血常规不能真正反映造血干细胞损害和骨髓环境的改变，因此并不能反映骨髓保存的造血能力。当占造血功能 10%～15% 的骨髓受照射时，未受照射的骨髓祖细胞加速再增殖造血代偿了人体的需求，此时放射对造血功能的损伤就不易表现出来。当局部照射剂量大于 50Gy 后，由骨髓的纤维化而致微血管的血供发生不可逆改变，局部造血功能就可能产生永久性损害。

（4）血管

1）作用主要靶：内皮细胞、细胞间质和基膜。

2）损伤机制：放射线对血管系统的直接效应分三期，急性期有血管通透性改变；中间期主要是射线对内皮细胞的效应；后期是大血管壁的变化。照射后除立即出现血管通透性改变之外，其他一系列损伤改变都是在一定时间之后才出现。微循环结构容易受损，大动脉损伤不常见。

（5）心脏

1）作用主要靶：毛细血管内皮细胞、间皮细胞、成纤维细胞。

2）损伤机制：心包损害表现为壁层和脏层心包出现纤维化，前者较严重，最终可形成迁延性的放射性纤维化。纤维素性渗出液可导致成纤维细胞的进入并为胶原所代替而最终机化。心脏本身受累较少见，但性质严重，特征是出现斑片状弥漫纤维化，主要累及左心室前壁。成人心肌细胞不再分裂，对放射不敏感，直接受辐射的损伤少见。蒽环类化疗药物与放射治疗对心脏损伤有协同作用。

（6）肺

1）作用主要靶：Ⅱ型肺泡细胞、血管内皮细胞。

2）损伤机制：可分为分子生物学机制、肺Ⅱ型上皮细胞损伤机制、血管内皮细胞受损机制和自由基作用机制等几个方面。病理特征是肺泡表面活性物质减少，造成肺泡膨胀不全，血液进入肺泡腔内造成出血。肺纤维化的特点是肺泡壁损伤产生反应性的炎性变化，出现纤维素及其他血清蛋白漏入肺泡腔中，形成网状纤维素的"增生"。成人肺是一个稳定的组织，它的毛细血管系统细胞增殖非常慢，放射反应一般不会很快表现出来。放线菌素 D、多柔比星、博来霉素、亚硝基脲（BCNU）和干扰素（α、β 和 γ）可能加重放射性肺炎。

（7）脊髓

1）作用主要靶：少突胶质细胞和血管内皮细胞。

2）损伤机制：主要是由于神经纤维、髓内血管改变及继发白质的损伤，神经胶质细胞反应也参与发病机制。同时于鞘内或静脉应用甲氨蝶呤、顺铂或依托泊苷（VP-16）可能增加神经毒性。

（8）脑

1）作用主要靶：神经胶质细胞、神经元、血管内皮细胞。

2）损伤机制：放射性脑损害的发病机制主要有 4 种学说，①放射线直接损害；②血管受损引起原发缺血性改变，继发于血管改变出现脑软化坏死的结果；③自身免疫机制；④自由基损伤。几种机制可能是综合作用的。放射性脑损伤的病理特征通常表现为血管系统的改变、由于少突胶质细胞死亡而造成的脱髓鞘。化学、生物修饰对脑的影响基本同脊髓。

（9）周围神经

1）作用主要靶：神经纤维细胞、血管内皮细胞。

2）损伤机制：早期出现血管通透性改变、生物电变化、酶变化等；晚期可见神经纤维组织被替代、脱髓鞘和神经纤维化；潜伏期 1~2 年，剂量越高，潜伏期越短。

（10）唾液腺

1）作用主要靶：腺泡上皮细胞。

2）损伤机制：腺泡发生退行性变性，唾液流量逐步减少、成分改变、pH 也发生变化，从而影响整个口腔内环境。

（11）肝

1）作用主要靶：中央静脉和（或）血管窦的内皮细胞。

2）损伤机制：单纯放射性肝损害主要表现为亚急性放射性肝病（RILD），属一种静脉阻塞性病变（VOD），病理组织学改变是中央区附近血管窦严重充血，肝细胞板萎缩，甚至从内向外消失，库普弗细胞肿胀，但肝上静脉和腔静脉则不受影响。RILD 的临床症状为出现腹水和肝区不适，碱性磷酸酶水平上升至正常的 3～10 倍，其特点是无黄疸性腹水和不成比例的碱性磷酸酶水平异常升高，在儿童还有血小板减少症。潜伏期 2 周至 3 个月。BCNU、洛莫司汀等亚硝脲类药物可导致胆汁淤积和肝坏死。

（12）肾脏

1）作用主要靶：多种靶结构。

2）损伤机制和临床特点：肾脏具有许多高度特化功能的亚结构，一次放射性损害多个靶部位，并在不同时期表现症状，早期表现为肾小管坏死、毛细血管内皮损伤，晚期表现为肾脏缩小伴有特征性动脉硬化、肾小管进行性萎缩的同时伴有明显的肾小球血管袢闭塞和玻璃样变性及明显间质纤维化。肾小球结构的消失和肾小管的变性损伤是典型的病理表现。潜伏期：急性放射性肾病 6～12 个月；慢性放射性肾病 ≥18 个月；良性高血压 ≥18 个月；恶性高血压 12～18 个月。有肾毒性的药物主要有顺铂、BCNU 和放线菌素 D。

（13）食管

1）作用主要靶：黏膜上皮细胞。

2）损伤机制：食管细胞更新快，因此食管放射反应比肺出现早，剂量 20Gy 照射后 3 天就有损伤现象。主要是食管上皮角化鳞状细胞层的基底细胞开始时出现空泡和有丝分裂活动消失，其后出现灶性增生及上皮再生，到 21 天通常食管内壁就已完全再生。照射后数月可见黏膜下和部分肌层组织纤维化，严重者导致食管狭窄甚至闭锁。

（14）小肠

1）作用主要靶：小肠上皮细胞。

2）损伤机制：在消化系统中，放射敏感性从高到低依次为小肠、食管、胃、结肠、直肠、口腔。小肠的损伤急性期主要为小肠上皮细胞脱落、再生及肠内血管内皮细胞通透性增加。慢性期主要是纤维化、粘连和血管供血不足，局部狭窄/溃疡，毛细血管扩张。典型的病理表现是供血动脉栓塞、硬化或胶质化引起的肠管梗死性坏死和肠壁血管结构的消失。晚期反应出现的中位间隔时间为 8～12 个月。

（15）晶状体

1）作用主要靶：晶状体上皮细胞。

2）损伤机制：放射性白内障的主要形成机制可能是晶状体上皮细胞 DNA 损害，此外还有放射线对细胞质的直接作用如膜管瓦解、蛋白质交连、离子泵功能异常等，产生异常纤维。1 次 2～3Gy 的照射有可能引起白内障，每次 1.5～2Gy，总量为 12Gy 的照射就会引起白内障。白内障发生的潜伏期随着剂量增加而缩短，接受 2.5～6.5Gy 照射者平均潜伏期为 8 年，接受 6.5～11.5Gy 照射者平均潜伏期缩短到 4 年左右。

四、肿瘤组织放射生物学效应

（一）肿瘤细胞群的增殖动力学

1. 肿瘤内细胞的分类

（1）分裂增殖期细胞，处于细胞增殖周期，有一定的细胞周期时间。

（2）静止期细胞（G_0 期细胞），暂不分裂，但仍有生长的能力，需要时会进入细胞增殖周期，成为临床上肿瘤复发的根源。

（3）无增殖能力的衰老细胞。

（4）破碎细胞，即将被从细胞群内清除。

2. 人体肿瘤的生长速度及影响因素

（1）倍增时间（doubling time，T_D）：是指肿瘤体积增加 1 倍所需的时间。T_D 主要取决于以下 3 个因素：细胞周期、细胞生长比例及细胞丢失的速度。如果细胞周期时间短、生长比例高、细胞丢失少，那么肿瘤生长较快；反之，细胞周期时间长、生长比例低、细胞丢失多，则肿瘤生长缓慢。

人体肿瘤体积倍增时间差别很大，从 4 天到 1 年以上，中位数约为 3 个月。T_D 的长短与肿瘤的组织类型有一定的关系：胚胎性肿瘤，27 天；恶性淋巴瘤，29 天；中胚层肉瘤，41 天；鳞状细胞癌，58 天；腺癌，82 天。

（2）细胞周期时间（T_e）：指细胞从一次分裂结束到下一次分裂结束的时间间隔。人体肿瘤细胞周期时间从 15 小时到大于 100 小时，平均为 2.3 天。

（3）生长分数（growth fraction，GF）：指肿瘤内处于增殖周期的细胞数占细胞总数的比例。肿瘤的生长分数变化范围很大，一般人体肿瘤的生长分数是 30%～80%。肿瘤的组织类型及分化程度对生长分数都有影响。恶性淋巴瘤和胚胎癌的生长分数可达到 90%，而腺癌仅为 6% 左右。早期，肿瘤体积较小，GF 较大，对放射较敏感；晚期，肿瘤体积增大，GF 变小，肿瘤对放射治疗常不敏感。

（4）细胞丢失速度：肿瘤生长是细胞分裂增殖与细胞丢失之间平衡的结果，是影响肿瘤生长速度的最重要的因素。许多人体肿瘤生长缓慢，大部分是因为有高的细胞丢失率。引起肿瘤细胞丢失的主要原因是坏死和分化。丢失的途径：①氧和其他营养成分供应不充足致使肿瘤坏死；②分裂死亡，因分裂导致机制障碍，细胞分裂异常或分裂后的子细胞不存活；③细胞分化不能再分裂，细胞最终衰老死亡；④转移，通过血液和淋巴系统，肿瘤细胞脱落到其他地方；⑤脱落排泄，如胃肠道肿瘤。

（5）肿瘤潜在倍增时间（potential doubling time，T_{pot}）：指在假定没有细胞丢失的情况下，细胞数增加 1 倍所需要的时间，它取决于细胞周期时间和生长分数。

（6）肿瘤干细胞：肿瘤细胞群中具有无限分裂增殖能力的细胞称为肿瘤干细胞，亦称为克隆源性细胞。人类肿瘤内克隆源性细胞的比例尚不清楚，在不同类型的肿瘤内比例不同。动物实验提示人克隆源性细胞比例为 0.1% 左右。

3. 射线对肿瘤细胞群的影响

（1）肿瘤细胞增殖动力学对放射敏感性的影响：①不同时相细胞其放射敏感性存在差异。以 G_2 期、M 期细胞对射线最敏感，S 期细胞、G_0 期细胞敏感性差，G_1 期细胞居中。②静止细胞通常是处于血液循环不好、无氧和营养很差的区域，因此比处于增殖周期内的细胞抗拒放射。③潜在致死性损伤的修复对有大量静止细胞的肿瘤更为重要。④两次照射之间细胞的再增殖可以部分抵消照射的杀伤作用，这也是导致肿瘤放射抗拒的原因之一。

（2）分次照射后正常细胞群和肿瘤细胞群变化的差异：正常组织和肿瘤组织在增殖动力学、生长速度及损伤修复等方面存在很大差异。分次照射中，利用正常组织和肿瘤组织放射效应的不同，达到尽可能杀灭肿瘤组织，保护正常组织的目的。正常组织与肿瘤组织的不同表现：①肿瘤细胞群的生长分数较大，处于细胞周期活动的细胞多，故所受的致死性损伤比正常组织多，受其他不同程度的损伤也较正常组织多。②正常组织受照射后细胞增殖周期的恢复较肿瘤为快。肿瘤组织内一部分细胞处于慢性乏氧状态，因此亚致死损伤的恢复较慢，G_2 期延长。③照射后肿瘤有可能暂时地加速生长，但这种生长速度比不上正常组织为填补损伤而出现的增殖加速。

（二）肿瘤控制概率与剂量的关系

一般而言，对于临床甚至显微镜都难以发现的、极少肿瘤细胞集合的亚临床病灶，45～50Gy 的照射剂量可使 90% 以下的病灶获得控制。肿瘤细胞数超过 $10^6/cm^3$、显微镜下可发现的微小病灶，如外科手术边缘残留的病灶，需要 60～65Gy 照射剂量才能控制肿瘤。而对于临床可见或可触及的肿瘤病灶，则需 65Gy 以上的照射剂量。临床上，可以通过缩野技术提高肿瘤中央区域的剂量。

提高辐射剂量，肿瘤的控制率（tumor control probability，TCP）增加，但邻近肿瘤的正常组织产生不可逆的严重并发症的危险性也相应增加。因此，放射治疗的原则是尽可能提高靶区的剂量，降低正常组织的受量。剂量-肿瘤控制率曲线中，TCP 低于 10% 或高于85%，剂量的改变不会引起 TCP 很大变化；而在剂量-肿瘤控制率曲线的中间区域，很小的剂量改变即可引起 TCP 的很大变化。如 TCP 已达到 90%，剂量增加不会得到多大治疗上的优势；反而正常组织并发症发生率已达到 5%，即剂量增加会导致正常组织并发症的发生率增加。

（三）肿瘤放射敏感性与肿瘤可治愈性的关系

肿瘤可治愈是指原发灶及转移灶均可以治愈，而放射治疗只是一种局部治疗手段，所以对放射敏感不等于肿瘤可以治愈。临床常可以见到增殖慢的肿瘤如甲状腺髓样癌或软骨肉瘤，在治疗期间几乎没有什么消退，但这些肿瘤却有较高的治愈率。而小细胞肺癌、淋巴瘤等对放射极其敏感的肿瘤，在放射治疗期间虽然局部肿瘤消退较好，但如果不配合较好的全身治疗手段，其往往由于远处转移而预后较差。对于同种病理类型的肿瘤，即使治疗结束时肿瘤已完全消退的患者，仍然可发现相当一部分患者在治疗结束后一段时间出现复发，而在放射治疗结束时仍有肿瘤残存的患者，最后肿瘤却得到控制。放射抗拒的肿瘤经过放射治疗难以治愈，中等敏感的肿瘤由于它有一定的放射敏感性且远处转移较少，疗效较好，如宫颈癌、头颈部鳞癌等。

（四）影响人体肿瘤放射敏感性的因素

1. 肿瘤组织放射敏感性分类

（1）放射敏感的肿瘤：如恶性淋巴瘤、白血病、精原细胞瘤、肾母细胞瘤等。仅需30～40Gy 的剂量就可以消灭肿瘤或使肿瘤明显缩小。

（2）放射中度敏感的肿瘤：如鳞状细胞癌和腺癌。一般需要 60～70Gy 的剂量才能消灭或控制肿瘤。

（3）放射抗拒的肿瘤：如各种软组织肉瘤。需要 70Gy 以上的剂量才能基本控制肿瘤。

2. 影响肿瘤放射敏感性的因素　　放射敏感性的四个主要指标是肿瘤细胞的固有敏感性、是否乏氧细胞、乏氧克隆细胞所占的比例、肿瘤放射损伤的修复，因此临床上肿瘤放射敏感性的一些具体影响因素可以总结如下。

（1）肿瘤组织来源：见上述肿瘤组织放射敏感性分类。

（2）肿瘤的临床期别：早期肿瘤体积小，血液循环好，乏氧细胞少或没有，肿瘤易被消灭且转移低，远期疗效好；晚期肿瘤体积大，血液循环差，乏氧细胞多，甚至出现中心坏死，肿瘤转移率高，放射治疗疗效差。

（3）以往的治疗情况：既往曾有不彻底的放射治疗，或足量放射治疗后出现复发；接受过不正确的手术，或进行过多次穿刺，使肿瘤组织结构改变，纤维组织增多；肿瘤细胞营养及氧供应差，这些情况均可以降低肿瘤的放射敏感性。

（4）局部感染：感染可使局部出现水肿及坏死，进一步加重局部组织的乏氧情况，影响肿瘤的放射敏感性。

（5）肿瘤的生长部位：瘤床血液循环的好坏可以影响在它上面生长的肿瘤组织内乏氧细胞的多少，生长于肌肉及血液循环好的部位的肿瘤，放射敏感性高于血液循环差而瘤床是脂肪或骨骼的肿瘤。

（6）肿瘤的临床类型：外生型的肿瘤比内生型的肿瘤有较好的放射治疗疗效，菜花型、表浅型肿瘤对放射治疗敏感，结节型及浸润型肿瘤对放射治疗有效，溃疡型肿瘤对放射治疗抗拒。

（7）患者的全身情况：患者的营养状况和有无贫血都能影响放射治疗疗效。营养差或有贫血的患者，在放射治疗过程中不仅会因反应大而影响放射治疗的顺利进行，而且肿瘤组织也会因贫血而使氧的供应不足，从而降低肿瘤的放射敏感性。

（8）合并症：同时合并肺的疾病、肝的疾病、活动性肺结核、甲状腺功能亢进、心血管疾病、糖尿病等都能影响放射治疗的顺利进行及最终疗效。

五、"4R" 理论

"4R" 是指细胞放射损伤的修复（repair）、细胞再增殖（repopulation）、细胞周期时相再分布（redistribution）和乏氧细胞再氧合（reoxygenation）。

（一）亚致死性损伤修复与分割剂量、照射时间

根据放射损伤发生的规律，正常组织可分为早反应组织和后反应组织。早反应组织修复亚致死性损伤（sublethal damage，SLD）的能力低，受到辐射损伤后，主要通过不断地产生子代细胞来弥补放射损伤；后反应组织很少或没有细胞增殖能力，主要通过修复亚致死性损伤来抵御放射损伤。肿瘤的放射反应规律类似于早反应组织。后反应组织损伤是限制肿瘤剂量提高的主要因素之一，在一定的范围内，减少分割剂量可以提高后反应组织的耐受量（或减少放射损伤），而对早反应组织和肿瘤的杀灭效应没有明显影响。分割剂量的大小对于正常组织和肿瘤的放射损伤有不同程度的影响。

组织修复动力学研究表明亚致死性损伤的修复与照射后时间呈指数性关系，用半修复时间 $T_{1/2}$（细胞损伤修复 50%所需时间）来表示。不同组织修复亚致死性损伤的速度不一样。皮肤、肾脏和脊髓的 $T_{1/2}$ 较长（1 小时至数小时），小肠黏膜较短（约 30 分钟），肺和结肠介于两者之间。后反应组织的 $T_{1/2}$ 明显长于早反应组织，在多数情况下可用 1.5 小时来估算，如果两次照射间隔时间为 6 小时，正常组织经过 4 个 $T_{1/2}$ 后已经修复了 93.75%的亚致死性损伤，所以一般要求超分割放射治疗时两次放射治疗的间隔时间至少达到 6 小时。由于脊髓等中枢神经组织的 $T_{1/2}$ 更长，6 小时有可能不够。总之，在一日两次或多次照射的超分割放射治疗中，两次照射的间隔时间应根据 $T_{1/2}$ 尽可能延长，以允许正常组织修复亚致死性损伤。

（二）再增殖与总疗程时间

早反应组织的细胞增殖有利于放射损伤的恢复，急性放射反应在放射治疗后期逐渐减轻；对肿瘤而言，则产生了更多的肿瘤细胞，需用更多的剂量来杀灭它们。后反应组织一般在放射治疗期间不会发生细胞增殖。增殖动力学的研究发现，在放射治疗疗程中，细胞增殖的速率不一，在某一些时间里会出现细胞的加速增殖现象，称为加速再增殖（accelerated repopulation）。在分割放射治疗中，不同肿瘤的再增殖动力学不一样，多数肿瘤的增殖动力学规律还不清楚。从临床资料推测，肿瘤开始加速再增殖的时间是在临床上肿瘤体积开始退缩之时，对多数上皮源性肿瘤而言，如头颈部肿瘤、食管癌、肺癌，肿瘤加速再增殖始于放射治疗开始后的 2～4 周。因此，在分割放射治疗中，在不明显增加放射反应的情况下，应在早反应组织能够耐受的情况下不延长总疗程时间（与常规分割相比），或通过加速放射治疗缩短总疗程时间。

（三）细胞周期中不同时相细胞的放射敏感性与再分布

分裂周期中不同时相细胞对放射的敏感性存在明显的差异。对放射最敏感的是 M 期细胞，G_2 期细胞也较敏感，G_1 早期细胞相对敏感，随着 G_1 期逐步向 S 期发展，放射敏感性也随之降低，至 G_1 后期已呈相对抵抗，S 期细胞对放射呈抵抗性。在分割放射治疗中，照射后细胞群会产生 G_2/M 期细胞阻滞现象，当放射损伤被修复后，受阻的细胞同步在分裂周期中前进。在这种情况下，第二个放射剂量在什么时间给予对细胞群的生存至关重要。若同步化的细胞处于抗放射时相，则放射效应不强；若处于放射敏感相，则杀灭效应大。这种同步化现象是短暂的，细胞群会很快依自己固有的时相比例再重新分布，同步化消失，这就是细胞周期时相的再分布。细胞周期再分布会导致增殖快的细胞群有更多的机会在受到照射时处于放射敏感时相，而增殖很慢或不增殖的晚反应组织细胞基本不进入细胞增殖周期，因而不受此影响。

（四）氧效应与乏氧细胞再氧合

细胞受到低 LET 射线照射后的损伤与氧的存在与否密切相关，氧的存在使得放射损伤加重的现象称为氧效应。低 LET 射线的 OER 为 2.5～3.0。一般认为氧在自由基水平起作用。在无氧状态下，放射损伤大多可以得到修复并恢复正常功能；如有氧的存在，则氧与放射引起的自由基 R·作用产生过氧基 ROO·，这种有机过氧基是靶物质放射损伤不可逆的形式，可以认为氧对放射损伤起到了"固定"的作用。

正常组织中不存在乏氧细胞，肿瘤组织则有明显的乏氧现象。实体瘤的生长需要良好的血供支持，但是肿瘤组织中的血管生成并不能满足肿瘤组织生长的所有需求，富氧区域的肿瘤细胞能够快速生长；完全失去营养供应的区域肿瘤细胞将坏死；介于两者之间的乏氧细胞不至于死亡但生长缓慢，对放射有明显的抵抗性。在组织学检查中发现，肿瘤中总是存在着不同程度的坏死区，甚至多达 50%。因为乏氧肿瘤细胞对放射呈抵抗性，所以使乏氧细胞再氧合成为富氧细胞可以增强放射的杀灭作用。在分割放射治疗中，放射杀灭氧合好的敏感细胞后，肿瘤组织中乏氧细胞的比例会增加，在两次照射的间隔期间这些乏氧细胞会得到再氧合的机会，尤其是照射使肿瘤体积缩小、肿瘤血供得以改善之后，这种再氧合现象更为明显，从而使得乏氧细胞对放射治疗的不利影响大大降低，这种现象可以看作分割放射治疗中肿瘤的自身增敏。但是需要注意的是在单次照射或分次很少的低分割放射治疗中，乏氧细胞在分割间期得以再氧合的机会减少，增加了放射抵抗性。

综上所述，"4R"原理可以简单地概括如下：①晚反应组织对分割剂量的变化比早反应组织更为敏感，修复亚致死性损伤的时间也较长；②早反应组织和肿瘤都有很强的再增殖能力，但是前者的加速再增殖发生得更早，峰值更高；③在分次照射期间，细胞周期时相的再分布对快速增殖的组织有增敏作用；④分次放射治疗期间乏氧细胞再氧合是迅速的，可起到肿瘤组织自身增敏作用。鉴于以上原理，分割放射治疗的基本原则应该是放射治疗所需总剂量应在尽可能短的总疗程时间内给予，每次使用最小的实用剂量。

六、不同时间剂量模式放射生物学基础及方法学

放射治疗的早期阶段，由于对于放射物理和放射生物知识所知甚少，多采用单次较大剂量照射，随着临床放射肿瘤学的发展，发现采用分次照射疗效好，并发症少。分次放射治疗的生物学基础：把一次剂量分成若干次时，由于分次之间正常晚反应组织发生亚致死性损伤的修复，从而保护了正常组织；在总治疗时间足够长的情况下，由于早反应组织干细胞发生再群体化，从而保护了正常组织，但总治疗时间太长，肿瘤干细胞再群体化，也同时降低了肿瘤治疗效果；分次照射之间肿瘤组织的再氧合和肿瘤细胞的再群体化，发挥"自身增敏"的效应。

（一）常规分割放射治疗

1. 放射生物学基础　足够的放射总剂量控制肿瘤，但不增加急性放射反应，合适的总疗程时间使正常组织增殖修复，不太大的分割剂量使晚期放射反应组织得到保护。

2. 方法学　每日 1 次，每次 1.8～2.0Gy，每周 5 次，总剂量由受照射肿瘤的病理形态、部位及靶体积内重要正常组织的耐受性决定（通常为 60～70Gy）。这是对近百年来放射治疗经验的总结而得出的，适用于大多数的肿瘤。

（二）非常规分割放射治疗

常规分割放射治疗（common fractionated radiation therapy，CFRT）的疗效并不满意，即局控率不高，放射后遗症明显。20 世纪 70 年代以来，分割放射生物学研究取得了实质性进展，在此基础上提出了非常规分割放射治疗（altered fractionated radiation therapy，AFRT）。临床试验已证实其对部分肿瘤的疗效优于常规分割放射治疗。

1. 单纯超分割放射治疗（hyperfractionated radiation therapy，HFRT）

（1）放射生物学基础：使用小于常规的分割剂量，提高晚反应组织的耐受剂量，在不增加晚反应组织损伤的基础上提高总剂量，使肿瘤受到更高生物效应剂量的照射，进一步分开早反应组织和晚反应组织的效应差别。增加细胞周期再分布机会和降低细胞杀灭对氧的依赖性，从而提高肿瘤的放射敏感性。

（2）方法学：每次 1.1～1.2Gy，每天 2～3 次，每次间隔时间大于 6 小时，总剂量相对于常规分割治疗增加 15%～20%。特点是同样的总疗程时间可给予较大剂量。

2. 加速超分割放射治疗（hyperfractionated accelerated radiation therapy，HART）　近年来认为肿瘤放射治疗中肿瘤干细胞加速再增殖可能是常规分割治疗局部失败的主要原因，因此可采用缩短疗程的加速超分割放射治疗。

（1）放射生物学基础：除了上述超分割放射治疗的原理以外，主要是通过缩短疗程，降低肿瘤细胞的加速再增殖，提高治愈率。

（2）方法学：目前有以下几种方式。

1）连续加速超分割放射治疗（continuous hyperfractionated accelerated radiation therapy，CHART）：每次 1.4～1.5Gy，每天 3 次，每次间隔时间大于 6 小时，总剂量 50.4～54.0Gy，连续 12 天，包括周末。这是目前疗程最短、周剂量最高的分割方案。其试图在肿瘤加速再增殖尚未开始或程度较轻时结束治疗，同时降低总剂量以减轻急性反应。

2）同期小野加量加速超分割放射治疗（concomitant boost hyperfractionated accelerated radiation therapy，CBHART）：在大野（包括原发灶和淋巴引流区）照射的某一时期加用小野（仅包括临床肿瘤灶）照射，小野每次 1.1～1.5Gy，与大野照射间隔时间大于 6 小时，总剂量 69～72Gy/6 周。对局部来说，分割次数增多，总疗程时间缩短，总剂量在肿瘤内增加，而在周围正常组织不增加或减少，特点是在短时间内肿瘤部位得到大剂量照射。

3）分段加速超分割放射治疗（split-course hyperfractionated accelerated radiation therapy，SCHART）：每次 1.6Gy，每天 2 次，每次间隔时间大于 6 小时，剂量 35.2～38.4Gy/22～24 次后休息 10～14 天，重复上述剂量，总剂量达 70.4～76.8Gy/6～6.5 周。

4）后程加速超分割放射治疗（late-course hyperfractionated accelerated radiation therapy，LCHART）：有资料显示肿瘤加速再增殖主要发生在后半疗程。因此，疗程前半段采用常规分割，后程采用缩野加速超分割照射，同时前半段常规放射治疗刺激正常早反应组织加速增殖，有利于后程耐受加速放射治疗。先常规分割放射治疗 41.4Gy/23 次，然后缩野照射仅包括临床肿瘤灶，每次 1.5Gy，每天 2 次，每次间隔时间大于 6 小时，再照射 9 天，共 27Gy/18 次，总剂量达 68.4Gy/（41 次 · 6.4 周）。

5）逐步递量加速超分割放射治疗（escalating hyperfractionated radiation therapy，EHART）：分割剂量逐步递增，周剂量逐渐增加。其符合疗程中肿瘤加速再增殖逐步加重的趋势，同时有利于正常早反应组织耐受较高剂量的照射。

3. 低分割放射治疗　低分割放射治疗是指在常规分割放射治疗的基础上增加每次分割剂量，减少分割次数，缩短总疗程。临床用到的 X 刀、γ 刀、立体定向放射治疗（SRT）、立体定向放射外科（SRS）治疗、体部立体定向放射治疗（SBRT）均属此种类型。

（马代远　陈　明）

第五节 放射肿瘤学临床应用

一、放射肿瘤学临床地位

现在肿瘤治疗主要手段包括手术、放射治疗、化学治疗、分子靶向治疗和免疫治疗，在这五种治疗肿瘤的方法中，手术、放射治疗都是局部治疗手段。手术的优点是可彻底切除病灶，对正常器官组织可在肉眼、显微镜、内镜等直视下通过灵巧的手术器械和技能充分保护；缺点是切除范围限制了亚临床病灶及高危器官旁的肿瘤切除，容易将无包膜或包膜外的亚临床灶遗留，而且对周围解剖结构复杂、病灶范围广泛、术区暴露不好、明显扩散、有淋巴和血行转移者更加难以奏效。加之出血、创伤、种植转移及内科性疾病的限制，传统手术受限甚多，造成了部分肿瘤治疗停留在较低生存状态。放射治疗应用于临床已 100 多年，自 20 世纪 80 年代以来随着先进影像技术和计算机技术的发展，其高精确性已使正常组织与高危器官得到充分保护，同时由于具备适应证广及依赖解剖、功能分子影像引导等特点，既充分弥补了传统手术限制，又具备了广泛的选择性，故现代放射治疗已成为 21 世纪发展最快、最先进的局部治疗手段之一。放射治疗疗效体现为对多数早期肿瘤有较高的局控率，部分早期肿瘤通过放射治疗就可以根治；对于中、晚期肿瘤，放射治疗可以参与到多学科联合治疗中，取得较好的局控效果和长期生存结果。文献报道，大约 70% 以上的肿瘤患者在治疗的不同阶段需要接受放射治疗，美国每年有约 60% 的肿瘤患者接受放射治疗，中国每年有 50%～70% 的肿瘤患者需要接受放射治疗。1992 年，WHO 报道 45% 的恶性肿瘤可以治愈，其中手术、放射治疗和药物的贡献分别是 22%、18% 和 5%，充分说明了放射治疗在现代肿瘤治疗中的地位和作用。

二、肿瘤局部控制的重要性及常见肿瘤的局部控制剂量

放射治疗是一种肿瘤局部治疗手段，癌症患者在初次诊断时有 65%～72% 的肿瘤为局限性的，当对局限性肿瘤实施放射治疗时，治疗方针应是根治性的。在接受了根治性放射治疗的病例中，30%～50% 的患者将在其后的随诊观察中出现肿瘤未控或者复发，被认为是治疗失败。临床研究发现，提高肿瘤的照射剂量可以提高肿瘤局部控制率，并降低远处转移发生率，提高癌症患者的存活率。在大量的临床总结和实验研究的基础上，已逐步认识到肿瘤在一定范围内是剂量依赖性的，其受到的照射剂量与肿瘤局部控制率密切相关，在局限性肿瘤的治疗中提高肿瘤的局部控制率是肿瘤治疗的关键所在。目前已证明多数肿瘤要取得良好的局部控制效果，所需要的有效生物剂量在 80Gy 或甚至超过 100Gy。过去受到放射治疗技术的限制，放射治疗靶区内若存在正常危及器官，便无法给予肿瘤足够高的根治性剂量，现代精确放射治疗的发展则解决了这一问题，通过提高剂量而不损伤高危器官从而获得局部优秀的控制效果。

不同组织学类型肿瘤、同种肿瘤不同期别、同种肿瘤在不同部位的放射治疗疗效都有着很大的区别。研究表明，不同肿瘤的放射敏感性不同，致死剂量也不同。21 世纪以前按照 TCD95（达到 95% 的肿瘤控制率所需要的剂量）可将肿瘤大致分为三大类：TCD95 为 35～60Gy 的肿瘤，如精原细胞瘤、霍奇金病、非霍奇金淋巴瘤、神经母细胞瘤、Wilms 瘤、组织细胞肉瘤、星形细胞瘤、视网膜母细胞瘤、生殖细胞瘤、T1 期喉癌等，用放射治

疗可以得到很高的治愈率。TCD95 为 60~75Gy 的肿瘤，如口腔癌、喉癌、鼻咽癌、食管癌、膀胱癌、卵巢癌、胶质瘤等。TCD95 为 80Gy 或 80Gy 以上的肿瘤，如乳腺癌、宫颈癌、肺癌、肝癌、肿瘤体积很大的鳞状细胞癌或腺癌等。近年来随着 IMRT/IGRT（图像引导调强放射治疗）的出现，采用单次 5Gy 甚至更高的分次剂量已使部分肿瘤获得了新的治愈希望，如 T1~T2 期的肺癌，采用大分割、少分次的放射治疗获得了与手术一样的治疗效果。同时，以体部立体定向放射治疗（SBRT）为代表的新的精确放射治疗模式使肿瘤的剂量决策绝非简单的 TCD95 剂量范围能概括，为放射生物学研究提出了新的思考。

三、放射治疗的适应证与禁忌证

对一个具体患者来讲，是否采用放射治疗则应具体问题具体分析，按照肿瘤治疗的原则，以及肿瘤治愈的可能性、放射性损伤发生率及患者的全身耐受情况，综合考虑后制订治疗方案，对不能或不宜进行放射治疗的患者要把握原则，不能勉强行事，以免造成无法挽回的后果。

（一）临床放射治疗适应证

1. 首选放射治疗　适用于对放射线较敏感且多以局部侵犯为主的肿瘤，这类肿瘤经根治性放射治疗后多能达到治愈肿瘤、保存器官功能的效果，如鼻咽癌、喉癌、口咽癌、下咽癌、上段食管癌、小细胞肺癌、恶性淋巴瘤、阴茎癌、宫颈癌、前列腺癌、肛管癌、皮肤鳞状细胞癌等。部分良性病变也能通过放射治疗得到根治，如骨巨细胞瘤、朗格汉斯组织细胞增生症、瘢痕症等。

2. 次选放射治疗或配合手术进行放射治疗　对临床多数中、晚期肿瘤来说，手术难以切净或术后复发的危险性较大或因为内科原因不能手术时，可在手术前、手术后进行放射治疗以提高疗效。如颅内肿瘤、口腔癌、上颌窦癌、下咽癌、中下段食管、肺癌、胸腺瘤、乳腺癌、胃癌、肝癌、胰腺癌、直肠癌、膀胱癌、软组织肉瘤等可进行此类治疗。

3. 术中放射治疗　顾名思义，外科手术过程中进行的放射治疗就被称为术中放射治疗（intraoperative radiation therapy，IORT）。对于非根治性切除肿瘤、残留病变区、可能产生肿瘤复发区域、手术不能切除的肿瘤，均可以在手术过程中给予相应部位一次大剂量照射。术中放射治疗的适应证包括早期乳腺癌、软组织肉瘤、局部晚期直肠癌、胰腺癌、胃癌、盆腔复发肿瘤等。

4. 姑息性放射治疗

（1）止痛：各种肿瘤溶骨性转移所导致的疼痛均可采用放射治疗止痛，有效率约为80%。

（2）止血：头颈部癌、宫颈癌出血时，在采取局部止血措施的基础上，大剂量外照射或近距离治疗均可有效止血。

（3）解除梗阻或压迫：脊柱转移肿瘤一旦确诊应尽早行放射治疗，截瘫发生前放射治疗多能有效防止截瘫，截瘫发生后应争取在 2 周内照射，以利恢复，同时联用皮质激素或脱水剂以暂时减轻脊髓压迫。上腔静脉压迫综合征或大范围肺不张时均可先局部放射治疗，解除梗阻、缓解症状。

（4）寡转移的肿瘤患者，可以通过立体定向放射治疗达到改善症状、延长生存期的效果，如脑转移或者肝转移的患者。

（二）临床放射治疗禁忌证

一般而言，放射治疗不存在绝对的禁忌证，但是在临床放射治疗实施中下列一些情况需要引起重视，出现以下情况可暂停或暂不考虑放射治疗。

1. 晚期肿瘤造成的严重贫血、恶病质、昏迷患者。

2. 肿瘤侵犯已出现严重合并症，如食管癌瘘管形成、中耳癌穿破鼓室盖、肺癌伴大量胸腔积液等。

3. 外周血常规水平过低（如白细胞 $<2\times10^9/L$，血红蛋白 $<60g/L$，血小板 $<50\times10^9/L$）。

4. 伴严重肺结核、心脏病、肾脏病或其他使患者随时发生危险的疾病，而放射治疗可能加剧病情致命者。

5. 接受过根治量放射治疗的组织器官已有放射损伤出现时一般不宜行再程放射治疗。

四、放射治疗的目的及临床应用

（一）放射治疗的目的

放射治疗是尽可能给予一定体积肿瘤准确的、均匀的剂量，而周围正常组织尽量不受或少受照射，达到最大限度消灭肿瘤，同时又最大限度保护正常组织的目的，最终结果是既控制肿瘤又保证患者的生活质量。按照放射治疗的目的可以分为根治性、姑息性、挽救性放射治疗。

1. 根治性放射治疗 其指在足够放射治疗剂量照射以后，肿瘤可以治愈，患者可以获得长期生存，在治疗过程中或者治疗以后可能会有放射治疗引起的毒性反应，但应在可以控制、可以耐受的限度内。

2. 姑息性放射治疗 其指对通过放射治疗已经不可能治愈的肿瘤，给予低于根治剂量的照射，以达到缓解症状、延长生命、改善有限生存时间内的生活质量的目的。姑息性放射治疗常用于晚期患者，如肿瘤骨转移引起疼痛或脊髓压迫症状，脑转移产生了中枢神经症状，肺癌原发肿瘤或者转移淋巴结引起上腔静脉压迫综合征等，通过一定剂量的放射治疗可以减轻患者痛苦，缓解临床症状，以维持或改善患者的生活质量。

3. 挽救性放射治疗 某些恶性肿瘤在其他学科系统治疗中或者治疗后，如果肿瘤残留或者未得到控制，往往需要进行挽救性放射治疗。挽救性放射治疗既可以是根治性的，也可以是姑息性的。如淋巴瘤化疗中或者化疗后、前列腺癌术后或者内分泌治疗失败或者未得到控制时，均可以进行挽救性放射治疗达到根治或者控制疾病进展的目的。

应当指出，治疗目的的区分是相对的，应随着疗程中病情的变化及时更改。如原定姑息性放射治疗的食管癌经一定剂量照射后，患者的全身情况和病变局部都有较大改善，应及时改为根治性放射治疗；相反，如原定根治性放射治疗的肺癌，治疗中出现骨转移等远处转移，应及时改为姑息性放疗或化疗等。

（二）放射治疗临床应用

1. 放射治疗为首选根治方法

（1）鼻咽癌：鼻咽癌是我国常见恶性肿瘤之一。鼻咽位于头面部正中比较深的位置，周围有许多重要的血管、神经和骨性结构，解剖视野狭窄，手术治疗难以达到根治效果。

鼻咽癌多为低分化鳞状细胞癌，对放射中等程度敏感，所在周围正常组织对放射线耐受性较好，头颈部易固定，器官运动小，放射治疗已成为公认和有效的根治性治疗手段。即使有脑神经损伤、颅底骨质破坏，或者颈部淋巴结转移，放射治疗联合化疗或者分子靶向治疗的综合治疗也能使患者长期生存。放射治疗技术主要采用外照射对原发灶和颈部淋巴结进行放射治疗，常规分割照射，每次 1.8～2.2Gy，总剂量为 66～76Gy/6～7 周。鼻咽癌总的 5 年生存率为 40%～70%，Ⅰ期为 90%以上，Ⅱ期为 70%～80%，Ⅲ期为 50%～70%，Ⅳ期为 30%～50%。近年来由于调强放射治疗（IMRT）在鼻咽癌中的广泛应用，其放射治疗疗效进一步得到提高。

（2）早期声门型、声门上型喉癌：早期声门型喉癌，病变局限，极少有淋巴结转移，放射治疗的效果与手术相仿，照射剂量 66～70Gy/33～35 次。对于早期声门癌，国外研究认为分次剂量＞2Gy 可进一步提高局控率，照射剂量 63～65.25Gy/28～29 次，5 年生存率可以在 90%以上。而放射治疗的主要优点在于能保留喉的功能，即使放射治疗失败，再做手术治疗仍可以获得较好的疗效。声门癌只照射肿瘤局部，不预防照射淋巴引流区，而声门上型喉癌一般需要做颈部淋巴引流区的预防照射。

（3）早期口腔、口咽癌（如早期牙龈癌、唇癌、舌根癌、软腭癌、扁桃体癌等）：常见肿瘤有鳞状细胞癌、恶性淋巴瘤、未分化癌等。由于解剖部位的特点，手术切除可能不彻底，或对口腔解剖结构和生理功能影响较大。而放射治疗后器官功能保护更好，效果较好。对上皮来源的肿瘤，6～7 周照射 60～70Gy/30～35 次，原发灶的治疗方式主要为单纯外照射。对恶性淋巴瘤，大多需要进行化疗与放疗的综合治疗，放射治疗为 5 周左右照射 36～50Gy/18～25 次。对一些比较晚期的肿瘤，采用加速超分割的方法。

（4）颈段、胸上段食管癌：颈段及胸上段食管癌，由于解剖部位的限制，手术治疗的彻底性存在问题，同时手术也会造成解剖结构改变影响术后功能和生活质量。颈段及胸上段食管摆动度小，位置相对固定，因而放射治疗成为首选的治疗方法，分次剂量一般为 1.8～2.0Gy，国内常规总剂量 60～66Gy/30～33 次，NCCN（美国国立综合癌症网络）指南推荐则为 50.4Gy/28 次。早期食管癌根治性放射治疗 5 年生存率可以达到 30%～70%。

（5）Ⅰ～Ⅱ期霍奇金淋巴瘤、ⅠE 期鼻型 NK/T 淋巴瘤：长期以来采用大面积扩大野照射Ⅰ～Ⅱ期霍奇金淋巴瘤取得了很好的临床疗效，病灶剂量为 36～40Gy，预防区剂量为 30Gy，5 年生存率在 80%以上。ⅠE 期鼻型 NK/T 淋巴瘤对放射治疗比较敏感，对化疗抗拒，中国医学科学院肿瘤医院报道采用单纯放射治疗治疗ⅠE 期鼻型 NK/T 淋巴瘤，50～56Gy/20～28 次，5 年生存率在 70%以上。对于早期具有临床预后不良因素的Ⅰ～Ⅱ期霍奇金淋巴瘤、鼻型 NK/T 淋巴瘤患者，要配合进行全身化疗。

（6）阴茎癌：阴茎癌的治疗方法有手术、放疗、激光、化疗。对于年轻患者来说，阴茎功能及器官完整性尤为重要，手术切除后可能导致心理和生理障碍。因此对于早期阴茎癌，可首选放射治疗，采用放射治疗后的患者 90%以上可以保留性功能，总剂量为 60～65Gy/30～33 次。早期阴茎癌单纯放射治疗后 5 年生存率可达 90%以上。

（7）宫颈癌：宫颈癌是我国严重威胁女性健康的一种肿瘤疾病。宫颈癌的治疗目前常用手段为放疗、手术、化疗。对于早期宫颈癌患者（Ⅰ～ⅡA 期）来说，根治性放射治疗与根治性手术治疗疗效相似。而对ⅡB 期以上的宫颈癌，则推荐进行以放射治疗为基础的同步放化疗。宫颈癌的根治性放射治疗需要分为盆腔外照射和近距离后装治疗两个部分，盆腔外照射 45～50.4Gy/25～28 次，近距离放射治疗 4～6 次，每次 6～7Gy，在邻近正常器官可耐受范围内，宫颈局部生物等效剂量可提高至 85～90Gy。经放射治疗后的 5 年生存率，Ⅰ期为 90%～100%，Ⅱ期为 70%～80%，Ⅲ期为 50%～60%，Ⅳ期还能达到 20%～30%。

（8）前列腺癌：前列腺癌是欧美男性最常见的恶性肿瘤，随着我国普查率的上升，其发病率也在升高。放射治疗是局限期和局部晚期前列腺癌的根治性手段。适应证为 T1～T4N0～N1M0 的肿瘤。放射治疗技术包括外照射和近距离放射治疗。前列腺癌只要是局限期，就可以通过放射治疗得到控制，具有良好的生存率。采用常规分割治疗时总剂量应不低于 76Gy。有条件的单位也可以采用大分割剂量方案，如 67.5Gy/25 次或者 70Gy/28 次。局部晚期前列腺癌采用放射治疗联合内分泌治疗可以进一步提高疗效。

（9）肛管鳞状细胞癌：肛管鳞状细胞癌占所有肛管癌的 75%，中位发病年龄为 60 岁。过去，肛管癌的治疗以手术治疗为主，但由于需要永久性结肠造瘘，影响患者的生活质量和社交能力。越来越多的临床研究结果证实，放射治疗逐渐成为治疗肛管鳞状细胞癌的主要手段。以氟尿嘧啶为基础的同步放化疗成为肛管鳞状细胞癌的标准治疗方案。原发灶放射治疗剂量为 54Gy/30 次，按照 AJCC 分期，T1、T2、T3、T4 病变的 5 年生存率分别为 68.5%、58.9%、43.1%、34.3%。

（10）头、面、颈部皮肤癌：皮肤癌最常见的两种病理类型是鳞状细胞癌和基底细胞癌，采用的治疗方式可以为手术、放射治疗、冷冻治疗、激光治疗、电灼治疗等。皮肤癌好发于面部及头颈部，这些部位的皮肤癌如果采用手术等有创性治疗，很可能遗留瘢痕。鳞状细胞癌对放射线中度敏感，基底细胞癌对放射线高度敏感，头面部血供丰富，放射治疗耐受性好。放射治疗既可达到根治肿瘤的目的，又能保存外观和功能，可作为首选。放射治疗前需明确病理及通过影像学等检查明确病灶范围及浸润深度。放射源首选电子线，其次为接触 X 射线或浅层 X 射线，照射野边缘应超过肿瘤 0.5～1cm，肿瘤边界不清者，则将边缘外扩 3～4cm，应注意保护周围正常组织。根据病变大小采用垂直、切线或多野照射。常规分割放射治疗每次 1.8～2.0Gy，一般肿瘤剂量 60～70Gy/6～8 周。局限的皮肤基底细胞癌和鳞状细胞癌放射治疗后 5 年生存率可以达到 80%～90%，皮肤黑色素瘤单纯放射治疗效果较差，需要手术、放化疗及生物治疗配合。

2. 放射治疗为主要治疗手段

（1）颅内肿瘤：中枢神经系统肿瘤发病率约为 6.5/10 万，除了部分良性或者低级别肿瘤可以单纯手术治疗外，大部分需要行手术或者手术活检联合放射治疗的综合治疗。以中枢神经系统恶性肿瘤中发病率最高的胶质瘤为例，低级别具有高危因素的胶质瘤或者高级别胶质瘤，均需要行术后放射治疗，术后放射治疗采用常规分割方案，总剂量一般为 50～60Gy。此外，室管膜瘤、颅咽管瘤、髓母细胞瘤、生殖细胞瘤、淋巴瘤等，其治疗过程中也需要放射治疗的密切参与，根据患者病情，可能还需要行全中枢的放射治疗。随着国内螺旋断层放射治疗和质子放射治疗技术的开展，全中枢放射治疗技术日臻成熟，可更好地保护周围组织，降低放射治疗不良反应。原发中枢神经系统肿瘤生存率差异较大，除了和病理学类型及基因表型相关外，是否进行规范的手术、手术完整切除率及术后是否进行放射治疗也是影响因素。

（2）口腔癌：对于口腔癌早期病变，手术和放射治疗的疗效相当，中晚期则建议行术前或者术后放射治疗。如早期的唇癌、舌体癌、口底癌做外照射加间质插植放射治疗既能获得较好的疗效，又能保留器官的功能。同侧的颈部淋巴结行颈部淋巴结清除术，5 年生存率可以达到 90%以上。较晚期的肿瘤则行术前放射治疗或者术后放射治疗，不能手术的患者则可采用同步放化疗的综合治疗手段或者姑息放射治疗。

（3）鼻腔鼻窦癌：鼻腔鼻窦恶性肿瘤占全身恶性肿瘤的 0.5%～2%，其中鼻腔恶性肿瘤占 47.9%～55.3%，上颌窦恶性肿瘤占 34.1%～40.3%。综合治疗是鼻腔鼻窦癌的主要治疗手段。凡有手术指征的鼻腔鼻窦癌，均可计划性地采用术前放射治疗来提高肿瘤完整切除率和局控率，一般术前放射治疗剂量为 60Gy 左右，经评价后采用根治性手术或者继续补量至 70Gy 的根治性放射治疗剂量。对于放射抗拒的病理学类型，如黏液表皮样癌、腺样囊性癌等，应考虑行术后放射治疗，术后放射治疗瘤床区剂量为 60～66Gy/30～33 次。对于分期晚或者组织分化差的肿瘤，应考虑行颈部淋巴结的预防照射。经过规范治疗后的鼻腔鼻窦癌 5 年生存率为 35%～60%。

（4）精原细胞瘤：睾丸肿瘤切除加高位精索结扎术后需做淋巴引流区的放射治疗。照射范围为腹主动脉旁和髂血管旁淋巴区，剂量为 25～30Gy/13～15 次，治疗 3 周。治疗后 I 期病例生存率达 90%以上。对有远处转移，如纵隔、锁骨上区转移者，除用全身化疗外，局部放射治疗仍有一定的疗效。

（5）喉癌：对III期的声门型喉癌，仍可以先行放射治疗，若失败，再行手术治疗。但声门下肿瘤，尤其是累及咽后壁或梨状窝者，放射治疗或手术的效果均较差。声门区肿瘤的淋巴结转移很少，一般不做颈淋巴结的预防性放射治疗。而声门上或声门下肿瘤的颈淋巴结转移率较高，要行颈淋巴结的预防性放射治疗。然而，一旦出现颈淋巴结转移，即使体积较小，其对放射线不敏感，因而常需要行颈部淋巴结清除术。对较晚期的声门上或声门下肿瘤，可以先给予诱导化疗，若化疗后肿瘤退缩良好，可以给予根治性放射治疗；若退缩不好，则行手术治疗。

（6）喉咽癌：喉咽癌由于解剖位置相对不明显，起病隐匿，患者就诊时往往已经是局部晚期。早期喉咽癌可以采用根治性放射治疗，而中晚期患者则需要采用多学科临床合作，如诱导化疗、根治、直接选择手术或临床研究。喉咽癌术前放射治疗剂量为 50Gy，根治剂量为 70Gy，同时需要行颈部淋巴结引流区的预防照射。I～II 期根治性放射治疗 5 年生存率为 50%～60%，晚期病变则总体疗效不佳，5 年生存率接近 0%。

（7）食管癌：初诊能手术的食管癌病例不到全部患者的 1/4，胸中下段食管癌可行手术治疗，但放射治疗是重要的辅助治疗手段。对于局部晚期病例或区域淋巴结转移的患者，可行术前放射治疗减瘤及术后瘤床、吻合口及区域淋巴结引流区的预防照射。术前放射治疗剂量为 41.4Gy/23 次，术后预防放射治疗剂量为 50.4～54Gy/28 次。5 年生存率在颈、胸段食管癌为 20%～30%，中下段为 10%左右，如用非常规的后程加速照射方法，疗效可能会改善。

（8）肺癌：临床上一般只有 30%病例有剖胸探查指征，其中还有部分病例的肿瘤不能切除，即使早期患者也有很大一部分因为基础心肺功能差无法耐受手术，因而放射治疗成为肺癌主要的局部治疗手段。非小细胞肺癌一般采用手术、放疗、化疗和分子靶向治疗的综合治疗，对局部晚期患者，若能手术切除，应辅以术后或术前放射治疗，局部无法切除的病灶，常用放疗加化疗的方法，60Gy 是目前同步放化疗时的标准剂量。

2012 年，SBRT 成为 NCCN 推荐的不能耐受手术的早期周围型非小细胞肺癌的首选治疗。小细胞肺癌以化疗和放疗为主，采用 EP 化疗方案和加速超分割放疗，5 年生存率可达到 26%。多数非小细胞肺癌治疗失败的主要原因是远处转移，5 年生存率在放疗或加用化疗后，Ⅰ期为 30%～40%，Ⅱ期为 10%～20%，Ⅲa 期为 5%～10%，Ⅲb 期＜5%。

（9）胸腺瘤：胸腺瘤发病率低。外科手术是胸腺瘤的首选治疗方法。对于浸润型胸腺瘤，目前建议予以术后放射治疗。Ⅰ期胸腺瘤完整切除后不需再行放射治疗，但对于Ⅱ～Ⅳ期胸腺瘤，需根据实际情况，补充术后放射治疗。胸腺瘤放射治疗一般采用常规分割法，未能完整切除的根治性放射治疗剂量为 60～70Gy，镜下残留病灶为 54～60Gy，完整切除的预防照射剂量为 50Gy。对于周围浸润明显的胸腺瘤，也可采用术前放射治疗来提高手术完整切除率。

（10）乳腺癌：Ⅰ～Ⅱ期患者做保留乳房手术和术后乳房、胸壁区根治性放射治疗，疗效与根治性手术相仿。放射范围包括全乳房与区域淋巴结。目前针对全乳放射治疗的患者，建议优选大分割放射治疗，20～42.5Gy/15～16 次，美容效果满意率可达 75%以上。对Ⅲ期浸润性乳腺癌，在根治术后，应对以下的患者做胸壁和淋巴引流区的预防性照射：①原发肿瘤直径＞5cm；②皮肤或胸壁肿瘤浸润，多灶性肿瘤；③手术标本中肿瘤距切缘＜2cm；④腋淋巴结转移数≥4 个。术后放射治疗能减少淋巴结转移的发生率，提高长期生存率。目前乳腺癌的基础和临床研究正在不断推进多学科治疗的理念和方式，随着乳腺癌基因亚型更细致的分类，乳腺癌的放射治疗剂量及照射范围也会更加个体化。

（11）胃癌：胃癌是中国常见恶性肿瘤之一。随着胃镜筛查工作的展开，越来越多的早期胃癌可以通过检查早期发现，Ⅰ期胃癌 5 年生存率可达 80%以上。手术是胃癌的主要治疗手段，但局部进展期胃癌术后仍有较高的复发风险。胃癌术后放射治疗的适应证：R1（显微镜下有残留）和 R2（肉眼可见有肿瘤残留）切除术后；R0（显微镜下无残留）切除，D0（第一站淋巴结 N1 未完全清除）或者 D1（第一站淋巴结 N1 完全清除）切除术后，T3～T4 或者任何 T，N+的患者；D2（第二站淋巴结 N2 完全清除）切除术后，T3～T4 或任何 T，N+患者。术后放射治疗靶区包括瘤床、吻合口、区域淋巴结。

（12）肝癌：中国肝癌发病率居恶性肿瘤发病率的第三位，死亡率居第二位。外科手术切除和肝移植是根治性治疗的主要手段。对于不能耐受手术的患者，可以考虑行根治性 SBRT；切缘不安全或者切缘阳性的肝癌患者也需接受术后放射治疗；不能切除的肝癌可以行肝动脉栓塞化疗联合放疗，1～2 周期经导管动脉化疗栓塞术后予以调强放射治疗，可以提高总体反应率和生存率。

（13）胰腺癌：胰腺癌疗效极差，5 年生存率仅为 2%～3%，80%～90%的胰腺癌就诊时已经无法手术切除。因此，放射治疗在胰腺癌中很有价值，包括术前放射治疗、术中放射治疗、术后放射治疗及粒子植入等。常规分割方式下的 IMRT 剂量为 50～54Gy，SBRT 在胰腺癌中的应用同样得到认可，尤其在不可切除胰腺癌中可以获得不错的局部控制率，降低不良反应发生率。

（14）直肠癌：放射治疗在直肠癌中的应用贯穿整个治疗过程，包括术前放射治疗、术中放射治疗、术后放射治疗及复发转移直肠癌的姑息放射治疗。对于局部晚期的直肠癌，术前同步放化疗为推荐的首选方案，其既可以使手术完整切除率提高，又可以提高患者保肛率，改善术后生活质量。术后放射治疗适应证为Ⅱ～Ⅲ期可切除直肠癌，术后放射治疗采用常规分割法。

3. 放射治疗为姑息治疗手段

（1）骨转移病灶的止痛放射治疗：骨是恶性肿瘤远处转移最常见的部位，约占远处转移的一半，以乳腺癌、肺癌、前列腺癌和甲状腺癌最常见，90%是多发转移。患者一般存在明显的疼痛和一定程度的活动不便。放射治疗对骨转移，尤其是溶骨性病变有较好的止痛作用，疼痛缓解有效率可达 60%～80%。对于脊椎转移的局部放射治疗可预防截瘫发生，对椎体和肢体长骨病灶的放射治疗还可防止病理性骨折的发生。骨转移诊断确立以及放射治疗开始越早，疗效越好，常用剂量分割模式是 30Gy/10 次，20Gy/5 次，或者 8Gy/1 次。

（2）脑转移病灶的放射治疗：24%～40%的颅外肿瘤可以出现脑转移，可累及脑实质、脑神经、脑膜、脑血管，其中脑实质转移最常见，其中 80%在大脑半球，15%在小脑，5%在脑干。最容易出现脑转移的肿瘤为肺癌、乳腺癌、黑色素瘤和消化道肿瘤。70%以上的颅内转移性肿瘤可引起颅内压增高、中枢神经定位症状等。多发性的脑转移瘤，常给予全脑照射，3Gy/次，共 10 次，或 2Gy/次，共 20 次，然后针对头部转移灶局部加量放射。孤立转移病灶可以采用手术联合瘤床区放射治疗或者单纯放射治疗。

（3）上腔静脉压迫综合征的放射治疗：上腔静脉压迫综合征是由上腔静脉被压迫或被阻塞而产生的急性或亚急性综合征，可表现为颈面部充血肿胀、胸颈部静脉曲张、轻中度呼吸困难等。主要的病因是肺癌、非霍奇金淋巴瘤、纵隔转移癌等。75%以上的上腔静脉压迫综合征由肺癌引起。放射治疗可以较快速缓解上腔静脉的压迫症状，常用的剂量分割为 3～4Gy/次，照射 3～5 次。

五、放射治疗在恶性肿瘤综合治疗中的应用

放射治疗和化学治疗的综合治疗

综合治疗不是几种治疗方案的简单堆砌，也不是这种治疗方案失败了就去寻求另一种治疗方案，而是预先设计好，有目的、有计划且合理地根据患者实际病情，安排各种治疗模式的有机整合，这才是真正的综合治疗。

1. 放射治疗与化学治疗联合治疗的目的　放化疗可提高肿瘤局部控制率，降低远处转移率，有效保存正常组织、器官结构和功能。肿瘤局部和区域治疗失败是恶性肿瘤致患者死亡的重要原因之一。多数肿瘤被认为是全身性疾病，在治疗局部疾病的同时需要消灭亚临床病灶才能使疾病得到较好的控制，如乳腺癌、白血病、淋巴瘤、小细胞肺癌等。因此，在采用放射治疗对局部进行治疗的同时，需要使用化疗药物杀灭放射治疗靶区范围之外的亚临床病灶，以降低远处转移病灶出现的概率。放化疗可使部分肿瘤患者避免手术和由此所致的器官缺如，减轻功能降低或丧失。

2. 化学治疗和放射治疗综合治疗的生物学基础

（1）化学治疗和放射治疗独立的肿瘤杀灭效应：这是最基本的化、放综合治疗的模式，即化、放疗间肿瘤杀灭效应无交互作用，也无治疗不良反应的重叠，使用全量化疗和放疗能产生优于其中任一治疗方法的肿瘤杀灭效应。

（2）空间联合作用：放疗和化疗分别作用在同一疾病的不同病变部位，两种治疗方法间无相互作用。如化、放疗综合治疗儿童淋巴细胞白血病，化疗用于消灭全身疾病，放

射治疗作用于药物所难以到达的脑等部位的亚临床灶。再如放疗后辅助化疗，放疗控制肿瘤的局部病灶，用化疗来消灭野外的亚临床病灶。

（3）提高杀灭肿瘤的效应：放化疗综合治疗产生疗效高于或等于两种治疗方法独立应用所产生的疗效之和。化疗药物起着类似放射增敏剂的作用。这些药物增加肿瘤放射敏感性的确切机制尚不清楚。其机制可能涉及：①化疗药物改变了肿瘤中各亚群的分布，使肿瘤细胞聚集在放射敏感期内，即 G_2/M 期，如紫杉醇（TAX）；②化疗药物改变乏氧细胞的氧代谢，如顺铂（DDP）；③化疗药物直接作用于乏氧细胞，如丝裂霉素（MMC）；④化疗药物抑制潜在或亚致死性损伤的修复，如 DDP、多柔比星（ADM）。

（4）正常组织的保护作用：如放射治疗前应用诱导化疗，可使瘤体缩小，进而根据化疗后瘤体大小再给予较小照射野的放射治疗，可有效保护正常组织或器官。另外化疗使肿瘤缩小改善了瘤体血液循环，提高了肿瘤细胞氧代谢和放射敏感性从而提高肿瘤放射治疗疗效。

（5）阻止耐药肿瘤细胞亚群出现：化疗耐药多起因于药物激活或改变靶细胞膜、细胞内的酶及药物作用后细胞内信号传导系统。放射线直接作用于细胞核内的 DNA，放射治疗耐受多起因于 DNA 损伤和修复的酶系统变化。尽管化、放疗间有一定交叉耐受，但仍有相当多肿瘤细胞表现出对某一治疗方式耐受，而对另一治疗仍保持一定敏感的特性。因此，化、放疗联合治疗可以有效阻止耐药肿瘤细胞亚群的产生。

（6）降低放射治疗剂量：这是最根本的预防正常组织和器官急性和后期放射损伤的方法。如精原细胞瘤、恶性淋巴瘤，可以通过化疗来有效地降低放射治疗剂量。根据放射生物学理论推测，一个重 100g 的肿瘤，内含 1% 肿瘤干细胞，若利用常规放疗约需 60Gy/30次；若利用化疗，使肿瘤缩小 90%，达到相同治疗效应，放疗剂量可降低到 54Gy；若肿瘤完全消退，放疗剂量可减至 40Gy。

3. 化学治疗和放射治疗综合治疗方法

（1）序贯疗法（CT-RT 或 RT-CT）：一种疗法全疗程治疗完成后，再给予另一种疗法全疗程治疗的模式被称为序贯治疗。可分为全疗程化疗-全疗程放疗和全疗程放疗-全疗程化疗两种。该模式主要优点是避开了两种治疗方法同步应用时毒副作用的叠加，对患者的毒副作用小。主要缺点是治疗强度小，肿瘤杀灭效应低。

（2）同步治疗（CT+RT）：是指在放射治疗疗程中同步使用化学治疗。若同步治疗中，放射治疗疗程分段进行称间隙性同步治疗，反之为持续性同步治疗。化、放疗同步治疗缩短了总疗程，提高了单位时间剂量强度，减少了肿瘤细胞治疗过程中加速再增殖及抗治疗肿瘤细胞亚群出现的概率，肿瘤杀灭效应较强。同步化、放疗提高了肿瘤治疗效应，同时也增加了正常组织治疗不良反应。剂量掌握不好可能导致疗程中断，从而抵消了放化疗同步治疗的优势，如鼻咽癌、宫颈癌、胶质瘤的同步放化疗。

（3）交替治疗（CT-RT-CT）：指在放射治疗前后穿插应用化疗。通常该治疗方法较化、放疗同步应用方式降低了治疗的毒副作用。如小细胞肺癌、淋巴瘤的化疗与放疗的交替进行，被形象地称为夹心饼干治疗。

4. 放射治疗和手术的综合治疗

（1）术后放射治疗：手术仍然是大多数实体性肿瘤主要的治疗手段，但是几乎所有肿瘤手术后，有亚临床灶残留或肉眼残留的患者均有接受术后放射治疗的指征。对于生长局限、无远处转移、术后残留少（如为镜下残留）且周围组织可耐受高剂量照射的恶性肿瘤，术后放射治疗可明显提高肿瘤的局部控制率。对于恶性程度高，早期易发生远处转移的恶性肿瘤，术后放射治疗能否提高患者的长期生存率尚无明确结论。需要进行术后放射治疗的肿瘤包括局部晚期或伴有颈部淋巴结转移的头颈部肿瘤、非小细胞肺癌、乳腺癌、直肠癌、食管癌、胃癌、肝癌、前列腺癌等。

（2）术前放射治疗：术前放射治疗也是肿瘤手术治疗的一种辅助手段。通过术前放射治疗，可以杀灭肿瘤周围亚临床病灶，使一部分肿瘤退缩，达到降低分期的效果；同时变癌性粘连为纤维性粘连而提高手术切除率，使这部分不能手术切除的肿瘤变得可以手术切除；还可降低肿瘤细胞活性，使瘤床微血管、淋巴管闭塞，减少手术时肿瘤播散的可能。目前，越来越多的文献赞成术前放疗和化疗的联合应用，称为新诱导治疗（neoadjuvant therapy），来替代单一的术前放疗或化疗，这样有可能会增加肿瘤的退缩率，从而增加手术的切除率，达到提高肿瘤局部控制率和患者生存率的目的。可以采用术前放射治疗的肿瘤包括鼻腔鼻窦癌、非小细胞肺癌、食管癌、胰腺癌、直肠癌等。

（3）术中放射治疗：术中放射治疗是通过手术切除肿瘤，或暴露不能切除的肿瘤，尽可能避开正常组织和器官，对肿瘤或残存肿瘤、肿瘤床和淋巴引流区，进行直接近距离照射。目前常使用电子线，采用限光筒直接拦入靶区，进行一次性大剂量的照射。术中放射治疗可单独使用，也可与外照射结合使用。术中照射还可和手术中留置施源管，手术后进行近距离照射相结合应用，需要根据不同肿瘤的情况选择不同的照射方式。目前术中放射治疗常用于乳腺癌、胰腺癌、胃癌、直肠癌、盆腔复发转移肿瘤、软组织肉瘤，作为一种有效的手术补充治疗手段，在综合治疗中占有一席之地。

六、放射治疗疗效及并发症评估

（一）放射治疗疗效的评估

1. WHO 标准　肿瘤治疗的近期疗效通常以治疗结束时患者肿瘤情况作为判定依据，分为 CR、PR、NC、PD 四个级别，远期疗效通常以治疗后患者的 1、3、5、10 年生存率为判定依据，一般认为应以远期疗效为最终标准，国际通用的是卡-迈曲线，这里仅介绍放射治疗近期疗效判定标准，如表 11-5-1。

表 11-5-1　实体肿瘤放射治疗近期疗效的分级标准

分级	标准
CR	所见肿瘤病变完全消失至少维持 4 周以上
PR	肿瘤病灶的最大直径及其最大垂直径（两径）的乘积减少 50% 以上，维持 4 周以上，无新病灶出现
NC	肿瘤病灶的两径乘积缩小 50% 以下或增大 25% 以下，无新病灶出现
PD	肿瘤病灶的两径乘积增大 25% 以上或出现新病灶（包括转移）

2. 实体肿瘤客观疗效评定新标准　上述标准自 1979 年 WHO 提出以来，得到了广泛应用，但也发现了其弊端。1998 年，欧洲癌症研究与治疗组织（EORTC）、美国国家癌症研究所（NCI）及加拿大国家癌症研究所（NCIC）提出实体瘤疗效评价标准（RECIST），它与 WHO 标准的比较见表 11-5-2。

表 11-5-2　WHO 标准和 RECIST 的比较

项目	WHO 标准	RECIST
测量对象	肿瘤两个最大径	肿瘤最长径的总和
疗效定义		
完全缓解 CR	肿瘤完全消失	可测量肿瘤完全消失
部分缓解 PR	肿瘤缩小超过 50%	测量径线缩小超过 30%
稳定或无效 SD/NC	肿瘤缩小不足 50%	非 PR/PD
	或增大未超过 25%	
进展 PD	肿瘤增大超过 25%	肿瘤增大超过 20%
	或出现新病灶（包括转移）	或出现新病灶

（二）放射治疗并发症评估

任何治疗措施都是有利有弊的，放射治疗亦不例外，放射线作用于肿瘤患者的正常组织后总会产生一定的生物效应，但总体来讲放射治疗的副作用较小，比手术、化疗易接受。

1. 放射治疗反应与放射损伤　放射治疗并发症在允许范围内的称为放射反应，如轻微咳嗽、皮肤发痒等，而另一部分后果比较严重的称为放射损伤，如放射性脊髓炎、放射性肺炎、放射性脑炎等，重者可以危及生命。放射反应与放射损伤并无绝对界限，早期可以是放射反应，逐渐加重变成不可逆的放射损伤。同时针对不同的个体，放射性损伤的剂量水平可能存在很大差异，难以预测，临床需密切观察。

2. 放射治疗并发症的分类

（1）按部位分为全身反应和局部反应：照射肿瘤会不可避免地照射肿瘤周围的正常组织和器官，因此会产生不同的放射并发症。全身反应主要有乏力、体重下降、厌油、睡眠差、食欲下降、恶心、呕吐等非特异性反应。局部反应主要发生在射线照射的部位，千伏级 X 线照射的皮肤反应要比其他射线明显，主要有红斑、色素沉着和干性脱皮，严重者可发生湿性脱皮。口腔、口咽、鼻腔、食管、直肠的黏膜可以产生放射性黏膜炎而充血和水肿，相应部位有疼痛、溃疡、白膜反应甚至出血。肺受照射后可以有放射性气管炎和放射性肺炎，出现发热、咳嗽、气促等。

（2）按发生时间早晚分为近期（急性）反应和远期（后期）反应（表 11-5-3）：在放射治疗开始 3 个月内发生的为急性反应，而放射治疗开始 3 个月后发生的为后期反应。急性反应主要表现为全身反应和局部的皮肤、黏膜反应，在对症处理或终止放射后逐步恢复。后期反应以血管和间质组织的损伤为主要表现，如头颈部皮下组织纤维化、皮肤萎缩、毛细血管扩张等。后期放射性损伤的发生率随着放射治疗后时间的推延而逐步增加，患者生存的时间越长，出现的概率越大，因此放射治疗后患者要长期随访，不仅要观察肿瘤控制状态，还要观察后期放射并发症。

3. 放射治疗并发症分度、预防及处理　放射治疗并发症严重程度评价标准可参照美国国家癌症研究所（NCI）和美国放射治疗肿瘤协作组织（Radiotherapy Oncology Group，RTOG）联合制订的常用毒性标准（toxicity criteria）3.0 版，对全身各器官系统的不良反应进行分级。0 级：无毒性；1 级：轻毒性；2 级：中度毒性；3 级：重度毒性；4 级：危及生命或致残的毒性；5 级：死亡。

表 11-5-3　放射治疗并发症

部位	急性反应	后期反应
头部	头晕、头痛、耳痛、脱发、皮肤红斑、头皮干痒	听力下降、中耳/内耳损伤、脑组织坏死、垂体功能下降、皮肤坏死溃疡、肌肉纤维化、口干、张口困难、视力下降甚至失明
头颈部	口腔干燥、吞咽疼痛、吞咽困难、声嘶、味觉障碍	声嘶、味觉障碍、甲状腺功能下降、肺尖纤维化、龋齿、中耳/内耳损伤、视力下降、脊髓炎、口干、颈部纤维化、张口困难、吞咽困难、颞叶损伤、鼻窦炎
胸部	吞咽疼痛、吞咽困难、声嘶、咳嗽、肺炎、心包炎、骨髓抑制	肺纤维化、慢性咳嗽、呼吸困难、食管狭窄、心包纤维化、脊髓病、上肢水肿、乳腺萎缩、慢性心内膜炎、冠状动脉狭窄
腹部及盆腔	恶心、呕吐、腹泻、腹痛、尿频、尿痛、排尿困难、骨髓抑制、里急后重	放射性结直肠炎、膀胱炎、梗阻、穿孔、下肢水肿、性功能障碍、肝功能损害、肾功能损害、盆腔纤维化
四肢	皮肤红斑、溃疡	肌肉纤维化、骨坏死、关节强直

　　后期放射性并发症一旦发生，则不容易恢复，故以预防为主，主要的预防措施包括：①放疗野内局部做好准备，如拔除严重龋齿，控制病灶局部感染等。②注意可能增加正常组织放射敏感性的因素，如曾接受化疗、糖尿病、动脉硬化等。③精心设计放射治疗计划，特别注意各种正常组织的耐受剂量。④放射治疗期间应密切观察病情变化，及时处理急性放射反应，避免放射损伤。

　　急性放射性并发症处理原则：①用大剂量激素，放射损伤病理上多为无菌性炎症，皮质激素可以减少渗出，防止炎症进一步扩散。②使用抗生素，开放部位（如肺）的放射损伤，多伴有细菌感染，而细菌感染又会促进病变扩散，抗菌有助于控制放射损伤。③使用大量维生素以促进代谢。④对症处理，如放射性肺炎的止咳、化痰等。⑤止痛，如治疗放射性口腔黏膜炎引起的口腔及咽部疼痛。⑥营养支持，如对头颈部肿瘤或者消化道肿瘤放射治疗过程中的进食困难和营养不良反应进行营养支持。⑦骨髓抑制的防治，如盆腔或者中轴骨的放射治疗，或者同步放化疗时，需密切监测血常规，必要时对症治疗并暂停放射治疗。⑧消化道菌群调理，腹盆腔放射治疗时大便次数增多甚至腹泻，可予以肠道菌群调节类药物对症治疗。⑨中药辅助，放射治疗过程中针对患者出现的急性放射性并发症可予以中药内服外用，改善症状促进恢复。

（冯　梅　吴少平）

第六节　放射肿瘤学进展

一、图像引导放射治疗技术

　　图像引导放射治疗（image guided radiotherapy，IGRT）是一种四维的放射治疗技术，它在三维适形放射治疗（3D-CRT）的基础上加入了时序的概念，充分考虑了靶区和周围正常器官在治疗过程中的运动和放射治疗分次间的摆位误差，在患者治疗前、治疗中利用各种先进的影像设备对肿瘤和危及器官进行实时监控，并能根据其位置和形状变化调整治疗条件使照射野紧紧"追随"靶区，以使肿瘤所受剂量完全在治疗计划系统所设计的剂量范围内，实现真正意义上的肿瘤精确放射治疗。

肿瘤及周围正常组织在每次治疗中和各次治疗之间都可随时空变化而变化。单次放射治疗中位置不确定因素有解剖结构移动、变形，正常生理过程如呼吸、心跳、胃肠蠕动等。分次放射治疗之间位置不确定因素有肿瘤退缩或进展、形状改变，骨性标志位置变化，肠腔、膀胱等脏器的充盈状态等。如果在治疗前、治疗中利用各种先进的影像设备对肿瘤和危及器官进行实时监控并进行相应调整，就有可能更精确地锁定肿瘤位置，缩小正常组织受照范围。由此，动态跟踪影像引导放射治疗应运而生，IGRT 可从定位、计划到治疗实施和验证等阶段创造各种解决方案，目的是减少靶区不确定因素，将治疗过程中靶区和周围正常器官随时间而运动的全部信息整合到放射治疗计划中，提高放射治疗过程的精确性，推动个体化医疗的发展。

目前不同的 IGRT 直线加速器采用了不同的方法进行图像引导，如千伏级 X 射线、锥形束 CT（包括千伏级 CBCT 和兆伏级 CBCT）、超声加速器、MRI 加速器等。目前主流的图像引导技术包括千伏级 X 射线、电子射野影像系统（EPID）、千伏级 CT、千伏级锥形束 CT、兆伏级锥形束 CT（TOMO）、4D 锥形束 CT（4D-CBCT）、三维超声（3DUS）。最常用的锥形束 CT 是锥形束投照计算机重组断层影像设备直接整合到治疗加速器上，X 射线发生器以较低射线量旋转 360°获取投照体 CT 图像，之后重建获得三维图像，并将其与治疗计划的 3D 图像配准比较，测量并校正误差和补偿运动。除此以外，MRI 引导的加速器也开始应用于临床，它将更加清晰地显示肿瘤和正常器官的位置和关系，同时实现在线自适应放射治疗，跨入更加精准的放射治疗时代。

二、立体定向放射治疗

立体定向放射治疗（stereotactic radiotherapy，SRT）包括立体定向放射外科（stereotactic radiosurgery，SRS）、分次立体定向放射治疗（fractionated stereotactic radiotherapy，FSRT）和体部立体定向放射治疗（stereotactic body radiotherapy，SBRT）。

2006 年美国放射治疗及肿瘤学会（American Society for Radiation Oncology，ASTRO）和美国神经外科医师协会（American Association of Neurological Surgeons，AANS）联合定义 SRS 为单次剂量或者 2～5 分次的 SRT。SRS 技术的基本原理是采用有创头部框架实施有效固定，将颅内靶点置于立体定向的几何中心，通过共面和（或）非共面多线束聚焦设计，给予靶区单次大剂量摧毁性照射，而肿瘤周围正常组织受照的剂量骤然降低，从而得到良好的保护。由于 SRS 在病变组织的边缘处形成锐利如刀切一样的高梯度剂量分布，因此俗称"刀"，根据采用射线的不同分为 γ 射线立体定向放射技术（又称伽马刀或 γ 刀）和 X 射线立体定向放射技术（又称 X 刀）。现代 SRS 技术已经由有创、有框架系统发展成为无创、无框架系统。

FSRT 是在 SRS 技术的基础上发展而来的，对于颅内体积较大的肿瘤（通常为＞3cm），FSRT 通过降低分次剂量、增加治疗次数的方法来提高肿瘤总照射剂量，并减轻放射治疗不良反应。但是，目前对于 FSRT 的分割剂量尚无统一标准，推荐肺癌脑转移瘤 FSRT 的单次剂量 3.5～4Gy，总剂量 52.5～60Gy。

最初 SRS 仅用于中枢神经系统单发小体积转移瘤的治疗，而随着放射治疗机器及图像引导设备的日渐先进，颅外部位的 SRS 成为现实，即体部立体定向放射治疗（SBRT）。SBRT

的目标是相对常规分割照射，获得更强的放射生物学和临床效果。SBRT 在原发性及继发性肺肿瘤、胰腺癌、肝转移癌、脊髓转移癌等体部肿瘤的治疗中优势明显，其对早期非小细胞肺癌的疗效可与手术媲美。2009 年开始美国国立综合癌症网络（NCCN）中国版已将周围型肺癌肿瘤直径小于 5cm、淋巴结转移阴性、医学因素不能耐受手术的患者接受 SBRT 纳入指南，剂量分割模式分别有 30～34Gy，1 次；15～20Gy，3 次；12～12.5Gy，4 次；10～11Gy，5 次。

目前，大分割放射治疗的放射生物学基础研究尚不成熟，何种剂量分割模式是最合适的，如何精确计算和估计 SRT 对应的等效生物学效应剂量，SRT 模式下肿瘤组织致死剂量与正常组织的耐受量如何还需要更多的研究证实。需要注意的是，如果没有良好的设备保障、人员保证、放射治疗过程质量控制和质量保证，SRT 的生物学强效剂量也可能带来严重并发症。

三、术中放射治疗

术中放射治疗（intraoperative radiation therapy，IORT）是一种在手术中直接对肿瘤组织和肿瘤切除后的可疑肿瘤区域组织进行放射线单次大剂量照射，以最大限度地杀灭残存肿瘤细胞，保护正常组织的放射治疗方法。1964 年，由日本学者首先提出并应用于临床。我国于 1972 年开展此项技术，截至 2010 年 5 月，全球共有 83 台术中放射治疗系统投入使用，其中，欧洲地区 59 台，美国 17 台，亚太地区 7 台。

IORT 技术在临床应用上有着特殊的重要意义和广泛的应用前景。IORT 技术是将传统的手术治疗与近几十年发展起来的放射治疗技术进行有效结合。与常规外照射（ERBT）相比，IORT 可精确设定照射野，直接破坏无法切除和术后残留的肿瘤组织，生物学效应是同剂量分次体外照射的 1.5～2.5 倍。其能将正常组织最大限度地排除或遮挡在射野之外，病灶后正常组织和器官所受照射量小，可有效减少放射治疗并发症的发生；其与手术同时进行，在短时间内可实现双疗效。

IORT 可通过 3 种主要技术实现：①电子线术中放射治疗（intraoperative electron radiation therapy，IOERT），多采用直线加速器产生电子束，可分为固定式直线加速器和移动式术中加速器，直接把限光筒置入，紧贴靶区，避开周围正常组织进行一次大剂量照射。其一次给予较大安全治疗量，又可保护正常组织器官，从而提高治疗比，改善局部控制率。②术中光子治疗仪，术中光子治疗仪 Intrabeam 利用低能 X 射线（40～50kV）照射肿瘤和瘤床，由于照射范围之外辐射剂量急速下降，周围健康组织可以得到很好的保护，而受照组织中更高的辐射剂量产生了更高的相对生物效应。③应用近距离后装放射治疗装置进行 IORT 的方法称为术中高剂量率近距离后装放射治疗（high dose rate intraoperative radiotherapy，IOHDR 或 HDR-IORT），放射源直接置入或插植肿瘤区域之内，或永久性植入进行照射治疗。

IORT 作为一种新兴的肿瘤治疗技术，已经广泛应用于许多临床肿瘤领域，包括乳腺癌、肺癌、胰腺癌、结直肠癌、胃癌、头颈部肿瘤、部分妇科肿瘤、部分泌尿生殖系统肿瘤、前列腺癌、腹膜后肿瘤、软组织肉瘤、肝胆系统肿瘤、骨肉瘤等。适应证包括对常规放射治疗敏感性差的肿瘤或术中有明显残留病灶；因特殊解剖结构或正常器官限量而限制体外放射治疗正常进行的病例；原位复发或局限转移可通过手术切除且可以将周围正常器官移位的病例，同时无远处转移的证据。

文献报道，卡梅尔（Carmel）医疗中心 737 名早期乳腺癌患者接受了术中放射治疗，仅 4.4%的患者局部复发，1.4%淋巴结复发，2.6%远处转移，根据已知的危险因素选择低风险早期乳腺癌患者术中放射治疗或许能替代标准全乳放射治疗。在四肢软组织肉瘤中，采用保肢手术、IORT 和术前或术后 EBRT 相结合，取得了良好的局部控制率和非常高的肢体保存率。对于不可切除的进展期胰腺癌患者，接受 IORT 后的 6 个月和 1 年存活率分别为 100%和 57.1%，明显高于行姑息性治疗的胰腺癌患者（42.9%和 0%），且有 75%～90%的患者行 IORT 后疼痛明显缓解。

IORT 在未能根治切除的体内深部肿瘤和放射性抗拒的肿瘤治疗方面具有特殊的积极意义，IORT 与其他多种治疗技术联合应用，更多"难治"性肿瘤将可望获得根治，随着术中放射治疗技术设备的更新普及，IORT 的应用将更加广泛。

四、质子及重离子放射治疗

（一）质子放射治疗

质子放射治疗所使用的粒子为带一个正电荷的氢原子核，通过加速器加速后高速轰击肿瘤，使肿瘤细胞 DNA 双链断裂，从而达到治疗肿瘤的目的。质子的质量约为电子的 1836 倍，使用的同步或回旋加速器，直径可达数米，需要较大的机房用于设备安装。被加速的质子根据自身能量不同，会停留在特定深度并释放绝大多数能量，从而在剂量分布曲线末端形成布拉格峰（Bragg 峰）。通过调节质子束停留于肿瘤所在的区域，可以使照射剂量分布与肿瘤区域高度适形，与光子放射治疗相比，正常器官照射剂量更低（图 11-6-1）。笔形束扫描实施的调强质子治疗（IMPT），其有效性及剂量实施的适形性都非常精确，是目前质子治疗的最佳方式。

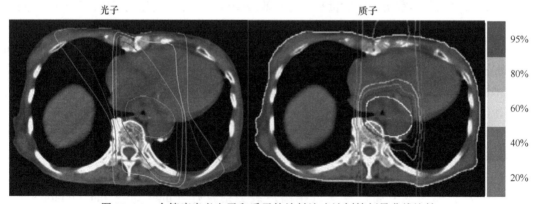

图 11-6-1　食管癌患者光子和质子的放射治疗计划等剂量曲线比较

目前认为质子与光子放射治疗的生物学效应基本一致，质子放射治疗的剂量单位采用 Gy，相对生物学剂量（RBE），质子生物剂量由物理剂量乘以 RBE 确定。质子的 RBE 通常认为是 1.1，这一数值由一系列放射生物学研究所决定，但随着临床及生物学研究的进展，目前认为这一数值可能过于粗略，对于不同的组织，可能存在不同的 RBE。因此在实际应用中，可能造成正常组织过量，如在脑组织照射时，可能需要采用 1.2 的 RBE 值以保护正常组织，对于某些肿瘤，RBE 值可能接近 1，这又可能引起照射剂量不足。目前已有一些数学方法用于计算 RBE 值，可更好地提高安全性和有效性。

由于质子放射治疗可以降低正常组织剂量，美国放射肿瘤学会（ASTRO）推荐对儿童肿瘤患者采用质子治疗。接受中枢神经系统放射治疗的儿童患者，其智力发育与接受照射的年龄及照射剂量相关。Miralbell 等预测接受质子全脑全脊髓放射治疗（CSI）的患者与接受光子放射治疗相比，发生第二原发癌的机会降低了 94%。Bagley 等报道接受质子治疗的高风险及转移性神经母细胞瘤患儿，5 年局部控制率（LC）、无进展生存率（PFS）及总生存率（OS）分别为 87%、64% 及 94%。此外，肝细胞癌、头颈部肿瘤、前列腺癌和胰腺癌等也可运用质子放射治疗，并取得了一些成效。

（二）重离子放射治疗

重离子放射治疗采用比质子质量更大的带电粒子经加速器加速后用于治疗肿瘤，如氦、氖、锂、碳等，目前最常用的是碳 12。重离子同质子一样，具有 Bragg 峰，因此可以获得良好的肿瘤适形，更好地保护周围正常组织。此外，碳离子射线还具有更强的放射杀伤效应，使更多的 DNA 双链直接发生断裂。重离子还具有更强的生物学效应，碳离子的生物学效应为光子的 2～3 倍。

日本和德国的重离子放射治疗中心的临床试验已经证明了碳离子放射治疗肿瘤的优势。特别是对那些抗拒光子放射治疗的肿瘤，如黑色素瘤、软组织肉瘤和含有大量乏氧肿瘤细胞群的局部晚期肿瘤，碳离子的物理学和生物学特性使其可能对低 α/β 值的肿瘤疗效更好。因此，对于脊索瘤、脊索肉瘤、腺样囊性癌、骨软组织肉瘤、肺癌、前列腺癌等放射不敏感的肿瘤，碳离子治疗可能使这类患者获益。

虽然如此，碳离子放射治疗的不良反应还是很大，对肿瘤和正常器官都同样具有较强的杀伤效应。Goetz 等做的系统评价发现，没有足够证据证明碳离子放射治疗优于或劣于传统放射治疗方式，认为虽然碳离子放射治疗理论上非常有前景，但目前仍需要更多的研究评估长期疗效和不良反应，目前仍应作为试验性疗法。

总的来说，质子、重离子放射治疗独特的物理、生物学特征，具有带来临床获益的潜力，特别是对于那些常规放射治疗疗效不佳的肿瘤。由于设备昂贵，治疗成本高，且对治疗精度要求极高，还有继发中子污染风险，目前临床 X 线和电子线治疗技术仍然是肿瘤放射治疗的主要技术，对于质子、重离子放射治疗仍需要更多高质量的临床试验来进行评估。

五、自适应放射治疗

自适应放射治疗（adaptive radiotherapy，ART）的概念是由美国 Yan 等于 1997 年首次提出，他把整个放射治疗过程，即从诊断定位、计划设计、计划实施到验证作为一个可自我响应、自我修正的动态闭环系统。ART 是 IGRT 发展延伸出的一种新型放射治疗技术。其实施是通过改变照射方式来实现对患者组织解剖或肿瘤变化的调整，即通过引导图像（如 CT、EPID 等）评判患者解剖和生理变化，或者治疗过程中所反馈信息诸如肿瘤大小、位置及形态等的变化，分析分次治疗与原计划之间的差异，继而指导后续分次治疗计划的重新设计。ART 旨在提高肿瘤放射治疗的精准性，实现肿瘤靶区高剂量照射的同时，最大限度保护周围正常组织，从而在提高肿瘤局控率的同时降低放射治疗并发症的发生概率。

确定靶区目前主要有 2 种方法：①在线自适应放射治疗。通过与治疗机形成反馈回路的运动探测器，检测器官运动情况，当靶区运动超出照射区域时反馈信号将自动停止照射，并进行靶区校正。②离线自适应放射治疗。自疗程开始，每个分次治疗时获取患者 2D/3D 图像，用离线方式测量每次的摆位误差，根据最初数次（5～9 次）的测量结果预测整个疗程的摆位误差，然后据此调整计划靶区（PTV）和临床靶区（CTV）之间的间距，修改治疗计划，按修改后的计划实施后续分次治疗。

ART 具有以下临床特点：①为闭环的放射治疗过程；②对治疗过程中的各个偏差进行检测；③在治疗前对原始治疗计划根据反馈结果进行再优化；④治疗因人而异。

自适应放射治疗是一门基于图像引导的新兴放射治疗技术，相对于传统放射治疗技术，它能够较好地弥补传统放射治疗的一些局限性。自适应放射治疗，它是未来精准医疗的发展方向，它是以实现精确放射治疗为目的，利用各种技术支持而建立起来的治疗方法。临床治疗中开展自适应放射治疗的最终目的是在给予靶区足量剂量且予以尽量小的外放范围，进而提高放射治疗实施的精准度。但是目前的自适应放射治疗还处在初级研究阶段，还未达到理想状态，需要更多的新硬件、新软件的支持，如调强参数的修改及计划的制订、变形配准算法等。自适应放射治疗是未来精准放射治疗的发展方向，但目前还未达到理想状态，仍需进一步的深入研究。

六、近距离放射治疗

近距离放射治疗是将封装好的放射源通过施源器或输源导管直接或间接放入或置入患者的肿瘤部位进行照射。其基本特征是放射源可以最大限度接近肿瘤组织，使肿瘤组织得到有效的杀伤剂量，周围的正常组织受量较低。

近距离放射治疗的物理特点：①其放射源活度比较小，而且治疗距离短，在 0.5～5cm；②射线能量大部分被组织吸收；③放射源距离肿瘤很近或直接插入瘤内，肿瘤剂量远较周围正常组织的剂量高；④由于距离平方反比定律的影响，离放射源近的组织剂量很高，距离放射源远的组织剂量较低。

目前，临床最常运用近距离放射治疗的肿瘤是妇科和前列腺肿瘤。局部晚期宫颈癌常采用外照射联合近距离放射治疗的治疗方法，外照射使原发肿瘤及区域淋巴结达到 45～50Gy 的剂量，近距离放射治疗通常在外照射结束后进行，将残余病灶加量到 65～100Gy。印度 Tiwari 等的一项研究显示，ⅡB～ⅢB 期宫颈癌患者同步放化疗后使用 MRI 引导下的腔内近距离放射治疗后，使 HRCTV 剂量达到（78.9±5.6）Gy，提高了患者的肿瘤局控率，2 年肿瘤局控率、盆腔控制率、无病生存率及总生存率分别为 88.7%、88.1%、82.2% 和 94%。其他妇科近距离放射治疗应用包括原发性阴道癌、子宫内膜癌及复发肿瘤的治疗。

前列腺癌的放射治疗方式包括体外照射（external beam radiotherapy，EBRT）、近距离放射治疗、质子放射治疗或 EBRT 与近距离放射治疗的结合。Strouthos 等报道，高剂量率近距离放射治疗联合外照射治疗高危前列腺癌患者的临床疗效及不良反应的研究发现，高剂量率腔内近距离放射治疗联合外照射的生化复发及远处转移率都较低，且 3～4 级不良反应更少。Nagore 对中低危前列腺癌患者采用 13.5Gy/2f 的照射方式（总剂量照射 13.5Gy，共 2 次，每次照射 0.75Gy），4 年生化复发率、总生存率及无远处转移生存率分别为 96%、98% 和 98%，且无患者有 4 级不良反应，证明了高剂量率近距离放射治疗对中低危前列腺癌患者是一种安全有效的治疗方式。

此外，近距离放射治疗还用于乳腺、皮肤、肛门和直肠、头颈部、膀胱、肺、食管、胆管、肝脏和眼恶性肿瘤，也取得了一些成效。

七、多模态影像在肿瘤诊疗中的运用

医学影像是一种非侵入性医学成像技术，常见的有 CT、增强 CT（CE-CT）、MRI、动态增强磁共振成像（DCE-MRI）、核磁功能成像、SPECT 和 PET 等。它们根据不同的成像原理而得到不同模态的医学图像，从而反映人体不同组织的信息。单一源图像无法对患者进行全面的诊断，多种形式的影像图可以进行图像之间的互补，融合成一个多模态的医学图像。多模态影像通常用于综合评估肿瘤和解剖组织特征，为个性化医疗提供有价值的信息，同时根据具体患者及其肿瘤的特点量身定制治疗策略，在个体化精准医学中具有重要作用。

在精准医学时代下，多模态影像学在肿瘤的诊断、治疗和预后等方面都得到了一定的运用。它通过提取多维度的医学图像特征，运用大数据进行深度分析，量化图像中肿瘤的表型和特征，作为肿瘤诊断、分期、治疗的参考指标，同时也可以预测患者的治疗效果和预后。现行的 TNM 分期是医学影像学在肿瘤分期及制订治疗策略方面的最佳实践。此外，多模态影像在肿瘤的诊断、预后预测和靶区勾画中的研究也越来越多。Yu 等分析了人乳头状瘤病毒（human papillomavirus，HPV）阳性和阴性口咽癌患者中的 CT 图像特征，结果发现 HPV 阳性患者的 CT 值宽度相对更小。Wong 等运用 MRI 弥散加权成像来预测局部晚期头颈部肿瘤治疗中的疗效，结果表明，治疗 2 周后反应组较无反应组的弥散系数（apparent diffusion coefficient，ADC）增加幅度更大（$P<0.001$），ADC 值可能是预测治疗反应的生物影像标记物。Moon 等研究了在非小细胞肺癌患者治疗前 FDG-PET 与预后的相关性，结果显示 $SUV_{max}>16.3$ 是无进展生存率（HR，3.50；95%CI，$1.89\sim6.51$；$P<0.000$）和总生存率（HR，6.87；95%CI，$2.51\sim18.76$；$P<0.000$）的独立预测因子。

在肿瘤的精确放射治疗中，医学影像与放射治疗技术的发展共同促进了精准放射治疗的飞速发展。随着多模态影像的发展和运用，放射治疗靶区的勾画逐渐从简单的解剖靶区向生物学靶区（biological tumor volume，BTV）发展，由于肿瘤放射治疗靶区内肿瘤细胞分布不均匀、不同肿瘤细胞的含氧量不同、不同肿瘤细胞之间放射敏感性有差异等因素，在放射治疗计划系统上，临床医生可以融合 CT、MRI、弥散加权成像（DWI）和 PET-CT 等多模态影像勾画肿瘤中的亚解剖结构，实现剂量雕刻（dose painting）（图 11-6-2）。Skjotskift 等研究了在复发头颈部肿瘤患者中，运用 ^{18}F-氟代脱氧葡萄糖正电子发射断层扫描轮廓进行靶区的剂量雕刻，发现 ^{18}F-氟代脱氧葡萄糖正电子发射断层扫描技术（^{18}F-FDG PET）可获得较常规计划更高的剂量（$115\sim145$Gy，常规为 $113\sim132$Gy），提高局控率。影像技术的进步为临床精确放射治疗提供了重要支撑，结合多模态影像技术准确勾画 GTV 或进行 BTV 的靶区剂量雕刻，以最大限度提高肿瘤剂量，保护正常器官，是未来放射治疗靶区勾画发展的方向。

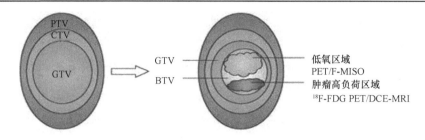

图 11-6-2 精确放射治疗靶区勾画的发展

PET：正电子发射型计算机断层显像；F-MISO：乏氧显像剂；[18]F-FDG PET：[18]F-氟代脱氧葡萄糖正电子发射断层扫描技术；

DCE-MRI：动态增强磁共振成像

（冯 梅 吴少平）

思考题

1. 放射治疗的照射方式及具体方法是什么？

2. 常用放射线剂量学分布特点是什么？临床运用怎么选择？

3. 放射治疗临床剂量学四原则是什么？

4. 电离辐射作用于细胞后引起细胞损伤的类型有哪些？

5. 放射治疗时间剂量模式分类及具体方法是什么？

6. 临床放射治疗禁忌证包括哪些？

7. 对于头颈部肿瘤，选择放射治疗作为根治性治疗手段的原因有哪些？

8. 近距离放射治疗已广泛应用于肿瘤治疗，近距离治疗包括哪些治疗？主要应用于哪些肿瘤治疗中？近距离治疗有哪些优势？

9. 图像引导放射治疗的概念是什么？有什么优势？

10. 质子、重离子与光子放射治疗相比优势体现在哪些方面？

第十二章　肿瘤的化学治疗

第一节　概　述

化疗，即化学治疗的简称，是利用化学物质对肿瘤进行治疗的一种手段。20 世纪 40 年代，受战争中使用芥子气导致人白细胞减少的启发，开发出芥子气衍生物氮芥，首先用于淋巴瘤的治疗，成为化疗史上第一个里程碑，开启了近代肿瘤化疗的序幕。在此后的几十年中，随着化工制药水平的不断发展，化疗药物的种类和数量也逐渐增多。20 世纪四五十年代，先后合成了甲氨蝶呤、长春碱、环磷酰胺及氟尿嘧啶等化疗药物。进入 20 世纪 60 年代后，随着肿瘤细胞动力学、抗肿瘤药物药理学的发展，多柔比星、顺铂的研制成功，代表了化疗药物发展进入第二阶段。20 世纪 80 年代以后，紫杉醇、吉西他滨、奥沙利铂等药物的面世进一步拓展了化疗药物的种类，使肿瘤化疗适应证范围扩大及疗效有了巨大飞跃，它们属于第三代化疗药物。

进入 21 世纪后，很多新的化疗药物不断研发成功并进入临床应用，如替莫唑胺、氯法拉滨、普拉曲沙、白蛋白紫杉醇、脂质体多柔比星等。这些药物在合成工艺、剂型、靶向性方面较前代药物有了进一步的发展，是肿瘤化疗药物在"高效低毒"方面的进步。

第二节　化学治疗药物的分类及药理学基础

一、化学治疗药物的分类

目前临床上常用的化疗药物有 90 余种。常见分类方法有传统分类法、细胞周期分类法等。

（一）传统分类法

传统分类法，是根据药物的结构和来源进行分类，共分为六类。

1. 烷化剂类　这类药物由烷基和功能基团结合而成。这类药物能与多种细胞成分相互作用，对增殖速度快的细胞杀伤作用明显，有浓度依赖性。其缺点是细胞选择性不强，对骨髓造血细胞、消化道细胞及生殖细胞等也有较强的杀伤作用。代表药物有氮芥类，如环磷酰胺、异环磷酰胺等；亚硝脲类，如尼莫司汀、卡莫司汀等；三嗪类，如达卡巴嗪等。

2. 抗代谢药类　这类药物的结构和肿瘤细胞核酸代谢的必要物质类似，因而可以特异性干扰核酸代谢，阻断肿瘤细胞的分裂及增殖。因为正常组织细胞代谢也需要核酸参与，所以此类药物对正常细胞的核酸代谢也会有阻断作用，尤其是增生活跃的正常细胞不良反应更明显。代表药物有叶酸抗代谢类，如甲氨蝶呤、培美曲塞等；嘌呤抗代谢类，如巯嘌呤、氟达拉滨等；嘧啶抗代谢类，如吉西他滨、氟尿嘧啶、卡培他滨等。

3. 抗肿瘤抗生素类　这类药物属于生物来源的抗肿瘤药，通常为一些真菌产物，通过直接破坏 DNA 或嵌入 DNA 干扰转录，从而发挥抗肿瘤作用。代表药物有放线菌素 D、多柔比星、表柔比星、博来霉素、米托蒽醌等。

4. 抗肿瘤植物药类 这类药物是从植物中提取的抗肿瘤活性成分，主要作用于细胞有丝分裂期，使肿瘤细胞停止分裂，阻断其增殖，属于细胞周期特异性化疗药物。代表药物有长春碱类，如长春新碱、长春碱、长春瑞滨等；鬼臼毒素类，如依托泊苷、替尼泊苷等；紫杉醇类，如紫杉醇、多西他赛等；三尖杉碱类，如三尖杉碱。

5. 激素类 这类药物可以特异性与激素受体结合，形成激素受体复合物，被活化进入肿瘤细胞核内，并与染色质的特异受体结合，导致 DNA 复制与细胞分裂，从而影响肿瘤细胞的生理功能。代表药物有抗雌激素类，如他莫昔芬、托瑞米芬；抗雄激素类，如氟他胺、尼鲁米特等；促黄体生成激素释放激素激动剂类，如亮丙瑞林、戈舍瑞林、布舍瑞林等；芳香化酶抑制剂类，如来曲唑、阿那曲唑、依西美坦等；肾上腺皮质激素类，如泼尼松、地塞米松等。

6. 杂类 这类药物目前尚未分入或不能分入上述几类化疗药物中。代表药物有铂类，如顺铂、卡铂、奥沙利铂等；左旋门冬酰胺酶、米托蒽醌、丙卡巴肼等。

（二）细胞周期分类法

细胞周期分类法，是根据化疗药物与细胞周期相关性的不同，将其分为细胞周期特异性药物和细胞周期非特异性药物。

1. 细胞周期特异性药物 这类药物可杀伤处于某个或某几个特定细胞周期时相的细胞，阻断 DNA 合成，抑制 RNA 转录及蛋白质合成。此类化疗药物大多属于抗代谢类、植物类或抗生素类。

（1）G_1 期特异性药物：如门冬酰胺酶、肾上腺皮质激素。

（2）G_2 期特异性药物：如博来霉素、依托泊苷等。

（3）S 期特异性药物：如吉西他滨、氟尿嘧啶、巯嘌呤、甲氨蝶呤等。

（4）M 期特异性药物：如长春新碱、长春碱、长春瑞滨、紫杉醇、多西他赛等。

此类药物的药效与处于其特异性周期的细胞数量有关，而与药物剂量无必然关系，为时间依赖性化疗药，随用药时间延长而疗效提高，故一般采用静脉缓慢泵注方式给药。

2. 细胞周期非特异性药物 这类药物对于肿瘤细胞没有特定的药物敏感时相，对各时相细胞均有杀伤作用。这类药物大多属于烷化剂和抗生素类，可通过直接破坏 DNA 或嵌入 DNA，影响 RNA 转录及蛋白质的合成，从而发挥抗肿瘤作用。代表药物有抗生素类，如放线菌素 D、多柔比星、表柔比星等；烷化剂类，如环磷酰胺、异环磷酰胺、尼莫司汀、卡莫司汀等。此类药物对肿瘤细胞的杀伤速度快，药效与药物剂量呈正相关，为剂量依赖性化疗药，故一般采用静脉一次性注射方式给药。

二、化学治疗药物的药理学基础

（一）细胞周期

细胞周期是指一个母细胞分裂成下一代子细胞的过程，即通过细胞分裂，不断更新，产生子代细胞。细胞周期可分为 5 个期，即 G_1 期、S 期、G_2 期、M 期和 G_0 期。G_1 期即 DAN 合成前期，是母细胞遗传物质 DNA 合成前的准备期。S 期即 DNA 合成期，是 DNA 复制合成的时期。G_2 期即 DNA 合成后期，是 DNA 合成结束至有丝分裂开始前的时期。M 期即有丝分裂期，染色体在此期凝聚和分离。G_0 期即静止期，此期的细胞必须接收到信

号才能进入 G_1 期，由此开始 DNA 复制。不同的化疗药物可以作用于肿瘤细胞不同的周期时相发挥杀伤细胞作用。如前所述，细胞周期特异性化疗药物可针对特定的 G_1、S、G_2 及 M 期细胞进行杀灭，而细胞周期非特异性药物没有周期时相的特异性，对各时相细胞均有杀灭作用。G_0 期细胞不活跃，对多数化疗药物不敏感。临床上常将作用于不同时相的药物联合使用，期待尽可能杀灭各细胞周期的肿瘤细胞，并促使 G_0 期细胞进入增殖周期，提高化疗敏感性，进一步提高药物对肿瘤细胞的杀伤作用。

（二）化学治疗中的药物代谢动力学

肿瘤细胞在一定时间内呈指数性生长，一般单个肿瘤细胞经过约 30 次分裂扩增后可形成临床可观察到的肿瘤病灶。不同肿瘤的分裂倍增时间不同，从数天到数月不等。为更有效地阻断肿瘤细胞倍增，抗肿瘤治疗应尽早开始。

化疗药物对肿瘤细胞的杀灭遵循"一级动力学"（first order kinetics）规律，即一定量的药物杀灭一定比例而非固定数量的肿瘤细胞。正因如此，化疗一般需要多疗程进行，包括诱导缓解、缓解后的巩固，以及强化治疗等阶段，以利于最大限度杀灭肿瘤细胞。即便如此，化疗也并不能百分之百杀灭所有肿瘤细胞。部分肿瘤细胞可能在数周期化疗后产生耐药性，或细胞进入 G_0 期，导致对化疗敏感性下降。在特定情况下这些化疗不敏感细胞又可能重新扩增分裂，从而导致肿瘤复发。为克服化疗药物的耐药性，提高药物剂量强度，近年来针对化疗药物的分子结构和剂型进行了较多革新，在提高药物的血药浓度、优化药代动力学特征等方面取得了一定的突破。

第三节　肿瘤治疗过程中的药物相互作用

一、抗肿瘤药物之间的相互作用

肿瘤患者应用化疗后的不良反应无法完全预知，化疗药物不良反应的发生及程度与其本身、与其他药物联合应用的相互作用以及患者的机体状况等相关。抗肿瘤药物之间的相互作用包括协同作用等。

（一）协同作用

目前常用的抗肿瘤药物大多作用于肿瘤细胞的核酸及蛋白质代谢或细胞的分裂过程，单药不一定能有效阻止肿瘤生长，大剂量用药往往引起对正常细胞的毒性加大，故可根据不同药物的生化、药理、毒性及细胞动力学特征进行合理选择联合用药，从而达到协同效果。

1. 环磷酰胺/异环磷酰胺

（1）环磷酰胺与丙卡巴肼：丙卡巴肼代谢物能提高环磷酰胺代谢物的活性，但同时毒性也被提高。

（2）异环磷酰胺与依托泊苷：研究发现儿童患者中，异环磷酰胺可降低依托泊苷的清除率，从而可能增加药物作用时间及不良反应。

（3）环磷酰胺/异环磷酰胺与皮质醇类：大剂量泼尼松可以抑制环磷酰胺的活性，但长期使用，反而增强其活性。研究发现，预先给予地塞米松能增强异环磷酰胺的活性达 6 倍。

2. 阿糖胞苷

（1）阿糖胞苷与羟基脲：研究显示，此两药联合应用对顽固性恶性淋巴瘤的有效率为 43%左右。

（2）阿糖胞苷与氟尿嘧啶：阿糖胞苷会降低体内氟尿嘧啶的浓度，但对疗效无明显影响。

3. 其他

（1）美法仑与其他细胞毒性药物：多柔比星、洛莫司汀、司莫司汀、长春新碱等可增加美法仑进入白血病细胞（L1210 细胞）的量，同时明显减少蓄积；但卡莫司汀会增加美法仑的蓄积。

（2）多柔比星与依托泊苷：依托泊苷及其辅料（聚山梨酯 80）可使多柔比星的体内清除率增加。

（3）巯嘌呤与核苷类似物：有些核苷类抗病毒药物如阿糖胞苷会增强巯嘌呤的细胞毒作用。

（4）米托蒽醌与他莫昔芬：研究发现，米托蒽醌和他莫昔芬有协同作用。

（5）氟尿嘧啶与 α-干扰素：α-干扰素能协同增强氟尿嘧啶的细胞毒性，有研究表明，干扰素能提高氟尿嘧啶/叶酸的疗效和耐受性。

（二）不宜联合的抗肿瘤药物

联合化疗是临床上常用的化疗方式，联合化疗是一把双刃剑，联合化疗后抗肿瘤作用明显增强，但是，一部分化疗药物的联合也可能导致不良反应明显增加，或因为竞争靶点甚至相互作用形成复合物使抗肿瘤作用减弱。临床上应尽量避免此类抗肿瘤药物的联合使用，难以避免需联合应用时，应注意监测和随访。

1. 阿糖胞苷 阿糖胞苷在细胞内转变成阿糖胞苷三磷酸盐（Ara-CTP），Ara-CTP 竞争性地抑制 DNA 聚合酶从而抑制 DNA 的合成起到抗肿瘤的作用，但替尼泊苷（或依托泊苷）会减少细胞内 Ara-CTP 的形成，且阿糖胞苷可加重依托泊苷的细胞毒作用，临床上最好在用阿糖胞苷 4 小时后再用依托泊苷。阿糖胞苷联合氟达拉滨时，若先用氟达拉滨会增加 Ara-CTP 在急性髓细胞白血病胚胎细胞中的蓄积，加重其毒性。有研究报道，27 例急性白血病患者依次接受胸腺嘧啶脱氧核苷和阿糖胞苷治疗，只有 4 例得到完全缓解。因此，推断该方法只局限于慢性髓细胞白血病时原始细胞危象的治疗。环孢素与阿糖胞苷联用后，可能会导致患者四肢末端出现红斑、局部注射处疼痛等不适。

2. 多柔比星 在对多柔比星耐药的患者中，使用丝裂霉素后增加了充血性心力衰竭发生的可能性。多柔比星与巯嘌呤联用可增加肝脏毒性。

3. 甲氨蝶呤 大剂量甲氨蝶呤与长春地辛合用时，甲氨蝶呤的血浆清除率明显增加，但羟基化后的活性代谢产物 7-羟基甲氨蝶呤的浓度降低。丙卡巴肼与甲氨蝶呤合用时，有引起肾功能不全的报道。有研究显示，甲氨蝶呤与巯嘌呤合用后，甲氨蝶呤的药物-时间曲线下面积（AUC）可增加 31%，6-巯嘌呤的血药浓度增加 26%；服用 6-巯嘌呤之后再用甲氨蝶呤的治疗方法优于两药同时服用。

4. 环磷酰胺 研究发现，静脉注射环磷酰胺的患者如果泼尼松的使用量超过 25mg/d，感染肺孢子虫病的可能性较大，在肺孢子虫病流行区域或有区域居住史的患者治疗时应注意观察检测并酌情治疗。在服用硫唑嘌呤之后，服用环磷酰胺有出现肝细胞坏死的报道。

5. 长春碱类　长春碱类具有潜在神经毒性，联合门冬酰胺酶可能会使神经毒性增加，有报道部分患者联用后出现严重的感觉异常、肌无力及神经纤维萎缩等。长春碱与干扰素合用会导致 α-干扰素的毒性增加，还容易发生感觉异常。有报道，联用环磷酰胺、依托泊苷、柔红霉素和长春新碱治疗的小细胞肺癌患者，3/4 存在周围神经病变加剧的现象，分析可能是联用后长春新碱和依托泊苷的周围神经病变毒性叠加所致。用丝裂霉素 C 治疗后注射长春碱或长春地辛，患者会发生急性支气管痉挛，严重者致命。若同时联用顺铂，患者可能即刻出现胸痛和呼吸困难。有联用长春新碱与放线菌素 D 引起肝脏毒性和腹水的报道。

6. 顺铂　据观察，顺铂联合氟尿嘧啶时伴随的心脏毒性如胸痛、心律失常及 ST-T 改变等出现危险性增加。106 例既往接受过甲氨蝶呤没有发生任何严重并发症的患者，予以顺铂治疗后用甲氨蝶呤即出现甲氨蝶呤中毒症状：严重口腔炎、骨髓抑制和皮疹。最终导致 4 例患者出现肝毒性，5 例患者出现肾衰竭，6 例患者死亡。因此，先予以顺铂治疗会引起毒性增加，死亡率增加。在幼儿患者中，顺铂或卡铂联合异环磷酰胺极易发生肾毒性，有报道用顺铂后再使用异环磷酰胺出现了相关的中枢神经系统毒性和血液系统毒性。

7. 氟尿嘧啶　氟尿嘧啶和羟基脲联合会使神经毒性增加。2 例类风湿关节炎患者口服甲氨蝶呤出现光化性角化病，用 2% 的氟尿嘧啶软膏治疗 3 天后均发展为皮肤坏死，两者联用可能会使毒性增加。

8. 其他

（1）美法仑与他莫昔芬在乳腺癌治疗中相互拮抗，应避免合用；干扰素与美法仑联用后，可使美法仑的 AUC 明显降低。

（2）丝裂霉素与他莫昔芬联用后患者贫血、血小板减少发生率升高，且发生溶血性尿毒症的危险性增加。

（3）丙卡巴肼与氮芥合用，可能引起患者较长时间的意识障碍。

（4）达卡巴嗪与 IL-2 联合应用，会引起疗效降低，可能与 IL-2 会引起达卡巴嗪的血浆浓度和 AUC 大大降低有关。

（三）化学治疗药物的应用顺序

由于化疗药物之间的相互作用复杂多变，化疗药物的应用顺序非常重要，如果用药顺序不当，药效可能降低，不良反应也增加，这与化疗药物作用的细胞周期不同有关。在临床上巧用化疗药物，可起到增效减毒的作用。主要有以下原则：

1. 相互作用原则　化疗方案中，若药物之间存在相互作用，应尽可能调整用药顺序将不良反应降至最低，疗效最好。如先用长春新碱后用环磷酰胺、先用卡铂后用吉西他滨疗效更好，先用紫杉醇后用顺铂、先用甲氨蝶呤后用氟尿嘧啶可降低毒性等。

2. 细胞动力学原则　对于生长较慢的实体瘤，先用细胞周期非特异性药物，再用细胞周期特异性药物；对于生长较快的肿瘤，先用细胞周期特异性药物，再用细胞周期非特异性药物。

3. 刺激性原则　由于化疗开始时，血管稳定性更好，药物外渗机会小，因此先用刺激性大的药物，再用刺激性小的药物。

二、化学治疗药物的个体化应用

药物间的相互作用分为药代动力学相互作用、药效学相互作用和配伍学相互作用3类，其中药代动力学相互作用最为多见（约占 55%）。药物间的相互作用的发生随所服药物种类的增多而显著增加，且多为中度药物反应（约占 77%），肿瘤患者是发生药物相互作用的高危人群。药物相互作用的结果可能是相加、协同或者拮抗作用。

（一）药代动力学相互作用

药代动力学相互作用指某种药物影响其他多种药物的药代动力学过程，包括药物的吸收、分布、代谢及排泄 4 个阶段。分述如下：

1. 抗肿瘤药物与食物的相互作用

（1）饮食：食物主要影响化疗药物的吸收，尤其是口服抗肿瘤药物。部分食物可延迟、减少或增加药物的吸收，如牛奶可使司莫司汀的吸收减少 63% 等。食物对不同抗肿瘤药物的影响见表 12-3-1。

（2）乙醇：患者若在接受甲氨蝶呤治疗疾病时饮酒，会增加肝硬化和肝纤维化的危险。因此在服用甲氨蝶呤期间禁止饮酒。

表 12-3-1 食物-药物相互作用

抗肿瘤药物	食物作用	药代参数改变
氟尿嘧啶、甲氨蝶呤、托泊替康	延迟吸收	影响血药浓度峰值（C_{max}）和血药浓度达到峰值时间（T_{max}）
卡培他滨、司莫司汀、美法仑、六甲蜜胺、苯丁酸氮芥、硫鸟嘌呤	减少吸收	影响 AUC 和内生肌酐清除率
维 A 酸	增加吸收	影响 AUC 和 T_{max}/C_{max}
依托泊苷、巯嘌呤、替莫唑胺	无影响	对 AUC 和 C_{max} 无影响

2. 抗肿瘤药物与代谢酶的作用　药物在肝脏的代谢依赖于细胞微粒体中的酶，其中最重要的是细胞色素 P450（CYP）混合功能氧化酶。细胞色素 P450 3A4 酶（CYP3A4）的活性改变可能影响化疗药物的疗效。三磷酸腺苷结合盒蛋白与化疗药物的口服生物利用度及排泄有关，如柔红霉素、放线菌素 D、多西他赛、依托泊苷、伊立替康、紫杉醇、拓扑替康、米托蒽醌、长春碱、长春新碱等均是转运蛋白作用的底物。

3. 影响化疗药物作用的其他药物　见表 12-3-2。

表 12-3-2 影响化疗药物疗效的其他药物

药物	相互作用
抗酸药	含铝和镁元素，可增加卡培他滨的生物利用度
抑酸药	西咪替丁抑制肝脏对表柔比星（EPI）、氟尿嘧啶和美法仑的代谢，增加药物的系统暴露时间
抗生素	青霉素通过阻断甲氨蝶呤经由肾小管清除，从而增加甲氨蝶呤浓度
抗凝剂	卡培他滨可影响肝脏对华法林的代谢，增加出血风险
抗癫痫药	卡马西平可能增加替尼泊苷的清除率
抗惊厥药	可诱导盐酸伊立替康、紫杉类药物的代谢，使药物作用时间缩短

续表

药物	相互作用
止吐药	昂丹司琼与顺铂或环磷酰胺（CTX）同时使用可降低后者的系统暴露时间
抗真菌药	酮康唑抑制盐酸伊立替康、多西他赛等的代谢，增加药物作用时间
抗病毒药	地拉韦啶和沙奎那韦与紫杉醇同时使用可导致紫杉醇严重毒性的发生，可能与抑制 CYP3A4 活性有关
糖皮质激素	降低阿地白介素的作用
非类固醇类抗炎药	阻断甲氨蝶呤经由肾小管清除，从而增加甲氨蝶呤的血药浓度

4. 化疗药物间的相互作用 见表 12-3-3。

表 12-3-3 部分化疗药物间的相互作用

药物的相互作用	机制	结果
顺铂+紫杉醇	顺铂在紫杉醇前给药可降低紫杉醇的清除率	紫杉醇毒性增加
紫杉醇+蒽环类	紫杉醇先给药可降低蒽环类的清除率	蒽环类作用增加
氟尿嘧啶持续输注+伊立替康	氟尿嘧啶先给药可降低伊立替康的清除率	伊立替康血药浓度增加
氟尿嘧啶+吉西他滨	吉西他滨降低氟尿嘧啶的清除率并能够增加其半衰期	氟尿嘧啶血药浓度增加
吉西他滨+紫杉醇	紫杉醇降低吉西他滨的清除率	吉西他滨血药浓度增加
曲妥珠单抗+蒽环类	不明	心脏毒性增加
甲氨蝶呤+甲氧苄啶	均可诱导叶酸缺乏	巨细胞贫血

（二）药效学相互作用

药效学相互作用指两种药物有相似的作用机制而导致药效叠加或相互拮抗。良好的化疗方案是建立在药物间协同作用的基础上的，如亚叶酸钙联合氟尿嘧啶。

肿瘤患者同时接受泼尼松和 IL-2 治疗，会出现拮抗作用，引起临床疗效明显降低；紫杉醇和蒽环类（EPI 等）同时使用会导致心脏毒性叠加；顺铂和肾毒性药物（如两性霉素B 等）同时应用会致肾毒性叠加；长春瑞滨与紫杉类药物联合或相继应用可明显加重神经毒性。顺铂于清晨给药时的毒性最大，多柔比星则晚间给药毒性最大。

盐酸伊立替康（CPT-11）和依托泊苷（VP-16）协同效应的机制：CPT-11 可以增加细胞内拓扑异构酶 2 mRNA 的含量，导致肿瘤细胞内拓扑异构酶 2 过度表达，使用拓扑异构酶 2 抑制剂（VP-16）的细胞毒性增强，因此临床上 CPT-11 的使用应先于 VP-16。

第四节 肿瘤的抗药性及多药耐药性

一、肿瘤的抗药性

肿瘤细胞对抗肿瘤药物产生耐药，是导致肿瘤化疗失败的主要因素，也是困扰肿瘤治疗的关键性难题。据美国癌症协会研究发现，90%以上肿瘤死亡患者受到了不同程度的耐药影响。因此，克服肿瘤细胞的耐药性，提高抗肿瘤药物的疗效，已成为肿瘤治疗亟待解决的问题。

肿瘤细胞耐药分为内在性（天然存在于患者机体内）和获得性（接触药物后产生的）两大类。其发生耐药的机制复杂，主要可能与以下因素有关：①药物的转运和摄取过程障碍；②药物的活化障碍；③靶酶质和量的改变；④增加利用内在的代谢途径；⑤分解酶增加；⑥修复机制增加；⑦由于特殊的膜糖蛋白增加，细胞排出药物增多；⑧DNA 链间或链内交联减少；⑨激素受体减少或功能丧失等。

二、肿瘤的多药抗药性

肿瘤的多药抗药性（multi-drug resistance，MDR）是指肿瘤细胞对一种抗肿瘤药产生抗药性后，不仅对同类型抗肿瘤药抗药，对许多非同类型的抗肿瘤药亦产生交叉抗药。MDR 多出现于天然来源的抗肿瘤药，如植物类及抗生素类。涉及 MDR 的大多数药物均有复杂的环状结构，具有正电荷的氮原子，如放线菌素 D、柔红霉素、多柔比星、VP-16、VM26、米托蒽醌等。

1. MDR 耐药性的机制 1986 年，美国的 Ira、Pastan 等首先发现了多药耐药基因（multi-drug resistance gene，MDR-1）与多药耐药现象有关。但 MDR 机制尚不完全清楚，目前研究较多的是转运蛋白、谷胱甘肽（GSH）解毒酶系统、DNA 修复机制与 DNA 拓扑异构酶含量或性质的改变等。

（1）转运蛋白：1976 年，Juliano 和 Ling 等证实 MDR 细胞中存在的一种与细胞膜有关的糖蛋白（P-gp）与耐药有关。P-gp 由 *mdr-1* 基因编码。与 P-gp 有关的 MDR 一般称为典型 MDR，易引起典型 MDR 的药物一般是天然来源和疏水性药物，如 ADM 和长春碱、米托蒽醌等。多药耐药相关蛋白（MRP）与 P-gp 均属于转运蛋白的 ATP 结合体超家族成员，均有胞质外氨基末端，MRP 过度表达的细胞对紫杉醇的耐药程度相对较低。肺耐药蛋白（LRP）已被证实与 ADM、长春新碱和 VP-16 耐药有关。

（2）GSH 依赖性解毒酶系统：该系统是存在于动、植物体内的重要解毒酶系统，是一组具有多种生理功能的蛋白质，能通过催化毒物与 GSH 相结合或通过非酶结合方式将体内有毒物质排出体外。在人体内，许多抗肿瘤药物如环磷酰胺、美法仑、卡莫司汀、顺铂、阿霉素和丝裂霉素等可通过该系统失活。对这些药物耐药与该系统活性增高部分有关，已发现这些耐药的人肿瘤细胞株中 GSH、谷胱甘肽转移酶及其同工酶含量和（或）活性增高。

（3）DNA 修复：以 DNA 作为最终靶点的化疗药物，细胞修复 DNA 损伤的能力与 MDR 产生密切相关。最常见的亚硝脲类药物耐药即与此有关。

（4）拓扑异构酶（topo Ⅱ）：topo Ⅱ 是细胞增殖的重要核酶类，能引起 DNA 结构改变，直接与基因表达和 DNA 修复有关。现已发现 topo Ⅱ 是多种化疗药物的靶酶，如果细胞对其中一种药物耐药，就可能对其他结构完全不同的药物产生交叉耐药。此即"非典型"MDR，此类细胞内药物浓度无变化，*mdr-1* 基因亦无过度表达，但细胞内 topo Ⅱ 含量减少或性质发生了改变。

2. 耐药性的克服 克服耐药性的主要途径：①使用无交叉耐药性的化疗药物；②应用 MDR 调节剂，P-gp 与典型 MDR 相关，临床上应用抑制 P-gp 的药物是逆转 MDR 的一个重要手段，至今已经发现许多药物能抑制 P-gp 功能（表 12-4-1）；③调整药物剂量强度等。

表 12-4-1 可逆转多药耐药的一些药物

药物类型	举例
蒽环类类似物	N-乙酰柔红霉素
抗生素	红霉素、链佐星、千金藤碱
抗疟药	氯喹、奎尼丁、奎宁
钙通道阻滞剂	维拉帕米、尼卡地平、硝苯地平
钙调蛋白抑制剂	氯丙嗪
心血管药物	普萘洛尔、双嘧达莫、胺碘酮
免疫抑制剂	环孢素
甾醇类	孕激素、他莫昔芬、氯米芬
表面活性物质	聚山梨酯 80
其他	P-gp 单抗、细胞因子（肿瘤坏死因子、IL-2）、维 A 酸类、去污药、三环类抗抑郁药

三、展 望

抗肿瘤药物耐药是一个复杂的问题，其耐药机制与药物的种类、肿瘤类型有关。为克服临床肿瘤的耐药，应先明确该肿瘤的耐药机制，必要时通过联合应用多种拮抗剂或治疗手段来克服。MDR 的临床逆转仍有许多问题亟待解决，需要进一步加强基础和临床研究。

第五节 肿瘤化学治疗的基本原则及方法

一、化学治疗的基本原则

一般来说，临床医生应对病理学诊断明确的恶性肿瘤予以化疗，不允许诊断性化疗。良好的化疗方案要注意包括用药的时机、药物的选择与配伍、剂量、疗程、间断时间等。如何合理使用抗肿瘤药，需明了药物的药理作用及其代谢动力学、肿瘤的生物学特征、肿瘤细胞增殖动力学、患者的病期、患者身体状况及重要脏器功能等多方面的问题，综合分析，选择并制订适合不同患者的个体化化疗方案。

（一）肿瘤化学治疗的适应证

1. 造血、淋巴系统恶性疾病，如白血病、多发性骨髓瘤、恶性淋巴瘤等，对化疗敏感，通过化疗可完全控制甚至根治。

2. 化疗效果较好的某些实体瘤，如绒毛膜上皮细胞癌、侵蚀性葡萄胎、生殖细胞瘤及卵巢肿瘤等，以化疗为主的综合治疗可以达到根治的目的。

3. 实体瘤手术切除或局部放射治疗后的辅助化疗，或手术前的新辅助化疗。

4. 与放射治疗联合对部分肿瘤进行根治性治疗，如鼻咽癌、喉癌、宫颈癌、食管癌等。

5. 已有广泛或远处转移的实体瘤，不宜手术切除或放射治疗者，或实体瘤手术或放射治疗后复发或播散者，可予以姑息化疗。

6. 恶性浆膜腔积液，可采用腔内化疗，控制积液、缓解症状。

（二）肿瘤化学治疗的禁忌证

1. 孕期妇女应禁忌化疗，除非中断妊娠。育龄期患者需要化疗者，应沟通签字同意，并采取避孕措施。

2. 哺乳期妇女需要接受化疗者，应终止哺乳。

3. 合并严重全身疾病，严重营养不良或严重器官功能衰竭者，如肝肾功能异常、肾上腺功能不全、心肌损伤或心功能明显异常、骨髓转移、有出血倾向、穿孔及明显感染者等。

4. 一般情况差，卡氏评分 60 分以下或美国东部肿瘤协作组（ECOG）体能状态评分 3 分及以上，无法耐受化疗者。

5. 恶性肿瘤未获病理学确诊者。

6. 骨髓功能差、严重贫血、白细胞和血小板计数低于正常范围。

7. 过敏体质，尤其对化疗药物过敏的患者。

8. 不愿意化疗或不能充分合作的患者。

在临床上，有些时候化疗的适应证和禁忌证是相对的，临床医生应根据具体情况灵活掌握。

（三）制订治疗策略的原则

1. 准确详尽了解患者的一般状况及病情　一般状况包括患者的年龄、性别、营养状况、一般状况评分、骨髓储备能力、心肺肝肾等重要脏器功能状况、合并症/并发症等、药物代谢可能出现的个体差异，肿瘤的大小、组织学分型、分级、转移部位等。

2. 明确治疗目的，制订合适的治疗方案　根据患者个体化特点，通过多学科讨论，明确治疗的目的，制订恰当的综合治疗计划。需要化疗介入者，根据目的不一样，制订合理的个体化化疗方案，如辅助化疗、根治性化疗、同步化疗、新辅助化疗、姑息化疗等。

（四）联合化疗的原则

临床上应用联合化疗多于单药化疗，因联合化疗在机体可耐受的毒性范围内抗肿瘤效果更好，也可以预防或减慢新药耐药细胞株的产生，单药化疗仅适宜于老年、一般状况欠佳、化疗耐受性较差的患者等。但联合化疗选择方案时需要掌握以下原则：

1. 联合化疗中的每一种药物单药治疗同一肿瘤有效。

2. 注意联合药物之间的相互作用及毒性叠加作用。

3. 选择化疗药物的最佳联合剂量和用法。

4. 联合化疗应定期实施，间隔周期可据患者病情变化适当调整。

5. 不同肿瘤的联合化疗方案应经严密的临床试验证明其有效性及毒性。

二、肿瘤化学治疗的临床决策流程

（一）化学治疗前的准备和评估

1. 病史　包括现病史和既往史；全面及专科查体；实验室检查；影像学检查及病理诊断等。

2. 分期　根据不同肿瘤相应的分期系统，对肿瘤进行准确的分期，有助于判断肿瘤预后、明确治疗目的。

3. 机体行为状况评价　机体行为状况是判断肿瘤对患者影响程度的独立指标，也是判断治疗效果的预后指标。临床上常用的行为状况评分方法有两种：①Karnofsky 评分标准，即卡氏评分法，该评分细致，但不利于记忆。②ECOG 评分标准，因其经 ECOG 和 WHO

认可和推荐，也称为 Zubrod-ECOG-WHO 评分法，此法有 5 个评分等级，易于记忆，临床常用。

4. 生活质量 患者生活质量（quality of life，QOL）是全面评价患者疗效的又一重要指标。在某些肿瘤中，QOL 是一个独立的预测肿瘤对治疗的疗效和生存率的指标。对于某些肿瘤，治疗早期 QOL 改善即提示预后良好。

（二）化学治疗的计划和实施

1. 化疗计划和实施前 明确患者化疗的适应证和禁忌证，评估患者的一般状况、有无重要的并发症及潜在的化疗风险；既往的用药史（尤其化疗史，包括疗效和不良反应等）；患者的治疗期望及经济承受能力等。根据上述情况选择适宜的化疗药物及剂量、时序、疗程，并辅以需要的支持对症治疗。在化疗过程中密切观察药物的效果和毒性，并及时记录并处理。

2. 化疗方案的选择 结合治疗目的及患者个体化特征，根据相关诊疗共识及指南选择合适的化疗方案。需要注意的是部分方案在不同人种中可能在用法、用量上有一定差异，需要结合临床实际，具体分析后加以决策。

3. 化疗中的特殊情况

（1）若患者有下列情况，应调整药物的种类和剂量：①高龄或体弱（包括营养不良）；②已行多程化疗及放疗；③用药时间超过一般显效时间，继续用药有效的机会不大；④骨髓抑制；⑤肿瘤伴有骨髓转移（或侵犯）；⑥肾上腺皮质功能不全；⑦心肝肾功能不全；⑧有感染、发热等合并症等。

（2）化疗中若出现下列情况，必须停药观察并采取积极措施：①呕吐频繁影响患者进食或电解质紊乱时；②腹泻超过 5 次，或有血性腹泻时；③患者出现严重感染（肿瘤热除外）、出血、穿孔、休克等并发症；④血常规水平下降，骨髓抑制进行性加重；⑤出现重要脏器的毒性如中毒性肝炎、肾炎、心肌损伤及间质性肺炎等；⑥其他任何Ⅲ度以上不良反应（详见表 12-8-1）。

（3）若患者有以下情况即不用或慎用化疗：①广泛骨转移或骨髓侵犯，既往多次放化疗骨髓储备功能差者慎用所有骨髓毒性的药物；②肾功能不全者尽量避免选用甲氨蝶呤、顺铂等肾毒性明显的药物；③心功能不全者慎用蒽环类等有心脏毒性的药物；④肝功能不全者慎用多柔比星、柔红霉素、甲氨蝶呤等肝毒性明显的药物。

第六节 肿瘤化学治疗的临床应用

恶性肿瘤几乎均需要综合治疗，化疗主要是应用全身性方法治疗肿瘤患者，是肿瘤内科学的一个重要组成部分。

一、肿瘤化学治疗的分类

1. 按用药途径不同 口服化疗、静脉化疗、动脉化疗（介入化疗和动脉泵注化疗）、瘤内或腔内化疗。

2. 按用药时机不同 诱导化疗、同步化疗、辅助化疗、挽救化疗、巩固化疗和维持化疗等。

3. 按化疗的预期疗效 根治性化疗、辅助化疗和姑息性化疗。

4. 按化疗药物在体内的分布 全身性化疗、局部化疗。

5. 按化疗方案的用药品种 单药化疗、联合化疗等。

二、肿瘤化学治疗的实施

1. 根据诊断及分期，明确化疗目的 恶性肿瘤的治疗提倡综合治疗，化疗是主要的综合治疗措施之一。在实施化疗前，尽可能取得肿瘤病理学依据，必要时行免疫组化分类分型。确诊肿瘤的同时需借助影像学等检查予以分期，根据分期初步判断预后、制订综合治疗计划，明确化疗在其中的主要作用及化疗目的。

2. 制订合理的化疗计划 确定需要化疗介入的肿瘤患者，必须遵循相应的临床实践共识或指南，根据患者的具体情况制订合理的化疗方案，包括化疗用药的时机、药物选择、剂量、疗程、顺序、途径等。

全身化疗一般适用于多数需要化疗的肿瘤患者，可采用静脉注射或持续静脉滴注的方式，也可口服，根据病情酌情选择；局部化疗的目的是将药物直接灌注到肿瘤所在的区域，以增加肿瘤局部药物浓度，控制肿瘤并减少全身的不良反应。局部化疗常用的方式：①腔内化疗。针对恶性浆膜腔积液引起症状的肿瘤患者，一般选用可重复使用、局部刺激小、抗肿瘤活性好的药物。非抗肿瘤药物可选：生物制剂（卡介苗、白细胞介素-2、香菇多糖等）、滑石粉、免疫制剂等。抗肿瘤药物可选：顺铂、卡铂、平阳霉素、博来霉素、VP-16、米托蒽醌、紫杉醇等，根据积液程度及生长速度不同，适当加用生理盐水稀释，同时加用适量的地塞米松和利多卡因，以减少粘连、刺激和疼痛等症状，并注意体位的变化。②鞘内化疗。适合有中枢神经系统侵犯的肿瘤患者。常用药以甲氨蝶呤、Ara-C 和皮质激素为主。鞘内灌注的药物可通过腰穿、药泵等方式将抗肿瘤药物带到脑脊液中。③动脉内化疗。此化疗方式对一些器官肿瘤比静脉化疗效果优越，可以提高抗肿瘤药物在肿瘤局部的有效浓度，达到增效减毒的效果。最适合的肿瘤为原发性肝癌，目前常采用经导管肝动脉栓塞化疗（TAE）和经导管碘油化疗栓塞术（TACE）治疗原发性肝癌，疗效较全身化疗明显提高。④泵内化疗。部分肿瘤外科手术时若难以完全切除肿瘤，即可置泵于病灶分布区的动脉或静脉，并将泵口埋于皮下，以便定期从泵内灌注化疗药物，控制局部的肿瘤。⑤瘤内注射化疗。主要针对较表浅（包膜完整更佳）的肿瘤，常用药物有平阳霉素、氟尿嘧啶、无水乙醇等。

3. 积极防治化疗不良反应 由于化疗药物对肿瘤细胞和正常细胞尚缺乏理想的选择，因此化疗药物会引起患者出现不同程度的不良反应，在化疗的同时必须加强全身支持治疗，采取积极防治措施，预防或减轻化疗引起的不良反应和化疗并发症，保障患者化疗期间及化疗后的安全性，尽可能避免严重化疗相关事件的发生。

三、化学治疗的疗效评价

化疗疗效的评价指标：患者主观症状改变；肿瘤大小或肿瘤标志物的变化；生存状况等。

1. 近期疗效

（1）肿瘤大小：实体瘤的疗效评价详见肿瘤分期及疗效评价章节。

（2）肿瘤标志物：有些恶性肿瘤难以测量其大小变化，但可以测定肿瘤标志物（激素、抗原和抗体等）或者实验室指标，以评价疗效。如多发性骨髓瘤患者免疫球蛋白变化；白血病患者血常规变化；妊娠滋养细胞肿瘤患者的绒毛膜促性腺激素水平变化等。但临床上一般很难通过单个指标准确地判断疗效，需结合多个因素综合分析，动态观察。

（3）患者主观症状改变：主观症状的改变是指患者在治疗过程中自身察觉到的变化，患者主观症状上的改善和生活质量的提高，比客观指标的改善有时候来得更快，如疼痛、呼吸困难、出血等症状的缓解，可以作为治疗有效的客观评价指标。

2. 远期疗效　肿瘤治疗的最终目的是提高患者生活质量，延长生存时间。在临床实践中，评价某种治疗的远期疗效，生存分析是必不可少的。

（1）生存期：临床上常用指标包括总生存时间（overall survival，OS）、无病生存时间（disease free survival，DFS）、肿瘤进展时间（time to progression，TTP）、无进展生存期（progression free survival，PFS）等。

（2）生存率及生存曲线（survival curve）：生存率是指恶性肿瘤患者经过一定时限以后生存的概率；生存曲线则是以观察（随访）时间为横轴，以生存率为纵轴，将各个时间点所对应的生存率连接在一起的曲线图。平缓的生存曲线表示高生存率或较长的生存期，陡峭的生存曲线表示低生存率或较短的生存期。

第七节　肿瘤化学治疗在综合治疗中的应用

肿瘤的综合治疗手段包括手术、放射治疗、化学治疗、生物治疗、靶向治疗、免疫治疗等，化疗是三大主要治疗手段之一。与手术治疗和放射治疗相比，化学治疗的优点是既可杀灭局部的肿瘤细胞也可杀灭远处转移的肿瘤细胞，但目前抗肿瘤需要综合多种治疗手段，才能让肿瘤患者最大获益。在肿瘤的综合治疗中，根据化疗目的不一，化疗可分为根治性化疗、新辅助化疗、辅助化疗、同步放化疗、姑息化疗等。

1. 根治性化疗（curative chemotherapy）　部分恶性肿瘤单用化疗亦可达到临床完全缓解（治愈），如霍奇金淋巴瘤、部分非霍奇金淋巴瘤、睾丸肿瘤和绒毛膜上皮癌等。需注意的是，肿瘤是一种特殊而顽固的"慢性疾病"，即使化疗效果很好的恶性肿瘤，也有复发进展风险，可能需要多程化疗，也可能需要其他抗肿瘤治疗手段的介入。

2. 新辅助化疗（neo-adjuvant chemotherapy）　其也可称为术前化疗、诱导化疗，指对临床表现为局限性肿瘤、可用局部治疗手段（手术或放射治疗）者，在手术或放射治疗前予以的化疗。目的是降低肿瘤负荷、及早控制微远处转移灶、降期、减少手术或放射治疗造成的损伤等。新辅助化疗使部分原本不能手术或不宜手术的患者，在化疗后变为可手术的患者，提高患者生活质量并生存获益。

3. 辅助化疗（adjuvant chemotherapy）　经手术和放射治疗的恶性肿瘤，难免会出现局部复发和远处转移，影响生存。及时予以辅助化疗可消灭可能存在的微小转移灶，提高疾病控制率，延长 PFS 及 OS。除原位癌、多数 I 期肿瘤及部分对化疗不敏感的恶性肿瘤不需要辅助化疗以外，其他恶性肿瘤均需要辅助化疗。

4. 同步放化疗（radiotherapy combined with chemotherapy）　在放射治疗的同时应用化疗，可以增加放射治疗的敏感性，提高局部控制率，且对早期的微转移灶有控制作用。但放化疗联合治疗后不良反应也可能相应增加，临床上需要全面评估后实施。目前同步放化疗明确有效的肿瘤有局部晚期头颈癌、肺癌、宫颈癌、直肠癌和食管癌等。

5. 姑息化疗（palliative chemotherapy） 姑息化疗可用于无手术或根治性放射治疗指征的晚期肿瘤的治疗，也可以用于局部减症治疗，如胸腔内、腹腔内、心包内给药治疗恶性浆膜腔积液，肝动脉介入化疗治疗肝癌等，目的在于减轻症状、控制病情、提高生活质量、延长生存期。

6. 研究性化疗（investigational chemotherapy） 肿瘤化疗是一门发展中的学科，研究探索新的药物和新的治疗方案，不断提高疗效是很有必要的。研究性化疗应符合药物临床试验质量管理规范，符合公认的医疗道德标准，取得患者的同意并努力保障受试者的安全。标准化疗方案的形成主要通过Ⅰ期临床试验确定药物的最大耐受剂量和主要毒性；Ⅱ期试验证明安全有效；Ⅲ期随机对照试验证明其优越性，并重复验证分析确定肯定的疗效，形成共识和临床指南。标准方案经上述过程验证其优越性后，可取代旧的标准方案形成新的标准方案。对于部分晚期复发等难治性肿瘤患者，可推荐其行研究性化疗，或许能让患者获益。

此外，临床上存在化学治疗联合免疫治疗、化学治疗联合靶向治疗、化学治疗联合抗血管生成治疗、化学治疗联合内分泌治疗等多种联合治疗方式。已有相关临床试验证实在某些肿瘤中，一些化学治疗联合方案明显优于单一化学治疗或免疫治疗/靶向治疗/内分泌治疗等，但需要注意联合方案的毒副作用的管理。

循证医学（evidence based medicine，EBM）是慎重、准确、明智地应用现有的最佳研究依据，同时结合临床医生的个人专业技能和多年临床经验，考虑患者的权利、价值和期望，将三者完美地结合以制订出患者治疗措施的一门学科。在临床诊疗过程中，灵活运用循证医学知识并结合推荐的临床指南为患者制订个体化的诊疗方案，使患者获益，是一个肿瘤科医生必备的素质。总体来说，合理使用抗肿瘤药物治疗的基本原则：科学性原则；循证原则；个体化原则；安全性原则。

第八节 化学治疗药物的毒副作用及其处理

药物不良反应（ADR）是指合格药品在正常用法、用量下出现的与用药目的无关的或意外的有害反应，包括副作用、不良反应、后遗效应、变态反应、继发反应等。由于肿瘤细胞与正常细胞间缺少根本性的代谢差异，绝大多数抗肿瘤药物因缺乏选择性，在杀伤和抑制肿瘤细胞的同时，对正常组织细胞也会产生毒性作用。抗肿瘤化疗药物是细胞毒性药物，每一种药物的药理作用不同，不良反应表现形式多样，因此在化疗中必须规范化使用化疗药物并注意识别处理化疗相关副作用。

化疗药物的毒副作用分级常用 WHO 标准，根据严重程度分为Ⅰ、Ⅱ、Ⅲ、Ⅳ度，详见表 12-8-1。

表 12-8-1 抗肿瘤药物的急性和亚急性毒副作用的分级标准

观察项目	0度	Ⅰ度	Ⅱ度	Ⅲ度	Ⅳ度
			血液学		
血红蛋白（g/L）	≥正常低限	95~109	80~94	65~79	<65
白细胞（×10^9/L）	值	3.0~3.9	2.0~2.9	1.0~1.9	<1.0

续表

观察项目	0 度	Ⅰ度	Ⅱ度	Ⅲ度	Ⅳ度
粒细胞（×10⁹/L）	≥正常低	1.5～1.9	1.0～1.4	0.5～0.9	<0.5
血小板（×10⁹/L）	限值	75～99	50～74	25～49	<25
出血	无	瘀点	轻度出血	明显出血	严重出血
胃肠道					
胆红素	≤1.25N^*	1.26N～2.5N	2.6N～5.0N	5.1N～10N	>10N
谷草转氨酶/谷丙转氨酶	≤1.25N	1.26N～2.5N	2.6N～5.0N	5.1N～10N	>10N
碱性磷酸酶	≤1.25N^*	1.26N～2.5N	2.6N～5.0N	5.1N～10N	>10N
口腔	无症状	红斑、疼痛	红斑、溃疡，可进食	溃疡、只进流质饮食	不能进食
恶心、呕吐		恶心	暂时性呕吐	呕吐，需治疗	难控制的呕吐
腹泻		暂时性（2 天内）	能耐受（>2 天）	不能耐受，需治疗	血性腹泻
肾、膀胱					
尿素氮	≤1.25N	1.26N～2.5N	2.6N～5.0N	5.1N～10N	>10N
肌酐	≤1.25N	1.26N～2.5N	2.6N～5.0N	5.1N～10N	>10N
蛋白尿	无	+，<3g/L	++～+++，3～10g/L	++++，>10g/L	肾病综合征
血尿	无	镜下血尿	严重血尿	严重血尿、血块	泌尿道梗阻
肺	无症状	症状轻微	活动后呼吸困难	休息时呼吸困难	完全卧床
发热（药物所致）	无	低于 38℃	38～40℃	高于 40℃	发热伴低血压
过敏反应	无	水肿	支气管痉挛，无须治疗	支气管痉挛，需治疗	过敏反应
皮肤	无症状	红斑	干性脱皮、水疱、瘙痒	湿性皮炎、溃疡	剥脱性皮炎、坏死，需手术
脱发	无	轻微脱发	中度脱发，斑秃	完全脱发、可再生	完全脱发不能再生
感染（特殊部位）	无	轻度感染	中度感染	重度感染	重度感染伴低血压
心脏					
节律	正常	窦速，休息时心率 110 次/分	单灶室性期前收缩，房性心律失常	多灶性室性期前收缩	室性心律不齐
心功能	正常	无症状但有异常心脏体征	有症状，心功能不全，但不需要治疗	有症状，心功能不全，治疗有效	有症状，心功能不全，治疗无效
心包炎	无	有心包积液，无症状	有症状，但不需抽水	心脏压塞需抽水	心脏压塞需手术治疗
神经系统					
神志	清醒	暂时嗜睡	嗜睡，时间小于清醒的 50%	嗜睡，时间大于清醒的 50%	昏迷
周围神经	正常	感觉异常和（或）腱反射减退	严重感觉异常和（或）轻度无力	不能耐受的感觉异常和（或）显著运动障碍	瘫痪
便秘	无	轻度	中度	重度，腹胀	腹胀，呕吐
疼痛	无	轻度	中度	重度	难治

注：N 指正常值上限；便秘不包括麻醉剂引起者；疼痛指与治疗有关的痛，不包括疾病本身引起的疼痛。根据患者对止痛药物的耐受情况也可以有助于判断疼痛的级别。

　　化疗药物的毒副作用按时间效应可分为近期作用和远期作用。近期作用和远期作用无绝对的界限，有时近期作用可迁延成远期作用，如心脏毒性、肺毒性等。近期作用可为即刻作用，如过敏、心律失常及注射部位疼痛等，也可表现为恶心、呕吐、发热、流感样症状及膀胱炎等早期反应，有些也表现为数天内发生的反应如骨髓抑制、口腔炎、腹泻、脱发、周围神经炎、麻痹性肠梗阻、肾毒性等。

　　远期毒副作用：皮肤色素沉着；心、肺、肝功能损伤；对生育能力的影响；内分泌改变等。远期毒副作用出现的时间相对较晚也较隐蔽，容易与患者其他合并疾病混淆，在随访和诊治过程中应仔细辨别并予以相应处理。

　　化疗药物的主要不良反应较多，不同的毒副作用及处理原则分述如下：

（一）化学治疗药物的接触

　　1. 临床表现　化疗药物可通过皮肤进入造成局部刺激症状，如红斑、皮疹、水疱、溃疡及色素沉着等，甚至全身过敏反应；通过呼吸道可引起鼻黏膜酸痛不适、眼睛烧灼感、头晕、头痛、恶心、胸闷气紧等。频繁接触化疗药物的人偶尔可出现脱发、白细胞减少、月经紊乱、颊黏膜脱落、不同程度的肝损害等。研究发现，长期接触化疗药物的护士，自然流产发生率有所增加。

　　2. 处理原则　注意预防，尽可能减少接触，包括集中管理化疗药物，设置化疗配制中心，由专职人员配药，防止意外接触，尽量减少环境污染。意外接触一旦发生，需要积极处理：①立即停止再接触。②立即用肥皂和冷清水清洗被接触的皮肤部位。③若溅到眼睛里立即用大量冷清水冲洗并送眼科治疗。④外漏药物立即由专职人员处理。⑤污染区域应立即标出警示信号以免他人再接触。⑥所有外漏液必须用吸水毛巾吸干，然后用肥皂和水清洗 3 次。⑦污染物必须置入专用桶内，由专人处理。

（二）化学治疗药物外渗

　　外渗是指患者在输注过程中，化疗药物漏出或渗浸到皮下组织中引起的损伤，损伤程度与药物的直接作用、药物的溶解度、输液装置、溶液的 pH 等均有关。

　　1. 化疗药物的刺激程度分类　一般分三类。①腐蚀性：外渗后可引起局部组织发疱甚至坏死，如多柔比星、表柔比星、柔红霉素、长春瑞滨及长春新碱等。②刺激性：能引起输注部位或静脉径路发炎疼痛或局部过敏等，如紫杉醇、博来霉素、氟尿嘧啶、大剂量顺铂及依托泊苷等。③非刺激性：外渗后对局部组织无明显不良影响，如环磷酰胺等。

　　2. 临床表现　化疗药物尤其是腐蚀性化疗药物发生外渗后，外渗局部的皮肤即会出现大小不等的红斑、肿胀、硬结甚至焦痂，疼痛甚至剧痛，严重者坏死溃烂，持续数周或数月不愈，若局部组织大面积坏死可致功能丧失或挛缩致残。

　　3. 处理原则　重在预防。在输注腐蚀性及刺激性化疗药物时注意：选择一条合适的静脉；确保血管通畅后才可接上稀释好的化疗药物；静脉输注要缓慢，操作中密切观察。

　　若已经出现化疗药物外渗，患者输注局部疼痛不适，应立即停止输液，用针筒尽量吸出局部外渗的残液，并用适量解毒剂静脉或皮下注射。抬高患肢或注射部位 48 小时，避免外渗部位受压，鼓励患者多做肢体活动；溃疡处严格无菌换药；外渗部位可局部敷用烫伤软膏等促进创面愈合；严重者立即清除坏死组织或手术治疗。

皮下药泵若出现药物外渗，应立即停止继续泵入化疗药物，沿原通道注入解毒剂；必要时局部抽液拔针，用 1%普鲁卡因加地塞米松等局部环形封闭，注意勿损伤药囊及药囊管；局部肿胀明显者，可用 50%硫酸镁外敷，切忌热敷或理疗；慢性期可予以喜疗妥软膏局部反复涂抹，每天 3~4 次；对皮下坏死者，可用泼尼松、维生素 B$_1$、1%普鲁卡因隔日封闭，并加强换药直至创面愈合。

（三）化学性静脉炎

化学性静脉炎是化疗药物的常见毒副作用之一，是由刺激性和腐蚀性化疗药物直接损伤输注的静脉而引起的一种无菌性炎症。长春碱类（长春瑞滨、长春碱等）、蒽环类抗生素、氮芥、丝裂霉素及放线菌素 D 等通过外周静脉输入时易引起不同程度的静脉内膜损伤，产生化学性静脉炎，且易并发血栓形成。

1. 临床表现　主要为局部静脉径路的疼痛、肿胀，或可触及条索状静脉或硬结，有压痛，周围皮肤充血、水肿，一般持续 1~2 周后逐渐消退，疼痛缓解，色素沉着，呈树枝状、条索状静脉炎改变。严重者持续时间长达 4 周，可发生静脉闭塞。一般分三型：①红热型，以局部红、肿、痛为主；②血栓型，以局部静脉变硬，出现硬结、色素沉着、大理石纹及疼痛为主；③坏死型，静脉径路局部疼痛持续加剧，皮肤坏死变黑，严重者溃烂累及深部组织。临床上前两型多见，坏死型罕见。

2. 处理原则及技巧　关键在于预防：①选择较粗且血液循环良好的静脉，由远及近，左右交替进行操作。②严格把好静脉注射关，用生理盐水建立静脉通道，确认通畅回血良好后再用化疗药物。③输注腐蚀性化疗药物过程中，可分次用生理盐水（可加地塞米松）在化疗前、中、后冲管。④有条件者，输注腐蚀性化疗药前建立外周中心静脉置管（PICC），避免其对血管的刺激和损伤。

若出现化学性静脉炎：①已发生但没有明显不适者，予以观察暂不做特殊处理。②有较明显的静脉炎，72 小时内参照渗漏处理方法处理，予以外敷或解毒剂，如冰敷 12~24 小时、外涂地塞米松软膏或 75%乙醇湿敷等。可用 1%~3%普鲁卡因或地塞米松 5~10mg 溶于生理盐水经受累静脉注入，或用透明质酸酶、利多卡因 1~2ml 在肿痛区域外缘行多点注射。③72 小时仍痛者可用 50%硫酸镁湿热敷或外涂激素类软膏、鱼石脂软膏等，每天 1~2 次，酌情局部按摩理疗。④疼痛明显者，可用 0.25%~0.5%普鲁卡因加地塞米松或泼尼松局部封闭。⑤有水疱者，避免水疱脱皮，可局部用碘酊消毒、外敷抗生素软膏。⑥若局部组织坏死，及时手术清除坏死组织。

（四）过敏反应

常见可致过敏的化疗药物有 L-门冬酰胺酶、紫杉醇、多西他赛、替尼泊苷、金属铂类及吉西他滨等。

1. 临床表现　多数化疗药物引起的过敏反应类似于Ⅰ型变态反应，如紫杉醇，主要表现为支气管痉挛、皮疹及血管性水肿等，严重者出现过敏性休克，与剂量无关。铂类过敏主要表现为不安、发热、皮疹、呕吐、咳喘、出汗及血压下降等。过敏反应程度的分级见表 12-8-2。

表 12-8-2 过敏反应程度分级

分级	症状及体征
1	局部反应，荨麻疹直径小于 6cm
2	广泛荨麻疹，但直径小于 6cm；或局限性荨麻疹直径大于 6cm
3	严重支气管痉挛，呼吸困难，寒战，呕吐，心动过速
4	严重低血压，休克

注：1、2 级过敏反应为局部过敏反应，3、4 级过敏反应为全身过敏反应。

2. 处理原则及技巧 明确患者过敏史，围化疗期密切观察，部分化疗药物做好预处理。常规备好抗过敏的抢救药物及设备。

（1）预处理：有些化疗药物有明确过敏率，需要预处理后使用。如紫杉醇，需要在给药 12 小时和 6 小时前服用地塞米松 20mg，给药前 30～60 分钟给予苯海拉明 50mg 口服及西咪替丁 300mg 静脉注射，以预防过敏反应的发生。

（2）特异性脱敏疗法：将可能引起过敏的变应原提取配成不同浓度溶液定期给患者反复使用，使患者体内产生相应的抗体，防止或减轻过敏反应，起到预防及治疗的作用。临床上可用于先前对铂类和博来霉素等过敏的患者。目前尚无规范的化疗药物脱敏疗法，有待进一步研究探索。

（3）局部过敏反应的处理：注意局部过敏反应（荨麻疹、丘疹、红斑及瘙痒等）与药物渗漏的鉴别。一旦出现过敏反应立即停药，用生理盐水冲洗静脉直至症状消失，若无效或较重者予以氢化可的松 25～50mg（最大量 250mg）和（或）苯海拉明 25～50mg 静脉注射；必要时口服抗组胺药如氯雷他定等，外敷复方醋酸地塞米松、曲安奈德益康唑等软膏，瘙痒明显者外用炉甘石洗剂；穿宽松棉质内衣，禁止搔抓防感染；必要时用葡萄糖酸钙；吸氧；密切观察患者生命体征和病情。

（4）全身过敏反应的处理：全身过敏反应常发生于用药后 15 分钟内，一旦发生，立即停输可能引起过敏的化疗药物；吸氧，保持呼吸道通畅；密切监测患者生命体征；维持静脉通道并输入生理盐水；必要时予以肾上腺素 0.2～0.5mg 皮下注射或静脉缓推肾上腺素 0.5～1mg、甲泼尼龙、苯海拉明、葡萄糖酸钙等；酌情用地塞米松、氨茶碱、多巴胺等对症治疗。

（五）化学治疗所致恶心呕吐

化疗药物属于细胞毒性药物，大多数抗肿瘤药都能引起程度不等的恶心、呕吐，即化疗所致恶心呕吐（chemotherapy induced nausea and vomiting，CINV），急性剧烈的恶心呕吐可能导致患者脱水、电解质紊乱，严重者可致消化道黏膜损伤出血，感染甚至死亡。

1. CINV 的病理生理 其中枢机制可能是化疗药物刺激呕吐中枢和化学感受器触发区（CTZ）。除了 CTZ 的传入信号外，化疗药物刺激胃肠道，肠嗜铬细胞释放神经递质刺激肠壁上的迷走神经和内脏神经传入纤维，将信号传入脑干直接刺激呕吐中枢的神经核，或间接通过 CTZ 启动呕吐反射。感觉、精神因素直接刺激大脑皮质通路导致呕吐（多见于预期性 CINV）。神经递质及其受体在呕吐形成中发挥着重要作用。

与 CINV 关系密切的神经递质为 5-羟色胺（5-HT）、P 物质、多巴胺、组胺等。5-HT 主要在急性呕吐中发挥重要作用；P 物质属于激肽家族的调节多肽，能结合神经激肽（NK）受体，在急性和延迟性呕吐中发挥重要作用。化疗导致的细胞损伤及炎症因子的释放，在延迟性呕吐中也起到重要作用，因此临床常用糖皮质激素的强大抗炎效应来防治延迟性 CINV。

恶心的机制可能与呕吐不完全一样，但确切机制尚不清楚。临床上对于 CINV 通常同时进行防治。

2. CINV 的分类 按照发生时间，CINV 通常可分为预期性、急性、延迟性、暴发性、难治性 5 种类型。

（1）预期性 CINV：化疗开始前即发生恶心呕吐，见于 18%～57% 接受过化疗的患者，年轻患者更多见，精神心理因素是其主要原因，与既往 CINV 控制不良有关，恶心比呕吐常见。一旦发生，止吐效果差，可采用镇静、行为调节及系统脱敏等方法治疗。

（2）急性 CINV：常发生在化疗后 24 小时内，5～6 小时达到高峰。急性症状若不能及时有效控制，则会增加延迟性 CINV 的发生率。

（3）延迟性 CINV：发生于化疗后 24～48 小时，常见于顺铂、环磷酰胺、多柔比星等化疗时，可持续数天。

（4）暴发性 CINV：指预防性止吐后，患者仍然发生的严重恶心呕吐，须行挽救性止吐治疗。

（5）难治性 CINV：指患者在既往预防性和挽救性止吐治疗失败之后再次出现的呕吐。

3. CINV 的影响因素

（1）药物因素：药物因素包括化疗药物与非化疗药物因素，非化疗药物有抗生素等。化疗药物致吐作用的强弱与药物单次剂量、用法及既往化疗是否合理有效应用止吐药物有关。

（2）非药物因素：年龄、性别、乙醇摄入耐受量、妊娠期呕吐程度和既往化疗恶心呕吐程度等。通常年轻、女性、酒量差、既往妊娠反应重、既往 CINV 控制不良的患者，发生恶心、呕吐的风险大。

4. 控制肿瘤患者化疗呕吐的基本原则 预防为主，在肿瘤相关治疗开始前，应充分评估呕吐发生风险，制订个体化的防治方案。接受具有中、高度致吐风险的药物化疗的患者，在化疗结束后，恶心、呕吐仍可能分别持续 2～3 天，止吐治疗须贯穿化疗呕吐风险期始终；多药联合方案化疗诱发的恶心、呕吐，其治疗方案应基于致吐风险最高的药物制订止吐方案；在防治的同时注意避免止吐药物的不良反应。此外，须注意患者潜在的致吐因素并予以处理，包括肠梗阻、前庭功能障碍、脑转移、电解质紊乱、尿毒症、使用阿片类麻醉药物、伴有胃部疾病和精神心理因素等。

5. 特殊类型呕吐的防治措施

（1）预期性呕吐：酌情加用镇静剂，予以适当的食物调理，给予针灸、音乐治疗等。化疗期间按高度致吐药物予以止吐治疗。

（2）急性呕吐：减轻急性呕吐和控制延迟性呕吐，前者尤其重要，处理不好可发展为后者。减轻急性呕吐的主要措施是预防，预防用药根据所选化疗药物的致吐风险不同而有所不同，具体措施见表 12-8-3。

（3）迟发性呕吐：化疗后予以继续支持、止吐对症治疗，维持患者机体内环境的稳定。若呕吐较轻，也可带口服止吐药出院，改变环境也对患者呕吐反应减轻有利。

表 12-8-3　化疗药物的急性呕吐的防治措施

急性危险程度	第 1 天	第 2～5 天
高度	5-HT$_3$ 受体拮抗剂+地塞米松	地塞米松+甲氧氯普胺；或同第 1 天
中度	同上	地塞米松或甲氧氯普胺或 5-HT$_3$ 受体拮抗剂，或同第 1 天
低度	地塞米松	不用
极低度	不用	不用

（六）化学治疗所致骨髓抑制

化疗药物针对的是生长活跃的细胞。除恶性肿瘤细胞外，骨髓造血组织、消化道黏膜、皮肤及其附属器、子宫内膜和卵巢等器官或组织的细胞更新亦较快，这是化疗药物导致相应不良反应的组织学基础。可以认为，几乎所有化疗药物都具有骨髓抑制作用，差别仅在于程度而已。骨髓中各造血细胞经化疗后细胞数减少的机会决定于其半衰期的长短，血小板、白细胞的半衰期较短，分别为 5～7 天、6 小时，血小板、白细胞减少发生较早，红细胞的半衰期为 120 天左右，红细胞系干细胞减少不易在外周血中反映出来。

在常用化疗药物中，烷化剂和鬼臼毒素的骨髓抑制作用较强。在铂类药物中，卡铂骨髓抑制的作用强于顺铂。紫杉醇类药物的主要副作用是过敏反应和周围神经炎，骨髓抑制作用尚不及烷化剂，但多西他赛的骨髓抑制作用较强。托泊替康的骨髓抑制作用很强。骨髓抑制不仅能延缓化疗的进行而影响抗肿瘤治疗效果，还可能导致并发症危及生命。因此，及时发现骨髓抑制并予以相应处理是化疗的重要环节。

1. 化疗所致骨髓抑制的危险因素　化疗前必须评估患者可能发生骨髓抑制的危险因素，以利指导合理的个体化化疗。注意以下几点：①老年骨髓功能低下的患者，骨髓功能恢复慢。②肿瘤累及骨髓可致骨髓储备功能下降，使骨髓抑制加重和延长。③营养不良可使患者的骨髓修复能力下降。④既往多次化疗可引起骨髓萎缩和纤维化，骨髓功能会更难以恢复。⑤肝肾功能障碍的患者，会影响化疗药物的代谢和排泄，从而增加化疗的毒性。⑥部分非化疗药物也可引起骨髓抑制，联用时注意。如部分抗生素（氯霉素及磺胺类抗生素、两性霉素 B 等）、保泰松、别嘌醇、干扰素等。⑦各种感染会进一步加重中性粒细胞减少；叶酸和维生素 B$_{12}$ 缺乏可引起中性粒细胞的无效生成。⑧胸骨、腰椎和骨盆等部位放射治疗的患者会影响化疗后骨髓功能的恢复。⑨糖尿病患者对化疗耐受性差，白细胞减少时易发生感染且难以控制。

2. 化疗与白细胞减少

（1）化疗药物引起的骨髓抑制以白细胞减少最常见：化疗后白细胞低下的高峰时间一般为化疗后 7～14 天；最低点以细胞周期特异性药物来得较早，恢复得较快，细胞周期非特异性药物的最低点来得较迟，恢复得较慢；部分药物如亚硝基脲类、丝裂霉素等尤其是在联合化疗时，最低点持续时间多可长达 6～8 周，甚至更长（表 12-8-4）。白细胞低于 4×10^9/L 称为白细胞减少症，粒细胞绝对计数低于 2×10^9/L 为粒细胞减少症，粒细胞绝对值低于 0.5×10^9/L 为粒细胞缺乏症。粒细胞减少或缺乏容易出现继发感染。

表 12-8-4 部分常用化疗药物的骨髓抑制程度和持续时间

化疗药物	骨髓抑制程度	骨髓抑制最低时间（天）	骨髓抑制恢复时间（天）
氮芥	III	7～14	28
白消安	III	11～30	24～54
卡铂	III	16	21～25
顺铂	II	14	21
达卡巴嗪	III	21～28	28～35
羟基脲	I	7	18～21
普卡霉素	I	5～10	10～18
丝裂霉素	II	28～42	42～56
丙卡巴肼	II	25～36	35～50
雷佐生	II	11～16	12～25
长春新碱	I～II	4～9	7～21
蒽环类	III	6～13	21～24
抗叶酸类	III	7～14	14～21
抗嘧啶类	III	7～14	22～24
抗嘌呤类	II	7～14	14～21
鬼臼毒类	II	5～15	22～28
烷化剂	II	10～21	18～40
亚硝脲类	III	26～60	35～85

（2）白细胞减少症的处理：白细胞减少症的处理重在预防，化疗后密切监测，对症处理，避免感染。若发生白细胞减少症，主要的治疗措施如下。①一般处理：保护性隔离，加强支持对症治疗，加强营养。②集落刺激因子的应用：目前临床主要用粒细胞集落刺激因子（G-CSF），也可选用粒细胞巨噬细胞集落刺激因子（GM-CSF）、白细胞介素-3（interleukin-3，IL-3）、巨噬细胞集落刺激因子（M-CSF）等。注意集落刺激因子类药物的不良反应如流感样症状等，可酌情加用中成口服升白药物，密切随访血常规。③抗生素的应用：中性粒细胞缺乏引起的严重感染是肿瘤患者的主要死亡原因之一。根据不同的感染风险和感染程度选择抗生素，必要时结合细菌培养及药敏试验结果调整用药。④对于存在危险因素的恶性肿瘤患者，需要适当地调整化疗药的剂量，用药期间注意监测血常规等。

3. 化疗与贫血

（1）贫血的原因：①肿瘤本身相关：肿瘤骨转移、肿瘤相关性骨髓坏死、肿瘤相关性造血抑制因子的产生及促红细胞生成素（erythropoietin，EPO）血浆水平的降低和 EPO 功能的抑制，肿瘤相关性营养性贫血等。②肿瘤治疗相关：如化疗药物的应用，造血相关组织的放射治疗等，引起多能干细胞坏死、红细胞前体细胞的细胞周期阻滞和延迟、EPO 的水平下降或功能减退、成熟红细胞的氧化、骨髓发育不良等。

（2）肿瘤相关性贫血的治疗：①一般治疗：多食含铁丰富的食物；适当补充铁剂、叶酸及维生素 B_{12}；防治直立性低血压等。②输血：轻度贫血及部分慢性贫血不主张输血，中重度贫血，尤其是患者有极度疲乏、头晕、心动过速及低血压等且血红蛋白<70g/L，

可以酌情考虑输注浓缩红细胞，有明显活动性出血者酌情输注全血。③促红细胞生成素的应用：其也称红细胞生长因子，是一种促细胞分裂剂，作用于骨髓前体细胞，具有促细胞分裂、使细胞成熟和分化的功能。EPO 量的缺乏及其对贫血的应激反应迟钝被认为是贫血最主要的原因。FDA 推荐 EPO 的用法：150U/kg，每周 3 次。必要时加量至 300U/kg。

4. 化疗与血小板减少

（1）化疗药物引起的血小板减少：一般发生较晚且程度较轻，但当患者肿瘤累及骨髓，同时接受放化疗，曾接受过放射性核素治疗等，可能发生严重的血小板减少。血小板低于 $100×10^9/L$ 时即可诊断为血小板减少症；血小板低于 $50×10^9/L$ 时存在出血的危险性，可有皮肤黏膜出血；低于 $20×10^9/L$ 时有自发性出血的高度危险性；低于 $10×10^9/L$ 时有极高度出血危险，尤其注意颅内出血，是血小板减少引起死亡的主要原因。

（2）化疗致血小板减少症的治疗：①一般治疗。减少活动，避免出血；防便秘；控制血压，防止颅内出血；避免使用非甾体类药物和阿司匹林类药物；减少或避免创伤性操作；女性患者必要时可用药物推迟经期。②输注血小板。血小板低于 $20×10^9/L$ 时即有输注血小板的指征。尤其是术后的患者、肝肾功能障碍的患者，出血风险更高。③升血小板药物的应用。重组人白细胞介素-11（rhIL-11）一般在化疗完成后 6～24 小时开始皮下注射，剂量 50μg/kg，每日 1 次，连用 14 天或血小板升至正常方可停药；血小板生成素（thrombopoietin，TPO）可作为肿瘤较强的放化疗的辅助治疗，另可用于干细胞移植中供体造血祖细胞的动员和干细胞移植后加速受体造血恢复、骨髓发育不良综合征、再生障碍性贫血及艾滋病相关的血小板减少症；口服升血小板的药物如血康口服液、益血生等。

（七）化学治疗药物引起的心脏毒性反应

心脏毒性反应是化疗药物引起的严重毒性反应之一，心脏毒性反应有些为剂量限制性毒性反应，远期心脏毒性可致患者死亡。

引起心脏毒性反应的化疗药物以蒽环类最为常见，包括多柔比星（ADM）、柔红霉素（DNA）、表柔比星（EPI）及米托蒽醌（MIT）等。其他如氟尿嘧啶、大剂量环磷酰胺、紫杉醇、安吖啶、异环磷酰胺及丝裂霉素等亦可引起心脏毒性反应，但发生率均较低。

1. 临床表现　不同化疗药物引起的心脏毒性表现有所不同，主要有三种类型：

（1）急性或亚急性心脏毒性：用药后数小时或数天内出现 ST-T 改变等心电生理学异常、一过性心律失常、各型房室和束支传导阻滞等，严重者出现急性左心衰竭、心包炎等，致死率极高。该反应发生率高，尤其易发生于单次大剂量静脉快速给药时，与总剂量无关。

（2）慢性心脏毒性：临床上最为常见，多发生于用吡柔比星后数周或数月，以心肌病和（或）充血性心力衰竭为特征，与累积剂量密切相关，多为不可逆性改变。

（3）迟发性心脏毒性：多在化疗结束 1 年以后发生，主要表现为隐匿性心室功能异常、心律失常、心肌病和（或）充血性心力衰竭，随着患者生存时间延长，其发生率和病死率逐渐上升。

2. 处理原则　关键在预防，即在接受有心脏毒性化疗药物治疗前，须对患者进行心脏毒性反应危险评估，化疗期间使用心脏毒性防护药物来减少或避免心脏毒性反应的发生，严密监测心脏毒性，及早发现并及时处理。

（1）心脏毒性反应危险因素：①年龄，老年（＞70 岁）、青少年（＜15 岁）以及儿童尤其<4岁者；②曾接受过胸部放射治疗者，尤其心脏在放射野内的患者；③存在心脏基础疾病，有心肌损害史或心功能不全；④蒽环类与其他化疗药物联合应用，如紫杉醇、曲妥珠单抗、环磷酰胺、丝裂霉素、放线菌素 D 等，心脏毒性反应发生的危险性增加；⑤给药方法，多柔比星单次大剂量持续静脉滴注较分次小剂量给药的心脏毒性高；⑥总累积剂量，随着多柔比星的总累积剂量增加，心脏毒性反应的发生率也明显上升。目前，将多柔比星引起的心脏毒性反应的限制性累积剂量定于 $550mg/m^2$，有危险因素的患者适当降低累积剂量。

（2）蒽环类药物类似物的替代应用：多种蒽环类药物类似物的心脏毒性要轻于多柔比星，包括表柔比星、米托蒽醌、脂质体多柔比星、聚乙烯乙二醇脂质体多柔比星等。

（3）心脏毒性防护药物的使用：右丙亚胺是美国 FDA 批准的多柔比星防护的"里程碑"式药物。其他防护药物包括一些自由基清除剂和抗氧化剂，如维生素 C、维生素 E、泛醌10 及广谱细胞保护剂氨磷汀等。

（4）严密监测心脏毒性：在使用有心脏毒性化疗药物期间及化疗后需要监测心脏功能。监测手段主要包括心电图、超声心动图、放射性核素心功能显像、磁共振成像、心肌内膜活检及生化指标监测。超声心动图和放射性核素心功能显像是最常用的非侵入性监测方法。

（5）心脏毒性反应的治疗：大多急性或亚急性心脏毒性是短暂、可逆的，一般不影响继续用药，无须特殊处理，只有再发时才考虑停药。但由于多柔比星引起的心肌病和（或）充血性心力衰竭是不可逆的，至今无特异的治疗手段，故一旦出现必须立即停药，严格卧床休息，限制钠盐、水摄入，用洋地黄类药物和利尿剂等。有研究发现血管紧张素转化酶抑制剂如依那普利、卡托普利等可改善左心室结构和功能，降低心脏后负荷，近期治疗效果较好，远期效果欠佳。预计可长期存活的患者可考虑行心脏移植。

（八）化学治疗药物引起的肺毒性反应

研究显示，化疗所致肺毒性反应的发生率为 5%～10%。目前已知可引起肺毒性反应的化疗药物约 20 余种，其中以博来霉素、丝裂霉素、吉西他滨、亚硝脲类、阿糖胞苷和甲氨蝶呤等最常见。化疗药物引起肺毒性反应的机制不明，可能与化疗药物产生了大量自由基，通过炎症介质介导或脂质过氧化等过程直接损伤肺血管内皮和肺泡上皮，导致血管通透性升高，出现纤维蛋白外渗或过敏反应等有关。

1. 临床表现 临床表现复杂多样，包括急性过敏性肺疾病、非心源性肺水肿、慢性肺炎/肺纤维化及迟发肺毒性综合征等，以慢性肺炎/肺纤维化最常见。临床主要症状为进行性呼吸困难、干咳等，常伴发乏力、胸闷，少数患者可有胸痛甚至咯血等症状。

2. 处理原则 关键在于预防，危险因素的存在可增加肺毒性反应的发生，程度可加重，因此，化疗前仔细评估，尽量纠正和减少危险因素，从而减少肺毒性。

（1）肺毒性反应危险因素：①年龄，年龄大的患者，肺对化疗药物的耐受性较差；②有肺部疾病史，如阻塞性肺疾病、哮喘、支气管炎、肺结核病史等；③与其他治疗的联合，如联合化疗、氧疗、放疗，以及应用一些非化疗药物如消炎镇痛类药物、胺碘酮等，会增加肺毒性反应的发生率；④肝肾功能不全者，会加重肺毒性；⑤药物累积剂量，博来霉素、卡莫司汀、氮芥等超过限制性累积剂量后肺毒性明显增加。

（2）严密监测：监测手段包括胸片、胸薄层 CT、肺磁共振、纤维支气管镜、支气管肺泡灌洗、肺功能和肺通气灌注扫描等，其中以连续肺功能监测应用最方便和广泛，血气分析也有一定的提示意义。

（3）肺毒性反应的治疗：①一旦出现肺毒性反应，立即停用化疗药物；②应用糖皮质激素，如泼尼松，最常用且效果佳，注意足量、足疗程应用并逐渐减量；③对症治疗，如吸氧、抗炎、祛痰等；④若肿瘤已治愈，已发生了严重的肺纤维化，可考虑行肺移植。

（九）化学治疗药物引起的口腔并发症

口腔黏膜上皮细胞增生活跃，对化疗和放疗敏感。口腔炎与化疗药物的种类、剂量、给药次数等有关，持续给药较间歇给药更易引起口腔炎。容易引起口腔炎的化疗药物有抗代谢类（氟尿嘧啶等）、抗生素类（多柔比星等）、植物生物碱类（长春新碱等）、大剂量烷化剂、生物制剂（白细胞介素-2 等）。

1. 预防 保持口腔卫生和营养是基本的预防措施；治疗前系统评估口腔状况，有病变及时处理；治疗期间观察口腔状况变化，嘱患者进食富含维生素的食物。

2. 处理 一旦发生口腔并发症，积极处理，主要以局部处理为主，包括漱口，保持口腔卫生；有溃疡及疼痛的患者，可予以含苯海拉明、抗酸药和利多卡因的混合药物进行局部镇痛；若局部镇痛无效或效果差需采取全身镇痛法给予口服或肠外麻醉镇痛药物；若继发口腔真菌感染，可用制霉菌素混悬液、伊曲康唑口服等治疗，同时予以碳酸氢钠漱口更有利于控制感染；继发病毒感染可予以口服或静脉使用阿昔洛韦等。

（十）化学治疗药物引起的腹泻

化疗相关性腹泻（chemotherapy induced diarrhea，CID）是肿瘤患者化疗引起的一种常见消化道不良反应，不仅会降低患者的生活质量，还会导致水电解质紊乱、脱水、感染，严重可致休克、死亡。可引起腹泻的化疗药物主要有氟尿嘧啶、伊立替康、氟尿嘧啶脱氧核苷、羟基脲、亚硝基脲和多西他赛等，注意生物制剂如干扰素 α 和白细胞介素-2 等也可引起腹泻或加重腹泻。

1. 临床表现 CID 可出现于化疗当天，也可出现于化疗后，持续 5～7 天，严重者长达数月。主要表现为无痛性腹泻或轻度腹痛，水样便，每天数次或数十次，可继发电解质紊乱、肾衰竭、休克等。

2. 处理 对腹泻的患者应了解其基本情况：腹泻的持续时间、频率、量和伴随症状体征，结合实验室检查判断其有无水电解质紊乱和酸碱失衡，必要时行大便培养。腹泻次数每天超过 5 次或出现血性腹泻立即停止化疗并及时治疗：①止泻药物的应用，如蒙脱石散、洛哌丁胺等。②无确切继发感染的腹泻主要考虑饮食调理，以高蛋白、高热量的低残渣食物为主，避免对胃肠道刺激的饮食，避免进食过敏的食物；补充水及电解质，维持内环境稳定。③若大便常规中有明显的脓细胞、白细胞升高及大便培养查见细菌，即行抗感染治疗，需要以抗革兰氏阴性杆菌为主，最好据大便培养的药敏试验结果调整用药。④注意直肠区黏膜和皮肤护理，便后用温水及软性皂清洗肛门，做好肛周护理如高锰酸钾液坐浴等；必要时表面涂软膏，局部疼痛者可用表面麻醉药物止痛。

（十一）化学治疗药物引起的便秘

便秘是指接受化疗的肿瘤患者出现不规律的大便干结，通常伴有腹胀、腹痛等不适，严重者可引起不完全性肠梗阻等并发症。临床常见的致便秘的药物是长春碱类药物，如长春新碱、长春碱和长春地辛。其他引起便秘的因素：抗呕吐药物的应用，恶性肿瘤局部压迫、累及，高钙血症，其他减弱胃肠蠕动的药物如麻醉药、抗惊厥药、抗抑郁药、镇静药等，其他如饮食、精神因素等。

便秘的主要防治措施：①饮食调节，进食富含纤维素的食物，多饮水，养成良好的主动解便习惯；②进行适当的身体活动，酌情应用促进胃肠蠕动的药物；③酌情应用润肠通便的药物，如麻仁丸、酚酞含片、番泻叶及开塞露等；④若已出现便秘，可用肥皂水或开塞露灌肠。

（十二）化学治疗药物引起的肝损伤

肝脏是药物体内代谢的主要场所，在进行抗肿瘤治疗过程中，化疗药物、止痛药、造影剂及控制感染而使用的抗生素等，均可能对肝脏产生不同程度的影响，严重的可以致死。引起肝损伤的主要化疗药物有烷化剂、抗代谢类、蒽环类、紫杉类、长春碱类、铂类等。

1. 临床表现 轻者无明显自觉症状，严重者可能出现厌油、食欲下降、黄疸等。临床表现有轻度肝酶及胆红素水平升高，肝纤维化或肝脂肪变性。严重者出现中毒性重症肝炎、肝坏死、肝衰竭等可危及生命。

2. 化疗相关肝损伤的处理 化疗前全面评估患者肝功能、有无肝脏基础疾病等，避免联用有肝毒性的其他药物，化疗期间密切监测肝功能，合并肝炎者，注意抗病毒治疗的重要性，进行预防性保肝治疗。一旦出现黄疸或肝功能异常，及时查明原因并处理，动态监测肝功能变化。当出现≥2级的肝毒性时，需暂停化疗，直到毒性恢复至1级以内，然后减少用药剂量至原剂量的75%；若效果差，肝毒性反应反复加重即停用此化疗药物。肝功能损伤抗肿瘤药的剂量调整见表12-8-5。

表12-8-5 肝功能损伤时抗肿瘤药的剂量调整

血清胆红素	其他异常	用药剂量	
		蒽环类药物	其他药物
<12mg/L	<2N	100%	100%
12～30mg/L	2N～5N	50%	75%
>30mg/L	>5N	25%	50%

注：N为正常值上限；其他肝功能异常如凝血酶原时间、氨基转移酶、白蛋白水平等；已知的肝肿瘤第一次用量减少50%；其他药物包括甲氨蝶呤、亚硝脲类、长春碱类、鬼臼毒素、达卡巴嗪等。

（十三）化学治疗药物引起的神经毒性反应

神经系统的毒性反应包括周围神经毒性和中枢神经毒性反应，前者主要是周围神经病，后者包括认知障碍、进展性痴呆、失语等。可能与化疗药物对神经系统的直接毒性作用有关，也可能与化疗药物引起代谢紊乱有关。容易引起周围神经毒性的常见化疗药物有长春碱类、奥沙利铂、顺铂、紫杉醇类等，引起中枢神经毒性的常见化疗药物有甲氨蝶呤、阿糖胞苷、异环磷酰胺等。

大多数化疗药物引起的神经毒性缺乏有效的治疗方法，神经功能受损后恢复较慢，一旦出现严重的神经毒性只能停药或调整剂量。常见化疗药物的神经毒性及处理方法见表12-8-6。

表 12-8-6 化疗药物的神经毒性及处理方法

药物	神经毒性		处理方法
	中枢神经毒性	周围神经毒性	
顺铂	少见：脑病如头痛、卒中、癫痫	频繁的治疗可致感觉性周围神经病恶化，如 Lhermitte 征、肌肉抽搐	氨磷汀可保护周围神经
卡铂	少见：与大脑皮质有关的失明	感觉性周围神经病	警惕大剂量用药
奥沙利铂	无	感觉性周围神经病	输液后避免饮冷饮等冷刺激；卡马西平可能改善周围神经
长春新碱	过量：脑病、癫痫、共济失调、手足徐动症、帕金森病。鞘内：致死性脊髓脊神经根脑病	感觉运动性周围神经病、单神经病、脑神经瘫痪	减少剂量强度；对周围神经病，谷氨酸和神经生长因子可能有保护作用
紫杉醇	少见：急性脑病、癫痫	感觉运动性周围神经病、肌痛、近端肌无力	降低剂量强度；延长输液时间；阿密曲替林或解热镇痛药可止痛；神经生长因子、谷胱甘肽、氨磷汀可能有保护用
多西他赛	无	感觉性周围神经病、Lhermitte 征、近端肌无力	减少剂量；维生素 B_6
甲氨蝶呤	无菌性脑膜炎、横断性脊髓病、卒中样症状、白质脑病、癫痫	腰骶神经根病	勿大剂量用药；尽可能在放射治疗前用甲氨蝶呤
氟尿嘧啶	少见：小脑共济失调、炎性白质脑病	少见：周围神经病	酌情减量，勿长期使用
异环磷酰胺	脑病	轴突周围神经病	减少剂量；避免和镇静催眠药联用；亚甲蓝可减少脑病发生
环磷酰胺	少见：视物模糊、混乱	无	减少剂量
阿糖胞苷	无菌性脑膜炎、脊髓病，少见脑病、癫痫和共济失调	少见：感觉性周围神经病，臂丛神经病	
亚硝基脲类	少见：视神经毒性、脑病		减少剂量
丙卡巴肼	少见：嗜睡、昏迷	感觉性周围神经病、共济失调、直立性低血压、手部肌无力	

（十四）化学治疗药物的泌尿系统毒性

1. 肾脏毒性 绝大多数化疗药物（除蒽环类和长春碱类等药物经胆管排泄外）经肾脏排泄，故容易引起肾组织损伤，导致肾功能障碍。容易引起肾毒性的抗肿瘤药物有顺铂、异环磷酰胺、链佐星、大剂量甲氨蝶呤、亚硝脲类等，丝裂霉素可产生罕见的溶血性尿毒综合征，长春新碱偶可引起低钠血症和抗利尿激素分泌失调综合征。此外，干扰素和白细胞介素-2 等生物制剂也有引起肾毒性的报道，注意药物联合应用时对肾功能的影响。

防治措施：①预防重点在于充分水化和利尿，如大剂量顺铂给药前先补液，治疗中/后予以呋塞米、碳酸氢钠等利尿碱化尿液，每天总补液量 3000～4000ml，连续输液 3～4天。其间注意水电解质平衡，监测肾毒性。②肾毒性监测，动态观察肾功能，监测电解质、

尿 β2-微球蛋白水平等。③若出现肾毒性，在对症处理的同时调整经肾排泄的化疗药物的剂量（表 12-8-7），常见抗肿瘤药物以血清内生肌酐清除率（CCr）为指标反映肾功能，调整用药量。

表 12-8-7　常见抗肿瘤药物根据肾脏功能的用量调整

抗肿瘤药物	抗肿瘤药物的调整用量 ml/min		
	CCr＞60%	CCr 30%～60%	CCr＜30%
顺铂	100	75～50	＜50
亚硝基脲类	100	75～50	＜50
甲氨蝶呤	100	75～50	＜50
氟尿嘧啶	100	100	＜75
多柔比星	100	100	100
博来霉素	100	100	＜75
丝裂霉素	100	100	＜75
环磷酰胺	100	100	＜75
异环磷酰胺	100	100	＜75
植物碱类	100	100	＜75
依托泊苷	100	100	＜75

2. 膀胱毒性　异环磷酰胺和环磷酰胺是引起膀胱毒性的代表药物。其他药物如丝裂霉素、达卡巴嗪、博来霉素、巯嘌呤、阿糖胞苷也可引起膀胱毒性。临床表现为出血性膀胱炎、无菌性膀胱炎等，严重者可出现排尿困难、膀胱填塞等。

防治措施：①多饮水，促排泄；②用巯基化合物美司钠预防异环磷酰胺及环磷酰胺的膀胱毒性；③必要时用生理盐水和美司钠膀胱冲洗；④若膀胱出血伴血块予以清除冲洗；⑤必要时用甲基前列腺素和铝镁合剂持续膀胱内灌注治疗出血性膀胱炎。

（十五）化学治疗药物对生殖功能的影响

1. 对成年男性患者的影响　化疗药物可引起无精症，精原干细胞未明显受损的患者可在治疗后 3 个月内恢复正常。但部分化疗药物可致永久性或长期无精症，导致不育，该类药物及累积剂量主要有苯丁酸氮芥（$1.4g/m^2$）、环磷酰胺（$19g/m^2$）、丙卡巴肼（$4g/m^2$）、顺铂（$600mg/m^2$）、卡铂、异环磷酰胺、卡莫司汀（$1g/m^2$）及洛莫司汀（$500mg/m^2$）等。不同的联合方案造成的不育发生率不一，多柔比星与环磷酰胺有协同作用，如 MOPP/MVPP 方案大于 6 周期，长期无精症发生率为 85%；COPP 方案≥4 周期，其发生率为 100%。

2. 对成年女性患者的影响　化疗药物可破坏卵巢成熟过程中的卵泡致卵巢功能衰竭，引起暂时性或永久性闭经，年长女性更易发生。烷化剂可导致女性永久性性腺损害；左旋苯丙氨酸氮芥、苯丁酸氮芥及丝裂霉素可致永久性卵巢功能衰竭；白消安可迅速诱发闭经；所有含丙卡巴肼的联合方案均可能致永久性卵巢功能衰竭。

3. 对儿童患者的影响　青春期前少年儿童对化疗药物敏感性较低，故短期内不易发生永久性性腺功能衰竭，但青春期睾丸对各种化疗方案都很敏感，烷化剂是最强的致不育药物，其次是亚硝基脲类，阿糖胞苷、多柔比星及顺铂等可引起性腺可逆性损伤。放射治疗对青春期前卵巢损伤性最强，化疗与放疗联合应用对卵巢损害有相加作用。

4. 治疗与预防　化疗药物引起的性腺功能异常尚无有效预防与治疗措施。尽量减少性腺毒性明显药物的使用、减少药物剂量可部分减轻化疗药导致的性腺损伤，对于有生育需求的患者将精子或卵子冷冻储存可能是一种替代方法。对于卵巢功能较为旺盛的育龄女性，应用化疗药物的同时应用卵巢功能抑制的药物，如促性腺激素释放激素类似物，可减轻化疗药对卵巢的损伤，起到保护卵巢的作用。

（十六）化学治疗所致第二原发肿瘤

许多研究表明接受长期化疗的患者第二原发肿瘤发生率显著升高，以白血病、淋巴瘤及膀胱癌最为常见，此种毒性以烷化剂最为突出，通常发生于初次治疗的 2 年以后，5～10 年是高峰期。有报道称联合放射治疗时第二原发肿瘤发生率进一步增高。化疗导致第二原发肿瘤的机制尚不明确，可能是许多化疗药物本身具有致癌性，同时化疗药物又可抑制机体免疫功能而导致肿瘤细胞逃避免疫监视，使机体丧失了清除突变细胞的能力，导致第二原发肿瘤发生率增高。

临床上应注意第二原发肿瘤发生的危险因素，在肿瘤治疗后患者的随访计划中，仔细有效地筛查，以提高第二原发肿瘤的检出率，提高生存率。化疗后的第二原发肿瘤应注意与双原发癌、第一肿瘤的复发及转移癌鉴别。临床研究方面应致力于开发致癌潜能小的化疗方案并在规范化治疗原则下切实可行地应用于临床。

（罗　弋　白　著）

思考题

1. 简述化疗药物的分类。
2. 简述肿瘤化疗的基本原则。
3. 简述化疗药物常见副作用的分级及处理。

第十三章　肿瘤的分子靶向治疗

第一节　肿瘤分子靶向治疗概论

手术、放射治疗和化学治疗是传统的三大肿瘤治疗方法，它们在肿瘤治疗中一个共同的思路是最大限度地清除肿瘤组织或杀灭肿瘤细胞。然而，尽管这三大治疗手段在肿瘤的综合治疗中均取得了一定的疗效，但它们在治疗过程中都具有一定的局限性和不彻底性，如创伤性大、靶向性低、有严重的副作用、易产生耐药性等，而无法从根本上解决肿瘤的复发、转移以及化疗耐药、放射抗拒的问题。

近年来，随着现代医学的发展及精准化，以及从细胞、分子水平对肿瘤发病机制认识的不断深入，肿瘤的治疗逐步向有针对性地瞄准预期的靶点而不伤及其他正常细胞、组织或器官的治疗方向发展，称为肿瘤的靶向治疗。肿瘤分子靶向治疗学的发展，不仅为肿瘤治疗提供了源源不断的新药，而且更深远的影响是开启了现代精准医学新航向。多学科综合及个体化治疗已成为肿瘤治疗的方向。广义的靶向治疗是针对肿瘤在器官组织、细胞和分子水平的不同靶点，使用不同的靶向治疗技术而进行的靶点治疗，包括器官靶向、细胞靶向及分子靶向治疗。器官靶向治疗是指针对某个器官的治疗，如介入治疗，它是将抗肿瘤药物直接注入肿瘤发生的靶器官，以消除肿瘤组织，也称为被动靶向治疗。细胞靶向治疗是指只针对某种类别的肿瘤细胞，利用肿瘤细胞摄入或代谢等生物学上的特点，将药物定位到要杀伤的肿瘤细胞上，从而引起细胞凋亡，它具有主动定向的性质，代表药物如卡培他滨；另外，利用肿瘤细胞抗原性质的差异，制备单克隆抗体与毒素、核素或者抗肿瘤的耦联物，将其定向地聚集在肿瘤细胞上而杀伤肿瘤细胞，也属于细胞靶向治疗。分子靶向治疗是指针对肿瘤细胞里面的某一个蛋白家族的某部分分子，或一个核苷酸的片段，或一个基因产物进行的治疗，这是本章重点介绍的内容。

肿瘤分子靶向治疗是在肿瘤分子生物学的基础上，将与肿瘤发生、发展、预后等相关的特异分子作为靶点，使用小分子化合物、单克隆抗体、多肽等物质特异性地作用于肿瘤细胞的某些特定位点，而这些位点于正常细胞通常不表达或者很少表达，正是针对肿瘤细胞与正常细胞之间的这种差异，从而特异性干预调节肿瘤细胞生物学行为的信号通路，达到只攻击肿瘤细胞而对正常细胞影响较小的目的。因而分子靶向治疗具有高选择性、低毒性和高治疗指数的特点，这也是其最大的特点。自1997年利妥昔单抗被批准应用于CD20阳性淋巴瘤患者的临床治疗以来，短短的20余年时间，已有近50种靶向抗肿瘤药物应用于临床。实践证明，分子靶向治疗不仅能杀灭肿瘤细胞，而且能诱导肿瘤细胞向正常细胞分化，从而治愈肿瘤；或者通过抑制癌基因信号延缓肿瘤发展，使患者带瘤生存。

随着基础及临床研究的不断深入，分子靶向药物和放疗、化疗的联合使用的协同作用使其在肿瘤治疗中的地位也日益升高。尽管目前靶向抗肿瘤药物并未完全取代传统的放化疗的地位，但是在实际应用中，尤其是对肺癌的治疗，其已逐渐上升到了一线药物的位置。目前分子靶向治疗药物在临床治疗上取得了令人兴奋的成果，越来越多的小分子靶向治疗药物，尤其是各种激酶抑制剂不断涌现、进入临床，已经成为目前肿瘤药物发展的重点。美国国家癌症研究所所长指出，分子靶向治疗是 21 世纪肿瘤学研究的方向。

总之，相对于手术、放疗、化疗三大传统治疗手段来说，肿瘤分子靶向治疗具有分子特异性和选择性的独特优势，能高效并选择性地抑制或杀伤肿瘤细胞，同时减少对人体正常组织的损伤，它开辟了恶性肿瘤临床治疗新的篇章，作为最具潜力、最有希望带来突破的新疗法，它已成为目前肿瘤治疗领域发展的新方向，恶性肿瘤的治疗也必将进入一个全新的时代。

第二节　肿瘤分子靶向治疗的分子生物学基础

肿瘤分子靶向治疗是建立在肿瘤分子生物学基础之上的。肿瘤分子生物学就是用分子生物学的理论和技术来研究肿瘤的一门科学，是医学和生物学的一门交叉学科。随着现代分子生物学理论与方法的发展，人们对肿瘤病因、发生发展、发病机制以及形态变化的研究与认识，已经从传统形态学概念深入至分子、细胞或基因水平，其中以癌基因、抑癌基因及其他相关基因研究为代表的肿瘤分子病理研究是最为热点的领域，分子诊断成为肿瘤病理研究的最主要的内容和手段。分子诊断的特点是灵敏度高、特异性强、适用范围广，取材一般不受组织或时相限制，具有广泛的应用前景，在肿瘤分子病理研究中有重要的价值。近十多年来，分子诊断已由实验室逐步进入临床应用阶段。

在基础研究方面，众所周知，与正常细胞不同的是癌细胞具有特有的恶性生物学特征。这些特征包括：①失去了对终止细胞增殖信号和细胞分化信号的反应，并可传出自主的细胞生长、增殖信号；②逃避了细胞凋亡和衰老，导致细胞永生；③失去细胞的区域性限制，具有了侵袭和转移能力；④具有自主的血管生成能力，这保证了肿瘤体积增大后和新形成转移肿瘤的血液供应，可维持癌细胞的生长和增殖。追本溯源，癌细胞之所以具有这些恶性生物学行为是与基因突变或基因表达失常有关的，这也是肿瘤发生的关键所在。从分子水平上来考察一个肿瘤细胞的产生、发展和形成，则是细胞大分子结构和功能改变及细胞小分子代谢失常导致的结果，但其本质和核心是由 DNA 分子上的基因结构、功能改变和表达异常所致。肿瘤分子生物学正是从研究细胞内生物大分子的结构与功能改变和细胞内各种小分子代谢失常入手来探讨癌变产生的分子机制，癌基因、抑癌基因、代谢基因、修复基因等的改变与肿瘤发生的关系得到了广泛的研究，生长因子、生长抑制因子、激素、信号传递蛋白质、受体、各种生物活性多肽和蛋白质、细胞周期蛋白、细胞骨架蛋白等基因产物，在肿瘤发生中的作用也同样进行了众多的研究，这些研究使得我们对一个正常细胞转变为癌细胞的基本过程有了一个比较清晰的认识。

一、细胞周期异常与肿瘤发生

恶性肿瘤最基本的生物学特征是肿瘤细胞失控性增殖，而细胞失控性增殖的生物学基础是细胞周期调控紊乱。细胞周期调控是一个精细的生物学过程，涉及了多个基因和蛋白质的参与，进而形成了复杂的信号分子网络系统。细胞周期是细胞倍增必须经过的过程，细胞周期抑制因子、清除相关蛋白的蛋白酶以及诱导凋亡等对影响改变细胞周期的内部及外部信号如生长因子、DNA 损伤等加以监控以避免异常的细胞周期途径的发生。细胞周期中存在的这些关卡点控制着细胞周期进行的速度。肿瘤的发生从生物学角度看主要表现为两方面：一方面是肿瘤细胞凋亡障碍，另一方面是细胞异常增殖，归结到一点也就是细胞周期调控机制紊乱。细胞周期调控蛋白的失调可能是肿瘤发生的原因之一。许多抑癌基因如 *p53*、*BRCA1*、*Rb*、*p16*、*p15*，以及其下游调控基因如 *p21*、*Gadd45* 是细胞周期检测点的重要组成部分。在肿瘤发生中，这些抑癌基因多因基因改变而失活，造成细胞周期检测点功能缺陷。监测点的功能缺陷将导致各种错误被带入细胞周期，造成基因组的不稳定性。基因组的不稳定性通常表现为基因突变、基因缺失、基因重排和易位，以及中心体扩增和染色体畸形。基因组的不稳定性将导致基因组紊乱程度进一步恶化，其结果是细胞周期制动机制失活并伴随细胞周期驱动机制强化，从而产生细胞失控性增殖，导致肿瘤的发生。细胞周期进程主要由周期蛋白（cyclin）和周期素依赖性激酶（cyclin-dependent kinase，CDK）复合物驱动。CDK 是调控网络的核心，主导周期的启动、进行和完成。CDK 调节的关键点是 DNA 完整性调控监测点（chk）。当 DNA 损伤时，细胞会停滞在 G_1 期、S 期或者 G_2 期，从而提供足够的时间来修复 DNA。细胞周期调节蛋白即周期素对 CDK 有正性调控作用，而细胞周期依赖性激酶抑制剂（CKI）则起负性调控作用。研究表明，在多种肿瘤的发生、发展过程中，CDK/周期蛋白的过度表达或其内源性抑制因子如 p16 的表达下降或 *pRB* 基因的突变，均可导致 CDK 的活性失控，出现失控性生长。CDK 共有 13 个成员，都属于丝氨酸/苏氨酸蛋白激酶家族，依赖于与周期蛋白的结合，促进细胞周期时相转变，具有启动 DNA 合成以及调控细胞转录等关键功能。在细胞周期的不同时期中，不同周期蛋白集聚与相应 CDK 结合并被激活。而由于肿瘤信号通路的复杂性和互换性，精心选择一组激酶比一味强调单个激酶抑制剂的选择性要更加具有现实意义，也确实取得了更好的疗效。如针对细胞周期的靶向药物 PD-0332991 是一种选择性抑制 CDK4/6、重新建立细胞周期调控及阻断肿瘤细胞增殖的口服靶向药物。其对雌激素受体（ER）和 CDK4/6 进行双重抑制可显著延长 ER 阳性、表皮生长因子受体 2（Her-2）阴性乳腺癌患者的无进展生存期（PFS）。

二、肿瘤干细胞

传统的肿瘤发展理论认为每个肿瘤细胞分裂产生的子代细胞都具有相同的形成肿瘤的能力，但我们在实际临床工作中发现有一部分肿瘤细胞可以产生肿瘤并维持肿瘤的生长及异质性，是肿瘤复发转移以及耐药的根源。因此，有人提出了肿瘤干细胞的假说。人们认为肿瘤中可能存在一小部分细胞，这些细胞具备类似正常干细胞的特殊功能，这些细胞才是导致肿瘤发生发展的真正根源，而占肿瘤组织绝大部分比例的分化肿瘤细胞不能形成肿瘤。肿瘤干细胞可能有两种起源：由正常干细胞转化形成和由定向祖细胞突变后获得自我更新能力后形成。也有人认为肿瘤干细胞可能是干细胞和其他突变细胞融合后形成的。与正常的干细胞功能一致，肿瘤干细胞可以自我更新，可以产生大量分化细胞以及拥有一些共同的细胞表面抗原标记。与正常干细胞增殖方式相似，肿瘤干细胞通过对称分裂和不对称分裂两种方式进行增殖，既维持了肿瘤的高增殖性，又保持了自身数量的稳定。肿瘤干细胞与正常干细胞拥有一些相同的调节通路，如 Wnt-β-catenin 通路、Notch 通路、Shh 通路、Bmi 通路等。这些传导通路在调控肿瘤干细胞的增殖和分化中也起到很大作用。但与正常干细胞有序的调控不同，肿瘤干细胞的分裂和分化是失控的。其通过不断自我更新与分化，无限增殖，最终产生大量的肿瘤细胞，并保持肿瘤的异质性。与普通肿瘤细胞相比，肿瘤干细胞具有抵抗放化疗的特性。除了与正常干细胞有一些相同的细胞表面标记，肿瘤干细胞还拥有一些特殊的细胞表面抗原标记，这些标记大多和恶性肿瘤癌变、转移、复发相关。因此针对肿瘤干细胞调控机制的靶向治疗、以微小 RNA 为靶点的干细胞靶向治疗以及以肿瘤干细胞分化为靶点的靶向治疗都是肿瘤干细胞靶向治疗的常见方法。

三、信 号 传 导

肿瘤发生发展是一个多因素作用、多基因参与、经过多个阶段才最终形成的、极其复杂的生物学现象。从海绵体到人体的所有多细胞生物的体内都存在着细胞间的通信，以协调身体各部分细胞的活动。大多数情况下，细胞与细胞间的信号传导，主要通过化学分子即胞间信号分子来实现，这种通过胞膜或胞内受体感受胞外化学信号分子的刺激，经细胞内信号传导系统转换，从而影响细胞生物学功能的过程称为细胞信号传导。通过复杂的细胞间信号传导系统传递信号，多细胞生物能够确定每个细胞在体内的位置及其特异化功能，并确保细胞分裂只有在得到它的"邻居"发出的命令之后才会发生。细胞信号传导过程包括以下步骤：①特定的细胞释放信息物质即配体；②信息物质经扩散或血液循环到达靶细胞；③配体与靶细胞的受体特异性结合，受体对信号进行转换并启动细胞内信使系统；④靶细胞产生生物学效应，包括细胞的增殖、分化、凋亡、迁移及新陈代谢等活动。如果信号传导途径出现障碍，必然会导致细胞对外界的刺激不能作出正确的反应，这将导致细胞的病变。而在肿瘤细胞，编码信号传导系统中信号分子及转录因子的基因发生突变后可以使细胞的信号传导及应答发生改变，可导致抑癌基因的失活或者导致细胞靶基因的不正确激活，最终形成肿瘤。针对信号传导通路中的信号分子，包括配体、受体及其下游信号传导途径中的信号分子进行靶向治疗也是目前靶向治疗的一个主要方法。如以受体酪氨酸激酶（ErbB）家族为靶点的分子靶向治疗。众所周知酪氨酸激酶介导的信号转导与肿瘤的发生发展直接相关，其可分为受体酪氨酸激酶和非受体酪氨酸激酶。前者通过与配体结合使信号向胞内转换，后者则直接在胞内转换激活。激活后的酪氨酸激酶进而影响下游信号的一系列信号转导，包括 Ras/MAPK、PI3K/AKT 等信号通路。受体酪氨酸激酶家族又称 Her 家族，是细胞生成、分化、存活的重要调节因子，成员包括 ErbB1（EGFR，Her-1）、ErbB2（neu，Her-2）、ErbB3（Her-3）、ErbB1（Her-4）。除 ErbB3 无激酶活性外，余下均具有激酶活性。其中根据药物的作用靶点和性质，将 ErbB 靶向药物分为两类：单克隆抗体和小分子化合物。单克隆抗体是通过识别受体的胞外段，和配体竞争与受体的结合，干扰受体的磷酸化而阻止其激活，抑制信号传导途径的激活，从而抑制肿瘤细胞的恶性生物学行为。常见的靶向 ErbB 受体家族的单克隆抗体主要包括西妥昔单抗、帕尼单抗、曲妥珠单抗等。而小分子化合物指的是小分子酪氨酸激酶抑制剂，其可以直接进入细胞内，作用于受体的胞内段，干扰 ATP 的结合，阻断激酶的自身磷酸化和底物的磷酸化，从而阻断信号传导途径的激活。主要代表药物为吉非替尼、厄洛替尼、阿法替尼和拉帕替尼等。

四、肿瘤微环境

肿瘤发生普遍被认为是内在遗传物质与机体内外环境相互作用的结果。而肿瘤发生发展所处的内环境即为肿瘤微环境。肿瘤微环境在肿瘤的增殖、复发、侵袭、转移、耐药等多方面扮演着重要的角色。肿瘤微环境低氧、低 pH，是由细胞外基质、间质细胞及其分泌的生长因子、细胞因子等物质组成的一个复杂的系统，调控着肿瘤的多种生物学行为。长期以来，人们将治疗肿瘤的重点一直放在杀死肿瘤细胞本身上，而忽略了肿瘤微环境发挥的作用。微环境是肿瘤细胞赖以生存的"土壤"。肿瘤细胞可以通过自分泌和旁分泌，维持和改变自身生存和发展的条件，促进其本身的生长和发展。微环境亦可通过改变代谢、分泌各种所需因子、调节免疫、改变环境 pH 等限制或者适应肿瘤的发生和发展。肿瘤与环境，既是相互依存的，也是相互拮抗的。肿瘤微环境中的肿瘤间质是由结缔组织和血管组成，对肿瘤有支持和营养作用。肿瘤间质在肿瘤侵犯和转移上发挥了不容忽视的作用。因此，针对肿瘤间质的靶向治疗如应用抗血管生成药物，可以避免或者降低肿瘤转移率，同时由于靶点具有特异性，对正常机体功能影响较小。而肿瘤微环境中的肿瘤干细胞及免疫细胞等也是肿瘤治疗的重要靶点。

五、肿瘤血管生成

血管生成与肿瘤的生长和转移密切相关。在肿瘤生长的最初阶段，肿瘤细胞可以通过扩散的方式吸收营养。但当肿瘤的体积达到 $2\sim3mm^3$ 时，由于缺乏足够的营养和氧气，其生长受到限制，此时肿瘤细胞的增殖和死亡达到平衡，肿瘤处于休眠状态，几乎不会发生转移。但如果在某些因素如缺氧、癌基因的诱导下，血管生成刺激剂与血管生成抑制因子之间的动态平衡会被打破，使得血管生成机制处于开启状态，开始血管生成的过程。新生血管为肿瘤的继续增殖提供了充足的氧气和营养物质，使肿瘤得以快速生长。但肿瘤的新生血管分布上常常无规律，分支紊乱，管腔不规则，表现为狭窄、扩张或扭曲。新生血管呈血窦状、条索状，管壁薄，甚至仅有一层内皮细胞；或管壁很厚，但结构上并不完善。内皮细胞比较幼稚，细胞间常有裂隙，且缺乏基底膜，有时血管外的肿瘤细胞可直接与血管管腔相连。正是由于肿瘤血管的结构缺陷，肿瘤血管具有高通透性，这是肿瘤易发生转移的主要机制之一。因此如果抑制肿瘤血管生成因子的表达或者外源性补充抑制因子则可以达到拮抗肿瘤生长、减少肿瘤转移的目的。目前肿瘤的抗血管生成治疗主要通过两种途径发挥作用：①破坏新生血管，阻滞肿瘤的血液供应，使肿瘤细胞"饿死"并减少肿瘤转移；②使肿瘤血管"正常化"。抗肿瘤血管生成药物使得紊乱的肿瘤血管结构和功能恢复正常，改善肿瘤细胞的乏氧状态，从而改善肿瘤的微环境，增加肿瘤细胞对放化疗的敏感性。临床常见的肿瘤血管生成抑制剂主要分为以下五大类：①直接抑制内皮细胞增殖，如重组人内皮抑素（endostatin）；②抑制血管生成因子活化，如抗血管内皮生长因子抗体贝伐珠单抗；③抑制基底膜降解，如金属蛋白酶抑制剂（matrix metalloproteinase inhibitor，MMPI）；④抑制内皮细胞特异性整合素，如抗整合素的单克隆抗体；⑤非特异性抗肿瘤血管生成抑制剂，如 IL-12。

第三节 肿瘤分子靶向治疗的基本诊疗程序

临床上肿瘤分期和分型的诊断往往有一定的局限性，分子诊断技术的发展正在弥补传统诊断的缺点，提高肿瘤诊断的质量。具体来说，临床上通常根据肿瘤的 TNM 分期和肿瘤的病理分型来制订肿瘤的综合治疗策略，不能准确采用个体化的治疗措施、不能准确预测患者的预后。相同的 TNM 分期采用相同的治疗方法预后差别较大。以乳腺癌为例，乳腺癌是一种高度异质性疾病，大量实验研究及临床实践表明，不同亚组的乳腺癌在流行病学风险、临床转归及全身与局部治疗敏感性方面各异。三阴性乳腺癌，即 ER、孕激素受体（PR）、Her-2 均为阴性的乳腺癌，占所有乳腺癌的 10%～20%，其临床病程呈侵袭性，预后较其他类型乳腺癌差。其虽对化疗敏感，但疾病控制时间、无远处转移生存时间及总生存时间均较短。因此对于乳腺癌患者来说联合分期、病理分型及分子分型来制订治疗方案更加合理有效。

近年来研究发现分子标记能够成功地将肿瘤分成不同的亚型，这些亚型具有不同预后和不同治疗反应。总体来说，肿瘤的分子分期和分型有以下四种优势：①弥补肿瘤传统病理诊断的不足，鉴别少见恶性肿瘤，如非霍奇金淋巴瘤的分型、子宫高级别间质肉瘤的鉴别诊断等。②利用分子标记可以判断肿瘤预后，如乳腺癌，ER、PR 情况以及 Her-2、Ki67等的表达情况与患者预后紧密相关。Masuda 等认为，术前 Ki67 的高表达可获得较高的病理完全缓解率，新辅助化疗后 Ki67 仍高表达提示预后不良。③对化疗毒性和疗效进行化疗前预测。④靶向治疗药物的分子预测。当今阶段，靶向治疗药物价格昂贵，特异性高，对某些基因型患者疗效神奇而对另外一些基因型患者则毫无作用。对靶向药物的治疗前预测，可以节省患者的时间和金钱，找出更准确的个体化靶向药物，取得更好的疗效。以肺癌为例，如果在非小细胞肺癌中存在 *EML4-ALK* 融合基因，其与 *EGFR* 突变、*KRAS* 突变往往不同时存在于一个患者体内，并且对表皮生长因子受体酪氨酸激酶抑制剂（EGFR-TKI）治疗不敏感，而对 ALK 抑制剂敏感。

可见，在实施肿瘤分子靶向治疗前进行肿瘤的分子诊断是必要的。事实上，肿瘤分子靶向治疗的基本诊疗程序包括肿瘤的分子病理检测、拟定和实施分子靶向治疗的方案以及疗效的评价三个方面。

一、肿瘤的分子病理检测

分子病理检测是指评估个体患者肿瘤中的 DNA、RNA 和（或）蛋白质表达水平。DNA、RNA 和（或）蛋白质从肿瘤活检组织中的细胞或血流中循环的肿瘤细胞中提取。"分子检测"最初应用于 DNA 分析，但随着技术进步和发展，其涵盖了更多的领域，包括 RNA 和蛋白质的分析。DNA 水平的改变不一定导致生物学改变，因此必须在"原始"（转录组和蛋白质组）水平上进行检查。这种多管齐下的分析会产生大量的数据，只有借助生物信息学方法才能处理。生物信息学结合了大量科学和数学数据，创建了帮助分析和解释生物数据的计算机学科，该技术有助于分析和解释生物数据，并找出某些基因突变与特定疗法反应之间的相关性。目前使用的分子检测技术如下：

1. DNA 和 RNA 表达水平检测 ①聚合酶链反应（PCR）用于扩增和检测 DNA 和 RNA序列。标准 PCR 涉及扩增所选 DNA 序列的一个或多个拷贝以产生数百万拷贝并能够进行检测和分析。逆转录 PCR 将 RNA 模板转化为互补 DNA 用于分子分析。②原位杂交（ISH）使用标记的互补 DNA、RNA 序列或修饰的核酸链探针定位和确定组织切片（原位）或循环肿瘤细胞中的特定 DNA 或 RNA 序列。该技术可检测基因缺失、扩增、易位和融合。由于基因组重排或异常 mRNA 加工，基因融合通常发生在上皮癌中。ISH 技术包括显色原位杂交（CISH）和荧光原位杂交（FISH）。CISH 使用明视野显微镜进行标记检测。FISH 使用荧光显微镜进行标记检测。③第一代测序技术，主要基于 Sanger 双脱氧终止法的测序原理，结合荧光标记和毛细管阵列电泳技术来实现测序的自动化，基本方法是链终止或降解法，人类基因组计划就是基于一代测序技术。第一代的 Sanger 测序技术的优点是测序读长长，能达到 800～1 000bp，且测序用时短，只需要几十分钟即可完成一次测序，测序准确度高达 99.999%，目前仍是测序的金标准；缺点是通量低、成本高，影响了其真正大规模的应用。④高通量测序（又称为下一代测序，next generation sequencing，NGS），自 2005年 454 公司推出第一台基于焦磷酸测序的二代测序仪开始，到 2017 年 Illumina 公司推出NovaSeq TM 系列，高通量测序技术经历了十几年的技术发展过程，NGS 测序平台也经历了一系列的收购和合并，最终主要形成三家测序平台，包括 Illumina 的 Solexa 平台、Life Technologies 的 Ion Torrent 平台和华大基因的 Complete Genomics 平台。NGS 是一种高通量技术，可快速检测并更广泛地检测基因组中的 DNA 突变（通常用于检测循环肿瘤 DNA）、拷贝数变异（CNV）和基因融合（使用 RNA 测序组）。可以使用血液、实体组织和骨髓样品对一系列癌症类型进行 NGS。精确的组织收集和检查对于获得准确结果是必要的。实验室管理机构不断提供有关基于 NGS 的测试设计，开发和使用最新指导文件，认识到 NGS在癌症诊断和治疗中的重要性。⑤焦磷酸测序技术（pyrosequencing）是由 Nyren 等于 1987年发展起来的一种新型的酶联级联测序技术，焦磷酸测序法适用于对已知的短序列的测序分析，其可重复性和精确性能与第一代测序法相媲美，且速度大大提高。焦磷酸测序技术产品具备同时对大量样品进行测序分析的能力，为大通量、低成本、适时、快速、直观地进行 DNA 甲基化，对 SNP 等单个/连续多个核苷酸变异进行实时定量检测提供了非常理想的技术操作平台。

2. 蛋白质表达水平检测　免疫组织化学（IHC）使用抗体与蛋白质结合的原理来确定组织样品中蛋白质表达的水平。免疫组织化学涉及使用特异性抗体对组织样品中的细胞蛋白进行标记，并使用检测试剂使之可视化。可以通过显色法检测或荧光检测评估蛋白质表达。两种检测体系均依赖于抗体介导的抗原识别。显色 IHC 利用酶催化色原在抗原位置处的沉积检测蛋白质表达水平，而荧光 IHC 利用荧光基团通过直接或间接免疫荧光法来辅助可视化关注抗原。免疫学的基本原理决定了抗原与抗体之间的结合具有高度特异性，因此，免疫组化从理论上讲也是组织细胞中抗原的特定显示，如角蛋白（keratin）显示上皮成分，LCA 显示淋巴细胞成分。只有当组织细胞中存在交叉抗原时才会出现交叉反应。在应用免疫组化的起始阶段，由于技术上的限制，只有直接法、间接法等敏感性不高的技术，那时的抗体只能稀释几倍、几十倍。现在由于 ABC 法或 SP 法的出现，抗体稀释上千倍、上万倍甚至上亿倍后仍可在组织细胞中与抗原结合，这样高敏感性的抗体抗原反应，使免疫组化方法越来越方便地应用于常规病理诊断工作。

二、拟定和实施分子靶向治疗方案

21 世纪肿瘤治疗的临床医学特征之一是个体化医疗，其本质是根据生物标志物来选择治疗方案。生物标志物是一种能客观测量，同时可用于评价正常生物过程或病理过程或对治疗干预的药物反应的指示物。根据生物标志物的检测结果选择合适人群采用合适的治疗方案是个体化综合治疗的核心，也是突破传统治疗获益瓶颈的关键，更是肿瘤治疗发展的未来方向。

通过分子病理检测，寻找恰当的分子靶位，目的在于设计合适的靶向药物，以特异性地干扰特殊癌基因信号通路的活性，打断肿瘤生长的链条。这是肿瘤分子靶向治疗必须首先解决的问题，从而能在分子水平对肿瘤基因变化提供指标，并对肿瘤的个体化和预见性治疗发挥指导作用。理论上讲，成功开发一个肿瘤分子靶向药物应从以下几方面考虑：①与靶分子高特异结合；②与靶分子结合时呈高亲和力；③分子量小的靶向分子更容易在肿瘤组织内穿透；④稳定的分子化学结构，有利于延长药物在体内的半衰期；⑤与治疗对象有生物同源性，最大限度地避免宿主的异种蛋白反应等。同时，还应考虑与新技术、新方法的结合，从而不断地完善分子靶向抗肿瘤药。

随着基因检测从实验室进入临床实践以及众多生物标志物的发现，实现真正意义上的恶性肿瘤个体化治疗成为可能。近年来，众多肿瘤靶向治疗的临床研究不断获得了可喜的试验结果，这些研究的方案设计大多体现了个体化的治疗理念，注重亚组和预测指标的分析。同时，试验结果也证实同一治疗方案在不同人群中获益有着显著的差别，这些研究推动着肿瘤治疗正在从传统化疗进入个体化综合治疗时代。依据个体化治疗相关的生物标志物的检测结果，为相应的患者选择适合的治疗方案，从而使单个患者获得最大收益，减少不必要的过度治疗和有害治疗。

以非小细胞肺癌（NSCLC）为例，在选择使用表皮生长因子受体（EGFR）靶向治疗前，制订合理的生物标志物筛选方案，有助于改善疗效，提高治疗成功率。除了应用西妥昔单抗（cetuximab）不受 EGFR 突变、拷贝数和 kras 突变的影响，表皮生长因子受体酪氨酸激酶抑制剂（EGFR-TKI）适用于 EGFR 突变阳性的 NSCLC 患者。kras 突变可能是 EGFR-TKI 治疗的反指征，EGFR 检测联合采用 kras 基因检测将会进一步提高 EGFR-TKI 药物治疗成功率，节约医疗成本。以生物标志物为指导的个体化综合治疗模式将进一步提高靶向治疗 NSCLC 的疗效和患者生活质量。

三、分子靶向治疗疗效的评价

尽管分子靶向治疗药物成为目前肿瘤治疗领域研究的热点，并取得了一定的疗效，但是对靶向治疗药物疗效的评价还缺乏比较公认、客观的标准。

传统化疗药物是通过细胞毒作用抑制肿瘤细胞增殖，疗效在一定范围内与剂量成正比，但是从肿瘤细胞增殖动力学及抗肿瘤药物的药代动力学规律来考虑，要达到体内肿瘤细胞的完全消灭，几乎是不可能的。临床实践也表明，病灶的完全缓解有时并不等于患者有良好的最终结局。而分子靶向药物特异性强，对正常组织损伤小，靶向治疗在短期内可能看不到明显的肿瘤缩小，但却表现为疾病停止进展，而且患者可以在无明显毒性反应的情况下延长总生存期或疾病进展时间。

1979 年，WHO 颁布了实体瘤疗效评价的实体瘤疗效评价标准（RECIST），主要包括完全缓解（CR）、部分缓解（PR）、疾病稳定（SD）和疾病进展（PD）。其中 CR 是指所有目标病灶消失，维持 4 周；PR 是指基线病灶长径总和缩小≥30%，维持 4 周；SD 指基线病灶长径总和有缩小但未达 PR 或有增加但未达 PD；PD 指基线病灶长径总和增加 20% 或出现新病灶。可见该标准是根据肿瘤大小的客观变化来制订的。显然，用此传统的疗效评价标准来评价较少引起肿瘤体积改变的分子靶向治疗药物的疗效存在着明显的局限性。多项研究已证实，RECIST 低估了靶向治疗的疗效，不能客观、真实地反映药物的疗效。因而，建立一个能够全面、客观、准确地反映分子靶向治疗药物疗效的评价体系尤其重要。

所谓个体化治疗，也就是要根据具体患者的预期寿命、治疗耐受性、期望生活质量和患者自己的愿望以及肿瘤的异质性（heterogeneity）来设计具体的多学科综合治疗方案。因此，应该把延长患者生存期、延缓疾病进展时间并改善患者生活质量作为分子靶向药物治疗晚期癌症患者疗效评价的实用标准，以"稳定肿瘤"和"延迟进展"作为目标可能更具有实际意义，癌症治疗也应该从过去单纯追求生存率转变到生存率与生活质量并重上来。当然，目前关于分子靶向药物具体的疗效评价标准以及客观指标尚未形成共识，还有待进一步完善。

第四节　肿瘤分子靶向药物的分类和临床应用实例

肿瘤的发生发展是一个复杂的过程，涉及细胞周期、信号传导、肿瘤血管生成以及肿瘤微环境等机制。关于肿瘤的生物学特性，目前比较权威的是 Weinberg 于 2011 年依据近 10 年肿瘤学的研究进展，总结出的 10 个生物学特征，分别为自给自足生长信号（self-sufficiency in growth signals）、抗生长信号的不敏感（insensitivity to antigrowth signals）、抵抗细胞死亡（resisting cell death）、潜力无限的复制能力（limitless replicative potential）、持续的血管生成（sustained angiogenesis）、组织浸润和转移（tissue invasion and metastasis）、免疫逃逸作用（avoiding immune destruction）、肿瘤相关炎症反应（tumor promotion inflammation）、细胞能量代谢异常（deregulating cellular energetics）、基因组不稳定和突变（genome instability and mutation）。肿瘤分子靶向治疗正是在分子生物学的基础上，以肿瘤细胞过表达的某些分子为靶点，选择特异性的阻断剂来有效干预受这些分子调控的、并与肿瘤发生发展密切相关的信号传导通路，从而抑制肿瘤生长、浸润及转移。分子靶向治疗的靶点包括生长因子、信号分子、细胞周期蛋白、凋亡调节剂、促进血管生成的分子以及其他许多分子。分子靶向治疗药物在癌症治疗中可能表现出不同的功能和特点。根据靶点的不同，它们可以作用于细胞表面抗原、生长因子、受体或信号转导通路，能够调控细胞周期、细胞死亡、转移和血管生成过程。分子靶向治疗药物可以阻断促进癌细胞生长的信号，干扰细胞周期调控和（或）诱导细胞死亡从而杀死癌细胞。这些药物能够针对癌细胞以及肿瘤微环境中的成分发挥作用从而激活免疫系统，也可以阻碍肿瘤的进展和侵袭，或者当作为化疗的辅助物使用时，使耐药肿瘤对其他治疗方法重新敏感。本节将就目前临床应用比较成熟的肿瘤分子靶向药物，如针对肿瘤血管生成、表皮生成因子受体家族、磷酸酰肌醇相关激酶蛋白质家族中的非典型丝氨酸/苏氨酸蛋白激酶（mammalian target of rapamycin，mTOR）、细胞膜分化相关抗原、细胞信号转导途径中的 BCR-ABL 靶点和 DNA 修复酶的靶向药物在临床中的应用做一简要介绍。

一、靶向肿瘤血管生成的药物

根据其作用靶点可分为靶向血管生成因子（VEGF）及其受体（VEGFR）通路的单靶点药物、靶向 VEGF 通路的多靶点药物和非 VEGF 通路的广谱抗血管药物；按照药物类型可分为单克隆抗体和小分子酪氨酸激酶抑制剂（TKI）。单克隆抗体是通过识别受体的胞外段，和配体竞争与受体的结合，干扰受体的磷酸化而阻止其激活，抑制信号传导途径的激活，从而抑制肿瘤细胞的恶性生物学行为。而小分子酪氨酸激酶抑制剂可以直接进入细胞内，作用于受体的胞内段，干扰 ATP 的结合，阻断激酶的自身磷酸化和底物的磷酸化，从而阻断信号传导途径的激活。

1. 靶向 VEGF 通路的单靶点单克隆抗体代表药物 该类代表药物为贝伐珠单抗。①适应证：贝伐珠单抗联合以氟尿嘧啶为基础的化疗适用于转移性结直肠癌患者的治疗；联合卡铂与紫杉醇用于不可切除的晚期、转移性或复发性非鳞状细胞非小细胞肺癌患者的一线治疗；用于晚期肾癌的一线治疗。Hurwitz 等进行的一项随机Ⅲ期临床研究（AVF21087）证实了将贝伐珠单抗加入 IFL 方案 [伊立替康+氟尿嘧啶+亚叶酸钙] 的标准治疗中可使转移性结直肠癌患者的生存率得到明显改善；而著名的 ECOG 4599 研究显示，贝伐珠单抗联合紫杉醇加卡铂一线治疗非鳞状细胞非小细胞肺癌与单纯化疗相比，显著提高了客观缓解率（ORR）（27% vs. 10%）、PFS（6.4 个月 vs. 4.5 个月）及 OS（12.3 个月 vs. 10.2 个月）。②不良反应：严重的药物不良反应包括胃肠道穿孔、出血（包括较多见于 NSCLC 患者的肺出血/咯血）、动脉血栓栓塞；常见的药物不良反应包括高血压、疲劳或乏力、腹泻和腹痛。

2. 靶向 VEGF 通路的多靶点 TKI 药物 该类代表药物为帕唑帕尼。①适应证：适用于晚期肾细胞癌（一种在肾小管中发现癌细胞的肾癌类型）、上皮性卵巢癌、软组织肉瘤（STS）和非小细胞肺癌（NSCLC）的治疗。Sternberg 使用帕唑帕尼治疗晚期和（或）转移性肾细胞癌患者，结果显示中位总生存期（OS）为 22.9 个月，安慰剂组为 20.5 个月；Rahma 使用帕唑帕尼单药治疗卵巢癌，与安慰剂组相比，帕唑帕尼增加无进展生存期，但是各组之间总生存期的差异无统计学意义；Lammli 用帕唑帕尼治疗转移性软组织肉瘤患者，研究显示血管内皮生长因子表达与肿瘤分期呈显著正相关，针对骨肉瘤血管内皮生长因子通路的新疗法的发展可能会提高生存率。②不良反应：严重的肝损害、心律不齐、腹泻、高血压、毛发颜色改变、恶心、食欲不振、呕吐、疲劳、虚弱、腹痛及头痛等。

3. 非 VEGF 通路的广谱抗血管药物 恩度（重组人血管内皮抑制素，endostatin）是我国自主研发的广谱抗血管生成活性药物。①适应证：联合长春瑞滨/顺铂用于治疗初治或复治的Ⅲ/Ⅳ期非小细胞肺癌患者。孙燕等对 493 例晚期非小细胞肺癌（NSCLC）患者进行了恩度联合 NP 方案的随机、双盲对照、多中心的Ⅲ期临床试验，观察到与单纯的 NP 组相比，恩度联合 NP 组显著提高了临床有效率和生存率。②不良反应：常见的药物不良反应包括心脏不良反应，少见的药物不良反应主要有消化系统反应、皮肤及附件的过敏反应。

二、靶向表皮生长因子受体家族的药物

表皮生长因子受体（EGFR）是原癌基因 *C-ErbB-1*（*Her-1*）的表达产物。所有 Her 家族受体都由一个胞外配体结构域、一个跨膜结构域和一个胞内酪氨酸激酶结构域三部分组成。Her 家族受体的胞外结构域可以与多种配体结合。与配体结合后，Her 受体通过形成二聚体磷酸化其胞内的激酶结构域，从而招募下游分子，启动一系列与细胞增殖和存活相关的信号传导通路。Her 受体间可互相结合，形成同源或者异源二聚体。Her 家族受体及其下游信号分子的异常与多种肿瘤的发生发展相关。Her 受体的配体主要包括三类，第一类包括 EGF、TGF-α 等，主要与 EGFR 结合；第二类包括 β 细胞素（β-cellulin）等；第三类由神经调节蛋白家族（NRGs）组成。所有的 EGF 家族配体不能与 Her-2 结合，但 Her-2 受体仍可通过与其他 Her 家族受体形成二聚体发挥重要作用。

1. 抗 Her-2 靶向治疗药物 代表药物为曲妥珠单抗。①适应证：适用于治疗 Her-2 过

度表达的转移性乳腺癌，作为单一药物治疗已接受过 1 个或多个化疗方案治疗的转移性乳腺癌；与紫杉类药物合用治疗未接受过化疗的转移性乳腺癌；单药适用于接受了手术、含蒽环类抗生素辅助化疗和放疗（如果适用）后的 Her-2 过度表达乳腺癌的辅助治疗；联合卡培他滨或氟尿嘧啶和顺铂适用于治疗既往未接受过针对转移性疾病治疗的 Her-2 过度表达的转移性胃腺癌或胃食管交界腺癌患者。Burris 等开展的一项多中心 II 期临床试验研究，按照每 3 周给予 3.6mg/kg 的曲妥珠单抗治疗晚期乳腺癌患者，发现中位无进展生存时间达到 4.6 个月，且不良反应可耐受；Cortesfynes 等的研究证实曲妥珠单抗联合氟尿嘧啶/卡培他滨+顺铂等的多个化疗方案在治疗中晚期胃癌上均有突出的成效。②不良反应：严重的药物不良反应包括充血性心力衰竭、左心室功能明显下降、严重的输注反应和肺毒性；常见的不良反应包括发热、恶心、呕吐、输注反应、腹泻、感染、咳嗽加重、头痛、乏力、呼吸困难、皮疹、中性粒细胞减少症、贫血和肌痛。

2. 抗 EGFR 的靶向治疗药物 代表药物为吉非替尼。①适应证：用于表皮生长因子受体酪氨酸激酶基因具有敏感突变局部晚期或转移性非小细胞肺癌患者的一线治疗，以及既往接受过化学治疗的局部晚期或转移性非小细胞肺癌（NSCLC）。Fukuoka 等评价吉非替尼疗效的研究结果显示吉非替尼对化疗后耐药的非小细胞肺癌具有确切疗效，有效率达 8.8%～19%，症状缓解率达 35%～43%。②不良反应：腹泻、皮疹、瘙痒、皮肤干燥和痤疮等。

三、靶向 mTOR 的药物

PI3K、AKT 及 mTOR 组成的 PI3K/AKT/mTOR 信号通路是细胞内最为重要的传导通路之一。该信号通路活化可促进细胞生长、增殖，抑制细胞凋亡，促进细胞周期进展。其中 TOR 激酶负责调控多细胞生物的成长和体内的平衡。mTOR 与癌症、代谢性疾病以及衰老相关。失调的 mTOR 信号可引起癌细胞失控性增长，抑制 mTOR 通路可以有效阻断各种生长因子异常信号的传导，从而抑制癌症的发生发展。mTOR 通路中多个信号靶点的失调（PI3K 的扩增或突变，PTNE 功能的失活及 AKT、S6K1、4EBP1 和 eIF4E 过度表达）都与乳腺癌、卵巢癌、结肠癌等各种癌症相关。其代表药物 mTOR 抑制剂依维莫司主要适用于既往接受舒尼替尼或索拉非尼治疗失败的晚期肾细胞癌成人患者、不可切除的、局部晚期或转移性的、分化良好的（中度分化或高度分化）进展期胰腺神经内分泌瘤成人患者以及需要治疗干预但不适于手术切除的结节性硬化症（TSC）相关的室管膜下巨细胞星形细胞瘤（SEGA）成人和儿童患者。其可与依西美坦合用治疗来曲唑或者阿那曲唑治疗失败的、激素受体阳性、Her-2 受体阴性的绝经后晚期乳腺癌患者。Motzer 等将依维莫司作为一线药物治疗晚期肾癌，进展后以舒尼替尼作为二线药物治疗（A 组），将舒尼替尼作为一线药物治疗，进展后将依维莫司作为二线治疗药物（B 组），两组进行疗效对比，两组联合中位 PFS 分别为 21.1 个月和 25.8 个月（HR 为 1.3，95% CI 为 0.9～1.7），中位 OS 分别为 22.4 个月和 32.0 个月（HR 为 1.2，95% CI 为 0.9～1.6），该实验表明舒尼替尼作为一线治疗药物而依维莫司作为二线治疗药物有更好的疗效。其不良反应包括非感染性肺炎、感染、口腔溃疡、肾衰竭等。

四、靶向细胞膜分化相关抗原的药物

单克隆抗体（monoclonal antibody，mAb）是由单个细胞增殖形成的细胞群所产生的抗体，是针对单一抗原决定簇的，因而具有很强的专一性，对相应的抗原具有高度特异性。因此，可以针对特定的分子靶点，制备与之特异性结合的单克隆抗体。单克隆抗体通过阻断受体和配体之间的相互作用，特异性靶向细胞外蛋白，抑制肿瘤生长。抗体与癌细胞结合后，可以通过直接或间接的机制介导其作用。直接机制通常是指单克隆抗体与抗原、细胞受体或膜结合蛋白结合，从而直接作用于诱导细胞死亡的特定靶点。另外，间接机制是指机体防御机制的后续反应，如效应细胞的招募或单克隆抗体与癌细胞特异性抗原结合刺激后的吞噬作用。后一种方法通常用于免疫治疗，以触发人体的免疫系统攻击癌细胞。单克隆抗体能够通过不同的机制通过抗体依赖细胞毒性（ADCC）、抗体依赖细胞吞噬作用（ADCP）、互补依赖细胞毒性（CDC）来阻断信号转导、诱导凋亡或传递细胞毒性负荷。单克隆抗体的研制与应用大大促进了分子靶向药物的发展。其代表药物利妥昔单抗适用于复发或耐药的滤泡性中央型淋巴瘤（国际工作分类 B、C 和 D 亚型的 B 细胞非霍奇金淋巴瘤）的治疗、先前未经治疗的 CD20 阳性Ⅲ～Ⅳ期滤泡性非霍奇金淋巴瘤的治疗，应与标准 CVP 化疗（环磷酰胺、长春新碱和泼尼松）8 个周期联合治疗，而 CD20 阳性弥漫大 B 细胞性非霍奇金淋巴瘤（DLBCL）应与标准 CHOP 化疗（环磷酰胺、多柔比星、长春新碱、泼尼松）8 个周期联合治疗。LNH98.5 研究是法国成人淋巴瘤协作组发起的Ⅲ期随机对照试验，让 399 例初治 DLBCL 患者，随机进入 8 周期的 RCHOP 免疫化疗方案组或 8 周期的 CHOP 化疗方案组。2002 年中期分析显示，RCHOP 组在 CR 率、无事件生存（EFS）率和 OS 率方面均显著优于 CHOP 治疗组，其中 2 年 OS 率（70%：57%），5 年的 OS 率（58%：45%），随访 10 年的临床数据显示与 CHOP 组相比，RCHOP 方案显著延长患者的中位生存时间达 5 年（3.5～8.4 年），并显著提升患者的 10 年 OS 率（42.5%：28%）及无事件生存（EFS）率（34%：19%）。其不良反应包括腹痛、腹泻、高血压、心律失常、关节痛、胸痛、头晕、焦虑、感觉异常、泪液分泌疾病等。

五、靶向细胞信号转导途径中的 BCR-ABL 靶点的药物

人体 ABL 基因位于 9 号染色体长臂，包括 1b、1a 和 2～11 共 12 个外显子。转录从 1b 或 1a 开始，转录合成的两种蛋白质前者定位于细胞膜，而后者主要在细胞核内。ABL 蛋白参与细胞周期调节。BCR 基因位于 22 号染色体长臂，有 23 个外显子。BCR 蛋白也参与细胞周期调节。费城染色体是一个因易位而产生的染色体，是由 9 号和 22 号染色体交换位置形成的。得到的结果是 9 号染色体上的 ABL 基因和 22 号染色体上的 BCR 基因发生并列并形成 BCR-ABL 融合基因。BCR-ABL 基因编码 BCR-ABL 融合蛋白。该融合蛋白属于非受体酪氨酸激酶（receptor tyrosine kinase，RTK），可以直接在胞内转换激活。其活性失控，导致自身及细胞内许多底物蛋白的酪氨酸残基磷酸化，激活多条信号转导途径，干扰细胞的基本活动，诱导细胞恶性转化和增殖，抑制凋亡，削弱细胞的黏附作用等，从而导致慢性髓性白血病。因此 BCR-ABL 融合蛋白的酪氨酸激酶抑制剂伊马替尼可用于治疗费城染色体阳性的慢性髓性白血病（CML）的慢性期、加速期或急变期，也可适用于恶性胃肠道间质肿瘤的治疗。O'brien 等进行的一项多中心随机临床研究比较了伊马替尼和干扰素联合阿糖胞苷治疗 CML 患者的疗效，随访 18 个月，伊马替尼组患者无论是完全细胞遗传学缓解率（complete cytogenetic remission，CCyR）还是主要细胞遗传学反应率（major cytogenetic response，MCyR）均明显优于干扰素联合阿糖胞苷组（76% vs. 15% 和 87% vs.

35%），且转化为慢性髓性白血病加速期（CML-AP）或慢性髓性白血病急变期（CML-BP）的患者比例明显更低。其不良反应包括骨髓抑制、头痛、恶心、呕吐、腹泻、消化不良、全身水肿、各类皮炎及皮疹、肌痛及肌痉挛等。

六、靶向 DNA 修复酶的药物

PARP（poly ADP-ribose polymerase）是存在于多数真核细胞中的一个多功能蛋白质翻译后修饰酶，其通过识别结构损伤 DNA 片段而被激活，被认为是 NDA 损伤的感受器。PARP 在 DNA 损伤修复和细胞凋亡中发挥着重要作用。PARP 抑制剂奥拉帕尼是靶向 DNA 修复酶药物的代表药物之一。其主要用于铂类敏感型复发性卵巢癌的维持治疗。它可以通过抑制 PARP，减少甚至阻止携带有受损的 *BRCA* 基因的癌细胞进行 DNA 修复，达到杀死癌细胞的目的。2014 年 12 月 FDA 批准奥拉帕尼单药用于既往接受过 3～4 种方案化疗、*BRCA* 突变的晚期卵巢癌的治疗。SOLO-2 为奥拉帕尼联合化疗治疗 *BRCA* 突变的铂类敏感型复发性卵巢癌的Ⅲ期临床试验，研究结果发现 *BRCA* 突变患者接受奥拉帕尼联合化疗，并后续维持治疗能显著延长 PFS。以上结果提示 PARP 抑制剂也许能增加卵巢癌铂类化疗的敏感性，减少铂类化疗的抵抗。SOLO-2 试验奠定了奥拉帕尼用于治疗铂类敏感型复发性卵巢癌患者（无论 *BRCA* 突变与否）的二线及二线以上维持治疗的地位。SOLO-3 试验是一项Ⅲ期随机、双盲、安慰剂对照的全球多中心试验，将奥拉帕尼与化疗进行比较，用于治疗胚系 *BRCA1/2* 突变、既往接受过二线或多线化疗的晚期卵巢癌患者。对照化疗组，奥拉帕尼的客观缓解率（ORR）具有统计学意义和临床意义上的改善。与化疗相比，奥拉帕尼中位 PFS 达 13.4 个月，较化疗组延长 4 个多月。

七、肿瘤靶向治疗存在的问题和展望

长久以来，肿瘤的个体化治疗是临床肿瘤学家一直以来努力探索和倡导的。随着人们对肿瘤的生物学特征以及发生发展机制的研究，肿瘤靶向治疗成为肿瘤个体化治疗的一个成功代表。靶向治疗的发展也是日新月异，这一点在非小细胞肺癌中有着充分的体现。基于分子标记物的检测结果合理选择治疗方案直接关系到靶向治疗的疗效，也是个体化治疗的核心体现。但我们知道恶性肿瘤的发生发展涉及了多基因、多步骤的病变，不同患者肿瘤基因组的差异可能是靶向治疗效果有差别的一个重要原因。利用高通量的测序技术及功能基因手段开展肿瘤的基因组学的研究，寻找有效的治疗靶点，建立分子分型，为制订个体化的治疗策略提供依据，是将来肿瘤靶向治疗研究的一个重点。除了靶向药物的选择，靶向药物应用的时机以及模式、最佳的配伍方案都是值得研究的方面。如何克服靶向药物的耐药，尽量降低治疗毒性，研发新的靶向药物仍是任重道远的事情。

（李　丹　文庆莲）

思考题

1. 肿瘤分子靶向治疗与传统放化疗不同之处是什么？
2. 肿瘤分子靶向治疗的基本诊疗程序是什么？
3. 简述肿瘤分子病理诊断方法。
4. 肿瘤分子靶向治疗目前的局限以及未来发展方向是什么？

第十四章 肿瘤的免疫治疗

第一节 概　　论

　　肿瘤是一种以基因和表观遗传的不稳定行为为特征的疾病。这些不稳定因素导致了多个独特的或常见的基因突变以及许多在正常来源的组织中不表达的基因产生异位过表达。这些改变产生的抗原可以被获得性免疫系统识别，并能区分肿瘤细胞和正常细胞。20 世纪50 年代，Thomas 便提出了"免疫监视"的概念，即免疫系统具有识别、杀伤并及时清除体内突变细胞，防止肿瘤发生的功能。尽管机体内具有一系列的免疫监视机制，但肿瘤细胞仍可通过一种或多种机制逃避免疫系统的攻击或不能激发特异性抗肿瘤免疫，使得肿瘤仍可发生和发展，这种现象被称为肿瘤免疫逃逸。一方面，机体可以通过天然和获得性免疫抵抗肿瘤的发生；另一方面，肿瘤细胞可以通过多种方式应对免疫压力，它们可以通过进一步的突变或者删除来清除抗原，这一过程称为"编辑"。肿瘤还可以通过诱导肿瘤特异性 T 细胞耐受来抵抗免疫清除。最终，机体免疫系统可清除机体中对免疫应答敏感的肿瘤细胞，而对免疫应答不敏感的肿瘤细胞则被"选择性"地存留下来，并得以快速增殖。

　　机体抗肿瘤的免疫机制十分复杂，涉及多种免疫成分，主要包括细胞免疫和体液免疫两方面。这两种抗肿瘤免疫机制并不是孤立存在的，而是相互协作共同杀伤肿瘤细胞。一般认为，抗肿瘤免疫效应以细胞免疫为主，而体液免疫通常仅在某些情况下发挥协同作用。细胞免疫涉及 T 细胞的相关免疫反应时，主要依赖于两种信号刺激：①T 淋巴细胞受体（TCR）识别抗原肽/主要组织相容性复合物（MHC）；②通过在抗原呈递细胞（antigen presenting cells，APC）表达的共信号分子与其 T 细胞表达的受体之间的相互作用诱导抗原非依赖性共刺激。肿瘤微环境中多种细胞和分子的交互作用抑制抗肿瘤免疫反应。针对机体调控抗肿瘤免疫应答过程中的关键分子进行干预治疗的方法被称为肿瘤的免疫治疗。

　　经过多年的发展，各种免疫治疗方法均取得了一定的疗效，它们在一定程度上都能增强机体免疫系统抗肿瘤能力，但总体疗效不甚满意。直到近年来研发出针对检查点分子的免疫治疗抗体，才在多种肿瘤治疗中取得了令人"印象深刻"的疗效。这些抗体阻断了正常情况下负性调节 T 细胞免疫功能的检查点分子，直接增强了 T 细胞功能，又被称为检查点抑制剂。在正常情况下，检查点分子主要起到维持免疫系统对自身抗原耐受的作用，它使针对外来抗原的免疫应答保持在一定的水平和持续时间，既能清除外来抗原，同时又对正常组织细胞产生的损伤最小。正因为免疫检查点抑制剂等在恶性黑色素瘤、非小细胞肺癌等抗肿瘤治疗中的杰出作用，James P. Allison 教授与来自日本的 Tasuku Honjo 教授，获得了 2018 年诺贝尔生理学或医学奖。

第二节　肿瘤免疫治疗的分子生物学基础

　　根据作用机制及路径不同，肿瘤免疫治疗方法主要包括特异性主动免疫治疗（肿瘤疫苗相关免疫治疗）、免疫检查点抑制剂相关免疫治疗、非特异性过继免疫治疗及非特异性免疫增强剂治疗。

1. 特异性主动免疫治疗 其也称为肿瘤疫苗相关免疫治疗，是以疫苗为基础的免疫治疗方法。相比热门的免疫检查点单克隆抗体等被动免疫治疗方法，疫苗疗法能刺激或增强体内预存的针对靶抗原的细胞免疫和体液免疫反应，能够形成长期的免疫记忆反应，长效地保护机体，减少肿瘤的复发或发生概率。某一些疫苗的作用机制是利用合成的肿瘤抗原肽，并使之利用抗原呈递细胞的 MHC I 呈递途径到达 T 细胞表面，以抗原肽为基础的疫苗直接表达肿瘤相关性抗原（tumor-associated antigen，TAA），该抗原直接诱导活化的 T 细胞产生相关免疫应答，从而达到消灭肿瘤的目的。而一些采用基因片段合成、重组等方式制作的分子疫苗或携带增强免疫基因的基因修饰疫苗，则可以通过刺激细胞因子（如 IL-2、IFN-γ、G-CSF 等）的分泌而产生抗肿瘤效应。

不论何种原理，成功的疫苗设计的基本前提是在有效抗原呈递的背景下引入肿瘤相关抗原，从而可以逆转耐受性并且可以产生有效的反应。根据肿瘤抗原成分及制作方法的不同，可将肿瘤疫苗分为多肽疫苗、个体化肽疫苗、树突细胞疫苗、核酸疫苗、重组病毒疫苗、细菌疫苗、抗独特性抗体疫苗、基因修饰的肿瘤细胞疫苗等。不同种类的肿瘤疫苗可作用于肿瘤细胞蛋白、多肽、DNA 等不同的靶点。以针对树突细胞（dendritic cell，DC）为基础的肿瘤疫苗显示出了良好的应用前景。

DC 主要分为两大类，分别为成熟 DC（mDC）和未成熟 DC（iDC），Jonulei 等的实验结果显示 mDC 较 iDC 的疫苗有更强的免疫应答性。DC 疫苗的制作属于体外培养，为期大约 1 周。先从体内分离 CD14 阳性单核细胞，体外培养至细胞状态稳定后，再予以粒细胞巨噬细胞集落刺激因子（granulocyte-macrophage colony stimulating factor，GM-CSF）和白细胞介素-4（interleukin-4，IL-4）共培养，此时的单核细胞就会向树突状细胞分化，然后给予促炎症细胞因子，如 IL-6、TNF 等，促进树突状细胞成熟后就可以得到 mDC 疫苗，成熟的 mDC 疫苗可以高表达 MHC 分子、黏附分子、共刺激分子（包括 CD40、CD80、CD83 和 CD86 等），并使得细胞毒性 T 淋巴细胞和抗原特异性 CD4 阳性 T 细胞应答均增高。将制作好的疫苗经皮下注射到淋巴结附近，使其游走到淋巴结内发挥 DC 抗原呈递功能、激发 T 细胞参与的抗肿瘤免疫反应等。随着 DC 疫苗技术的不断研发与完备，有研究表明 DC 疫苗可以运用于急性髓细胞性白血病（AML）患者，使机体在除了产生特异性 T 细胞抗肿瘤免疫应答外，还可以显著降低疾病的复发风险。

2. 免疫检查点抑制剂相关免疫治疗 将抗体、效应淋巴细胞等免疫应答产物直接输入机体可促进机体对某些肿瘤产生快速免疫应答。以此为基础的特异性被动免疫治疗近年来取得了飞速发展，以单克隆抗体、单克隆抗体偶联物为代表的药物在临床上得到了广泛的应用。单克隆抗体可以诱导抗体依赖的细胞毒性杀伤作用、抗体依赖的细胞吞噬作用以及补体依赖的细胞毒性杀伤作用的发生。其中涉及细胞毒性 T 淋巴细胞相关抗原 4（cytotoxic T-lymphocyte-associated antigen 4，CTLA-4）、程序性死亡因子 1（programmed death 1，PD-1）/程序性死亡因子配体 1（programmed death ligand 1，PD-L1）等免疫检查点。免疫检查点在生理情况下，一方面维持对自身抗原的免疫耐受，避免发生自身免疫性疾病，另一方面避免免疫系统的过度反应对自身机体造成伤害。而肿瘤细胞逃避免疫系统杀伤的主要途径就是影响相关的免疫检查点。

CTLA-4，又称 CD125，与 CD28 同源，属于免疫球蛋白家族中的一员，其配体为 CD80

或 CD86 分子。CTLA-4 的分布主要受到 T 细胞激活信号通路的调节，在 T 细胞充分活化后，CTLA-4 分子仅表达于活化的 CD4 阳性和 CD8 阳性 T 细胞表面，并于 T 细胞活化的起始阶段发挥负性调控作用。CTLA-4 与 B7 竞争性结合可以使自身胞质区内的酪氨酸残基被磷酸化，产生的效应使相关酶被磷酸化，并对 T 细胞活化途径中重要信号分子起到抑制作用，从而抑制 T 细胞活化信号的传导，诱导 T 细胞无反应性应答，参与免疫应答的负调节。

在近来肿瘤逃避免疫机制的热门通路研究中，发现 PD-1/PD-L1 信号通路的激活可抑制机体抗肿瘤免疫应答，而通过药物阻断该通路能显著抑制肿瘤的生长。在 2015 年 FDA 已经批准 PD-1/PD-L1 抑制剂纳武单抗、帕博利珠单抗、阿特珠单抗用于治疗晚期非小细胞肺癌（non-small cell lung cancer，NSCLC）。PD-1 又称 CD279，属于 CD28 蛋白家族，主要涉及两个配体，分别为 PD-L1（B7-H1，CD274）和 PD-L2（B7-DC，CD273）。研究发现，PD-1 与 PD-L1 结合后可以产生多种生物学效应：①能促进上皮细胞间质化并促进肿瘤的发生；②通过与 CD28-B7 途径的拮抗作用阻碍 T 细胞的增长，最终使得 T 细胞功能衰竭甚至凋亡；③可以促进调节性 T 细胞的分化和增强其功能；④抑制肿瘤浸润淋巴细胞（TIL）的活化、分化，抑制 TIL 释放 IL-2、IFN-γ 等多种炎症介质，增加其凋亡，促进肿瘤细胞的逃逸。PD-1 不仅表达于活化的特异性免疫细胞表面，还可表达于一些肿瘤细胞系或肿瘤细胞表面。与 CTLA-4 分子作用机制不同的是，肿瘤细胞表面 PD-L1 可作为受体并向肿瘤细胞内传递抑制性信号，促使肿瘤细胞抵抗免疫效应细胞介导的细胞凋亡。

3. 非特异性过继免疫治疗 非特异性过继免疫治疗主要运用了免疫学的方法，将患者体内免疫细胞分离后进行刺激扩增，在细胞因子的诱导下，完成大量扩增后再回输入患者体内。该方法既能通过增强自身免疫应答的方式来杀伤肿瘤细胞，也能提高机体内部特异性的 T 细胞数量，达到直接杀伤肿瘤或激发机体抗肿瘤免疫反应的效果。主要涉及的免疫治疗包括嵌合抗原受体 T 细胞免疫疗法（CAR-T 细胞疗法）、TCR-T、NKT、CAPRI 技术等。

TCR-T 细胞免疫治疗是指利用病毒或非病毒载体系统将特异性识别肿瘤抗原的 *TCR* 基因转入患者外周血来源的 T 细胞内，在体外培养并大量扩增后回输入患者体内，以达到增强识别肿瘤抗原或提高免疫细胞特异性的目的。T 细胞抗原受体（TCR）是 T 细胞表面的特征性标志，介导识别呈递的抗原肽。TCR-T 技术可以利用基因转移载体将目的 TCR 的 α 链和 β 链基因导入后，形成特定的肿瘤抗原特异性的 TCR-T 细胞，该特殊的 T 细胞可以与 CD3 分子结合，形成 TCR-CD3 复合物表达于细胞膜上，以之刺激机体内的 T 细胞活化，而后对靶细胞进行特异性杀伤。

嵌合抗原受体（chimeric antigen receptor，CAR）T 细胞免疫疗法是一种新型肿瘤免疫细胞疗法，在 1989 年由 Gross 等提出，近几年被改良并应用到临床中。它是将抗原抗体的高亲和性与 T 淋巴细胞的杀伤作用相结合，通过基因转导方法转染 T 细胞，经基因修饰的 T 细胞通过单链抗体增强与肿瘤细胞结合的能力，同时通过共刺激信号和活化基因序列的表达激活 T 细胞的增殖和细胞毒活性。新一代的 CAR-T 细胞克服了之前的几代 CAR-T 细胞的短板，在体内、外都具有增殖性，具有对特定肿瘤抗原的高度亲和性及对抗原负载细胞的高效杀伤特性。与 TCR-T 细胞不同的是，CAR-T 细胞可以不依赖 MHC 分子识别抗原，也就是说可以不经过抗原呈递步骤而直接攻击肿瘤细胞，这种特性主要归因于 CAR-T 细胞胞外可以特异性识别抗原的抗体单链可变片段（scFv）。近年来 CAR-T 细胞技术在白血病、黑色素瘤等血液恶性肿瘤治疗中均显示出良好的治疗效果。

4. 非特异性免疫增强剂治疗　恶性肿瘤患者的机体免疫状况往往不容乐观，接受放疗、化疗、手术等传统治疗均会给患者机体带来不同程度的损伤，特别是对免疫系统的打击。并且恶性肿瘤常常伴随着继发免疫缺陷，致使患者发生机会性感染的概率增大，间接造成肿瘤细胞转移，以及肿瘤的复发。免疫增强剂能激活一种或多种免疫细胞，能够增强机体免疫应答，不论是增强特异性还是非特异性免疫应答，均能使低下的细胞与体液免疫功能得到恢复。临床常用于免疫缺陷性疾病和恶性肿瘤等疾病的免疫治疗。以胸腺素、卡介苗、脂质 A 等为代表的免疫增强剂可调节宿主的免疫功能，也可以作为肿瘤相关抗原（TAA）疫苗的新型佐剂。

免疫增强剂能激活一种或多种免疫细胞，单独或与抗原同时使用时能够增强机体的特异性和非特异性免疫应答。普遍应用于临床的胸腺素类药物，其作用的机制为诱导 T 细胞分化、成熟并活化，增强自然杀伤（NK）细胞的活性和巨噬细胞的吞噬功能。其能提高人体血液中超氧化物歧化酶（SOD）的活性，并能降低脑和肝脏等组织中的丙二醛（MDA）浓度，消除新陈代谢中产生的有害物质并保护细胞活性。同时，该药物可以明显改善化疗所致的淋巴细胞转化率和 NK 细胞活性的降低，并且可以防止发生化疗引起的 CD4 水平降低。除胸腺喷丁外，临床常用作免疫调节剂的还有粒细胞集落刺激因子（G-CSF）及粒细胞巨噬细胞集落刺激因子（GM-CSF）。它们可以不同程度刺激白细胞、血小板等血细胞的增殖，主要通过调节骨髓中粒系细胞的造血功能，选择性地作用于粒系造血祖细胞，促进其增殖、分化，并增加粒系终末分化细胞的数目与功能。

第三节　肿瘤免疫治疗的基本诊疗程序

免疫治疗也可以称为一种特殊的分子靶向治疗，它的靶点主要是机体调控抗肿瘤免疫应答过程中的关键分子。因此在实施肿瘤免疫治疗前需要了解哪一部分患者可从免疫治疗中获益。尽管针对免疫检查点的抗体治疗在恶性黑色素瘤及其他肿瘤中取得了较好的疗效，但也只有部分患者可从中获益。鉴别哪些患者对治疗有效和（或）易发生不良反应，对患者预后判断意义重大，这是实施免疫治疗前需要考虑的第一个问题。第二个问题就是，众所周知最常用的抗肿瘤药物疗效评价标准是 RECIST，它是基于肿瘤对标准的抗肿瘤化疗药物反应而制订的。根据 RECIST，肿瘤病灶增大超过标准规定和（或）出现新病灶被定义为疾病进展（PD）。而此时，一般需要更换治疗方案。与放化疗直接杀伤肿瘤细胞不同，免疫治疗主要是通过增强肿瘤特异性 T 淋巴细胞的功能而达到抗肿瘤治疗的目的，因此其疗效评估模式会有所不同。通过影像学评估免疫治疗的疗效可能需要很长时间，在患者接受免疫调节抗体治疗时，或者在最终疾病稳定或肿瘤消退之前，可能出现短暂病情恶化现象，称之为假性进展（pseudoprogression）。假性进展，其肿瘤转移灶的增大不完全是由肿瘤细胞的增多引起的，可能是由免疫治疗招募大量免疫细胞浸润引起的。即便是最终疗效为有效，也不能像传统放化疗治疗方案一样在使用化疗药物 2 个周期或放射治疗后马上出现影像学的改变，有些甚至要经过几个月甚至更长的时间才会出现改变，此为免疫治疗的延迟反应（delayed effect）。在一项长期随访的研究中，使用伊匹单抗治疗达到完全缓解（CR）甚至需要 30 个月。并且，虽然有一些免疫治疗的患者没有达到传统标准的缓解，但可以长时间保持疾病稳定（SD），最终达到长期带瘤生存。因此免疫治疗第二个诊疗需要关心的问题就是制订合理的疗效评估方案。同其他抗肿瘤治疗手段一致，在治疗实施前确立了治疗适应证和治疗方案，治疗过程中就需要严密观察治疗反应，同时在治疗前排除可能存在的禁忌证。下面从适应证和疗效评估方案两方面简单阐述免疫治疗在临床中的诊疗流程。

一、治疗前敏感人群的筛选

1. PD-L1 的表达 肿瘤组织 PD-L1 表达水平是目前临床研究、验证和认可度最广泛的 PD-1/PD-L1 抑制剂疗效预测标志物。而免疫组化方法学是目前临床诊断评估肿瘤组织 PD-L1 表达水平的常用方法学。KEYNOTE-010 研究首次采用前瞻性研究利用 PD-L1 表达水平来预测帕博利珠单抗的疗效，对于肿瘤细胞 PD-L1 表达水平 ≥50% 的晚期 NSCLC 患者，帕博利珠单抗较含铂类化疗有更长的 PFS 和 OS，且不良反应少，客观缓解率（objective response rate，ORR）达到 45.2%，PFS 为 6.3 个月，OS 未达到。随后越来越多的其他研究表明，肿瘤组织样本中 PD-L1 表达水平越高，则意味着患者越可能从 PD-1/PD-L1 抑制剂治疗中获益。虽然 PD-L1 高表达的人群获益更多，但对于多数肿瘤仅单独检测 PD-L1 并不能够筛选出优势人群，PD-L1 作为临床生物标志物依然受到很大争议，主要就是因为它无法准确预测个体疗效。譬如肿瘤具有异质性，同一个病灶的不同位置，不同病灶之间的 PD-L1 表达水平是不同的。另外，PD-L1 的表达是诱导性的动态表达，在治疗的不同阶段，不同的治疗方式会影响 PD-L1 的表达。不同平台间检测 PD-L1 表达水平的一致性不佳，检测方法也尚存在较大争议。

2. 肿瘤突变负荷（TMB） TMB 是指肿瘤基因组中去除胚系突变后的体细胞突变数量。肿瘤 TMB 越高，则肿瘤产生的新抗原越多，T 细胞反应和抗肿瘤反应越强。其中，在黑色素瘤、肺癌、膀胱癌和胃肠道肿瘤中，TMB 较高。2017 年 *Nat Rev Cancer* 发表的回顾性数据表明，PD-1/PD-L1 抑制剂对各瘤种的疗效均与 TMB 呈正相关。CheckMate227 研究探索了 TMB 作为疗效预测标志物的 PFS 结果，也探索了 PD-L1 分层的 OS 结果。结果显示，纳武单抗联合伊匹单抗治疗高 TMB 患者的 PFS 显著优于化疗，1 年 PFS 率分别为 43% 和 14%，中位 PFS 分别为 7.2 个月和 5.4 个月（HR=0.58，*P*=0.0002）。在高 TMB 人群中，无论 PD-L1 表达与否，免疫联合免疫治疗 PFS 均优于化疗。继 PD-L1 之后，TMB 逐步成为预测免疫检查点治疗疗效的潜在标志物。

3. 错配修复缺陷/微卫星高度不稳定（dMMR/MSI-H） 微卫星高度不稳定（MSI-H）和错配修复功能缺陷（dMMR）代表两种不同检测方法所产生的结果，但它们代表的临床指导意义非常类似，MSI-H 可以被认为是等同于 dMMR 的。基于 dMMR 的突变和（或）修饰可以导致错配修复（MMR）蛋白的缺乏，MMR 蛋白缺乏可以导致"微卫星不稳定"（MSI），MSI 会使肿瘤产生大量的体细胞突变，进而产生大量的新抗原，这些新抗原由于结构异常而更容易被机体自身免疫系统识别，启动抗肿瘤免疫。而这种过度突变产生的新生抗原被机体自身免疫系统识别，是免疫治疗发挥作用的重要前提和关键所在。目前大量的临床研究表明，DNA 错配修复状态缺陷（dMMR）的患者对于免疫治疗会更加敏感，MMR 状态检测对于制订个体化治疗方案，预测预后也有帮助。在结直肠癌患者中，大约 10% 的患者是 MSI-H 或 dMMR 的患者。在 CheckMate142 研究的纳武单抗单药队列中，纳武单抗显示出较好的疗效。在经治疗的转移性结直肠癌患者中，纳武单抗的持续的疾病控制率（DCR）为69%；9个月和12个月的PFS率分别为54%和50%；9个月和12个月的OS 率分别为 78%和 73%。因此，纳武单抗已被 FDA 批准用于标准化疗后进展的dMMR/MSI-H 型转移性结直肠癌患者的治疗。

4. 绝对淋巴细胞数　对淋巴细胞计数（absolute lymphocyte cell，ALC）可以作为预测恶性淋巴瘤和急性白血病等血液系统恶性肿瘤预后的一个独立的因素。淋巴细胞能够抑制肿瘤细胞的生长繁殖与新陈代谢，在肿瘤患者机体的免疫监视中具有重要作用。淋巴细胞减少症被认为是宿主免疫缺陷的重要标志，其与惰性及侵袭性恶性淋巴瘤的不良预后均密切相关。肿瘤的微环境对于 PD-1/PD-L1 抑制剂能否起作用非常重要，有足够的淋巴细胞浸润在肿瘤组织中，才能够在阻断 PD-1 与 PD-L1 结合之后，让 T 细胞发现肿瘤细胞并激发免疫反应。

5. 炎性肿瘤（TILs/GEP）　如有关研究所示，免疫治疗的效果和肿瘤是否被免疫细胞浸润有关，若是肿瘤中无 T 细胞浸润，PD-1 抑制剂将毫无用武之地。若肿瘤组织中有丰富的 T 细胞，那么其对免疫疗法的响应较高。T 细胞炎性基因表达谱（GEP）可作为 T 细胞炎性肿瘤微环境（TME）的炎性生物标志物。在一项新的研究中，研究人员在来自四项KEYNOTE 临床试验的 300 多例患有 22 种类型肿瘤的晚期实体瘤和黑色素瘤的患者样本中，评估了利用 TMB 和 GEP 联合预测患者对帕博利珠单抗作出临床反应的潜力。结果显示，TMB 和 GEP 仅表现出适度的相关性，并且可独立地预测这些 KEYNOTE 临床试验数据集中的患者的临床反应。

二、免疫治疗疗效评估方案

肿瘤免疫治疗中，短期内出现新病灶或肿瘤负荷量稍增加并不一定是恶化表现，也可能是免疫细胞攻击肿瘤细胞，导致肿瘤细胞大量坏死，肿瘤组织水肿或者大量淋巴细胞和巨噬细胞浸润，使肿瘤体积增大，这种现象称为假性进展。由于假性进展和延迟反应（delayed effect）的存在，现有实体瘤疗效评价标准（RECIST）和 WHO 标准不能很好地对实体瘤免疫治疗疗效和总生存情况进行评价，因此针对免疫治疗疗效引入了免疫治疗疗效评价标准（imRECIST）。例如，多数免疫治疗起效缓慢，免疫治疗疗效评价标准（imRECIST）除了通过靶病灶来判断疾病进展（PD）状态外，还通过对无进展生存期（PFS）的评估，以及对疾病进展模式的分析，更好地识别出患者在总体生存率上的获益程度。对于新发现可测量病灶需要纳入总肿瘤负荷再评价疾病是否进展，而新发现的不可测病灶不定义为疾病进展。对于新发病灶，irRC 标准认为只要总肿瘤负荷增加小于 25%，就不将其评定为疾病进展（progressive disease，PD）；其中临床状态稳定的患者建议继续治疗，并在至少 4 周后进行再次评估，连续 2 次观察到肿瘤负荷增加≥25% 时才可评定为 PD。其余 SD、PR、CR 的评定标准与 WHO 标准基本一致：在间隔不小于 4 周的两次连续的观察点均证实所有病灶消失被定义为 CR（complete remission）；在至少间隔 4 周的两次连续的观察点证实总肿瘤负荷较基线肿瘤负荷下降 50%以上被称为 PR（partial response）；在两次连续的观察点证实肿瘤负荷下降不足 50%，或增加不足 25%被称为 SD（table disease）。

第四节　肿瘤免疫治疗代表药物临床应用实例

肿瘤免疫治疗是通过主动或被动方式使机体产生肿瘤特异性免疫应答，恢复或提高机体免疫系统活性，充分发挥其抑制和杀伤肿瘤细胞作用的治疗方法。肿瘤免疫治疗方法主要包括特异性主动免疫治疗（肿瘤疫苗相关免疫治疗）、免疫检查点抑制剂相关免疫治疗、非特异性过继免疫治疗及非特异性免疫增强剂治疗。下面本节将就目前临床应用比较成熟、具有代表性的免疫治疗方法，如免疫检查点抑制剂治疗、过继免疫治疗在临床中的应用做一简要介绍。

一、免疫检查点抑制剂治疗

免疫检查点研究较多的是程序性死亡受体 1（PD-1）、细胞毒性 T 淋巴细胞相关抗原 4（CTLA-4）等。目前 FDA 已批准的 PD-1/PD-L1 抑制剂代表药物包括纳武单抗、帕博利珠单抗、阿特珠单抗等。CTLA-4 是第一个被发现的免疫检查点，FDA 目前批准的 TLA-4 抑制剂代表药物为伊匹单抗（ipilimumab）。下面以帕博利珠单抗和伊匹单抗为代表介绍免疫检查点抑制剂在临床中的应用。

1. PD-1/PD-L1 抑制剂　代表药物帕博利珠单抗。

（1）作用机制：PD-1 配体包括 PD-L1 和 PD-L2，其与 T 细胞上的 PD-1 受体结合，抑制 T 细胞增殖和细胞因子的产生。在某些肿瘤中发生 PD-1 配体的上调，且通过这个信号通路可能产生抑制活化 T 细胞对肿瘤的免疫监视作用。帕博利珠单抗是一个单克隆抗体，俗称"K 药"，其结合至 PD-1 受体，阻断其与 PD-L1 和 PD-L2 的相互作用，释放 PD-1 通路介导的免疫反应的抑制作用，包括抗肿瘤免疫反应。2018 年 7 月该药已在中国上市。

（2）主要适应证及代表临床试验：①用于无法手术或转移性的黑色素瘤一线治疗，无关 *BRAF* 表达类型，或用于有淋巴结转移或转移性疾病的术后辅助治疗。②用于含铂方案化疗后肿瘤发生进展并且至少有 1% 的肿瘤细胞表达 PD-L1 的晚期或转移性 NSCLC 的二线治疗。③用于经铂类化疗方案治疗后疾病进展的复发或转移性头颈部鳞状细胞癌的二线治疗。④转移性伴有 PD-L1 高表达（TPS≥50%）非鳞状 NSCLC 的一线治疗，无 *EGFR* 或 *ALK* 突变。⑤一线治疗非鳞状 NSCLC，无关 PD-L1 表达，与培美曲塞或卡铂联用。⑥一/二线治疗局部晚期或转移性尿路上皮癌。⑦适用于治疗微卫星不稳定性高（MSI-H）或错配修复缺陷（dMMR）的不可手术切除的肿瘤或转移性肿瘤。⑧二线治疗复发或转移性宫颈癌，伴有 PD-L1 表达。⑨三线治疗局部复发性晚期或转移性胃癌或食管胃交界腺癌，以及复发性纵隔大 B 细胞淋巴瘤成人及儿童患者。⑩二线治疗用于接受索拉非尼治疗后进展的原发性肝癌（HCC）患者。二线治疗用于局部晚期或转移性 Merkel 细胞癌成人和儿童患者。KEYNOTE-042 是一项国际、开放标签Ⅲ期随机临床研究，在既往研究基础上，该研究进一步评估了帕博利珠单抗对比铂类为基础的化疗一线治疗 PD-L1 TPS≥1% 的局部晚期或转移性 NSCLC 患者的疗效和安全性。该研究是一项涉及 32 个国家、213 个医疗中心的开放标签Ⅲ期随机临床研究。研究纳入敏感 *EGFR* 突变阴性或 *ALK* 重排阴性、ECOG 评分为 0 或 1、生存预期为 3 个月或以上、PD-L1 TPS≥1% 的先前未经治疗的局部晚期或转移性非小细胞肺癌成人患者。结果显示，与标准化疗相比，帕博利珠单抗治疗显著延长 TPS≥50%、TPS≥20%、TPS≥1%，*EGFR/ALK* 野生型局部晚期或转移性 NSCLC 患者的总生存时间更长，且安全性更好。该研究支持帕博利珠单抗单药可作为 PD-L1 TPS 较低水平、*EGFR/ALK* 野生型局部晚期或转移性 NSCLC 患者的标准治疗。

（3）不良反应：最常见的不良反应（≥20% 的患者）有疲乏、食欲减退、呼吸困难和咳嗽等。免疫相关不良反应包括免疫相关肺炎、结肠炎、肝炎等。虽然这种不良反应发生情况很少，但免疫介导的不良事件一旦发生，应该根据反应的严重程度给予静脉大剂量糖皮质激素。对于不良反应严重或危及生命的患者应该停止帕博利珠单抗治疗。

2. CTLA-4 抑制剂 代表药物伊匹单抗（商品名 yervoy）。

（1）作用机制：其是一种人类细胞毒性 T 淋巴细胞抗原 4（CTLA-4）单克隆抗体，为 $IgG1_k$ 免疫球蛋白，可与 CTLA-4 结合。CTLA-4 是 T 细胞激活的负性调节剂，伊匹单抗与 CTLA-4 结合，阻断 CTLA-4 与其配体 CD80/CD86 的相互作用，从而促进抗肿瘤淋巴细胞活化、增殖，产生抗肿瘤效应。

（2）适应证及代表临床试验：适用于治疗不可切除或转移性成人恶性黑色素瘤。在两个针对进展期黑色素瘤患者的大型Ⅲ期临床试验中，伊匹单抗显著提高了患者的总生存时间。第一项Ⅲ期临床试验将 676 例无法切除的Ⅲ期或者Ⅳ期黑色素瘤患者，随机分配到单用伊匹单抗、伊匹单抗联合 gp100 疫苗、单用 gp100 疫苗三个实验组中。所有患者之前都接受过系统性治疗。接受伊匹单抗治疗的患者总生存期明显延长，与单用 gp100 疫苗相比，单用伊匹单抗降低了疾病 36%的进展危险（HR=0.64，$P<0.001$），相对危险度及疾病控制率均优于单用 gp100 疫苗组（10.9% vs. 1.5%；28.5% vs. 0%）。正是该项研究成果使 FDA 批准了伊匹单抗的临床应用。

（3）不良反应：常见不良反应为腹泻、小肠结肠炎、肝炎、皮炎和内分泌疾病。根据不良反应的严重程度，治疗上应中断使用免疫制剂和使用皮质类固醇、吗替麦考酚酯，或使用 TNF-α 阻断剂。

二、过继免疫治疗

过继免疫治疗是取对肿瘤有免疫力的供者淋巴细胞转输给肿瘤患者，或取肿瘤患者自身的免疫细胞在体外活化、增殖后，再转输入患者体内，使其在患者体内发挥抗肿瘤作用。嵌合抗原受体（chimeric antigen receptor，CAR）T 细胞免疫疗法是最近发展起来的新的过继免疫细胞治疗手段，是一种具有临床应用前景的独特治疗方法，作为过继免疫治疗的代表取得了令人瞩目的成就。CD19 作为 B 细胞肿瘤的标志性靶点，在 B 细胞成熟并最终分化为浆细胞的整个过程都会表达。改造后的 CD19 CAR-T 细胞能够特异性攻击具有 CD19 抗原的 B 细胞，从而促使机体清除具有 CD19 抗原的肿瘤细胞。tisagenlecleucel 是 FDA 批准的第一个 CD19 CAR-T 细胞治疗手段，用于治疗 25 岁以下复发或难治性的急性 B 细胞型淋巴性白血病。其Ⅱ期临床研究结果显示，63 例患儿接受 tisagenlecleucel 治疗后，3 个月内 83%的患儿恶性细胞完全消除。虽然目前的基础实验和临床应用研究表明，CAR-T 细胞输注具有较好的安全性，大部分患者能够耐受，但 CAR-T 细胞治疗仍存在一定的安全隐患，包括细胞因子释放综合征、脱靶效应、肿瘤溶解综合征和插入突变。其中细胞因子释放综合征是 CAR-T 细胞治疗较为常见和具有致死性的严重不良反应之一，其发生机制为患者输注 CAR-T 细胞后，淋巴细胞、单核-巨噬细胞及自然杀伤细胞释放的大量炎症介质，引起炎性反应导致组织损伤，从而出现微血管渗漏、心力衰竭甚至死亡。应对策略主要是通过严格控制输注的 CAR-T 细胞数量、应用细胞因子拮抗剂和糖皮质激素来降低细胞因子释放综合征的死亡率。

三、肿瘤免疫治疗存在的问题和展望

近年来，以单克隆抗体治疗、肿瘤疫苗治疗、细胞免疫治疗为代表的肿瘤免疫治疗迅速发展并取得了良好的临床疗效，《科学》杂志将肿瘤免疫治疗列在 2013 年十大科学突破的首位。但免疫治疗也存在诸多问题亟待解决。例如，部分患者因个体差异对免疫治疗无应答，出现转移灶或免疫应答下降，肿瘤复发，其存在细胞毒性等。免疫治疗临床适应证较为局限，多适用于术后防止肿瘤复发、晚期肿瘤姑息性治疗、手术治疗不彻底及无法耐受手术的患者，因此相对于传统放化疗疗法，免疫治疗仍处于辅助地位。在如何选择合适生物标志物，筛选获益人群，寻找新靶点来开发单一治疗药物及联合治疗方案的选择方面仍需不断深入研究。

但无论如何，免疫治疗作为极具潜力的新方法已逐渐成为肿瘤标准治疗的一部分，为肿瘤的治疗增添了新的手段，具有传统化疗无可比拟的优越性，对其进一步的研究和应用将可能改善肿瘤患者的整体生存期和生活质量。

（李　丹　文庆莲）

思考题

1. 肿瘤免疫治疗的机制是什么？
2. 目前肿瘤免疫治疗的分类有哪些？
3. 肿瘤免疫治疗敏感人群筛选指标有哪些？
4. 肿瘤免疫检查点抑制剂的抗肿瘤治疗作用机制有哪些？

第十五章　肿瘤介入诊断与治疗

　　介入放射学（interventional radiology，IR 或 IVR）是以影像诊断为基础，在医学影像诊断设备的引导下，利用穿刺针、导管及其他介入器材，穿刺患者血管或组织器官，对疾病进行诊断和治疗的学科。

　　介入放射学拓展了放射学在临床医学中的地位，将疾病诊断和治疗有机结合，目前已经渗透到了临床医学的各个领域。随着材料和设备的进一步发展，介入放射学将在疾病的诊断和治疗中发挥更加重要的作用。肿瘤介入诊疗是肿瘤多学科综合治疗的重要内容之一。本章简介肿瘤介入放射治疗的基本原理，所需设备、器材与药物，以及常用介入治疗技术。

第一节　介入放射学发展简史

　　早在 1928 年，Santos 等完成了第一例经皮直接穿刺主动脉造影术。1953 年，瑞典医生 Sven-Ivar Seldinger 首创了采用套管针、导丝和导管经皮股动脉插管进行血管造影的技术。后人称之为 Seldinger 技术。Seldinger 技术的出现，大大提高了介入放射学操作的安全性和可行性，奠定了当代介入放射学的操作基础，并推动了介入放射学的迅速发展。20世纪 70~80 年代随着科学技术的发展，介入手术器材得到极大改善和迅速发展。近年来数字减影血管造影（digital subtraction angiography，DSA）技术的使用让介入放射学得到了空前的发展。目前，平板探测器在介入中的使用，使全身血管成像更加清晰。毫不夸张地说 Seldinger 技术开启了现代介入放射学之门，同时 DSA 技术的发明成为介入放射学发展史上的一个里程碑。

　　在我国，林贵、刘子江等老一辈介入放射学专家为我国介入放射学的发展作出了巨大贡献。20 世纪 80 年代，在老一辈介入放射学专家的推动下，经支气管动脉灌注化疗药物开始应用于肺癌的治疗，随后原发性肝癌的介入诊疗也逐步开展起来。1990 年卫生部发文将开展介入放射学治疗的放射科归为临床科室，同时将介入放射学治疗开展与否作为了三级医院评审的必要条件，从此我国介入放射学得到迅速发展，并取得了可喜的成绩。进入21 世纪后，介入放射学从对肿瘤的诊疗，逐步应用于对全身各个系统疾病的临床诊治。目前肿瘤的介入诊疗仍然是介入放射学的重要内容之一。

第二节　介入放射学的分类

　　介入放射学的基本技能分为穿刺术、引流术、灌注术、栓塞术、成形术等。穿刺术，通过穿刺建立人体内外的通道，常用于实质脏器、血管和腔道等组织器官的穿刺，如穿刺血管行血管内诊疗，穿刺肿瘤行活检或消融治疗。引流术，常在穿刺成功后置入引流管，用于脓肿或腔道引流。灌注术常用于恶性肿瘤的灌注化疗，如肺癌经供血动脉直接缓慢注入化疗药物治疗肿瘤。栓塞术常用于肿瘤化疗栓塞和出血性疾病的介入栓塞止血。成形术常用于狭窄的血管或管腔，使其恢复正常形态，如动脉狭窄支架植入成形。

介入放射学按照治疗领域，分为血管系统介入放射学（vascular interventional radiology）和非血管系统介入放射学（non-vascular interventional radiology）。血管系统介入放射学主要包括：①血管疾病的成形治疗，如血管狭窄的治疗、肝硬化门腔静脉分流道成形术、腹主动脉瘤及其他恶性肿瘤导致的重要血管侵蚀的腔内修复等；②血管疾病和肿瘤性病变的栓塞治疗，如血管畸形、血管破裂、恶性肿瘤及动脉瘤的栓塞治疗等；③血管痉挛、血栓形成、恶性肿瘤的灌注治疗，如脑血管痉挛导管内灌注药物进行解痉、血栓的导管内溶栓、恶性肿瘤的导管内灌注化疗等；④内科性器官切除消除脏器功能，如脾大脾亢的治疗，顽固性肾性高血压的脾、肾栓塞治疗；⑤血管病变的造影诊断，如出血和缺血性脑血管病的确诊。非血管系统介入放射学包括：①利用成形术治疗管腔狭窄，如胆管、气道等狭窄的支架成形术；②利用穿刺术获取组织、病理学标本，如肺部肿块的穿刺活检；③利用穿刺引流术治疗囊肿、脓肿、阻塞性黄疸等；④经皮药物注射和消融术，经皮穿刺肿瘤注入药物或施加物理、化学因素进行治疗，如脓肿引流后注入抗生素或无水乙醇、恶性肿瘤的物理和化学消融及放射性粒子（^{125}I）植入术。

第三节　肿瘤介入治疗的基本原理

一、恶性肿瘤灌注化学治疗及化学治疗栓塞基本原理

动脉内药物灌注术（intraarterial infusion，IAI）是指通过介入放射学的方法，建立经体表到达靶动脉的导管，经该导管注入药物进行局部治疗的一种方法。

药物疗效除了和病变组织对药物的敏感性相关以外，还与病灶区域药物浓度和病灶与药物接触时间相关。常规经静脉途径给予化疗药后，化疗药经肺循环再到达体循环，在此过程的早期阶段各个脏器药物分布主要取决于血流量，血流量大者药物分布多，血流量小者分布少。此后，化疗药物根据自身的代谢和分布特点，主要分布于肝、肺、肾等脏器。病变组织化疗药物浓度与外周血浆药物浓度平行或相关，如要提高病变组织药物浓度，就必须增加药物注射量或注射速度。然而药物副作用通常与外周血浆药物浓度成正比，因此不能一味地为追求疗效而提高药物浓度，即增加用药量。

在恶性肿瘤介入诊疗过程中，IAI 是经动脉插管至恶性肿瘤供血动脉，以等量或少于静脉常规药量行动脉内灌注化疗，能提高病灶内药物浓度，如果辅以栓塞剂就可以延长化疗药物与肿瘤组织接触时间，而外周血浆药物浓度并不增加，达到提高疗效和减少副作用的目的。外周血浆最大药物浓度（C_{max}）和药物-时间曲线下面积（AUC）是药代动力学研究的重要参数，其值过高将增加药物的毒副作用，过低影响疗效。动脉灌注时，病变组织接受的药量可用公式表示：Rt=1+表面积总体清除率（C）/肿瘤血流量。Rt 为病变组织药物接受量，1 为常数，C 表示病变组织以外组织对药物的清除程度。由该公式可见，在动脉灌注化疗时要增加肿瘤病灶内药物含量，只须减少肿瘤组织动脉内血流量即可，因此在肿瘤供血动脉内行阻断供血动脉术并行灌注化疗，可显著减少肿瘤血流量而大幅度增加肿瘤内药物含量。因此 IAI 的药代动力学特点使其可以提高肿瘤组织内药物浓度，研究表明可达常规静脉给药浓度 10 倍以上。

IAI 治疗恶性肿瘤过程中，还有一重要的药物基本原理就是首过效应（first pass

effects）。首过效应指药物首次经过组织、器官被摄取和代谢的情况。临床研究表明大多数药物都在肝脏代谢，当药物经过肝脏时约 90%的药物被肝脏摄取，到达体循环的药量仅占10%。动物实验表明，以小剂量氟尿嘧啶（5mg/kg）24 小时匀速肝动脉灌注时，肝静脉和外周静脉血中测不到氟尿嘧啶，提示氟尿嘧啶几乎完全被肝脏提取和代谢。研究证实在肿瘤组织内发挥作用的是游离状态的化疗药物，常规经静脉注射后，药物通过肺循环、体循环，在血液内与血浆蛋白结合，具有生物活性的游离药物总量减少，从而药效降低。如顺铂经静脉滴注 2 小时后，98%的药物与血浆蛋白结合，仅有 2%的游离状态药物发挥作用。经导管 IAI 后，药物直接注入肿瘤组织内，药物与血浆蛋白结合少，大部分药物在游离状态下作用于肿瘤组织，疗效可提高约 10 倍。因此对于全身副作用大的化疗药物经动脉给药在降低副作用的同时可增加疗效。

经导管动脉化疗栓塞术（transcatheter arterial chemoembolization，TACE）基本原理包括药物的缓释作用和栓塞作用。

药物的缓释作用：常常采用碘化油与化疗药物配制成混悬液或者载药微球与化疗药物配制成混悬液栓塞肿瘤组织。碘化油和微球作为药物的载体，使化疗药物在肿瘤组织内长时间高浓度缓慢释放，从而持久地发挥抗肿瘤作用，而外周血液内药物浓度较低，药物副作用轻。

栓塞作用：碘化油、微球等栓塞剂到达肿瘤组织后，停留在肿瘤组织血窦内或者栓塞肿瘤供血动脉，可造成肿瘤病灶缺血缺氧，引发肿瘤组织坏死。缺血缺氧可导致肿瘤组织局部环境酸化，肿瘤组织对化疗药物更加敏感，增加治疗效果。

特殊栓塞剂：铱 90（^{90}Y）是具有放射性的一种金属元素。国外学者将 ^{90}Y 制成微粒通过介入放射途径（肿瘤供血动脉）注射到实体肿瘤组织内，让 ^{90}Y 比较均匀地分布在肿瘤组织内起到内照射作用，从而杀灭肿瘤细胞。国外 ^{90}Y 微粒已经用于临床并取得较好的疗效。

灌注化疗术、化疗栓塞术、特殊栓塞剂法这几种手段既可单一使用也可联合使用。它们可用于治疗外科无法切除的恶性肿瘤或者内科化疗不敏感的恶性肿瘤，通过灌注化疗和化疗栓塞，很多恶性肿瘤患者可得到治愈或者病灶缩小达到外科切除指征，一方面延长患者生存期，另一方面提高患者生活质量。

二、良性肿瘤栓塞基本原理

良性肿瘤栓塞的基本原理主要是栓塞肿瘤供血动脉、破坏肿瘤组织血管床，使病灶缺血缺氧，从而延缓肿瘤生长或使其坏死萎缩。一方面可单独用于治疗良性肿瘤，如治疗肝海绵样血管瘤，向肿瘤供血动脉推注平阳霉素与碘化油混悬液后，肝海绵样血管瘤可以完全治愈。其原理：混合乳化剂（平阳霉素与碘化油）可破坏海绵样血管瘤稚嫩的血管内皮细胞，导致血管瘤萎缩、机化；平阳霉素的缓慢释放，使抗肿瘤作用时间更持久。另一方面可为外科手术切除创造条件，如利用微粒栓塞肾脏错构瘤，可使肿瘤缺血萎缩，减轻对正常组织器官的压迫，栓塞后瘤周水肿带形成有利于外科分离切除。

三、消融术治疗良恶性肿瘤基本原理

消融术属于非血管介入范畴，消融术治疗肿瘤的基本原理是利用物理或化学的方法杀灭肿瘤细胞，常用的消融术有射频消融（RFA）、微波凝固消融（MWA）、冷冻消融（cryoablation）、化学消融治疗（chemo-ablation therapy）等。射频消融和微波消融利用热效应和肿瘤细胞不耐热的特点达到灭活肿瘤组织的目的，属于热消融。氩氦刀是一种冷冻消融，氩气快速冷冻使肿瘤组织变为冰球，肿瘤细胞质形成冰晶，造成细胞组织凝固坏死，然后通过氦气加温系统的解冻，冰球发生爆裂，摧毁肿瘤组织。化学消融主要利用无水乙醇、冰醋酸、化疗药物等物质直接注射到肿瘤部位，使肿瘤细胞发生脱水、细胞质凝固，破坏肿瘤细胞。以上各种消融术各有优缺点，在临床工作中可相互配合使用共同杀灭肿瘤细胞。

四、放射性粒子植入治疗恶性肿瘤的原理

放射性粒子植入治疗术是一种非血管介入诊疗技术，常用的放射性粒子是 ^{125}I，^{125}I 半衰期较长，发出的 γ 射线有很强的生物杀伤效应，在病灶局部产生效应后，在外周组织中迅速衰减，有利于杀灭肿瘤细胞而保护正常组织。在治疗恶性肿瘤时需要计算放射剂量分布曲线（TPS 计划），其治疗原理主要是利用电离辐射杀灭肿瘤细胞。详见第十一章。

第四节　肿瘤介入治疗的临床应用及疗效

一、常见恶性肿瘤介入治疗临床应用及疗效

头颈部常见恶性肿瘤有鼻咽癌、舌癌、颈部淋巴结转移病灶等。颈部恶性肿瘤常以外科手术治疗为主，当不能外科切除或术后复发及对放化疗不敏感时可行化疗栓塞术。经供血动脉化疗栓塞后大部分病灶都会得到控制，可完全消散或达到手术切除条件。特别是肿瘤进展导致动脉破裂大出血，可经动脉造影明确出血部位后给予栓塞止血，可起到立竿见影的作用。

胸部常见恶性肿瘤有原发性支气管肺癌、肺转移癌、乳腺癌、食管癌、纵隔内恶性淋巴瘤等。对于原发性支气管肺癌，不宜手术和放射治疗的中心型肺癌，可行经支气管动脉灌注化疗和化疗栓塞。目的：术前辅助治疗，与放射治疗协同治疗。肺癌咯血行栓塞止血，肺癌所致上腔静脉综合征可行血管成形术（支架植入打通上腔静脉）。原发性支气管肺癌经支气管动脉灌注化疗和化疗栓塞术后近期疗效显著，有效率为 65%～98%。对于孤立的外周型肺癌结节可行消融治疗，可达到与外科切除等同的疗效。乳腺癌是女性常见的恶性肿瘤之一，外科切除率较高、化疗效果良好。但是肿瘤巨大或破溃后外科切除困难，可行化疗栓塞，研究表明，灌注化疗和化疗栓塞可缩小肿块甚至使肿块完全消散，可使破溃的病灶愈合，继续行二期手术或放射治疗。食管癌引起的食管狭窄或复发后的狭窄可行支架植入术。

腹部、盆腔常见恶性肿瘤较多，常见的有原发性肝癌、胆管癌、胰腺癌、胃癌、肠癌、胃肠道间质瘤、泌尿生殖系统恶性肿瘤、妇科恶性肿瘤等。所有这些恶性肿瘤介入治疗原理大体一致，原则大同小异，对于富血供肿瘤可行经动脉灌注化疗和化疗栓塞术，对于血供少的可行消融治疗。例如，原发性肝癌（primary hepatic carcinoma，PHC），尤其是肝细胞肝癌，经导管肝动脉化疗栓塞术（transcatheter arterial chemoembolization，TACE）已成

为中晚期肝癌的主要治疗手段，疗效确切。TACE 既可以达到治愈的效果，也可以为二期手术切除创造条件，不但能延长患者生存期，也能通过减瘤改善患者生活质量。相关研究表明，TACE 后患者 1 年、2 年生存率分别为 12.6%～71%、15%～45%。原发性肝癌破裂出血是肝癌患者的一种严重而致命的常见并发症，发生率 5.46%～19.8%，是肝癌患者主要死亡原因之一。对于肝癌破裂出血可行急诊介入止血，同时可酌情加入少量化疗药物进行栓塞，待患者出血停止、生命体征稳定后再次行 TACE 或外科切除。介入治疗在恶性肿瘤多学科诊治中的作用越来越明显。

二、常见良性肿瘤介入治疗临床应用及疗效

头颈部常见良性肿瘤有脑膜瘤、颈动脉体瘤、颈静脉球瘤、造釉细胞瘤、鼻咽部纤维血管瘤等。以上良性肿瘤血供丰富，均应行手术切除治疗。术前一般行辅助性栓塞肿瘤供血动脉术。术前栓塞的目的：减少外科术中出血，有利于手术切除并减少手术时间。手术一般选择在栓塞术后 1～7 天内进行。巨大肿瘤可通过栓塞术使肿瘤体积缩小，便于二期切除，二期切除可在栓塞术后 2～4 周内进行。

腹腔脏器良性肿瘤常见的有肝海绵状血管瘤、肾错构瘤、子宫肌瘤等。对肝海绵样血管瘤、子宫肌瘤等良性肿瘤进行介入治疗，可以将其完全治愈。

第五节　肿瘤介入治疗的常用化学治疗方案及辅助用药

一、化学治疗药物的分类

化疗药物种类较多，这里只做简单介绍，详见第十二章第二节。

1. 抗代谢药物　腺苷酸合成酶抑制剂（氟尿嘧啶）、DNA 聚合酶抑制剂（吉西他滨）、二氢叶酸还原酶抑制剂（甲氨蝶呤）等。

2. 烷化剂　又称细胞毒类药物，如环磷酰胺、异环磷酰胺。

3. 抗肿瘤抗生素　多柔比星、平阳霉素、丝裂霉素等。

4. 植物类抗肿瘤药物　依托泊苷（VP-16）、羟喜树碱等。

5. 铂类　顺铂、奥沙利铂、洛铂等。

二、灌注化学治疗和化学治疗栓塞方案

对于恶性肿瘤介入治疗化疗方案的选择和内科化疗方案选择大多一致，但是个别药物的选择有一定差异。因为，经动脉灌注化疗和化疗栓塞都是化疗药物直接作用于肿瘤细胞，那些需要经过体内活化后才具有抗肿瘤作用的药物不应作为介入用药。如环磷酰胺，该药在体外不具有抗肿瘤活性，进入人体后，在肝脏微粒体酶的催化下分解释放出磷酰胺氮芥，发挥抗肿瘤作用。在灌注化疗时，每一种药物的灌注顺序遵循内科化疗用药顺序。单纯灌注化疗，每一种药物灌注时间大于 20 分钟。肿瘤介入治疗的化疗药物剂量一般为全身化疗剂量的 2/3，并根据患者具体检查结果进行调整。对于全身系统化疗无效或者疗效欠佳的病灶，必要时可更换介入治疗的化疗方案。

每种恶性肿瘤的化疗方案详见相关章节。

三、辅 助 用 药

1. 止吐药物 5-HT$_3$受体阻断剂，如托烷司琼、格雷司琼、昂丹司琼等；多巴胺受体阻断剂，如奋乃静、氯丙嗪等；H$_1$受体阻断剂，如苯海拉明、异丙嗪等。

2. 促进白细胞增生的药物 如促白细胞生成素（非格司亭注射液）等。

3. 促血小板生长因子 注射用重组人白细胞介素-11。

4. 亚叶酸钙 其为叶酸拮抗剂的解毒剂。

5. 干扰素 其具有抗病毒、抗增生和免疫调节作用。

四、其他常用药物

1. 血管扩张药物 主要用于血管造影时增加被造影血管的血流量，使图像更加清晰，或用于诊断出血的血管造影出血影像不明确时，也可用于各种原因所致的血管痉挛。常用的血管扩张药物有罂粟碱、前列腺素、妥拉唑啉。

2. 血管收缩药物 主要用于降低动脉血流速度或减少正常组织血流量，常用于少量消化道出血的治疗或肿瘤栓塞。常用的血管收缩类药物有肾上腺素、血管紧张素、升压素等。

3. 止血类药物 用于防治毛细血管出血等面积大、范围广、血管造影所见出血血管不明确者。对较大血管出血仅起辅助作用，须联合后述的栓塞疗法进行治疗。常用止血药物有维生素 K$_3$、维生素 K$_1$、氨甲苯酸（止血芳酸）、鱼精蛋白、酚磺乙胺（止血敏）、凝血酶等。

4. 抗凝和抗血小板药物 主要用于防治各种血栓性疾病，以及球囊扩张或置入内支架后的抗凝、抗血小板治疗。常用药物有肝素、华法林、阿司匹林、双嘧达莫、氯吡格雷等。

5. 溶栓药物 主要用于全身各部位动静脉血栓的介入溶栓治疗。常用溶栓药物有链激酶、尿激酶。

第六节 介入治疗所需设备、器材

一、影像监视设备

1. 直接 X 线透视 直接 X 线透视指 X 线穿透人体后在荧光屏上成像的方法，是介入放射学传统的、基本的监视手段。直接 X 线透视应用广泛，具有方便、实时显像等优点。图像质量差、分辨率差、对患者和医务人员有潜在的放射损伤是其缺点。

2. 间接 X 线透视与数字减影血管造影 间接 X 线透视指通过人体的 X 线经光电转换器并经摄像系统传递到显示器上成像的方法。影像增强器的应用使图像清晰明亮，便于观察。X 线曝光量明显减少使医患双方均受益。作为介入放射的监视方法，间接 X 线透视已基本取代直接 X 线透视。

数字减影血管造影（DSA）是在间接 X 线透视基础上发展起来的。DSA 的原理：探测器接收穿过人体的 X 线信息，使之转变为光学图像，经影像增强器增强，采用高分辨率的摄像机扫描增强后的图像，所得图像信号经模数（A/D）转换后储存于数字储存器内，将对比剂注入后所摄的血管充盈像与注入对比剂前所摄蒙片（mask）进行减影处理，形成的减影像再经数模（D/A）转换，形成含对比剂的血管像。实际上，DSA 是削除了造影血管以外的骨和软组织等背景影像，只留下含有对比剂的血管影像。DSA 提高了血管显示的清晰度，减少了造影剂用量，使器官、组织及病变的血流动力学显示更加清楚。现在，由于非晶硅或非晶硒平板探测器的使用，影像增强器逐渐被取代。平板探测器的使用，使 DSA 图像更加清晰，患者和医务工作者接收的射线量大大降低，因此其是目前血管介入首选的监视方法。

3. 超声 操作方便、实时显像、对人体没有辐射伤害是其优点。在临床上广泛应用于胸腹部非血管性介入手术操作。超声易受骨骼、气体等因素的影响。常用于实质脏器穿刺活检或在其引导下进行消融治疗和定位引流。

4. CT CT 密度分辨率高，断层影像能更加清楚地显示病变与周围组织的关系。广泛应用于非血管性介入手术操作。在肺部穿刺活检和消融术上具有独到的优势。CT 费用相对较高，具有潜在放射损伤的风险。

5. MRI 理论上 MRI 是极具潜力的介入诊疗引导设备，首先是没有辐射，其次无论是血管还是软组织，其成像清晰，观察范围大。缺点是成像时间长，对介入材料要求高。目前还处于研发阶段，尚未应用于临床。

二、常用器材

1. 穿刺针 穿刺针是最基本的介入放射学器材，在穿刺人体血管、实质脏器或腔道后建立人体内外通道，只有通过这些通道才能进行下一步介入诊疗。穿刺针的种类较多，常用的穿刺针由锐利的针芯和外套管构成。

2. 导管 其是介入放射学的主要器材，种类繁多，粗细长短形态不一。有造影导管、引流导管、球囊导管、微导管等。导管直径大小用 F 表示，球囊长度和直径大小用 cm 和 mm 表示。根据其不同的使用功能，导管头端制作成不同的形态。

3. 导丝 导丝种类繁多，有穿刺用的短导丝，有引导导管的普通导丝和微导丝，还有交换导丝等，是进行选择性插管的重要器材。常用的有普通的超滑导丝、超硬导丝、交换导丝、微导丝等。导丝直径大小用英寸表示。

4. 导管鞘 导管鞘就是一个带有阀门的连接体内外的一个通道。应用导管鞘主要是为了避免导管反复出入组织或血管管壁对局部造成损伤。它由带反流阀的外鞘和能够通过导丝的中空内芯组成，用硅胶制成的反流阀在防止血液外溢的同时，可以反复通过相应口径的导管。内芯前端呈锥状，质较硬，以保证可以将导管鞘顺利沿导丝送入。

5. 支架 支架用于对狭窄管腔的支撑以达到恢复管腔流通功能的目的。支架种类较多，介入放射学支架常指金属支架。按其释放方式分为球囊扩张式支架和自膨式支架；按其组成分为裸支架、药物涂层支架、覆膜支架、放射粒子支架等；大部分支架释放后不可回收，可回收的称为可回收支架。

6. 其他 还有腔静脉滤器、网篮等。

三、常用栓塞物质

血管栓塞的目的是阻断器官组织血流。栓塞物质要求要能顺利通过导管注入或送入血管内，无毒或低毒，无抗原性，与人体组织相容性良好，无致畸和致癌性。

1. 生物栓塞物质 生物栓塞物质多取自患者自体组织如自体血凝块、肌肉与皮下组织。少数取自同种异体或异种组织。

2. 海绵类物质 明胶海绵（gelfoam）具有可压缩性，被压缩后能通过直径较小的导管，到血管后再膨胀复原完成栓塞。明胶海绵为中期栓塞剂，一般认为 15 天左右开始被吸收，吸收程度与栓塞用量及血管粗细相关。明胶海绵具有价廉、取材容易、术中制作方便等特点。一般在术中加工制作后，与对比剂、生理盐水混合注入。术中自制的明胶海绵颗粒大小不均匀，容易堵塞导管。目前有成品明胶海绵颗粒，颗粒直径大小为 200～1000μm。成品明胶海绵颗粒大小均匀，不易堵塞导管，临床应用广泛，如良恶性肿瘤术前栓塞治疗、姑息性栓塞治疗和止血等。

3. 聚乙烯醇颗粒 其具有不可吸收的特点，为永久栓塞剂。目前市面上的聚乙烯醇（PVA）颗粒有多种，国内恒瑞公司生产的 8Spheres 栓塞微球，也是聚乙烯醇颗粒，该产品颗粒大小均匀、光滑、可压缩，直径 100～1200μm 不等，栓塞恶性肿瘤疗效较好。COOK 公司生产的 PVA 颗粒，直径 150～2000μm 不等，该颗粒形态不规则、不光滑、不可压缩，栓塞肿瘤效果不理想，但是栓塞破裂动脉血管疗效优于恒瑞公司的 8Spheres 栓塞微球。

4. 弹簧圈类 主要有不锈钢圈、钛合金弹簧圈、铂金丝弹簧圈等，都属于永久栓塞剂。主要用于动静脉畸形、动静脉瘘、动脉瘤等血管病变的栓塞，也可用于肿瘤供血动脉栓塞。以上三种弹簧圈均有普通弹簧圈和微弹簧圈两种规格，区别在于金属丝的粗细。另外还分为裸弹簧圈和带毛弹簧圈，裸弹簧圈常用于神经系统介入治疗，如脑动脉瘤的栓塞。带毛弹簧圈常用于外周动脉的栓塞，如动脉破裂出血的栓塞，带毛弹簧圈更易形成血栓阻塞血管。金属弹簧圈的优点：永久栓塞剂，栓塞定位准确，能通过较细的导管完成较大直径血管的栓塞，在 X 线下成像清晰便于长期随访观察。

5. 可脱落球囊 可脱落球囊（detachable balloon）用于较大直径的血管和动静脉瘘的栓塞，如颈内动脉海绵窦瘘栓塞。

6. 组织坏死剂 无水乙醇（ethanol）强烈的蛋白凝固作用可造成注入部位血管内皮细胞和中层肌坏死，血液有形成分蛋白凝固和细胞崩解成泥样淤塞毛细血管，局部广泛血管内血栓形成，造成靶器官的缺血坏死。无水乙醇可通过导管直接注入。注入时可与非离子型对比剂混合以示踪，在电视透视监视下注入，严格防止反流，注射时患者出现疼痛可以应用麻醉药止痛。临床用于恶性肿瘤、动静脉畸形和曲张静脉等的栓塞治疗。鱼肝油酸钠和十四烷基硫酸钠均为血管硬化剂，其作用机制和使用方法与无水乙醇类似。

7. 黏胶类 常用的有二氰丙烯酸异丁酯（IBC）、人体组织黏合剂（NBCA 胶）等，是液体组织黏合剂，最早用于外科手术止血。这种高分子聚合物与血或盐水等离子型液体接触后，发生快速聚合反应，形成固体，同时释放热量，是永久性栓塞剂。

8. 碘化油（lipiodol） 目前主要使用 40%碘化油和超液态碘化油，属于末梢栓塞剂。碘化油在实体肿瘤血管内停留时间长，同时它有携带化疗药物的作用，可使化疗药物在肿瘤内缓慢释放。用于富血性肿瘤（肝癌）的栓塞治疗。因其具有嗜肿瘤特性，亦可用于小肝癌或肝癌子灶的诊断。

9. 微小栓塞物质 包括微粒、微球和微囊，均可用于恶性肿瘤病灶的栓塞。

10. 中药类 目前主要有白及及鸦胆子油微囊，用于肿瘤的治疗。

第七节　肿瘤介入诊疗技术

一、经皮穿刺活检

经皮穿刺活检是肿瘤介入诊疗的重要内容，包括经皮穿刺细胞抽吸、组织切割和液体抽吸，是制订治疗方案、评价治疗效果、判断疾病预后的基础。经皮穿刺活检可以取得组织学、细菌学、血液生化学等材料，为肿瘤的诊治和预后的判断等提供非常重要的信息。临床常常用于胸部、腹部、盆腔等实质病灶的穿刺活检，如肺部肿块、纵隔肿块、肝脏、肾脏等的穿刺活检，还可用于骨组织的活检。

经皮穿刺活检器材有经皮穿刺针、切割针、自动活检枪等。引导监视设备有透视、超声、CT、MRI。操作技术有抽吸活检、切割活检、旋切活检。

二、经导管灌注化疗术

经导管动脉灌注化疗术是通过介入放射学的方法，建立可由体表到达靶动脉的通道，再由该通道注入化疗药物进行局部治疗的一种方法。经导管动脉灌注化疗术适应证广，疗效显著，是肿瘤介入治疗技术中应用最广的技术之一。

1. 基本原理　药代动力学特点和药物的首过效应见本章第三节。

2. 适应证

（1）导管能抵达靶动脉的中晚期实体肿瘤。

（2）外科手术前局部化疗。

（3）具有外科手术禁忌证者。

（4）不愿接受外科手术治疗者。

（5）外科手术治疗后复发或转移者。

（6）恶性肿瘤外科手术切除术后预防性局部化疗。

3. 禁忌证

（1）心、肝、肾衰竭者。

（2）白细胞计数低于 3×10^9/L 者。

（3）严重脑转移者。

（4）全身广泛转移者。

（5）凝血功能严重障碍者。

（6）碘过敏者。

4. 技术方法

（1）一次冲击性动脉内药物灌注术，指在较短时间内（通常30分钟至数小时）将药物注入靶动脉，然后拔管结束治疗的方法。一般多简单地采用生理盐水稀释后再灌注。改变药物载体可以提高靶器官药物浓度和延长药物滞留时间。目前针对药物配制进行改进，制作药物载体，通过药物载体进行药物配制以提高疗效。目前研究和使用的药物载体主要有多糖溶液、脂类载体、碘化油、载药微球等。

（2）将专用球囊导管插入靶动脉，膨胀球囊，将靶动脉血流阻断后再行化疗药物灌注，可以进一步提高病变区药物浓度和延长药物停留时间，减少正常组织的药物接受量。

由于肿瘤动脉对血管活性物质反应不良，先经导管灌注小剂量升压药物，使正常组织血管收缩，血流量减少，而肿瘤组织血流量相对增加后，再行化疗药物灌注称动脉升压化疗灌注。

（3）长期药物灌注是相对于一次冲击性灌注而言，导管留置时间一般在 2 天以上，灌注可为持续性或间断性。在靶动脉插管进行 DSA 检查，明确肿瘤病灶情况后，留置并固定导管，患者回病房后再行灌注化疗。普通导管留置法最大的优点是简便。但缺点较多，如患者行动不便，护理要求高，可能并发血栓形成、感染、导管阻塞及脱落等。经皮导管药盒系统植入术克服了普通导管留置法的不足，患者行动方便、生活质量提高。一般穿刺锁骨下动脉，进行超选择性靶动脉插管，留置导管，在锁骨下或胸部切口，并向穿刺点方向做一皮下隧道，将留置导管经隧道引出并与药盒连接，固定药盒，缝合皮肤切口，将药盒留置于皮下，用于灌注化疗。药盒系统可以长期留置，局部皮肤消毒后，经皮穿刺药盒行靶动脉药物化疗。

临床应用时，一般超选择性肿瘤供血动脉插管，采用一次性冲击疗法，或视情况保留导管进行连续性灌注，或用球囊导管阻断肿瘤血管，再灌注化疗药，或采用植入式导管药盒系统灌注化疗。

常用化疗药物包括细胞周期非特异性药物：多柔比星（ADM）、丝裂霉素（MMC）、顺铂、卡铂等。作用特点：呈剂量依赖性，疗效与剂量成正比。细胞周期特异性药物：氟尿嘧啶等。作用特点：有时间依赖性，当药物达到一定剂量时，延长药物与肿瘤接触时间可以提高疗效。介入治疗一般选用肿瘤敏感的2～3种化疗药联合应用。

5. 并发症

（1）血管穿刺相关并发症：血管损伤、出血、血肿。

（2）化疗药物不良反应。

（3）碘过敏反应。

（4）其他：肺癌介入治疗可能发生脊髓损伤、截瘫、尿潴留等；锁骨下动脉穿刺可能并发气胸、血胸等。

6. 并发症的处理　对于穿刺点的并发症如血管损伤出血或血肿形成，经加压包扎均能治愈。穿刺点感染可以使用抗生素治疗。较大的血管破口还可以外科修补。对于化疗药物的不良反应，可给予保肝、水化利尿、保护胃黏膜等对症处理，均能缓解。对于碘对比剂过敏，可给予地塞米松、异丙嗪、肾上腺素等对症处理。超选择栓塞可以避免脊髓损伤。超声引导下穿刺可减少气胸等并发症的发生。

三、经导管动脉栓塞术和化疗栓塞术

经导管动脉栓塞术（TAE）和化疗栓塞术（TACE）是指在 X 线透视下，经导管向靶血管内注入或送入栓塞物质，使之闭塞而达到预期治疗目的的技术。

1. 基本原理

（1）预计被栓塞的血管称为靶血管。TAE 或 TACE 对靶血管的影响与栓塞剂性质相关。固体栓塞剂进入靶血管后，在与其直径相同的血管内停留下来，形成机械性栓塞，靶动脉远端和近端并发血栓，造成血流中断，一般情况下血管壁的结构不被破坏。液体栓塞剂，如无水乙醇等，通过化学破坏作用损伤血管内皮，并使血液有形成分凝固破坏成泥状，淤塞毛细血管床，引起小动脉继发血栓形成。靶动脉栓塞后可能发生再通。影响血管栓塞后再通的因素：栓塞物质能否被吸收（明胶海绵可吸收，被吸收后靶血管可能再通；医用胶、不锈钢圈、PVA 颗粒等栓塞物质不能被吸收，靶血管被栓塞后难再通）、栓塞物质对靶血管造成损害的程度（靶血管被严重伤害后难再通）、被栓塞靶血管的位置（终末血管缺乏侧支血管被栓塞后难再通）、靶器官被栓塞后是否坏死（大部分坏死难再通）。

（2）被靶血管供养的器官、肿瘤或血管本身统称为靶器官。靶动脉被栓塞以后，靶器官将出现不同程度的缺血、坏死。靶血管不同栓塞水平对靶器官的影响不同。毛细血管栓塞或末梢栓塞指直径 1mm 以下的血管被栓塞，将导致靶器官严重缺血、大部分组织坏死；小动脉栓塞指直径 1～2 mm 的小动脉被栓塞，栓塞后组织缺血、坏死程度取决于被栓塞范围的大小和侧支循环建立的情况；靶动脉的主干或主支被栓塞后，如果其远端的小动脉和毛细血管未被栓塞，侧支循环建立，则靶器官受影响较小，但对缺血耐受极差的心、脑等器官例外。靶动脉主干、小动脉和毛细血管均被栓塞（完全栓塞），靶器官将出现广泛坏死。

（3）靶器官局部血供中断或明显改变，潜在的侧支通路开放对靶器官供血。头面部、胃十二指肠、盆腔等具有二重血供的部位，当其一支或一侧动脉主干被栓塞，另一支或对侧动脉将增粗供血。对破裂的血管或出血动脉的近端进行栓塞，可以达到止血目的。

2. 适应证

（1）异常血流动力学的纠正或恢复：动静脉瘘，静脉曲张，填塞异常血管腔。

（2）止血：肿瘤、外伤所致的脏器、腔道出血，手术后出血。

（3）血流重分布：如治疗肝癌时，如果胃十二指肠动脉难以避开，可先栓塞胃十二指肠动脉主干，栓塞后，血流重新分布，栓塞剂就仅到达肝脏病灶而不会到达胃十二指肠动脉细小分支。胃十二指肠动脉主干栓塞后可经其他动脉供血相应区域。

（4）良性肿瘤：脑膜瘤、鼻咽血管纤维瘤、颈动脉瘤、肝海绵状血管瘤、肾血管平滑肌脂肪瘤（错构瘤）、子宫肌瘤等。

（5）晚期恶性肿瘤：用于全身各系统的晚期恶性肿瘤的治疗。

（6）术前辅助性栓塞：缩小肿瘤，使部分不能一期手术切除的大肿瘤，获得二期手术指征；或阻断肿瘤血供，减少术中出血，缩短手术时间，提高肿瘤切除率。

3. 禁忌证

（1）难以恢复的肝、肾衰竭。

（2）恶病质。

（3）插管不到位。

（4）导管端前方有重要的非靶血管不能避开。

4. 操作技术

（1）血管造影诊断：在进行血管栓塞前，首先要进行血管造影，明确病变诊断及靶血管的血流动力学改变。

（2）靶血管插管：将导管插入靶血管，尽量避开非靶血管。

（3）选择栓塞物质：根据靶血管的直径及治疗目的选择恰当栓塞物质。一般肿瘤姑息治疗选择携带化疗药的微囊、碘化油、明胶海绵等；肿瘤术前栓塞、出血选用中短效期栓塞剂。

（4）释放栓塞剂：超选择性靶动脉插管成功后，即可释放栓塞物质，进行靶动脉栓塞。一般采用低压流控法，即导管插入靶血管但并不阻断血流，在透视监视下以低压注入栓塞物质（严防反流），由血流将栓塞剂带到血管远端而造成栓塞。常用于颗粒性和液态栓塞剂的释放。大型栓塞剂的释放采用定位法：将导管准确插入靶动脉的预栓塞部位，然后送入栓塞物质，完成局部栓塞。注意准确定位，防止栓塞剂脱落、移位。

（5）栓塞程度：缺乏量化的有效手段，主要依靠术者的经验。根据注入对比剂显示靶血管的血流速度判断栓塞程度。一般认为，血流速度慢时栓塞程度达 30%～50%，明显减慢为 60%～90%，停滞则达 90%以上。

5. 并发症

（1）栓塞反应：指靶器官栓塞后出现预料中的症状和体征，多为自然过程，对症处理可康复。器官组织栓塞后，因组织缺血坏死常引起疼痛、发热及消化道反应等症状，通常 1 周左右可减轻或消失，严重时予以对症处理。

（2）过度栓塞：过度栓塞是指栓塞程度和范围过大，尤其是在使用液态栓塞剂和过量使用颗粒或微小栓塞剂时，容易发生过度栓塞。过度栓塞可能导致大范围组织坏死，引起肝肾衰竭、胃肠穿孔等。

（3）误栓：指非靶血管或器官的意外栓塞。有些误栓是致命性的，在操作过程中一定要小心谨慎。反流性误栓指栓塞剂由靶动脉反流进入其他动脉造成栓塞，如进行颈外动脉栓塞时栓塞剂反流进入颈内动脉造成脑梗死，腹部血管反流性栓塞可致肠坏死。当靶动脉大部分被栓塞时，栓塞剂经开放的原潜在侧支进入非靶血管导致顺流性误栓。如进行颈外动脉栓塞时，颅内外潜在侧支开放，栓塞剂进入颈内动脉造成脑梗死；或过小的栓塞剂经过动静脉瘘进入体循环造成肺梗死。

6. 临床应用举例

（1）出血：肿瘤导致的消化道出血、咯血、血尿等均可以进行动脉栓塞止血治疗。靶动脉被栓塞后，栓塞远端血管压力下降，血流减慢，利于血小板在破裂口聚集，启动内外凝血机制而形成血栓封闭裂口。血管造影可以明确有无活动性出血、出血部位及原因。出血直接征象：造影剂外溢（出血速度达到 0.5～3ml/min），呈点状、线状、团状影，弥散缓慢。出血间接征象：血管中断、不规则，动脉迂曲、扩张、出现动脉瘤，血管畸形，肿瘤染色等。永久性止血选用长期性栓塞剂，暂时性止血选用中短期性栓塞剂。TAE 可达立竿见影之功效，止血率达 80%～100%。注意原发疾病的治疗。

（2）原发性肝癌：原发性肝癌的发病率逐年上升。由于其起病隐匿，发现时多为中晚期，失去了外科治疗的机会（手术切除率约 15%）。对于失去外科手术治疗机会的中晚期原发性肝癌，介入治疗具有较好的疗效，TACE 已经成为其首选的治疗方法。一般选用碘化油联合两种化疗药物配制成乳剂栓塞肿瘤病灶，富血供肝癌碘化油沉积满意，疗效较好。目前载药微球的使用也越来越普遍，相关研究表明其疗效优于传统的碘化油方法，缺点是载药微球价格昂贵。对于肿瘤巨大、门静脉完全栓塞且无侧支循环者，不宜进行 TACE治疗，单纯肝动脉灌注化疗亦可取得一定疗效，也可对肿瘤起到一定的控制作用。

（3）肾癌：用于术前辅助治疗，其为肾癌手术切除前的辅助治疗方法。首先进行血管造影观察病变大小、范围，行肾段或全肾栓塞。超选至靶血管，选用明胶海绵或联合钢圈栓塞。肾动脉栓塞术后 48～72 小时内进行手术切除，可减少术中出血，缩短手术时间。

用于姑息性治疗，抑制肿瘤生长，减少肿瘤体积，减轻和缓解症状和体征，提高生活质量和延长生存时间。注意保护存瘤器官的原有功能和结构。

四、消融治疗

消融治疗指在影像设备的引导或实时监视下，采用经皮穿刺术，直接对肿瘤组织实施消融，包括射频消融、微波凝固消融、高强度聚焦超声消融、激光和氩氦冷冻消融、化学消融等。常用的引导设备为超声、CT。大部分消融治疗属于非血管介入治疗范畴。

1. 射频消融（radiofrequency ablation，RFA）　RFA属于热消融治疗范畴。RFA技术成熟，目前临床应用较广泛。基本技术原理：利用高频电流（＞10kHz）使活体组织离子随电流变化的方向产生振动，使电极周围受电流作用的组织离子相互摩擦产生热量，当温度超过50℃时即可使局部组织蛋白变性、细胞膜崩解、凝固性坏死而达到治疗目的。对小肝癌，RFA与外科根治性手术效果相当。对较大的肝癌，多电针射频治疗联合肝动脉化疗栓塞治疗有助于提高疗效。对于靠近膈肌、肝门区、胆囊旁或肠管附近的肿瘤，该技术的应用受到一定的限制。

2. 微波凝固消融（microwave ablation，MWA）　MWA属于热消融治疗范畴。微波是一种高频电磁波，当微波进入分子内部时，该分子阻止微波传播，并以每秒亿万次的速度使微波折射，产生两极分子循环运动，相互摩擦而产生电解热，在极短时间内产生65～100℃的高温，微波产生辐射使肿瘤组织凝固坏死。

3. 冷冻消融（cryoablation）　冷冻消融治疗是近年来新发展的冷消融治疗技术方法之一。基本技术原理是将常压氩气通过气体节流效应，经冷冻探针远端使靶肿瘤区域快速降至-50～-140℃，使细胞变性、缺血、崩解、凋亡、凝固性坏死。

4. 高强度聚焦超声消融（high intensity focused ultrasound ablation，HIFUA）　HIFUA属于无创热消融治疗技术。基本技术原理是利用超声波穿透性、方向性、聚焦性好的特点，将体外发射的低能量超声波聚集于肿瘤部位，通过热效应可使温度瞬间达到65～100℃，导致肿瘤组织凝固性坏死。

5. 化学消融　经皮穿刺直接向肿瘤内注射无水乙醇、乙酸等药物，使肿瘤细胞变性、坏死。目前以无水乙醇应用较广，主要用于小肝癌，或对肝动脉灌注化疗栓塞和物理消融治疗残留或复发病灶进行补充治疗。

操作时可采用超声、CT、X线等进行导向。对于＜3cm的肿瘤，每次注入无水乙醇2～8ml；大于5cm的肿瘤，每次注入10～30ml，不宜超过50ml。注射时要使肿瘤外0.5cm正常组织也受到弥散。对于具有大量腹水、肝包膜下有积液、重度黄疸、肝衰竭、肝癌浸润性或弥漫性生长、全身情况差、严重出凝血功能障碍者，不宜进行药物注射治疗。

并发症：包括穿刺相关并发症和药物相关并发症。操作中，若患者出现剧烈疼痛、晕厥或烦躁不安，应立即停止注射。

五、围术期处理

临床实施介入治疗技术时，要进行充分的术前准备，掌握各治疗技术的适应证及禁忌证，选择恰当的介入治疗技术。术中注意监护。术后进行严密观察，防治并发症。

1. 术前处理

（1）心理护理，消除患者恐慌情绪。

（2）术晨禁饮食。

（3）备皮。

（4）进行常规实验室检查，包括血常规、尿常规、大便常规、肝肾功能、血清电解质、血糖、凝血功能、肿瘤标志物、输血免疫全套检查等。

（5）心电图检查。

（6）胸部 X 线检查。

（7）碘过敏试验。

（8）准备手术包、穿刺针、血管鞘组、导丝、导管等。

（9）准备好局部麻醉药物、肝素、生理盐水、对比剂、抗肿瘤药物等。

（10）与患者及家属沟通，术前向患者及家属介绍介入治疗的目的、疗效、术中术后可能出现的意外和并发症等，并签字。

2. 术中处理

（1）生命体征监测。

（2）进行栓塞治疗时，注意避免异位栓塞；术中患者若出现疼痛等不适，应停止栓塞进行观察，必要时予以对症处理。

3. 术后处理

（1）生命体征监测。

（2）注意股动脉穿刺点的护理，以免出血。

（3）对症治疗。

（4）注意复查，观察治疗后改善情况，必要时重复治疗，或结合其他治疗方法。

（任勇军）

思考题

1. 什么是介入放射学？

2. 介入放射学在治疗领域如何分类？

3. 恶性肿瘤灌注化疗及化疗栓塞基本原理是什么？

4. 介入诊疗的常用监视引导设备有哪些？

5. 常用的栓塞材料有哪些？

6. 常用的肿瘤消融方式有哪些？

第十六章　肿　瘤　热　疗

第一节　肿瘤热疗概况

一、肿瘤热疗简史

热疗是一门古老的医学技术，人类自有了文明的历史就从实践中懂得用热来治疗疾病。古希腊、埃及、中国和日本都有使用热水浴治疗疾病的记载。中国古代的医生用"砭石"和火来治疗疾病，并以此创造了针灸术；热疗最早的记录可能来自于《外台秘要》中记载的用千金灸治疗瘰疬，并说隔蒜灸适于"一切项上瘰疬"，瘰疬是指结核或肿瘤。现在民间仍流传着用火针、小烙铁治疗外科疾病的方法，其中也包括治疗浅表肿瘤。

古代西方文献也记载了用烧红的小烙铁治疗某些小肿瘤。1866年，德国的Busch医生发表了世界上第一篇关于发热有助于治疗肿瘤的医学论文，论文报道了1例经病理证实的面部肉瘤患者，感染丹毒两次，引起高热后肿瘤消失，患者由此得以存活，这是最早西方论及高热治疗肿瘤比较可靠的文献。1884年，Bruns报道了1例晚期恶性黑色素瘤病例，感染丹毒引起高热持续数天后肿瘤消失，并随访8年未出现复发和转移现象。1893年，《美国医学杂志》上发表了Coley有关"发热疗法"的研究，实验性地给患者注射化脓性链球菌及铜绿假单胞菌混合提取物（即丹毒毒素），诱发患者发热，体温升高到38～40℃，治疗了38例晚期癌症，对患者随访了27年，其中12例治愈，有19例得到好转，5年生存率达到60%。1918年Rohdenbury统计报道了1866年后的半个世纪中有关热疗记录的病案，在166例自然消退的癌患者中，72例曾有高热、严重感染或使用热疗的历史；26例肉瘤消退者中，19例曾有发热、感染史。1957年Selawry整理诸多文献，发现经病理证实的450例自行消退的恶性肿瘤患者中，至少有150例患者有因疟疾、伤寒等疾病而伴发高热的病史。

二、近代热疗的发展

现代肿瘤热疗已有广泛的发展。1975年，在日内瓦召开第一次国际加温治疗癌症的会议。1978年，美国癌症协会召开第一次美国加温治疗癌症的会议，并在此后每年召开一次。1978年，在我国首先由河南省肿瘤医院与有关单位协作开展了有关微波加温治疗癌症的基础和临床试验研究。虽然人们很早就发现热对肿瘤有独特的疗效，但由于物理技术落后，肿瘤热疗发展缓慢。在近代热疗设备取得突破之前，我国热水浴、火针、艾灸、小烙铁等方法热能量低，加温速率慢，无法到达人体内部，因此算不上真正意义上的专用热疗设备。随着近代科技的发展，尤其是物理加温技术的发展，热疗进入了一个新的发展时期，加温技术手段的多样化，如射频、微波、超声、激光、红外线和磁感应等技术的出现，大幅度地提高了热能量并能够进行局部加温，热疗也从低温热疗发展到高温热疗。现代电子技术和医学影像学的发展使得精确控温和体内精确定位成为可能，使热疗向精确治疗进一步发展。

三、常用热疗分类、原理、方法

热疗可以按照加热范围和温度等进行不同的分类。按范围可以分为全身热疗、区域性热疗、局部热疗、腔内热疗、组织间热疗等。全身热疗是在全身麻醉的基础上或深睡眠情况下，将体表加热升温到 39～41℃并持续 2～6 小时，常常与全身化疗联合使用，也称为低温热疗。区域热疗使用微波或射频对身体的某一区域加热，使温度达到 41～44℃，持续 30～60 分钟，常和放化疗合并使用，是常规热疗的主要方式。局部热疗主要靠微波热疗机，对肿瘤局部进行加热。适用于表浅肿瘤或腔道内肿瘤。表浅肿瘤如颈淋巴结转移癌、皮肤癌等，腔道肿瘤如鼻咽癌、食管癌、子宫颈癌等，腔道肿瘤热疗常需要将特制的辐射器放入腔道肿瘤表面进行加热。随着肿瘤热疗的发展，热疗的温度也从常规热疗 43℃左右提高到了热凝固化的温度或更高气化的温度，由此产生的热消融技术和高强度超声聚焦技术等也有学者将其归入热疗范畴。随着热疗设备的发展，靶向加温技术也逐步成熟，靶向加温技术是热疗技术的新发展，适形地把靶肿瘤组织加温到有效温度范围，加热区域局限在包含肿瘤的最小区域，最大限度地减少加温治疗带来的并发症。

第二节　肿瘤热疗生物学基础

一、正常细胞与肿瘤细胞的热敏感性

Hahn 观察小鼠胚胎成纤维细胞 C3H 10T1/2 2A6 和从这种细胞转化而来的 3 种恶性细胞的肿瘤生长能力及这些细胞的热敏感性。结果显示虽其肿瘤生长能力不同，但热敏感性相近。毛慧生等用激光多普勒电泳技术比较加热至 42.5℃后乳腺癌细胞和正常乳腺细胞的膜定位效应，及利多卡因对细胞膜热损伤的增强作用，结果显示肿瘤细胞随着加温时间延长膜定位逐步下降，而正常乳腺细胞表面电位没有明显变化，说明肿瘤细胞比正常细胞有更高的热敏感性。从临床上看，并不是所有的恶性细胞都对热敏感，也不需要所有的恶性细胞对热敏感，如果 20%～30%的恶性细胞有热敏感性，热疗就可以破坏肿瘤细胞，达到治疗肿瘤的目的。

（一）不同细胞的热敏感性

1. 鼠细胞与人细胞　早期研究加温后细胞存活曲线所用的细胞多为鼠细胞, 得出的结论外延到人不一定正确。近年来对多种细胞的热敏感性进行研究，除应用多种人类细胞外，还通过不同温度和时间进行加温，发现与鼠类细胞在较高温度（43℃）短时间（60 分钟）时加温得出的结论并不一致。Mackey 等通过加温不同的时间观察到了热耐受现象。在 41.5℃对 HelaS$_3$ 细胞加温 32 小时并未观察到热耐受现象，但细胞存活曲线存在肩部，细胞在 41.5℃加温 8～32 小时后再立即升高到 45℃加温 30～150 分钟，细胞存活曲线出现一个变平的尾部，即发生了热耐受。Raaphorst 指出，来源于神经胶质瘤的不同细胞株，U87MG、U138MG、U373MG 热敏感性都不一样。Armour 等观察了 A547（肺癌）、WiDr（结肠癌）、U87MG（神经胶质瘤）、正常人肺成纤维细胞加温后细胞存活情况，并与大鼠的 9L 细胞比较，在 43℃、45℃加温的结果提示人类的细胞比鼠类的细胞热敏感性要差。加温至 41℃，大鼠 9L 细胞热敏感性较低，长时间加温引起热耐受性，人类的 4 个细胞株都比大鼠的细胞热敏感性高，加温 48 小时后除结肠癌细胞与 9L 细胞类似外，其他细胞的存活曲线都继续下降。由此可以得出，鼠类细胞的热敏感性与人类细胞不一致，由鼠细胞得出的热敏感性结论推导到人细胞并不合适，而人类各种细胞热敏感性有无差别，有多大差别，肿瘤加温究竟应是采取低热长时间还是43℃持续1小时或其他方案，这些问题都是热疗生物学研究的内容和方向，结论将影响热疗的临床应用方式和意义。

2. 血管内皮细胞　Fajardo等用电子显微镜等技术观察加温小鼠的血管内皮细胞，与人成纤维细胞对照，结果表明未受内皮细胞生长因子（ECGF）刺激的鼠内皮细胞比人成纤维细胞敏感，受过ECGF刺激的细胞就更加敏感。Fajardo等认为体外实验的内皮细胞对热中等敏感，而处在增殖过程中的内皮细胞较前者更为敏感，而后者常为肿瘤微血管处在增殖过程中，因此肿瘤微血管理论上应比正常组织更易受热损伤。此外，加温可以抑制血管新生。热对肿瘤血管的作用应包含破坏肿瘤血管、栓塞肿瘤血管及抑制肿瘤新生血管形成等方面。Rhee及Song等研究提示牛主动脉内皮细胞加温43℃持续5小时后出现热耐受，并与其他细胞相比出现相对热抗拒。

3. 骨髓细胞与白血病细胞　骨髓细胞的敏感性对于全身热疗有特殊的重要性。临床观察到全身加热后白细胞计数降低。Goliae及Soheili用长时间骨髓培养法（LTBMC）观察加温对骨髓的影响，骨髓经33℃（对照组）、39℃、41℃、43℃持续10～30分钟处理，39℃组有核细胞数目无明显改变，43℃组加温1～6周后有核细胞数为0。并观察到巨噬细胞的比例随时间的延长逐渐增多，第3周后全部为巨噬细胞。Bromer、O'Hara及熊群彬等研究得出，在90分钟内将温度从37℃升高到42℃，骨髓有可能产生热耐受，采用这种方法在临床上进行全身热疗时可能会保护正常骨髓功能。

在自体骨髓移植治疗白血病中，利用骨髓细胞与白血病细胞不同的热敏感性，是否可以用骨髓加热的方法净化肿瘤细胞并保存正常骨髓细胞也有一些研究。Lorocca等观察到用槲皮素可增强加温对白血病母细胞的生长抑制作用。史泓浏等研究微波和长春新碱联合方案，用于白血病的体外净化，结果联合方案对3种细胞株（HL60、U937、K562）的杀伤作用比单用长春新碱有显著增加，而不增加对正常骨髓细胞有核细胞的抑制，结论提示微波和长春新碱联合应用可提高白血病细胞的体外净化能力。

4. 成骨细胞　Li等将成骨细胞于37℃、42℃、45℃、48℃加热10分钟，可见细胞内肌动蛋白纤维断裂，断裂程度与温度相关。放置在37℃环境中持续24小时后，42℃、45℃组的细胞骨骼重组，但经48℃处理的细胞就是不可逆的反应。流式细胞学检查加热至42℃组坏死细胞数目比37℃组增加了15%～20%。经6～8小时培养后开始出现细胞凋亡，12小时后达到高峰，以后逐渐降低。经45℃、48℃处理的细胞热休克蛋白（HSP）明显增加。

5. 黑色素瘤细胞　人黑色素瘤细胞的热敏感性可能是相当低的。Raaphorst等报道人黑色素瘤细胞在40～45℃未见到热耐受现象，加热到45℃可见到一个肩部很宽的细胞存活曲线。

正常细胞和肿瘤细胞是否存在热敏感性不同，不同肿瘤细胞之间存在多大的热敏感性差异，这些都是正在研究的问题。

（二）影响细胞热敏感性的环境因素

研究热敏感性多在体外条件下进行，但实际在治疗时肿瘤细胞处在体内，热疗的效果还受体内各种因素的影响。比较细胞外的pH、含氧状态等因素对热损伤的影响具有临床意义。

1. pH 对细胞存活曲线的影响 Gerweck 观察 pH 对中国仓鼠卵巢癌细胞（CHO）热敏感性的影响，他发现低 pH 可以增加细胞的热敏感性。温度越高，pH 的影响越大。加温到 43℃，pH 的影响大于加温到 42℃。Gerweck 又观察到在加温前把细胞放在较酸性的环境中，热敏感性增加，但在加温后改变 pH 就不影响热敏感性。Hahn、Shiu 等观察到把处于高 pH（7.4）的细胞转入低 pH 条件时，细胞热敏感性增加；而长期适应于低 pH 条件的细胞热敏感性变化不大。这个结果提示活体内肿瘤虽经常处于低 pH 条件下，肿瘤细胞的热敏感性并不一定提高，只有急速改变 pH 才能影响热敏感性。

2. 氧浓度 肿瘤组织或多或少都处于乏氧状态，且多为慢性乏氧状态。Raaphorst 和 Szekely 总结了 13 篇报道，用各种细胞进行实验，实验温度 37~45℃，乏氧条件大部分为急性，个别为慢性，热的氧增强比均在 1 左右。换言之，含氧、乏氧并不影响细胞的热敏感性。

二、二次或多次加温后细胞的存活曲线及耐受

临床使用中，局部热疗要求分次加温，多次加温后的细胞存活效应受以下因素的影响：①细胞的亚致死性损伤（SLD）修复及潜在致死性损伤（PLD）的修复；②细胞周期各时相细胞的重新分布；③热耐受现象的产生。

（一）热损伤的修复

放射线引起的亚致死性损伤及修复已为人所熟知，加热也可以出现亚致死性损伤修复。Li 等做了这样的实验，在培养液中加入 15%胎牛血清，加温 43℃持续 30~200 分钟，把处于坪区的 HA-1 细胞立即种植于培养皿中，另一组细胞留于原处，24 小时内接种，观察存活曲线的不同，在 60 分钟、120 分钟时观察到区别，在不含血清的培养液或缓冲平衡盐溶液中都没有见到细胞亚致死性损伤的修复，这种修复要和热耐受（过度修复）相区别。

（二）细胞周期各时相细胞的重新分布

S 期是细胞周期进程中最重要的一个阶段，也是细胞对热疗较敏感的一个细胞周期时相，S 期主要特征是细胞进行大量的 DNA 复制，同时也合成组蛋白和非组蛋白，最后完成染色体的复制。热疗使核内参与 DNA 转录、复制与修复的蛋白质伸展甚至断裂，影响 DNA 半保留复制的起始以及复制叉的延长，阻止染色质中新组蛋白的合成和沉积，新合成的 DNA 不能重组为成熟的染色质，DNA 的损伤不能被修复，导致染色体的突变、基因组的不稳定、不恰当的染色体分离，最终导致死亡。Atallah 等研究表明，人结肠癌细胞株 Caco-2 和 HT-29 在 42℃加热 1 小时联合奥沙利铂可使 G_1 期细胞减少，S 期细胞明显增多，细胞周期阻滞在 S 期。Zolzer 等研究发现人类恶性黑色素瘤细胞在 43℃加热 1 小时可使 G_2/M 期由 6 小时延长到 13 小时，G_2 期阻滞达 48 小时，S 期阻滞则更久。Wang 等对小鼠 S180 皮下移植瘤在 42.5℃加热 30 分钟，也发现 S 期显著延长，细胞凋亡主要发生在 S 期。在临床常运用的温度范围（≤43℃），主要的细胞死亡也发生在 S 期。Dewey Zolzer 等研究显示 S 期细胞对热诱导的细胞死亡更敏感，而这种死亡与染色质的突变有关。

虽然 S 期细胞的热敏感性高，但 S 期细胞的热敏感性似乎受亚致死性损伤的影响。亚

致死性损伤是能够被修复的损伤，除非在修复完成之前它们已经发展成为致死性损伤。如果热刺激维持 2～6 小时，S 期细胞被阻碍完成 DNA 修复，S 期细胞的热敏感性与非 S 期细胞的热敏感性相同。因此如果亚致死性损伤被修复，S 期细胞的热敏感性就能够被逆转。阻止 DNA 复制使细胞有机会修复亚致死性损伤。允许亚致死性损伤修复的时间一般为 2～6 小时，取决于损伤的严重程度。

也有研究发现热疗使细胞周期阻滞在 G_1 期。罗贤文等研究表明，人宫颈癌 Hela 细胞在 40℃、43℃、45℃分别加热 0.5 小时、1 小时、2 小时、4 小时，G_1 期细胞显著增加，S 期细胞显著减少，细胞周期阻滞在 G_1 期。多项研究认为热疗可能对参与 G_1 期转换的周期素依赖性激酶（CDK）和周期素（cyclin）的表达造成影响，致使细胞周期阻滞在 G_1 期。

三、热耐受现象

肿瘤加温治疗的热耐受是指肿瘤细胞在首次加温热疗后引起一段时间内对热不敏感或产生抗拒的现象。该现象具有暂时性、不遗传等特点，普遍存在于体外及活体细胞，也存在于肿瘤细胞。热耐受能力提高后，机体在致死高温下的生存能力增强。热耐受现象十分复杂，它与热疗合并放疗、热疗合并化疗、热放化疗联合方案的制订有密切的关系，这是热疗生物学的重点。热耐受的程度取决于首次加热治疗的剂量，即加热的温度和持续时间，还与细胞的生存能力和暴露于热刺激后的恢复能力有关。有两种方法可产生热耐受，一是连续加热数小时（大多数细胞加热温度高于 37℃低于 43℃），细胞不必回到 37℃就能逐渐产生热耐受性；二是用分次加热的方法加热 2 次或多次，每次加温到 43～45℃持续较短时间，加温间隔期间必须把细胞放进接近正常生理温度 37℃左右的环境中，几小时后细胞产生热耐受。在这个时期，蛋白合成被抑制，当蛋白合成重新开始，细胞对接下来的热刺激产生抵抗。热耐受性一般在几天内逐渐下降最后完全消失。

热耐受现象首先由 Gerner 等观察到。热耐受是细胞对外界热刺激产生的内在应激和防御机制。热耐受与热休克蛋白（HSP）关系密切。在研究中发现，细胞在受到一次亚致死性高温后，在产生热耐受的同时，伴随着一系列蛋白的诱导表达，称为热休克蛋白。1962 年，Ritossa 首次在果蝇中观察到当培养温度由 25℃提高到 30℃时，果蝇涎腺染色体的一个区域出现基因转录增强的现象，称为热休克反应，后来放射自显影证实热休克反应中转录合成的产物是 HSP。热休克蛋白种类较多，分类尚无统一的划分方法，现应用最多的是 Morimoto 的划分方法，热休克蛋白被分为 4 个家族：HSP90（83～90kDa）家族、HSP70（66～78kDa）家族、HSP60 家族、小相对分子量的 HSP 家族。此外还包括大分子的 HSP110 家族、核质素、T 细胞受体结合蛋白等。

HSP70 家族在细胞内含量最多，有 20 余个成员，广泛分布于细胞内不同部位。HSP70 家族在热休克反应中起主要作用，是热耐受形成的基础。在正常状态下，HSP70 又被称为伴随分子，与新合成蛋白质的正确折叠和运输有关，并帮助其进入膜结构或与之结合。HSP70 具有 ATP 酶活性，对变性蛋白质亲和力高，能利用分解 ATP 的能量修复变性的蛋白质，具有在应激条件下维持细胞功能的作用。在哺乳类动物正常或肿瘤细胞、真菌等真核以及原核细胞上都证实热耐受的产生、衰减过程大多与 HSP 合成、衰减有很大的相关性。另外也发现热以外的作用，如乙醇、砷、缺氧等诱导产生的 HSP 也与热耐受的产生有一致性。这些结果都显示了 HSP 与热耐受或热抵抗的产生有密切关系。哺乳动物对热应激主要是活化热休克因子（HSF1），调节热休克蛋白（HSP）的合成增加。热耐受与部分 HSP 的表达直接相关。热应激诱导产生的 HSP 对细胞起保护作用，可以防止蛋白质变性，修复变性的蛋白并恢复它们的生理功能，对再次热刺激产生耐受。热刺激诱导的 HSP 表达可以阻止凋亡的发生。Bettaieb 等研究发现，把融合生长的中国仓鼠卵巢癌细胞（CHO）和人宫颈癌 HeLa 细胞放入 40℃恒温孵育箱中孵育 3～6 小时，返回 37℃继续培养，2～3 小时后 HSP27、HSP32、HSP72 和 HSP90 的合成明显增加，并可维持 6 小时。再予以 43℃作用 0～2 小时，热耐受细胞比无热耐受细胞的存活率明显提高，或予以 42℃、43℃、45℃作用 1～2 小时，热耐受使细胞膜除极，促凋亡蛋白 Bax 不能进入线粒体内活化细胞色素 c，导致细胞色素 c 不能释放入胞质，含半胱氨酸的天冬氨酸蛋白水解酶 caspase-3、caspase-6、caspase-7、caspase-9 的活化受阻，细胞的凋亡率和坏死率明显降低。

影响热耐受的因素很多，临床热疗时应注意加热方式及温度。如上所述，加热方式影响热耐受的产生，分次加温或亚致死加温热处理均能诱导热耐受性产生，热疗升温速度过慢也可诱导热耐受性产生。细胞在第一次加热后热耐受性可维持 3～5 天，因此临床上常规热疗使用间隔加热的方法，避免热耐受产生。肿瘤局部的低 pH、低氧分压、低养分等环境也可以不同程度抑制热耐受的产生。使用某些膜作用药物可增强肿瘤细胞对温热的敏感性。抑制细胞 HSP 的表达能有效阻断热耐受产生和降低热耐受性。目前临床常用的配合放化疗增强细胞毒性作用的热疗一般为 42～43℃加热 1～2 小时，或 39～41.5℃持续加热 6～24 小时，39～41.5℃是全身热疗常用的温度。从热耐受的产生机制和条件来看，这种热疗方式可能引起热耐受和对再次热疗产生抵抗，影响临床疗效。故在临床热疗中，要科学选择适当的热疗温度、作用时间、热疗次数，以及热疗间隔期，提高热疗的临床疗效和降低热耐受性。

四、正常细胞及组织的热损伤

（一）加热对细胞的影响

温度是影响细胞存活的决定性参数之一，加热可直接作用于细胞核，引发细胞聚合酶活性丧失，高温还能间接作用于 DNA 合成、染色体、细胞内构件及细胞骨架等，从而引发一系列的相关反应。45℃的高温作用可以诱导细胞染色体产生畸变，但高温治疗诱发的 DNA 损伤不是细胞死亡的主要机制，其主要机制很可能与高温诱发的 DNA 相关酶类有关，而不是损伤 DNA 本身。三种细胞骨架成分包括微丝、微管及中间丝，在细胞内始终处于动态装配状态，其动态平衡点可受多种因素影响，如离子浓度、pH、温度等，这些特性决定了细胞骨架对加热作用异常敏感。由于细胞膜具有双层磷脂结构，其黏度随温度的变化而变化，故凡能增加膜流动性的因素均可加剧高温作用诱发的损伤，而细胞膜损伤很可能是导致细胞凋亡的主要原因之一，这也是某些热增强药物作用的靶点之一。热疗的热杀伤能量与导致蛋白损伤及抑制蛋白合成的能量一致，细胞内膜损伤后，细胞不能继续进行分裂，将于 G 期死亡。

（二）加热对组织的影响

随着肿瘤热疗研究的进展，热在治疗疾病的同时，正常组织器官对热的反应也是必须了解和研究的内容，但受制于许多因素，如由于加温方法的影响，热通过不同途径从体表进入体内，不可能使被加温的器官温度绝对均匀。组织里的血流量，邻近脂肪组织的多少，有无瘢痕，均能影响热能的蓄积和消散，因此不同器官组织对热的反应和由此产生的损伤是不同的。

热对皮肤的影响研究最多最充分，热疗中，热刺激必须达到一定的热剂量即温度和时间后，才对皮肤细胞具有杀伤作用。当温度较低时，可使机体产生温热感觉。在高于皮肤温度5℃以内即38～42℃时，加热产生的效果不明显，这种热疗无论多长时间，都不会引起皮肤的热损伤。当组织温度升至43～44℃时，升温使血管扩张，正常皮肤几秒内出现红斑，数分钟后则出现少量渗出物，并轻度水肿。若此后温度退回正常，所引起的上述红斑可自行消退，不会造成不可逆损伤。皮肤温度升到47～48℃时，数秒后有炎性渗出物储留在皮内，导致表皮和真皮分离而形成水疱，此时出现灼热感和痛觉，达到热致水疱反应水平，但不损伤真皮。当组织温度达60～100℃及以上时，10秒内可致该处细胞热凝固坏死，热凝固实际上包含生物组织热致红斑、热致水疱及热致凝固三种水平。组织温度升高至略超过100℃时，组织沸腾，可使大量水蒸气冲破细胞和组织逸出。温度高达300～400℃时，组织和细胞立刻发生干性坏死，迅速呈棕黑色，即发生了热致炭化。若温度超过530℃，组织即刻燃烧，出现火光。

（三）不同加热方法对组织损伤的作用

1. 激光对组织的损伤作用 光热作用是激光作用于生物组织时产生的一个主要效应。热效应是激光在医学中应用的主要基础，也是激光致伤的最重要因素。激光照射可使组织出现红斑、蛋白质变性、血液凝固、细胞水分蒸发和组织炭化等现象。受激光照射的组织进行组织学检查时发现被拉扁，各层细胞被拉长以及出现镶嵌型空泡化，这说明在激光热作用过程中，还伴随有热或热致的组织结构的变化。

2. 射频对组织的损伤作用 将发热电极放入蛋清内，观察在45℃、50℃、60℃和70℃等不同条件下，蛋清的凝固情况，结果在45℃和50℃，持续10分钟以上时，加热电极周围的蛋清无凝固现象。60℃和70℃时电极上很快出现凝固蛋白，随时间延长，蛋白凝固块逐渐增大。

初曙光等利用中空冷却射频仪加热犬活体肝脏，观察到的毁损情况直观地展示了射频加热对组织的损伤。热疗时，针尖温度维持在20.0～29.8℃，而距离针尖0.5cm处的组织内温度可达到80.0℃以上。结果发现，射频热疗约1分钟时开始有蒸汽从肝脏表面淡淡冒出，随后可见以针为中心肝脏颜色渐渐加深，范围从小到大，并开始逐渐微微隆起，最后触之发硬。颜色大致可以分为三层，从里到外依次为黑、黄、红。肝叶取下后沿针道剖开，未见针尖周围组织炭化，针道清晰可辨，组织以针道为中心轴，毁损情况表现与时间有一定关系。剖面大体观察见毁损灶层次模糊，颜色较热疗当时加深，病理见内层细胞死亡更彻底，中层死亡增加，最外层为纤维包膜。

3. 微波对组织的损伤作用 微波治疗是利用内生热效应和微波热外效应进行的。利用内生热效应的包括高热治疗及组织凝固治疗，微波的局部高热可激活机体免疫系统。组织凝固是将微波直接作用于生物体的局部组织，在小范围内实现高热，产生凝固，以使部分组织坏死，同时能使组织血液凝固。热外效应可增强细胞代谢，改善血液循环，提高组织再生能力。

在经皮微波 43℃对活体兔肝热凝固化治疗的实验中，病理证实固化灶发生凝固性坏死。微波辐射家兔胸部后，发现早期肺组织损伤轻微，表现为淋巴细胞浸润，支气管黏膜上皮增生、鳞状上皮组织转化，以炎性改变为主。晚发性肺病理组织学改变表现为间质纤维化伴小动脉内皮细胞损伤和内膜纤维化。

4. 超声对组织的损伤作用 高强度聚焦超声（HIFU）是近年兴起的无创或微创热疗技术。其原理主要是利用超声波具有的组织穿透性和可聚焦性等性能，使体外发射的高强度超声波在肿瘤病灶处聚焦，使靶区组织温度瞬时达到 65℃以上而出现凝固性坏死，且对超声波穿过的组织和靶区周围组织无损伤。

5. 磁感应热疗对组织的损伤作用 磁感应热疗是通过各种方法将磁性介质适形精确地分布于肿瘤组织中，在外加交变磁场的作用下介质感应发热，使肿瘤组织达到一定温度，从而实现抑制或杀伤肿瘤的作用。其中磁性介质是肿瘤热疗技术的关键之一，目前常用的磁性介质有合金热籽、磁性脂质体和磁流体等不同的类型。

五、加热对肿瘤的影响

肿瘤热疗是恶性肿瘤综合治疗方法之一，被称为继手术、放射治疗、化学治疗、生物治疗后的第五大治疗手段。不同温度对肿瘤细胞的杀伤机制不同。传统热疗杀伤肿瘤细胞的主要机制之一是诱导细胞凋亡，目前的研究表明，热疗作为一种应激因素，既可以通过线粒体（内源性）途径也可以通过死亡受体（外源性）途径诱导细胞凋亡。射频消融疗法治疗肿瘤的根本机制为直接引起肿瘤细胞发生凝固性坏死。45℃以上的高温可损伤细胞膜、细胞骨架等结构，直接导致细胞死亡，而消融中心区的温度可达到 50℃以上。射频消融治疗恶性肿瘤的另一个重要机制是诱导细胞凋亡。消融中心区发生凝固性坏死的同时，周围的温度低于中心区，但可以引起坏死组织周围消融不全的残余肿瘤细胞大量凋亡。

（一）热疗引起细胞死亡

研究表明肿瘤细胞比正常细胞有较高的热敏感性，特别是 S 期细胞对热敏感。目前认为热疗引起细胞死亡分为两种不同的形式，即坏死性死亡和凋亡。坏死性死亡是高热引起的细胞急速死亡，是在温热刺激下机体对受损细胞进行快速、无害、不改变组织功能下的清除过程，对机体的发生、发展以及自身稳定起着关键性作用，属于主动性过程，需要消耗能量，不产生炎症反应。热疗对细胞的损伤以坏死为主还是以凋亡为主取决于热疗的温度和时间。一般认为，加热到 42～45℃称为温热疗法，主要引起细胞凋亡，而对周围正常组织的损伤较小，46℃以上的热疗称为热消融，对细胞的作用方式以直接致死效应为主。高温使细胞线粒体膜、溶酶体膜和内质网膜在热疗后均发生破坏，且溶酶体酸性水解酶的大量释放，导致胞膜破裂，细胞质外溢，引起细胞死亡。

细胞凋亡受到一系列促凋亡蛋白（如 Bax、野生型 P53、Smac 等）和抑制凋亡蛋白（如 Bcl-2、突变型 P53、IAP 家族）的调控，两者保持动态平衡，维持机体的生理稳定。目前的研究表明热疗可以诱导促凋亡蛋白的表达，降低抑制凋亡蛋白的表达，诱导细胞凋亡。Liang 等在人直肠癌裸鼠皮下移植肿瘤的动物模型实验中，发现 43℃加热 1 小时不管是否联合放射治疗或者化学治疗都使肿瘤细胞中 Bax 蛋白的表达明显增加而 Bcl-2 蛋白的表达明显减少，但是 P53 蛋白的表达也降低。因此加热可诱导野生型 P53 表达增加，降低 *Bcl-2*

基因的表达，同时诱导 *Bax* 基因的表达，从而增加线粒体的通透性，释放细胞色素 c 进入胞质，促进 caspase-3 和 caspase-9 的释放和活化，诱导细胞凋亡。

细胞凋亡信号转导通路主要包括 3 条密切关联途径：外在途径（又称死亡受体凋亡途径）、内在途径（又称线粒体凋亡途径），以及内质网通路。三条凋亡通路最终都激活 caspase 家族，caspase-3 是凋亡最后的执行分子，裂解特异性的死亡底物，导致细胞凋亡。研究发现热疗既可以激活外在凋亡途径，又可以激活内在途径，诱导凋亡的发生。除此之外，目前的研究认为热疗还可以激活内质网通路，诱导凋亡发生。

如前所述，热疗阻滞细胞周期，热疗主要将细胞阻滞在 S 期，也有研究认为热疗可以将细胞周期阻滞在 G_1 期。

热疗破坏蛋白质的结构和功能，热疗对蛋白的影响主要是伸展和暴露疏水基团。疏水基团的打开，引起蛋白质的聚集，不仅引起因热损伤改变结构的蛋白质聚集，而且吸引正常的蛋白质聚集。蛋白质的伸展和聚集将影响整个细胞。

（二）局部加温后肿瘤血管的病理生理改变

由于肿瘤血管生成是一种失去正常控制的无序状态，肿瘤组织血管结构不同于正常组织的血管结构，肿瘤微循环的特点大致可归纳为 3 点：①结构的多样性表现为杂乱无章的血管格局，微血管延长、受压，血窦变宽，存在血管分布不足的区域；②血流及灌注的多样性表现为有低灌注区、高灌注区，动静脉短路，有时血管中断、闭塞；③血管壁结构缺乏完整性，管壁薄弱，缺乏平滑肌和完整的基底膜结构，渗出增加，组织间高压。肿瘤血管结构紊乱，组织间高压致毛细血管受压，有血窦形成等，这些结构造成血流量降低、血流停滞、肿瘤乏氧、pH 降低、瘤内静脉压增高。

加温时对正常组织血流量的影响为可使血流量增加、血管扩张、血管通透性增加。热疗引起的血管改变与温度和时间有关，过热则使血管受到破坏。Song 研究了鼠类皮肤和肌肉在 42～45℃持续 30～120 分钟加热后血流量的改变，肌肉加温 45℃持续 30 分钟血流量最高，随着时间延长血流量降低，到 120 分钟时只有对照的一半。肿瘤旁"正常"组织的血流量通常大于邻近正常组织。

（三）人为影响肿瘤血流量的方法及血管损伤的机制

若能选择性地减少肿瘤的血流量，使肿瘤蓄热能力增加，局部温度增高，则可提高热疗疗效。已经用于试验的和可能有效的方法：①使用血管活性药物收缩血管，如肼屈嗪、硝普钠等；②使用增加血液黏度的化合物减低血液流速，如葡萄糖；③人为阻断血流，如用于肝动脉栓塞的可降解淀粉球已用于临床肝癌的热疗，用止血带暂时阻断血液循环等。

肿瘤血管对热的反应与正常组织不同，肿瘤内的毛细血管由单层内皮细胞构成，无弹性基底膜，肿瘤血管通常迂曲、盘旋或者突然反折，极度扩张，血管内皮之间缺陷的部分由肿瘤细胞组成，肿瘤细胞可以直接接触血流。另一个特点即肿瘤的血管有丰富的血窦状结构，正常组织的微血管只有部分呈开放状态，而肿瘤组织不同，即在正常温度，大部分肿瘤内血管也呈开放状态，这就是在加温时肿瘤内血流量很少增加的原因。

肿瘤毛细血管脆，不易适应血流量增加造成的负担，当肿瘤毛细血管的内皮细胞或肿瘤细胞受热损伤后，血液从间隙漏出，出血引起毛细血管压骤降导致血流停滞。加温引起血管损伤、血流停滞的可能机制：①血管壁的改变，表现为内皮细胞的改变，白细胞黏滞，血管通透性无改变；②血液改变，表现为红细胞的硬度增加，红细胞聚集，毛细血管栓塞，纤维蛋白形成；③微循环动力学的改变，表现为血管阻力增加，小动脉-小静脉压差降低，小动脉-小静脉短路，小动脉挛缩，水肿形成。

六、热疗对机体免疫的影响

随着近年来免疫学和肿瘤热疗的深入研究，肿瘤热疗所引起的免疫反应，越来越受到重视。国内的学者观察到肿瘤热疗的远隔效应及对原发灶进行热疗，转移灶也随之消失的现象。对转移灶进行热疗后，原发灶也有所控制。吴敬波等观察到对鼻咽癌患者原发灶进行微波热疗加放射治疗后，热疗联合放射治疗原发灶控制率优于单独放射治疗，联合组未进行热疗的颈部转移灶的控制率也优于单独放射组。清华大学张荆学也在实验中证实双侧接种肿瘤的大鼠 Walker-25 肿瘤模型在接受一侧局部热疗后，另一侧肿瘤生长受到明显控制。这些结果中显示的远隔效应可能是肿瘤引起的免疫反应所致。热疗诱发肿瘤免疫反应的机制：提高免疫效应细胞的活性，诱导免疫细胞再分化，非特异性炎症诱导免疫效应，解除免疫抑制因子的抑制作用，改变肿瘤免疫原性。

（一）热疗对体液免疫的影响

1. 抗原抗体反应　免疫由 B 淋巴细胞介导，静止的 B 淋巴细胞受到肿瘤抗原的刺激活化，分化成浆细胞后分泌抗体，这些抗体与相应的肿瘤抗原结合，发挥抗肿瘤作用。体液免疫主要通过以下途径发挥作用：巨噬细胞具有强吞噬作用，巨噬细胞在免疫反应中主要是摄取、处理并呈递抗原，肿瘤抗原刺激机体对抗肿瘤。抗体与巨噬细胞表面受体结合，可增强巨噬细胞的吞噬功能，肿瘤抗原被巨噬细胞吞噬后，巨噬细胞经处理加工将其呈递于免疫细胞，激活并增强免疫系统对肿瘤细胞的识别，于机体清除肿瘤细胞。另外，抗肿瘤抗体与相应的肿瘤抗原结合可激活经典补体途径，活化补体，也可促进巨噬细胞吞噬肿瘤抗原的作用，增强其抗原处理与呈递作用。

2. 肿瘤细胞转移能力　肿瘤细胞与正常细胞表面黏附分子的表达和分布差异是肿瘤易发生浸润、转移等生物学行为的分子基础。抗体与肿瘤细胞膜抗原结合后，可修饰其细胞膜表面的分子结构，从而干扰肿瘤细胞的黏附性，可抑制肿瘤细胞的生长转移。

3. 肿瘤细胞的增殖能力　在肿瘤细胞增殖过程中肿瘤表面的抗原与增强因子结合，刺激肿瘤细胞增殖，而抗体可通过封闭肿瘤细胞表面某些受体而影响甚至阻断肿瘤的某些生物学行为。乳腺癌、大肠癌、肺癌、头颈部肿瘤中存在 EGFR 基因异常，因而通过不同方式阻断 EGFR 可阻断肿瘤增殖。而抗肿瘤抗体通过与肿瘤增殖密切相关的肿瘤抗原结合起到抗肿瘤作用。

（二）热疗对细胞免疫的影响

体液免疫在抗肿瘤作用中不起主要作用，细胞免疫起到主要作用。肿瘤热疗对免疫的影响主要表现为肿瘤的远隔效应、局部热疗诱发机体的免疫效应，主要包括自然杀伤细胞（NK 细胞）、T 淋巴细胞、巨噬细胞免疫效应增强。

1. 提高免疫细胞的活性　淋巴细胞是机体最主要的免疫细胞，大量体外和体内实验证实，在热疗刺激下，T、B 淋巴细胞的活性明显提高。热疗可以刺激树突细胞（DC）成熟，成熟 DC 是一种重要的抗原呈递细胞，热疗能提高其参与细胞免疫反应的活性。NK 细胞在机体抗肿瘤免疫方面也发挥了重要作用。热疗能促进肿瘤组织内源性或外源性 NK 细胞的增殖，可直接激活单核细胞，提高其对内毒素的反应。NK 细胞活性提高可产生白细胞介素-2、γ-干扰素和肿瘤坏死因子-α，可增加体液免疫的抗肿瘤作用。

热疗诱导血液和骨髓中一些细胞因子分泌增加，具有保护骨髓的作用。研究表明，在全身热疗时，外周单核细胞分泌粒细胞集落刺激因子、白细胞介素-6、白细胞介素-8、白细胞介素-10、肿瘤坏死因子-α 等。热疗促进了免疫相关因子的分泌，SheeJa 等发现热疗后粒细胞巨噬细胞集落刺激因子的浓度升高，刺激粒细胞、巨噬细胞和树突细胞的增殖分化，在抗肿瘤免疫调节中起积极的作用。

在抗肿瘤细胞免疫中，肿瘤抗原需被抗原呈递细胞（APC）处理后才能传递给 CD8[+] T 细胞，然后其被激活，扩增为对肿瘤具有杀伤力的毒性淋巴细胞，但是宿主体内的 APC 常不够活跃，不能有效处理肿瘤抗原，激活肿瘤免疫反应。有学者在研究肿瘤免疫激活原理的过程中发现在热疗中热休克蛋白（HSP）参与了机体特异性抗肿瘤免疫反应。

2. 热休克蛋白在肿瘤免疫中的影响　国内外研究发现许多肿瘤细胞表面可以高度表达或特异表达不同家族的热休克蛋白（HSP）。肿瘤组织中提取物 HSP-肽复合物具有免疫原性，可以产生针对肿瘤的特异性免疫，诱导细胞毒性 T 淋巴细胞（CTL）免疫应答，特异性杀伤肿瘤组织，HSP 与肿瘤组织的发生、发展、治疗及预后有关。

HSP70 可参与多种免疫反应如抗感染免疫及自身免疫等，其在肿瘤免疫中的作用源于以下几个发现：①HSP70 在细胞内的分布部位与公认的抗原加工、呈递场所一致。②受应激刺激后肿瘤细胞 HSP70 合成增加，分布发生了改变，同时胞膜上出现诱导型的 HSP70。③肿瘤来源的 HSP70 经 ATP 或酸处理可从中洗脱出 1～5kDa 的小分子多肽，同时其肿瘤免疫原性也随之消失。④正常组织来源的 HSP70 提取物无免疫保护作用，比较正常组织和肿瘤组织的 HSP70 cDNA 发现两者未表现出遗传多态性。

诱导肿瘤免疫的 HSP 主要有 HSP70、HSP90 和 gp96，它们三者组成了一个传递链，抗原肽在胞质中产生后，由一种 HSP 传递给下一种 HSP，直至这些肽被内质网中的 MHC I 类分子结合。HSP 通过它自身的抗原性或者避免抗原肽降解，减少抗原肽与其他蛋白质的随机扩散，增加抗原的呈递来扩大免疫反应，或抵抗活性氧、细胞因子的毒性效应以及提供一个呈递过程调节的机制。在体内，HSP 与抗原肽结合构成了 CTL 活化的关键步骤。HSP-多肽复合物无须免疫佐剂即可激发有效的抗肿瘤效应，而且长时间持续存在，是一种非常有发展前途和应用前景的肿瘤免疫疫苗，为肿瘤免疫治疗提供了一条新途径。HSP 激活抗肿瘤免疫的机制是 HSP 可通过与肿瘤表面的抗原肽结合形成 HSP-抗原肽复合物（HSP-PCS）而参与抗肿瘤免疫反应。一般认为，肿瘤抗原需与小分子多肽结合形成复合物，原因是这种抗原不易被 APC 识别处理，无法呈递给 CD8[+]T 细胞。HSP-PCS、HSP-抗原复合物在 APC 受到处理并转运到 APC 表面时呈现于 APC 表面的肿瘤抗原被 CD8[+]T 细胞识别，并由此激活 CD8[+]T 细胞。HSP 还可以诱导 APC 的成熟，上调致炎症因子白细胞介素-1、白细胞介素-6、肿瘤坏死因子-α 的表达，从而激活 APC，增强 APC 的功能，除此之外，还能增强 NK 细胞的功能，而 NK 细胞增殖能增强杀伤肿瘤细胞的作用。

七、不同热疗方式的主要生物学行为特点

温热导致肿瘤细胞死亡的效应主要取决于加热温度，多数实验证明肿瘤细胞死亡的临

界温度为 42.5～43℃。在此范围内延长加温时间，可加重肿瘤细胞的损伤和抑制肿瘤细胞的增生。临界温度以上加热主要引起细胞膜的整体性损伤和结构破坏，膜通透性显著增加，细胞器内储蓄的钙离子释放进入细胞质，同时细胞外钙离子流向细胞内，引起细胞内钙离子水平过度升高，磷脂酶被激活，分解磷脂质，造成细胞进一步破坏而死亡。细胞处于临界温度上下时，主要引起细胞凋亡，细胞膜受到局限损伤，引起细胞内一过性钙离子浓度升高，引起细胞凋亡。当然，影响热对肿瘤杀伤效应的因素很多，如 pH、细胞周期，以及不同细胞的热敏感性、肿瘤所在组织多样性等。肿瘤热疗中使用射频、超声、微波或磁感应等各种物理方法加热肿瘤组织，通过多方面和多层次的生物学变化引发不可逆的细胞损伤，达到治疗目的。如前所述，不同的加热温度具有不同的生物学效应，有研究证实 42℃加热 2 小时，仅少量细胞发生凋亡，加热到 43～44℃细胞凋亡显著增加，可达到 54%，加热到 45℃时细胞凋亡增加并开始出现细胞坏死，加热到 45℃以上时细胞仅有坏死形式。

（一）低温热疗的生物学效应

低温热疗是将全身或肿瘤组织加温到 39～42℃，并持续较长时间，主要应用于全身热疗。全身低温热疗主要增加加热部位的血液灌流、血管通透性和氧分压，增加加热部位的代谢活性、药物摄取，增加放化疗敏感性，增强免疫细胞功能，增强对化疗的耐受性。部分类型的细胞在经过数小时低于 42℃的加温后，可产生热休克蛋白，可对热损伤起保护作用，产生热耐受现象。

全身低温热疗与化疗的联合使用范围非常广泛。低温热疗可不同程度地增加硝卡芥、环磷酰胺、异环磷酰胺和铂类等化疗药物的细胞毒性，且同时应用增效比最大。热增敏剂巯乙胺和聚山梨酯 80 等药物在生理温度下没有细胞毒性，但与低温热疗联合使用可表现出明显的细胞毒性。热疗可减少或防止化疗药物的耐受性发生，对化疗药物产生热耐受性的肿瘤细胞联合低温热疗后其敏感性大大增加。低温热疗一般不增加化疗药物的不良反应。

热疗可使肿瘤部位的热量蓄积，局部温度高于周围正常组织温度，加温可使化疗药物的作用具有定向性，此外，低温热疗可提高机体细胞免疫功能，对机体体液免疫也会有一定的影响，热疗对化疗的增敏作用可能与抑制 *Bcl-2* 基因的表达、促进 Bax 从细胞质进入细胞核内有关。

实验证实 41.1℃持续 2 小时加温可以使热耐受的细胞放射敏感性增加。放射前、中、后加热都可使细胞对放射增敏，放射与加温同时进行的增敏作用比放射前、后进行的都大。M 期细胞对放射线最敏感，S 期细胞对加温最敏感，实验证明，加温可使 S 期细胞放射敏感性提高 3 倍。热疗和放射治疗能够延长细胞中 G_2 期阶段的持续时间，导致更多的肿瘤细胞凋亡。放射治疗的生物靶为细胞 DNA，而高温的作用靶为细胞膜及细胞骨架，两者可协同杀伤肿瘤细胞。热疗可影响细胞蛋白质活性，高温可以提高肿瘤组织的氧分压。热疗还可导致肿瘤组织血管内皮细胞损伤，血管修复能力下降，抑制肿瘤血管形成，从而增加放射治疗的效果。

（二）常规热疗的生物学效应

将肿瘤加温到 42～45℃，持续 30～60 分钟，通过各种生物学机制直接引起细胞以凋亡为主要形式的死亡，也可以用来增强肿瘤组织对放疗、化疗的敏感性。

对于大多数肿瘤细胞来说经过短时间的 45℃加温后恢复生理温度可产生热耐受现象。

在传统热疗温度范围内热疗主要引起细胞凋亡，可使肿瘤体内毛细血管内皮细胞肿胀，血管壁的肿瘤细胞及内皮细胞溶解伴血液漏出，白细胞黏附于血管壁，还可使红细胞变硬，血液黏度增加，导致血流量降低。众多研究表明，传统热疗温度下，放化疗对肿瘤细胞的杀伤作用均增强，增强比优于低温热疗，且三种手段联用优于两种手段的联用。

（三）高温热疗及热消融的生物学效应

高温热疗与热消融的温度在45℃以上，这一温度对肿瘤细胞和正常细胞都有较强杀伤作用，生物学机制比较简单，可使组织和细胞发生坏死和凝固甚至炭化（取决于温度）。

在肝癌的高温固化治疗中，46℃持续60分钟细胞发生不可逆损伤，50℃以上可明显缩短治疗时间，温度高于55℃的热疗对组织的热消融效果明显，疗效显著，细胞呈凝固性坏死，温度在60～100℃时可立即产生蛋白质凝固，几天后热损伤组织形成凝固性坏死，温度高于105℃时组织发生气化和炭化。

除此之外，高温热疗和热消融可诱导免疫机制，它可使肿瘤细胞产生大量的HSP，而HSP在抗肿瘤细胞免疫中起重要作用；热疗后留置肿瘤可使CD4$^+$T细胞表达增强，增强机体的细胞免疫；高温还可改变肿瘤的免疫原性；热疗后肿瘤组织变性坏死，其分解产物被机体吸收，作为抗原刺激机体的免疫系统产生抗肿瘤免疫；高温还能阻止抗原-抗体复合物脱落，使免疫效应对靶细胞发挥细胞毒作用。

第三节　肿瘤热疗的物理原理

热疗相关原理概述

（一）热疗中的基本物理概念

热疗是用加热方式治疗肿瘤的一种方法，它利用有关物理能量在组织中沉积而产生热效应，使肿瘤组织温度上升到有效治疗温度，并维持一段时间，引起肿瘤细胞生长受阻与死亡，而正常细胞又能够耐受。可以产生热能对生物体发生作用的因子包括机械振动、超声、微波、红外线、射频、高温等。

肿瘤热疗中涉及电场热效应和磁场热效应。人作为一个整体，其外层是导电能力很差的皮肤，内部有导电能力很强的体液。如果把人体看作一个电解质电容，给人体加上两个电极后有电流进出人体，也就可把人体看作电容和电阻的并联电路。给人体加直流电压时，体液中正、负离子将分别向异性电极移动，并在移动中遇到阻力，从而使部分电能转化为热能。

磁场对生物体的加热作用由磁感应强度变化率引起，只有在接通或断开电磁铁时，机体内才会生热。高频磁场对人体无刺激作用，只有热作用。电场热效应和磁场热效应的区别在于高频磁场主要加热肌肉或其他电阻小的组织，而不会出现脂肪过热。高频电场也可加热组织，但与高频磁场不同的是，高频电场的频率较低，因此生热较多，而且电场热产生于机体表面。

热能在肿瘤组织中的传递主要与两方面的因素有关：①电能在肿瘤组织中的沉积分布范围。主要取决于组织的电阻抗，含电解质多、含水量大、结构疏松的组织的电阻抗较低；相反则较高。②组织的导热性和散热性。含水多、结构疏松、不含气的组织导热性好，相反则导热性不好。

（二）微波热疗的原理

微波属于电磁波，是分米波、厘米波、毫米波的总称，波长范围为 0.1～100cm，频率 300MHz～300GHz。由各种电子器件（速调管、磁控管、行波管）产生，在波导管的矩形截面管内进行短距离传输，可加热生物组织。医用微波常用频率为 2450MHz、915MHz、433MHz，它们在空气中的波长分别为 12.25cm、32.8cm、69.3cm。

微波对组织的加热，首要作用为分子摩擦，第二位的作用是组织电解质作用。故微波能选择性加热生物组织。由极性分子组成的物质能比较好地吸收微波。水分子呈极强极性，所以凡含水分子的物质必能吸收微波。生物组织中，肌肉、脑组织、皮肤和脏器等富水组织，对微波的吸收强但贯穿深度浅，而脂肪和骨等乏水组织对微波的吸收比富水组织小一个数量级。肿瘤细胞也富含水分，微波照射到肿瘤组织后被吸收转化成热能，当肿瘤区被加热到 41.5～43℃时，即可导致其死亡。

组织吸收微波能量后产热而引起的升温取决于电场分布和组织性质，而电场分布又与辐射源的频率、组织的尺寸及介电特性等有着复杂的函数关系。组织热学性质和神经-血液循环的冷却机制又决定着组织的温度分布。热疗时，除肿瘤组织外，正常组织也受到不同程度的加热，但因正常组织血液循环迅速，可带走组织内热量。而肿瘤细胞本身的低氧张力使其 pH 略低，pH 低的细胞对热敏感，因此肿瘤细胞所在部位升温更高，且其内部血液循环相对较差，也使肿瘤区局部升温较高，最终导致其坏死。

（三）射频热疗的原理

射频指频率在 100kHz 以上，100MHz 以下的高频电磁波，通常可分为长波、中波、短波、超短波 4 个波段。射频系无线电波的一个波段，其本身不发热。人体体液中含有大量电解质，如离子、带电荷分子、偶极子，在高频电磁场作用下产生来回振动，使电能耗损转变为热能，这种由组织产生的热称为内源热。在射频电磁波作用下，正常组织和肿瘤组织均能吸收电磁波能量，但是由于肿瘤组织散热不良，肿瘤组织温度高于其邻近正常组织，故能产生高热杀灭肿瘤细胞。因为射频加热作用比较深透，故又称射频透热。

射频消融是一种热凝固疗法，为 460～500kHz 的射频交变电流，通过射频电极针发出，使其周围组织中的离子和极性大分子高速振荡撞击摩擦生热，局部温度达 50～110℃，并传导至邻近组织，产生一球形或类球形消融区，导致电极周围肿瘤细胞脱水、干燥，继而发生凝固性坏死等不可修复损伤。在凝固灭活肿瘤组织的同时，射频消融可使肿瘤组织与周围正常组织间形成 0.5～1.0cm 厚的由肿瘤周围组织凝固形成的反应带，切断肿瘤血供并防止肿瘤转移。通过控制不同的输出功率可使局部组织产生不同的温度。

射频感应加热是将身体置于一级环形线圈内，施以一定频率的射频交变磁场，使组织中的不同区域形成许多局部的小感应电流环，从而使加热效果更均匀深入。射频容性加热技术是将加温部位置于 2 个极板之间，形成以人体组织为介质的等效电容，通过在极板加射频电流，使其通过人体组织产生焦耳热和介电损耗热，并可通过改变电极的大小组合对各种深度的肿瘤进行加热。内生场加温技术是将加温部位置于 4 个极板之间，通过射频容性加热原理进行加热。

（四）超声热疗的原理

超声波是机械振动波，频率为 $2 \times 10^4 \sim 2 \times 10^8$Hz。机械振动源和弹性介质是其产生的基本条件。超声在生物组织传播过程中，振动能量被组织吸收转变成热能。能量越高，穿透组织越深，产热也越多。医学超声的频度为 200kHz～40MHz，用于肿瘤治疗的超声频度为 0.5～5MHz，超声波具有机械效应、热学机制、声化学机制等。

超声波的机械效应（非热效应）指在高能量声强中，组织可产生辐射压力和辐射扭力等非线性效应，可能超过组织材料的弹性极限，使之破裂，导致细胞溶解、破坏、DNA降解和酶变性等现象的产生。

在软组织和液体中，当超声声强足够大时，声压幅值很大，正负压交替出现。在负压期间，作用于物质微元之间的拉力会使组织破碎或位移，同时在崩溃的瞬间迅速产生高温、高压，并发生发光、放电现象，为超声波的空化机制。细胞膜结构在崩溃前的瞬态时间内，在极端物理条件下，膜结构水分子裂解，与组织内其他成分相互作用发生在常温压下不会发生的化学反应，致使靶区内细胞受损，也称空化效应，也为超声波的声化学机制。

超声肿瘤热疗主要作用为热学机制，即超声波在物质内传播时引起质点振动，由于组织内的摩擦黏滞损耗、热传导损耗和一些分子的弛豫过程，不断地把一部分有序的声波振动能量代谢转化为无序的分子热运动能量。

高强度聚焦超声（HIFU）利用超声波的可视性、组织穿透性和聚焦性，将体外低能量超声通过一定形式的超声聚焦换能器、单元换能器阵列，聚焦于小的空间角域（或称角斑）内，角域处的声强可达每平方厘米几千瓦乃至上万瓦，通过热效应、空化效应和机械效应，使置于角域处的病灶组织，如肿瘤、增生等，在短时间内（0.1～10 秒）迅速升温至 70℃以上，发生凝固性坏死。超声可选择性地将能量聚集于体内深部靶区组织而对靶区外的组织几乎无损伤，是目前热疗领域发展最快最有效的方法之一。

总之，超声对肿瘤等治疗作用是多机制的。超声在高声强短时间作用时损伤的空化效应较重要，在低声强长时间作用时以高温损伤为主。

（五）激光热疗的原理

激光治疗包括直接照射体表或体腔表面产生杀伤作用，也可以通过激活光敏剂产生光化学反应起治疗作用。激光间质热疗（LITT）是一种微创治疗实体肿瘤的方法，在影像学方法如超声、CT、MR 等的引导下，将光导纤维置入肿瘤组织内，一定波长的高能激光的能量通过光导纤维传递，进入纤维尖端周围病变组织中后，由纵向传导转变为径向散射，光子被组织生色基团吸收，转化为热能，使组织升温，使肿瘤细胞的功能和状态发生不可逆性改变，溶酶体被激活，细胞内结构蛋白和酶蛋白均变性，肿瘤组织发生热凝固性坏死，最终达到消除肿瘤的目的。

激光治疗时，主要是热效应起作用，所以可忽略其他因素的影响，即认为吸收全部激光转换成热，则吸收功率密度分布就是组织中热传输的热源分布，可明确组织产热部位。

（六）磁感应热疗的原理

磁感应热疗是利用感应线圈形成的交变磁场在组织内形成的涡流使组织加温。若在肿瘤内放置铁磁体，外加高频电磁场，铁磁体产生涡流并发热，使附近的肿瘤组织加热，这种铁磁体也称为"热籽"。身体其他部位在电磁场作用下也会产生涡流，但因为不是金属，涡流小，产热少。在交变磁场中，当热籽感应加热达到居里点时，热籽失去磁性，丧失进一步加温的能力；当温度下降至居里点以下时，热籽恢复磁性而升温，从而达到对肿瘤热疗的自动控温和升温的目的。

第四节　肿瘤热疗的临床

一、临床热剂量学

肿瘤热疗采用物理加温的方法，使癌变的组织局部升温从而杀死肿瘤细胞，其治疗效果主要取决于细胞在加热过程中受到的热生物学效应。肿瘤热剂量学即为定量评价肿瘤热疗的临床治疗效果及规范处方，逐步建立的一系列理论和研究方法。热剂量学的基础是基于细胞受热后的温度-时间双参数影响的生存能力，热剂量学的表达概念是表示在一定温度下单位时间内发生的生物损伤，是与生物学效应或疗效相对应的剂量单位。

细胞实验表明热疗中的治疗温度是热剂量学指标的主要因素，细胞存活曲线与温度呈负相关。除温度以外，时间也是热剂量学中的一个关键因素。研究表明在预测肿瘤反应和局部治疗的持续时间方面热剂量具有突出的价值。Arrhenius 等效关系最常用于评价不同的温度、时间与细胞存活关系的热生物学效应。

二、测　　温

没有量的概念就不是科学，热剂量学解决了量的问题。同样没有测温就没有肿瘤热疗。临床肿瘤热疗要求肿瘤温度为 40～50℃或更高。临床要求所有肿瘤组织都在治疗温度以上而邻近的正常组织都低于损伤温度，因此必须有适当的测温工具监控温度。临床要求测量整个靶区的温度，而目前临床热疗的测温技术尚不能达到要求。

目前测温分为有创测温和无创测温。有创测温法具有明显的优点，温度参数的读取受组织结构和组织电性质的影响较小；具有很高的时间分辨率，测量精度也较高；技术难度小，成本低且易普及。但有创测温实际上是一种点测量，只能反映温度传感器接触处的温度，只测量几个至十几个点，因此难免漏掉冷点及热点。而且有创测温的侵入性也增加了患者痛苦和治疗风险。但是目前仍然主要采用有创的接触式测温方法，包括热电偶或热敏电阻两种探头，其他还有液晶测温、光纤测温等。

目前有创测温工具应达到下述要求：①温度的分辨力应达到±0.1℃；②温度的准确性和稳定性控制在±0.2℃；③空间分辨力应小于 5mm；④时间反应小于 10 秒；⑤热敏元件的体积应尽量小到可经导管放入体内；⑥测量工具与加热设备不应互相干扰；⑦测量方法简便、易行。

但是临床应用还存在一些问题：测温点应当放在什么位置；如何放入最少的导管得到最多的信息，最终能代表热剂量，提供足够的、有用的信息。目前无法实现三维测温，但临床需要了解整个靶区的温度分布。靠一个或几个多点测温热电偶测温的同时，再移动这些热电偶就可以得到更多的温度数据。利用这些数据描绘出温度分布图。测温探头放在什么地方才有代表性也严重影响温度监测，浅表肿瘤临床医生常根据经验把导管刺入瘤内。如肿瘤较大，插入导管的位置就有相当大的盲目性。放置热电偶的位置也只是估计。因此有人主张大于 1.5cm 的肿瘤应用 CT 协助定位，确定导管的位置。脑瘤的热疗可借助立体定位仪及 CT 安放导管或电极。

近年来无创测温技术有了一定发展。无创测温是个难题，它的解决有望克服有创测温的根本缺陷，真正获得热疗时人们所希望获得的温度场分布图。因此，寻求有适用精度的无创测温方法已成为热疗发展所面临的紧急课题。近年来，人们对电阻抗测温、磁共振测温、超声波测温、微波测温、热补偿法和温度场的计算机模拟等多种方法进行了研究。

三、热疗与化疗

热化疗就是将化疗和热疗手段相结合的一种治疗方法，它可以发挥热疗与化疗的协同作用，提高治疗效果和生存率，改善患者生活质量。现在热化疗已在临床广泛应用，包括局部热疗合并化疗（介入性热化疗、腹腔热化疗、腔内热化疗和体外热疗合并化疗）和全身热化疗等。热疗与化疗药物可发挥协同抗肿瘤作用。对于特定的化疗药物，化疗与热疗协同的机制有一定的特殊性。

（一）热化疗促进肿瘤细胞凋亡

热疗可增加肿瘤组织血流速度和血管渗透性，且可以增加细胞膜的通透性，使药物容易进入肿瘤组织。同时还可以使肿瘤组织局部血管扩张，改变化学药物的药代动力学，增加药物载体在加热部位的循环剂量。热化疗促进肿瘤细胞凋亡主要通过以下几个途径：①对细胞凋亡基因的影响，热化疗共同作用于肿瘤细胞后可改变 bax 与 bcl 的比例，从而促进肿瘤细胞凋亡。②对肿瘤细胞能量代谢的调控，由于肿瘤细胞的糖代谢途径以无氧代谢为主，高温可加快糖酵解的速度，产生大量乳酸，使细胞内环境发生酸化，增强肿瘤热疗的效应，引起肿瘤细胞凋亡。③对肿瘤细胞内 pH 的调控，热疗可以降低肿瘤细胞微环境的 pH，酸性环境可以改变细胞对某些药物的敏感性，对化疗起到增敏作用，同时是直接杀伤肿瘤细胞的重要机制。

（二）热化疗逆转某些化疗药物的多药耐药性

肿瘤细胞多次接触化疗药物后会产生耐药性，多药耐药性是由化疗药物诱导肿瘤细胞的 MDR-1 基因过度表达产生的。该基因编码的 P-gp 蛋白为能量依赖性药物外排泵，可与 ATP 反应，利用 ATP 获得能量将药物泵出细胞外，使细胞内药物浓度降低。热化疗对多药耐药性主要在以下方面产生影响：①热化疗对 MDR-1 基因的正负调控；②热化疗在 MDR-1 编码产物 P-gp 水平发挥作用；③热化疗通过耐药相关蛋白（MPR）发挥作用。

（三）热化疗可阻滞细胞周期

热疗达到一定时间和温度，可以阻滞细胞周期，起到阻止肿瘤细胞增殖的作用。多数研究表明热疗可以将细胞的分裂阻滞在 G_1 期和 S 期。热疗可将细胞周期阻滞于 S 期，加热也可影响细胞周期由 G_1 期向 S 期转换的 CDK 和周期素或相关因子的活性，致使细胞滞留于 G_1 期。热疗与化疗联合还可以覆盖肿瘤病灶的全部，热疗易在肿瘤中心部位达到较高的温度，在中心部位酸性环境下热疗更易诱发肿瘤细胞凋亡，肿瘤周边部位血供较多，化疗药物容易到达，对周边部位化疗具有优势。

（四）热化疗的临床使用原则

晚期肿瘤多有远处转移或微小转移，并非局部治疗可以控制，全身化疗是经常用的手段，理论上讲全身热疗加化疗应当是手术后控制潜在转移的一种可行的选择。热化疗常用的化疗药物为环磷酰胺、顺铂、依托泊苷、多柔比星、紫杉醇等。局部热化疗的报道很多，特别是肢体肿瘤的热灌注化疗及腹腔软组织肉瘤热化疗后手术治疗效果较以前有明显改善。所选的药物以铂类药物为主，辅以烷化剂，腺癌可加丝裂霉素、多柔比星、依托泊苷、氟尿嘧啶等。

腹腔灌注热化疗也是临床常用的治疗手段。腹膜腔是指由腹膜壁层和腹膜脏层共同围成的腔隙。男性腹膜腔是封闭的，不通外界；女性腹膜腔则经输卵管伞端，经输卵管、子宫腔和阴道腔与外界环境相通。正常腹膜腔的容量极小，其腹膜壁层与脏层以及脏层各部分之间，相互贴邻，只被一薄层浆液间隔。正常情形下它们之间是以不同形式互相连通的腹膜皱襞而已。腹膜间隙大多存在于内脏器官周围，或器官与器官之间。

恶性腹水是晚期恶性肿瘤的并发症之一，常见于卵巢癌、胰腺癌、肝癌、大肠癌、胃癌、子宫癌和淋巴瘤。其他如乳腺癌、睾丸癌、食管癌、恶性淋巴瘤及白血病腹腔转移或腹膜浸润等也不少见。

腹腔化疗常用的药物包括顺铂、卡铂、奥沙利铂、丝裂霉素、氟尿嘧啶，采用单药或联合治疗的方案。

围术期热灌注化疗指外科医生在切除腹腔肿瘤或减瘤术后，进行热灌注化疗。国外大部分采用 Koga 法（闭合式法），即术中留置腹腔管、术后采用体外循环加热的方法。吉林省肿瘤医院尹春柱等在术中腹腔预留管道，借助专用腔内热灌注化疗机在围术期进行多次热灌注化疗。Sugarbaker 等术中不闭合腹腔采用环形托架维持腹腔开放，加入液体后用热交换器体外循环，维持腹腔温度在 42℃ 以上，这种方法也称为开放式法。

非围术期热灌注化疗，对手术后复发的病例或腹水病例，可采用腹腔穿刺人工腹水体外射频加温的闭合式热灌注化疗，达到相似的目的。

人工腹水体外射频加温法即将人工制造腹水或天然腹水，用大功率射频热疗机加温使腹腔内水温升高，此法较理想。李鼎九使用猪做了腹腔热灌注化疗试验，将 65kg 的幼猪，在腹腔内注入 5000ml 的预热到 45℃ 的生理盐水，一般可使腹腔温度升至 38℃，射频热疗加热 20～60 分钟，约 15 分钟即可升至 43℃。这也是临床常用的方法，在人体迅速灌入 50℃ 热盐水 1500ml，一般可使腹腔温度升至 38℃，射频加热 20～60 分钟腹腔温度可达 40℃。这种治疗温度均匀，药物分布均匀，在腹腔存留的时间长，可以多次灌注，创伤很小，患者无痛苦。

四、热疗与放疗

（一）加温与放射的协同作用

放射线对细胞的损伤不仅是一个物理过程，还是一个生物化学过程，放射线照射后细胞的损伤与修复也牵涉到许多酶的作用。加热使温度升高，会破坏酶的作用当然会加重细胞的损伤，因此可以推测加热与放射可以起到协同作用。

放射前、中、后加热都可使放射增敏，放射与加温同时进行的增敏作用比放射前后进行的都大，早在 1967 年 Smith 和 Mckinley 研究经加温及放射处理的骨髓细胞就描述了高温与放射的协同作用。经 40℃ 持续 6 小时热疗后再予以 1Gy 的放射治疗，骨髓细胞就不能再摄入铁，而单纯放射细胞受影响很小，单纯加热就不受影响。热疗联合放疗及热疗、化疗联合放疗在鼻咽癌、食管癌、肺癌、肝癌等恶性肿瘤中已得到较广泛的应用，并在不断地发展进步中。

（二）加温对不同细胞周期的影响

单纯加温 43℃持续 1.5 小时对 S 期细胞的杀灭作用最大，对 G_1 期细胞的杀灭作用最小，热与放射合并对各期细胞的作用均增强，但对 G_1 期和 S 期细胞的杀灭作用增强更明显。热疗可使细胞发生增殖动力学改变，分次放射治疗或热疗都能影响细胞增殖周期的进程或改变细胞周期各时相细胞的比例。

目前分析细胞增殖周期常用的方法为流式细胞仪测量，它可以测量细胞的 DNA 含量及分布，但不能分辨细胞的死活。X 射线 3.0Gy 可使有丝分裂停滞 3 小时，停滞于 G_2 期和 M 期；加热可使有丝分裂停滞 9 小时，停滞于 S 期；放射合并加热可使有丝分裂停滞 18 小时，细胞聚集在 S 期 10～12 小时。加温增强放射损伤的机制主要为抑制 DNA 聚合酶的作用，使 DNA 链的损伤不易修复。加温使蛋白质凝集，抑制 DNA 修复。

（三）热疗与放疗联用的临床注意事项

临床上热疗与放疗联合可遵循以下建议：①临床常用的分次剂量为 2Gy，为了配合每周 1 次的热疗，放射的分次量可稍增加，或加温当日 4Gy，次日停止放射 1 次；②每周热疗最多不能超过 2 次，以避免热耐受的产生；③先放射后加温以避免加温后的血管损伤，又可减轻皮肤充血引起放射反应增加；④水冷使皮肤温度降低，减少皮肤热损伤，是加温时必不可少的措施；⑤热疗宜在乏氧细胞多时实施；⑥治疗时间应不拘泥于持续 40～60 分钟，达不到 43℃则应延长时间，39℃也可使细胞放射增敏，40～41℃持续 100～150 分钟热疗患者也可耐受；⑦热疗的总次数尚无肯定意见，但不应少于 4 次。

（四）放疗与热疗联用治疗表浅肿瘤鼻咽癌和深部肿瘤食管癌

1. 鼻咽癌 鼻咽癌虽然属于表浅肿瘤，但由于解剖位置特殊，其原发灶位于许多骨性窦腔之间，采用体外辐射加热的方法难以达到热疗的效果。利用微波进行腔内局部加热有着较多的优点，如可以直接加温肿瘤局部，温度控制相对容易，热疗设备要求相对简单。针对鼻咽癌热疗的腔内辐射器需要特别设计生产。Chou 和李鼎九等设计了可以前向辐射加热的鼻咽腔内微波辐射器。

大约 2/3 的鼻咽癌患者在诊断时就有颈部淋巴结转移，因此鼻咽癌的热疗部位还应该包括颈部淋巴结转移病灶以及多发的远处转移病灶。对于颈部淋巴结转移病灶的热疗目前最常用的是微波体外辐射的方法，波导式的辐射器常用的有长方形和圆鼓形的。一般来说，915MHz 的微波约有 3cm 的有效穿透深度，因此对鼻咽癌颈部淋巴结转移灶的加温治疗能基本达到临床应用的要求。

钟强荣、吴敬波等报道鼻咽癌原发灶热疗的初步研究，他们采用 2450MHz 和 915MHz 两种微波辐射器，在体模及液晶膜上测试温度分布后临床应用于治疗患者。结果为腔内黏膜温度在 45～48℃时，黏膜下 3mm 处温度可达 49～50℃。对 76 例患者鼻咽腔内热疗观察和临床测温提示：人鼻咽腔内可耐受 50℃左右的温度，热疗产生的局部微热和微痛在停止加温后立即消失，未发现不可逆的组织损伤。结论为经测试和临床验证，鼻咽癌用腔内热疗法是安全有效的，腔内热疗有临床应用价值。他们还报道了 45 例常规放射治疗加热疗（热效组）的病例与同期单纯放射治疗（单效组）的 45 例患者的对比研究，2～3 个月后，热放组肿瘤全消率为 69%（31/45），单放组为 47%（21/45），有统计学意义，但 5 年生存率分别为 63.2%及 51.3%，无统计学意义。吴敬波等还报道了鼻咽部原发病灶的热疗对颈淋巴结转移灶的远隔效应及对免疫功能的影响，结果显示热放组在原发病灶消退率提高的同时，颈淋巴结转移灶的消退率也较对照组高，分别为 78.95%和 55.25%，差异有统计学意义，热放组治疗后各项细胞免疫指标均较治疗前升高，单放组 NK 细胞活性与淋巴细胞转化率却呈下降趋势，但差异没有统计学意义。潘建基等报道放射治疗合并热疗治疗鼻咽癌颈部转移患者 120 例。放射 30～40Gy 后放射治疗与热疗同步，颈部照射总量为 66～72Gy，热疗每周 2 次，共 8 次，温度达 41～43℃，每次 40 分钟。结果有效率 100%，疗效明显优于单纯放射治疗组（$P < 0.05$）。

事实上，在鼻咽癌的治疗中，已经有大量的临床结果证实了放射治疗联合热疗比单纯放射治疗的疗效高，可目前这种放射治疗增效方法在临床上的应用并不普及。

2. 食管癌 食管癌是胸部主要的肿瘤，是我国的多发肿瘤之一。治疗多采取综合治疗的手段，热疗是重要的辅助治疗手段之一。热疗在食管癌上的应用包括腔内热疗和体外加热等。腔内热疗主要采用腔内微波热疗、腔内射频热疗、腔内微波高温凝固热疗。体外热疗主要采用射频体外区域性热疗。

王冬果等对食管癌单纯放射治疗与放射治疗加热疗的病例进行观察。单纯放射治疗组：60～70Gy/6～7 周。放射治疗加热疗组：40Gy/4 周，热疗 2～3 次/周，6～12 次。每组患者各 45 例。结果 10 年存活率两组有显著差异。于肿瘤量达到 40Gy/4 周时，放射治疗加热疗组复查食管钡餐，对 10 例 X 射线表现不满意者，增加 20～25Gy，使总量达 60～70Gy/6～7 周，但存活率并无增加。王建华等进行了另一项前瞻性观察研究，方法：单纯放射治疗组，60Gy/6 周，共 66 例。放射治疗加热疗组 55 例，放射治疗 40Gy/4 周，腔内热疗温度 43℃持续 45 分钟，1～2 次/周，共 4～8 次。放射治疗加热疗组的病例有 55 例，其中 3 例热疗温度小于 42.9℃，热疗温度大于 43.0℃的为 52 例，5 年存活率为 26.9%（14/52）。治疗失败的因素：局部未控或复发仍是失败的主要原因，占死亡原因的 89%（40/45），远处转移发生率并不因热疗而增加。李鼎九等用热疗、化疗加放疗治疗 34 例食管癌。方案：平阳霉素 20mg，顺铂 1.0～1.5mg/kg，每周 1 次；放射治疗 5Gy，每周 1 次，总量 30Gy/6 周；热疗 1 周 1 次，共 6 次。初治的 23 例，1、2、3 年存活率分别为 83%、48%、26%。不良反应主要为胃肠道反应，患者可耐受。

五、超声热疗

超声热疗在肿瘤热疗领域中取得了重大的进展，取得了突出的临床疗效。

（一）超声对肿瘤的治疗作用是多机制的

1. 超声的非热效应——机械作用 常见的超声热疗机的频率一般在 1～5MHz。人体组织细胞受到一个正负交替的压力，每秒钟交替（1～5）×10^6 次。这种机械运动产生的辐射压力、扭力和声场使细胞产生旋转和平移，强的声场致使细胞溶解、细胞内酶及 DNA 大分子产生降解和变性等，这种生物效应称为非热效应。近年来国内外一直在研究非热效应，特别是非热效应对肿瘤的作用，同时非热效应也涉及环境保护和职业防护。超声空化的物理过程复杂，是超声研究的一个热点。当超声强度足够大时，由于正负压交替出现，负压期间质粒之间的拉力使组织破裂，形成空化泡。而正压期间有时形成的空化泡压缩而使之崩溃并产生高温高压，加重组织损伤，该原理被用来进行超声碎石。

2. 超声的热效应 超声被组织吸收转化为热量而致升温。组织的升温与下列因素有关：超声强度越大，升温越快；超声频率越高，组织吸收越多。因此在治疗浅部肿瘤时应选用高频率超声，以防止肿瘤后组织加热；而在深部热疗时应用低频超声以减少表面过热现象。组织本身的特性也与温度上升的速度密切相关，这主要取决于血液循环是否良好。如肿瘤组织内的相对血管生成不足，散热能力差，易产生热量密集；而正常组织内血管丰富，有良好的散热能力，因此在肿瘤内与正常组织间可形成温度差异。

综上所述，超声对肿瘤等治疗作用是多机制的。超声在高声强短时间作用时损伤的空化作用较重要，在低声强长时间作用时以高温损伤为主。

（二）超声热疗的临床应用

1. 超声热疗的临床研究报道 夏廷毅应用多元超声热疗系统治疗 54 例患者的 54 个病灶，肿瘤直径 3～6cm 者 10 例、6～9cm 者 23 例、>9cm 者 21 例；中浅部肿瘤 36 例。治疗方案采用放射治疗加热疗的模式，热疗时力求肿瘤内温度达 42.5℃以上，并维持 45 分钟。在可评价的 45 例患者中，有效率 80%，其中 CR 为 33.3%、PR 为 46%、NC 为 20.7%。作者进行了多种热剂量学参数与疗效相关性的多元回归分析，结果显示肿瘤中心温度>42.5℃与预后有明显相关性。该研究采用肿瘤中心测温，代表性强，可以说明超声热疗相对加温均匀。他们用 SONOTHERM-1000 超声热疗机分组治疗了 38 例患者，一组为热疗加低分割放射治疗（6/Gy），22 例；另一组为超声热疗加常规放射治疗，16 例，结果显示两组疗效近似。

2. 超声热疗的并发症 体表部位的超声热疗并发症少，主要为疼痛，约占 20%，这些肿瘤部位多邻近骨骼或在骨骼之上；照射区内的神经也可发生放射性疼痛，停止治疗后疼痛消失；超声所致烧伤约占 10%，多为插入热电偶及血液循环差的部位，这种烧伤愈合迅速，不需加用特殊治疗，少数（3%）可有持久不愈的皮肤溃疡。

对深部肿瘤，采用多超声束聚焦照射，其产生深部的骨骼痛是个较大的问题。很多患者因不能耐受疼痛而达不到治疗功率及温度，中断治疗。

六、高强度聚焦超声治疗

高强度聚焦超声（HIFU）消融治疗是指能够将超声束聚焦从而使靶组织生热致其消融，而不损伤周围健康结构的一种治疗技术。其原理是在体外将超声束射向体内，并将超声能量聚焦于体内某一靶区，使靶区内的肿瘤组织温度在极短时间（0.1～0.2 秒）内升高至 65℃以上，导致肿瘤组织变性、凝固、坏死。靶区外的组织细胞达不到发生蛋白变性的温度条件，致使在治疗区与非治疗区之间形成一个较锐利的边界，从而保证了治疗的精确性和可控性，达到治疗目的。同时，超声产生空化效应，把肿瘤细胞拉成碎片致其死亡。热效应和空化效应是聚焦超声的两个主要作用因素。

1942 年，由 Lynn 首先提出了高强度聚焦超声概念，HIFU 技术的研究始于此。自 20

世纪 80 年代末开始，西方国家为了寻求对前列腺占位性病变的微创和无创治疗手段，在医学影像技术迅速发展的基础上，首先开始相关的物理学和医学基础研究及设备研制。

（一）HIFU 治疗设备的主要参数

1. 焦点、焦域及消融单元损伤 "焦点"指超声波束均指向球心，在球心处聚焦所形成的一个高能超声密集区。一般而言，焦点越小，说明聚焦性能越好，能量密度高，焦点处升温快、温度高，对组织的消融效果好，对周围组织的损伤范围尽可能小，安全性较高。一般焦点直径＜2mm。"焦域"指超声波在焦点周围形成的能量密集区。它包括在聚焦声束的焦点附近，峰值声压大于空间峰值时间、峰值声压的 70.7% 的所有空间点所组成的区域。一般焦域体积范围在（3～5）mm×（3～5）mm×8mm。"单元损伤"（elementary lesion）指 HIFU 一次辐照形成的凝固性坏死区，属于生物学概念。

2. 工作频率及治疗深度范围 在 HIFU 治疗中，一般所使用的超声频率在 1MHz 左右。HIFU 设备的治疗深度范围一般在 10～100mm。由于超声在机体组织内可产生衰减，过深的治疗深度难以达到所需的能量和温度。

3. 焦域声强范围 焦域大，能量分散，声强小，治疗时达到所需温度的时间相对较长；焦域小，能量集中，但制造难度大。一般焦域体积为 2mm×2mm×8mm。一般热疗低温焦点声强为 $1Km/cm^2$ 即可，但在超高温热疗时，其焦点声强需要达到 $5Km/cm^2$，用于消融的焦域声强≥1000～$5000W/cm^2$。

（二）HIFU 治疗的适应证和禁忌证

从 20 世纪 90 年代末开始，体外 HIFU 技术首先在我国进入了临床，在不到 10 年的时间里，通过设备改进、医学基础方面的研究及临床方面的大量工作，它的作用被医学界逐渐认可。

目前对于 HIFU 热消融的适应证尚存有争议。主要用于治疗腹盆腔内使用机载 B 超可清晰观察肿瘤全貌的实体肿瘤、部分体表肿瘤，如肝癌、胰腺癌、前列腺癌、肾、肾上腺癌肉瘤、妇科肿瘤中的宫颈癌和阴道残端癌以及腹部一个或数目有限的转移瘤。用于治疗膀胱癌、直肠癌、胃癌等空腔脏器肿瘤以及溶骨性肉瘤存有争议。

李鼎九等总结了 HIFU 治疗的禁忌证：①含气的空腔脏器肿瘤，如肺癌、纵隔内脏器的肿瘤。肺是含气组织，超声波不能在气体中传播，一旦遇到空气，会产生明显偏折损耗，不能进入肺实质。除肺癌外，食管癌及纵隔内转移癌亦同样不适合用体外 HIFU 治疗。②中枢神经系统行开颅去骨板术者。③治疗区皮肤破溃或有感染者。④超声治疗的通道有癌栓栓塞者。⑤重要脏器功能衰竭或生存期估计在 3 个月之内的患者。⑥严重凝血功能障碍或有明确出血倾向者，血小板计数低于 5 万，或合并血友病或存在明显促凝血机制障碍者。⑦当肿瘤转移通道无法治疗时，此类肿瘤不宜将其用作根治性治疗手段，如乳腺癌，虽原发灶治疗较容易完成，但腋窝及内乳淋巴引流区则难以治疗。⑧成骨性骨肿瘤，骨组织的密度比软组织高出 7 倍，当超声波遇到骨骼时会发生折射吸收而不能通过，吸收过量时会造成骨膜顽固性反应痛，因此无法进行治疗。⑨血性、液性囊肿该法治疗无效。⑩几种不适合治疗的肝癌：肝内癌呈多发弥散性或超过总体积的 50% 者，因 HIFU 治疗要求除肿瘤本身须彻底被杀灭外，尚需对周围 1cm 的正常肝组织予以处理，而肝癌者多伴有其他肝病如肝炎、肝硬化，残留肝能否维持生命则需在治疗前予以慎重考虑。肝顶部癌在治疗时应慎重考虑肺损伤的可能性，尽管不造成肺组织撕裂，但出血可以造成胸痛、咯血。重度腹水、严重恶病质、全身衰竭难以坚持治疗者。

（三）HIFU 治疗的并发症

①疼痛：主要表现为一过性疼痛及局部充血水肿；②皮肤及通道组织灼伤：包括皮肤烧伤，以及通道组织烧伤，较多见于在麻醉状态下治疗的患者；③治疗不合理所导致的胃肠道组织坏死、穿孔和出血：多为焦点能量过高、治疗时间过长、胃肠道准备不充分或一次治疗肿瘤体积过大所致；④治疗逃逸造成复发；⑤周围神经损伤：主要见于发生在体表及四肢部位的肿瘤，以及因在麻醉状态下接受治疗而无法予以回避，进行全麻时可能出现的麻醉意外。

（皈 燕 文庆莲）

思考题

1. 什么是肿瘤热疗？
2. 什么是肿瘤加温治疗的热耐受以及产生热耐受的原因？
3. 简述不同的加热方法对组织的损伤作用。
4. 热疗导致细胞死亡的机制是什么？
5. 简述热疗对细胞免疫和体液免疫的影响。
6. 简述恶性肿瘤治疗中热疗与化疗配合应用的生物学基础和方法。
7. 简述恶性肿瘤治疗中热疗与放疗配合应用的生物学基础和方法。

第十七章　肿瘤的中医药治疗

第一节　中医对肿瘤的认识

一、中医肿瘤学发展史

作为我国的传统医学，中医中药针对肿瘤的记载最早可追溯到殷周时期，在殷墟的甲骨文上就出现了"瘤"的病名。在周代，出现了治疗肿瘤类疾病有关的专科医生"疡医"。春秋至秦汉时期，中医四大经典著作之一的《黄帝内经》记载了"喜怒不适，饮食不节，寒温不时……积聚已留，留则痈成，痈成则下管约。其痈在管内者，即而痛深；其痈在外者，则痈外而痛浮，痈上皮热。""邪之所凑，其气必虚"等解释疾病成因的句子，说明古人对于肿瘤类疾病有了较为系统的认识。《黄帝内经》也奠定了中医肿瘤学的形成与发展基础。到了东汉末年，四大经典著作中的另一著作《伤寒杂病论》，记载了当时人们对于肿瘤类疾病的辨证及相应治疗原则，该书提出了"观其脉诊，知犯何逆，随证治之"，这也成为中医治疗肿瘤的基本施治原则。隋代《诸病源候论》中则比较详细地记载了各种肿瘤类疾病的症状、成因及传变。唐代药王孙思邈所著的《千金方》中，第一次出现了肿瘤类疾病的专方。宋代《卫济宝书》上，则第一次出现了"癌"这个字，并且论述了"癌"的辨证分型及相应治疗原则。到了金元时期，随着四大学术流派的形成，中医对肿瘤又有了更进一步的认识。如补土派的朱丹溪认为"凡人身上、中、下有块者多是痰"，"治痰必求本"，指出"治痰法，实脾土，燥脾湿，是治其本也"。而寒凉派的刘完素则认为"六气皆从火化"，其采用清热解毒泻火治疗肿瘤的方法对后世起到一定的指导意义。明清时代医家在汲取前人治疗经验的基础上，进一步加深了对肿瘤病因病机学及治疗预后的认识。如明代陈实功在《外科正宗》中对肿瘤类疾病患者的主要症状及体征做了详细记载和分析，强调治疗肿瘤要内外兼治。清代医家则记载了大量肿瘤医案及其辨证分析和用药预后，在临床实践中已经认识到了恶性肿瘤的预后不良。到了近代，随着西方医学的传入，医家们将西方医学理论和传统医学结合起来，使中医学对肿瘤的认识更加具体化。

中医肿瘤学经过商周时期的启蒙和隋唐时期的孕育，到宋元时期慢慢形成自己的理论体系，再到明清时期的日渐成熟，形成了既有中医特色，又兼收现代医学理论的一门特色鲜明的新兴学科。

二、肿瘤的病因

中医学主张"天人合一"，《黄帝内经》有云："天有日月，人有两目。地有九州，人有九窍。天有风雨，人有喜怒"，形象地把人体形态与自然界的现象一一对应，人体仿佛是一个缩小版的"天地"。因此，中医认为各种疾病的形成离不开外界环境和人体自身因素的改变，也就是内因和外因共同导致了疾病的产生，肿瘤类疾病也同样如此。

（一）外感病因

外感病因，是指由外而入，或从皮毛，或从口鼻，侵入机体，引起外感疾病的致病因素。只有在人体正气不足，抵抗力下降时，外感病因才能成为致病因素，侵犯人体而发病。《黄帝内经·灵枢》记载："虚邪之入于身也深，寒与热相搏，久留而内着，寒胜其热，则骨疼肉枯……有热则化而为脓，无热则为肉疽。"外感邪气侵及人体，客于经络，扰及气血，使阴阳失衡，气血不畅，日久成积，变生肿块。可见，外感因素是肿瘤发病的原因之一。

常见的致癌外感邪气可归纳为热邪、燥邪、湿邪、寒邪。

1. 热邪 热邪又称火邪。火邪具有燔灼、炎上、耗气伤津、生风等特性。火邪易致人体固体物质腐烂，使人体产生变性、坏死，恶变而致癌。火邪致癌可分为慢性和急性。急性火邪致癌，来势凶猛，剧烈伤害人体，可以导致肿瘤的急速发展而使患者死亡。慢性火邪致癌，病程长，一般是人体内阴虚导致火旺，人体自身产生火毒之邪，缓慢地损伤人体正气，日久生成肿瘤。火邪致病可见于胃癌、食管癌、脑癌、肝癌等。

2. 燥邪 燥邪具有燥胜则干、易于伤肺等特征，多与肺气相通。燥邪具有时间特性，为秋季主气。燥邪可以损伤人体精、血、津液等阴液，当上述人体基本生命物质受到损害，就会产生组织的变异，继而发为瘤毒。燥邪致病常见于肺癌、血液系统肿瘤等。

3. 湿邪 湿邪具有阻碍气机、易伤阳气、重浊黏滞、趋下等特征。湿邪可阻滞人体气机，导致脾阳不振，体内湿邪停聚。气机的阻滞可以使人体血液、津液流通不畅，产生瘀血、痰浊等相应的病理产物，日久组织化生为肿瘤。《黄帝内经》记载："肠胃之络伤，则血溢于肠外，肠外有寒汁沫与血相搏，则并合凝聚不得散而积成矣。"湿邪可见于各种良性及恶性肿瘤。

4. 寒邪 寒邪具有寒冷、凝滞、收引等基本特征。寒邪可制约体内阳气，使人体的精气血、津液失去阳气的温煦作用，导致气血凝滞，无法流动，久之化生为肿瘤。寒邪可引起各种恶性及良性肿瘤。

（二）内伤病因

1. 七情内伤 七情是指过于强烈、持久或突然的情志变化，导致脏腑气血阴阳失调而发生疾病的情志活动。七情致病不同于外感病因，外感病因主要从口鼻或皮毛侵入人体，而七情则直接影响有关脏腑而发病。七情不仅可以引起多种疾病的发生，而且对疾病的发展有重要影响，它可促进病情的好转与恶化。由于七情是造成内伤病的主要致病因素之一，故又称"内伤七情"。七情内伤，扰及气血，导致气血运行不畅，聚而为痰，久之转变为瘤，这就是七情内伤导致肿瘤的原理。因七情内伤导致的肿瘤，肝癌最常见，其余也可见于乳腺癌、卵巢癌、甲状腺癌等。

2. 饮食失宜 饮食是健康的基本条件。健康的饮食是化生人体气血津液，维持人体生长、发育，完成各种生理功能，保证生命生存和健康的基本条件。而饮食的失宜，是许多疾病产生的原因。饮食失宜致病常有以下几种：

（1）饥饱失常：饮食应以适量为宜，不宜极饥而食，食不可过饱；不宜极渴而饮，饮不可过多。饮食过多，则生积聚；渴饮过多，则聚湿生痰。

（2）饮食无时：自古以来，就有"一日三餐，早饭宜好，午饭宜饱，晚饭宜少"之说。按固定时间，有规律地进食，可以保证消化、吸收有节奏地进行，若饮食无时，亦可损伤脾胃，而变生他病。

（3）饮食偏嗜：饮食结构合理，五味调和，寒热适中，无所偏嗜，才能使人体获得各种需要的营养。若膳食结构失宜，或饮食过寒过热，或饮食五味有所偏嗜，可导致阴阳失调，某些营养缺乏而发生疾病。

（4）饮食不洁：进食不洁，会引起多种胃肠道疾病，若进食腐败变质有毒食物，毒邪损伤肠胃，则气机不利，邪滞不化，毒邪潜伏体内，久之可致肿瘤发生。

3. 劳逸 包括过度劳累和过度安逸两个方面。

（1）过劳：包括劳力过度、劳神过度和房劳过度三个方面。

1）劳力过度：劳力过度主要指较长时期的不适当的活动和超过体力所能负担的过度劳力。

2）劳神过度：劳神过度指思虑劳神过度。劳神过度可耗伤心血，损伤脾气，甚则耗气伤血，使脏腑功能减弱，正气亏虚，乃至积劳成癌。

3）房劳过度：房劳过度是指性生活不节，房事过度。

以上三个方面均耗伤气血，人体正气不足，抗病能力差，导致致癌因子趁机侵袭，发为肿瘤。

（2）过逸：过逸是指过度安逸。"流水不腐，户枢不蠹"，过度的安逸使人体气血运行不畅，脏腑功能减退，抵抗力下降，继发包括肿瘤在内的各种疾病。

三、肿瘤的病机

中医肿瘤的病机，指病因作用于人体，引起肿瘤的发生、发展和变化的过程中，机体内发生一系列变化的机制。肿瘤临床征象错综复杂，总体上可分为实证和虚证两类。

（一）实证

肿瘤的实证依据导致肿瘤的病理产物而定，大体上可分为气滞、血瘀、痰湿和内毒，而前两者常常是合而为病。

1. 气滞血瘀 气和血是人体生命活动的基础，而两者又互根互用，气为血之帅，血为气之母，所以气机的郁滞必然会导致血液的运行不畅，形成瘀血，瘀血积聚，发为肿块而成肿瘤。

2. 痰湿内蕴 痰湿是指机体失去正常运化而停聚在体内的病理产物。它的产生与脾失运化，肺气不宣和肾失开阖有关。脾、肺、肾三脏均与体内水液代谢调节有关，如果这三个脏器功能失调，则水液无法正常运化，停留而成水饮痰湿。湿邪重浊，不易除去，久而久之，郁积体内而成湿毒，发而成肿瘤。

3. 毒邪内蕴 这里的毒包括了内生之毒和外来之毒。内生之毒是指各种病因在人体内产生的病理产物，外来之毒是指外界环境的污染之毒，包括了各种化学和物理污染等。无论内毒还是外毒，均可以导致机体各脏腑气机受阻，久之耗伤阴液，虚火内生而生热，毒热互结，内蕴机体导致肿瘤发生。

（二）虚证

《外证医编》记载："正气虚则成岩"。人体正气亏虚，机体抗邪无力，不能制止邪气的致癌作用，机体不断受到各种致病因素的损伤而得不到修复，肿瘤就形成了。同时，人体正气亏虚，体内各脏腑功能失调，也在不断产生各种病理产物，两个因素同时作用，导致了肿瘤发病。

《黄帝内经》记载："正气存内，邪不可干。"肿瘤的发生、发展虽然与之前提到的内因和外因息息相关，但归根结底，是人体正气不足，气血阴阳失调，有形邪气集聚成瘤。换句话说，肿瘤的发病与否，取决于人体正邪斗争的结果。邪气入侵机体，正气必然起而抗之。若正气强盛，则病邪难以进入体内，若正气虚弱，结果就是正不胜邪，气血津液失调而发生疾病。

四、中医治疗肿瘤的基本原则

肿瘤的中医治疗原则，是指在中医整体观和辨证论治的指导下，分析肿瘤发病病因、病机和病位，分辨病变的主要矛盾和次要矛盾以及疾病进展阶段。常用的中医治则有治病求本、早治防变、标本缓急、扶正祛邪、调节阴阳、三因制宜和辨证论治七种。其中，"治病求本"是中医治病的主导思想。

（一）治病求本

《素问·阴阳应象大论》上记载："治病必求于本"，这句话是中医治病的精髓，同样也适用于中医治疗肿瘤。医生需要找到其肿瘤的根本原因，也就是说病根在什么地方，是什么原因引起的，并针对根本原因进行治疗。

（二）早治防变

1. 及早治疗　在疾病的过程中，由于邪正斗争的消长，疾病的发展，可能会出现由浅入深、由轻到重、由单纯到复杂的发展变化。疾病要求早期诊治，其原因就在于疾病的初期，病位较浅，病情多轻，正气未衰，病较易治，因而传变较少。《素问·阴阳应象大论》说："故邪风之至，疾如风雨，故善治者治皮毛，其次治肌肤，其次治筋脉，其次治六腑，其次治五脏。治五脏者，半死半生也。"诊治越早，疗效越好。

2. 防止传变　防止传变是指在掌握疾病的发生发展规律及其传变途径的基础上，早期诊断与治疗以防止疾病的发展。防止传变包括阻截疾病传播途径与先安未受邪之地两个方面。

（三）标本缓急

标本，是指疾病的主次本末。一般认为，标是疾病的表象，本是疾病的本质，证候是标，病机是本。缓急有两义：一为病证缓急，指病证的发展速度和危害性；二为治疗缓急，指治疗应有计划、有步骤地进行。这里主要指治疗有缓急原则，《素问·至真要大论》中提到"病有盛衰，治有缓急"，何病急治，何证缓治，何方先施，何药后用，是施治前须综合考虑的问题。决定治疗先后步骤的因素是标本，一般按照"急则治其标，缓则治其本，标本俱急者，标本同治"的原则进行治疗。

（四）扶正祛邪

1. 扶正 培补正气以愈病的治疗原则，就是使用扶助正气的药物，或其他疗法，并配合适当的营养和功能锻炼等辅助方法，以增强体质，补充人体气血阴阳，提高机体的抗病力，从而驱逐邪气，达到战胜疾病的目的。例如，癌症患者放化疗后，体内正气亏虚，这时候在治疗过程中适当加入黄芪、人参等补益正气的药物，可以提高患者的抗病力，有助于患者恢复。

2. 祛邪 祛邪是消除病邪以治愈疾病的治疗原则，就是利用驱除邪气的药物，或其他疗法，以祛除病邪，达到邪去正复、恢复健康的目的。例如，肿瘤早期，患者体内正气还未亏虚，这时候在治疗过程中加入三棱、莪术等具有破气行血消积作用的药物，可达到祛除病邪的目的。

扶正和祛邪是相互联系的两个方面，扶正是为了祛邪，通过增强正气的方法，达到祛邪外出，从而恢复健康的目的。祛邪是为了扶正，消除致病因素的损害而达到保护正气，恢复健康的目的。扶正与祛邪是相辅相成的两个方面。运用扶正祛邪的治则时，要认真仔细分析正邪力量的对比情况，分清主次，决定扶正或祛邪，或决定扶正祛邪的先后。一般情况下，扶正用于虚证；祛邪用于实证；若属虚实错杂证，则应扶正祛邪并用，但这种兼顾并不是扶正与祛邪各半，乃是要分清虚实的主次缓急，以决定扶正祛邪的主次、先后。总之，应以"扶正不致留邪，祛邪不致伤正"为度。

（五）调节阴阳

所谓调节阴阳，是针对机体阴阳偏盛偏衰的变化，采取损其有余，补其不足的原则，使阴阳恢复于相对的平衡状态。从根本上讲，人体患病是阴阳间协调平衡遭到破坏，出现了偏盛偏衰的结果，故调节阴阳、以平为期是中医治疗疾病的根本法则。

（六）三因制宜

中医认为，疾病的发生、发展与转归受多种因素影响，如人体的体质、性别、年龄的不同，以及季节、地理环境等因素。因此在治疗上须根据疾病与上述因素的关系，制订个体化的方案，才能取得较好的治疗效果，这是中医整体观念的体现，同时也是现代医学精准医疗的中医体现。不同的患者有不同的个体特点，应根据每个患者的年龄、性别、体质等特点来制订相应的治则。例如，肝癌气滞血瘀证，应选用活血化瘀的药物，但此类药物过于峻猛，对于年老体弱患者，应该慎用。女性生殖系统肿瘤，患者多有肝气不舒或肝血亏虚等，治疗时应注意疏肝理气或者养血行血。

（七）辨证论治

辨证论治是中医学对疾病的一种特殊的研究和处理方法，包括辨证和论治两个过程。辨证即是认证识证的过程。证是对机体在疾病发展过程中某一阶段病理反应的概括，包括病变的部位、原因、性质以及邪正关系，反映这一阶段病理变化的本质。辨证，就是根据四诊所收集的资料，通过分析辨清疾病的病因、性质、部位，以及邪正之间的关系，再判断为某种性质的证。论治是根据辨证的结果，确定相应的治疗方法。例如，肺癌气滞血瘀证，可选用以血府逐瘀汤为代表的活血化瘀类方剂，而肺癌气阴两虚证，则选用以生脉散为代表的益气养阴类的方剂。

【思维导图】

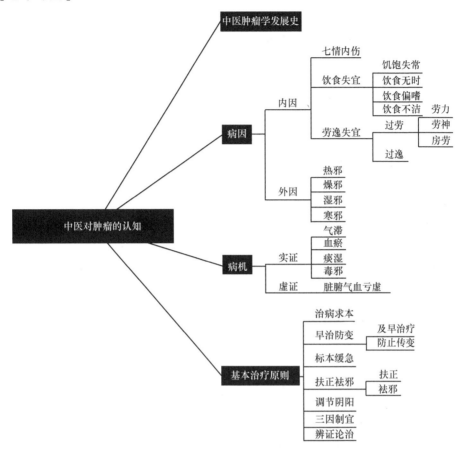

第二节　常用抗肿瘤中药及原理

一、常用抗肿瘤中药

常用的抗肿瘤中药可分为六大类：清热解毒类药、活血化瘀类药、化痰散结类药、利水化湿类药、扶正固本类药、外用抗癌类药。

（一）清热解毒类药

本类药物较多，包括山豆根、白花蛇舌草、喜树、紫草、半枝莲等二十余种。临床应用较广泛，在主治上亦各有区别，如喜树、白花蛇舌草等常用于抗消化系统肿瘤，三尖杉、青黛、长春花等常用于抗白血病。它们中不少药物已分离出有效的抗癌活性成分，如喜树碱、三尖杉酯碱、靛玉红、长春碱等。

（二）活血化瘀类药

本类药物包括蜈蚣、蜂房、斑蝥、莪术、三棱等十余种药物，适用于多种肿瘤，尤以消化系统肿瘤、子宫颈癌、白血病等常用，这些肿瘤多有血瘀证候，可单用或加入辨证施治方药，常配伍理气药，亦可与清热解毒药合用。

（三）化痰散结类药

中医的"痰"、"结"的概念较广，所谓"痰"不单指呼吸道分泌的痰液，所谓"结"亦非单指淋巴结核或淋巴结炎，痰结还指颈部、腋窝、腹股沟及皮下的一些肿块，包括这些部位的一些肿瘤或转移瘤块。本类药物包括半夏、瓜蒌、黄药子、天南星等十余种。它们具有祛痰散结等作用，临床使用时，可根据病情配伍活血化瘀药、清热解毒药、扶正补益药，亦可与化学药物、放射治疗、外科手术等配合使用，以增强疗效。

（四）利水化湿类药

本类药物的代表有茯苓、车前子、泽泻、薏苡仁等。已发现这些药物中含有的物质对癌性胸腔积液、癌性腹水及膀胱癌的治疗有效，在体外实验中对肿瘤细胞也有抑制作用。因此在肿瘤的临床治疗中，这类药也较常用。

（五）扶正固本类药

本类药物以人参、甘草、黄芪为代表，能补益滋养，用于治疗人体的各种虚证。本类药物可以改善细胞免疫功能，增强单核-吞噬细胞系统吞噬功能，调整机体免疫状态；可以增强对外界恶性刺激的抵抗力；可以加强激素调节功能，增强垂体-肾上腺皮质功能；可以提高环腺苷酸的相对值而抑制癌细胞生长，并有利于保护骨髓，增强放疗和化疗的效果，控制复发，起到抗癌、抑癌的作用。

（六）外用抗癌类药

外用抗癌药可在肿瘤表面直接上药或在瘤体及基底部作浸润性注射，使瘤体腐蚀脱结，如砒石的砷为原生质毒，能使活体细胞崩解死亡。本类药物全部有毒。

二、抗肿瘤中药的现代医学原理

中药抗肿瘤已经成为肿瘤治疗的一个重要方向，现将近年来所研究关于中药抗肿瘤的机制总结如下。

（一）调节机体免疫力

许多中药通过诱导分化作用及集落刺激因子样作用来调节机体免疫功能，达到抑制肿瘤、扶正祛邪的目的。其免疫调节作用主要通过增强细胞免疫、体液免疫以及相应免疫细胞的吞噬能力，改善人体免疫系统各器官的功能等几个途径来实现。如人参可以降低肿瘤细胞表面 PD-L1 的表达，从而避免肿瘤细胞的免疫逃逸。

（二）逆转多药耐药

有研究资料指出，中药可通过抑制细胞转运泵的方式逆转肿瘤多药耐药。例如，来源于莪术的中成药榄香烯能通过减少乳腺癌耐药蛋白以及 P-糖蛋白的表达抑制肿瘤多药耐药，与此同时，榄香烯还能逆转胃癌细胞对多柔比星的耐药。

（三）诱导肿瘤细胞分化

恶性肿瘤细胞以未分化或者分化程度低为特点，相应的，其增殖能力就超强。某些中药可以通过分化诱导作用使恶性肿瘤细胞再分化成为正常细胞，进而有效治疗肿瘤。如丹参酮能有效诱导白血病 NB4 细胞分化。

（四）与放化疗合用减毒增效

中药与放化疗合用能起到减毒增效的作用。如扶正祛邪、补肾健脾中药组方能明显减轻化疗的骨髓抑制作用，并且在恢复有核细胞计数、血小板计数等指标方面效果理想。

（五）抑制肿瘤血管生长

肿瘤生长和转移的一个重要基础就是肿瘤血管的形成与生长，其受到抑制因子与血管生成刺激因子的共同作用。有实验研究发现，姜黄、莪术中的活性产物姜黄素能有效抑制人脐静脉内皮细胞的生长与迁移，还能明显抑制血管生长、基质蛋白酶的活性，下调肿瘤因子表达，从而有效抑制肿瘤血管生成。

（六）加快肿瘤细胞凋亡

正常细胞有自己的凋亡程序，而肿瘤细胞则抑制了自己的凋亡程序，所以若能诱导肿瘤细胞凋亡序列恢复，就能达到治疗肿瘤的目的。实验研究发现中药莪术的提取物莪术油能有效抑制小鼠肝癌细胞，莪术油通过降低有机体 Bcl-2 蛋白表达，加快肿瘤细胞凋亡，起到抗癌功效。同样有研究证实，半枝莲提取物可显著诱导结肠癌细胞凋亡。

目前，对中药用于临床抗肿瘤的研究不断增多，研究方向也在不断扩展，从中药材到中成药，从研究到临床应用，中药在临床抗肿瘤方面应用的前景越来越好。中医能从多角度、整体观点辨证施治，中药通过多效应、多靶点治疗肿瘤，优势显著，这为预防及治疗肿瘤提供了有效途径。

【思维导图】

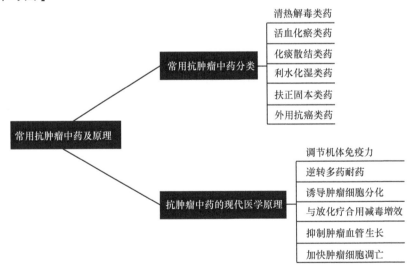

第三节　常见肿瘤的辨证施治

一、肺　　癌

（一）肺癌临床常见证候

1. 气滞血瘀证　咳嗽不畅，胸闷气憋，胸痛固定不移，痛如锥刺。或痰血暗红，便秘口干，口唇紫暗。舌质暗或有瘀点、瘀斑、瘀条等，舌苔薄。脉细弦或细涩。

2. 痰湿蕴肺证　咳嗽咳痰，胸闷气憋或气喘，痰质黏稠，痰白或黄白相间，胸痛，纳呆便溏。舌质暗红或紫暗，苔白腻或黄腻。脉弦滑或滑数。

3. 阴虚热毒症　咳嗽无痰或痰少而黏，或痰中带血，甚则咯血量多难止，伴气紧胸痛，心烦寐差，低热盗汗。或高热不退，口渴，大便干结，小便黄。舌质红苔黄而干。脉细数或数大无力。

4. 气阴两虚证　咳嗽痰少或痰稀，咳声低弱，气短喘促，神疲乏力，面色白，微恶风寒，自汗或盗汗。或胸背隐痛，口干少饮。舌红或淡，少苔。脉细弱。

5. 热伤肺络证　咳吐血痰或痰中带血，胸闷痛，口干，便秘，痰白或黄稠。舌红苔白或苔黄。脉滑。

（二）辨证选择口服中药汤剂

1. 气滞血瘀证

（1）治法：行气活血，散瘀消结。

（2）主方：血府逐瘀汤加减。

（3）药物组成：桃仁、红花、川芎、赤芍、川牛膝、生地黄、三棱、延胡索、枳壳、甘草、丝瓜络、黄芪、醋柴胡、桔梗。

2. 痰湿蕴肺证

（1）治法：健脾燥湿，化痰祛瘀。

（2）主方：导痰汤合瓜蒌薤白半夏汤加减。

（3）药物组成：制胆南星、陈皮、法半夏、茯苓、枳实、桔梗、瓜蒌壳、紫菀、竹茹、川芎、姜黄、甘草。

3. 阴虚热毒证

（1）治法：养阴清热，解毒散结。

（2）主方：沙参麦冬汤合五味消毒饮加减。

（3）药物组成：北沙参、玉竹、麦冬、冬桑叶、天花粉、金银花、野菊花、蒲公英、紫花地丁、甘草。

4. 气阴两虚证

（1）治法：益气养阴。

（2）主方：生脉散合百合固金汤加减。

（3）药物组成：党参、麦冬、五味子、生地黄、熟地黄、玄参、当归、百合、白芍、黄芪、桔梗、甘草。

5. 热伤肺络证

（1）治法：清肺泻热、凉血止血。

（2）主方：泻白散加减。

（3）药物组成：地骨皮、桑白皮、茜草、黄芩、侧柏叶、百部、紫菀、浙贝母、桔梗、甘草。

二、食　管　癌

（一）食管癌临床常见证候

1. 痰气交阻证　吞咽梗阻，胸膈痞满，疼痛，嗳气，呃逆或呕吐痰涎，口燥咽干，形瘦神疲，大便坚涩或便如羊粪。舌质红，苔薄腻或薄黄。脉弦细而滑。

2. 瘀血内结证　胸膈疼痛，食不得下而复吐出，甚则饮水难下，大便坚如羊粪。或吐出如赤豆汁，形体消瘦，肌肤枯槁。舌质红或青紫。脉弦细涩。

3. 津亏热结证　吞咽梗涩且痛，可进流质饮食，固体饮食难以咽下，形体日渐消瘦，口燥咽干，大便秘结，五心烦热。舌质红干有裂纹。脉弦细数。

4. 气虚阳微证　长期饮食不下或食后即吐，泛吐清涎，面色白，精神倦怠，形寒气短，腹胀水肿，足肿。舌淡苔白。脉细弱。

（二）辨证选择口服中药汤剂

1. 痰气交阻证

（1）治法：理气开郁、化痰润燥。

（2）主方：启膈散加减。

（3）药物组成：沙参、丹参、茯苓、川贝母、郁金、砂仁壳、荷叶蒂。

2. 瘀血内结证

（1）治法：滋阴养血，破结行瘀。

（2）主方：通幽汤加减。

（3）药物组成：当归、升麻、桃仁、红花、甘草、生地黄、熟地黄、丹参、三七、五灵脂、乳香、没药、蜣螂虫、海藻、昆布。

3. 津亏热结证

（1）治法：滋阴养血、润燥生津。

（2）主方：沙参麦冬汤加减。

（3）药物组成：沙参、麦冬、天花粉、玉竹、乌梅、芦根、白蜜、竹茹、生姜、半枝莲。

4. 气虚阳微证

（1）治法：补气温阳。

（2）主方：补气运脾汤加减。

（3）药物组成：党参、黄芪、白术、砂仁、茯苓、甘草、陈皮、生姜、大枣。

三、肝　　癌

（一）肝癌临床常见证候

1. 肝郁脾虚证　上腹有肿块，胀闷不适，消瘦乏力，倦怠短气，腹胀纳少，进食后胀甚，口干不喜饮，大便溏数，小便黄短，甚则出现腹水、黄疸、下肢水肿。舌质胖，舌苔白。脉弦细。

2. 肝胆湿热证　头重身困，身目黄染，心烦易怒，发热口渴，口干而苦，胸脘痞闷，胁肋胀痛灼热，腹部胀满，胁下痞块，纳呆呕恶，小便短少黄赤，大便秘结或不爽。舌质红，舌苔黄腻。脉弦数或弦滑。

3. 肝热血瘀证　上腹肿块石硬，疼痛拒按，或胸胁疼痛拒按，或胸胁炽痛不适，烦热，口干唇燥，大便干结，小便黄或短赤，甚则肌肤甲错。舌质红或暗红，舌苔白厚。脉弦数或弦滑有力。

4. 脾虚湿困证 腹大胀满，神疲乏力，身重纳呆，肢重足肿，尿少，口黏不欲饮，时觉恶心，大便溏烂。舌淡，舌边有齿痕，苔厚腻。脉细弦或滑或濡。

5. 肝肾阴虚证 臌胀肢肿，蛙腹青筋，四肢柴瘦，短气喘促，唇红口干，纳呆畏食，烦躁不眠，溺短便数，甚或循衣摸床，上下血溢。舌质红绛、舌光无苔。脉细数无力，或脉如雀啄。

（二）辨证选择口服中药汤剂

1. 肝郁脾虚证

（1）治法：健脾益气，疏肝软坚。

（2）主方：逍遥散合四君子汤加减。

（3）药物组成：党参、白术、茯苓、桃仁、柴胡、当归、白芍、八月札、川朴、栀子、莪术、生甘草。

2. 肝胆湿热证

（1）治法：清热利湿，凉血解毒。

（2）主方：茵陈蒿汤加味。

（3）药物组成：绵茵陈、栀子、大黄、金钱草、猪苓、柴胡、白芍、郁金、川楝子、枳壳、半枝莲、重楼、车前草、泽泻。

3. 肝热血瘀证

（1）治法：清肝凉血，解毒祛瘀。

（2）主方：龙胆泻肝汤合膈下瘀血汤加减。

（3）药物组成：龙胆草、半枝莲、栀子、泽泻、木通、车前子、生地黄、柴胡、桃仁、莪术、大黄、茜根、丹皮、生甘草。

4. 脾虚湿困证

（1）治法：健脾益气，利湿解毒。

（2）主方：四君子汤合五皮饮加减。

（3）药物组成：黄芪、党参、白术、茯苓皮、香附、枳壳、陈皮、大腹皮、冬瓜皮、泽泻、薏苡仁、龙葵、桃仁、莪术、半枝莲、甘草。

5. 肝肾阴虚证

（1）治法：清热养阴，软坚散结。

（2）主方：一贯煎加味。

（3）药物组成：生地、沙参、麦冬、当归、枸杞子、桑葚子、川楝子、赤芍、鳖甲（先煎）、女贞子、旱莲草、丹皮。

四、结 直 肠 癌

（一）结直肠癌临床常见证候

1. 脾肾阳虚证 腹胀隐痛，久泻不止，大便夹血，血色暗淡。或腹部有肿块，面色萎黄，四肢不温。舌质淡胖，苔薄白。脉沉细或沉迟。

2. 肝肾阴虚证 腹胀痛，大便性状细扁，或带黏液脓血或便干，腰膝酸软，失眠，口干咽燥，烦躁易怒，头晕耳鸣，口苦，肋胁胀痛，五心烦热。脉细数。舌红少苔。

3. 气血两亏证　体瘦腹满、面色苍白、肌肤甲错，食少，神疲乏力，头晕心悸。舌质淡，苔薄白。脉细弱。

4. 痰湿内停证　里急后重，大便有脓血，腹部阵痛。舌质红或紫暗，苔腻。脉滑。

5. 瘀毒内结证　面色暗滞，腹痛固定不移，大便有脓血，血色紫暗，口唇暗紫，或舌有瘀斑，或脉涩，或固定痛处。

（二）辨证选择口服中药汤剂

1. 脾肾阳虚证

（1）治法：温阳健脾。

（2）主方：四神丸或附子理中汤加减。

（3）药物组成：补骨脂、吴茱萸、肉豆蔻、五味子、人参、白术、干姜、附子、甘草。

2. 肝肾阴虚证

（1）治法：滋阴补肝肾。

（2）主方：知柏地黄汤加减。

（3）药物组成：熟地黄、山茱萸、山药、泽泻、茯苓、丹皮、知母、黄檗、银花、当归、甘草。

3. 气血两亏证

（1）治法：益气养血。

（2）主方：八珍汤或归脾汤加减。

（3）药物组成：当归、川芎、熟地、白芍、人参、白术、茯苓、甘草。

4. 痰湿内停证

（1）治法：化痰利湿。

（2）主方：半夏泻心汤加减。

（3）药物组成：半夏、黄连、黄芩、干姜、甘草、大枣、人参。

5. 瘀毒内结证

（1）治法：化瘀软坚。

（2）主方：膈下逐瘀汤加减。

（3）药物组成：当归、川芎、桃仁、丹皮、赤芍、乌药、延胡索、甘草、香附、红花、枳壳、五灵脂、炮山甲、乳香、没药。

五、乳　腺　癌

（一）乳腺癌临床常见证候

1. 气滞痰凝证　乳房肿块胀痛，两胁作胀，心烦易怒。或口苦咽干，头晕目眩。舌苔薄白或薄黄。脉弦滑。

2. 冲任失调证　乳房肿块胀痛，两胁作胀，头晕目眩。或月经失调，腰膝酸软，五心烦热，目涩，口干。舌质红，苔少有龟裂。脉细数无力。

3. 热毒蕴结证　乳房肿块迅速增大，疼痛或红肿甚至溃烂翻花，分泌物臭秽或伴有倦怠乏力、食少纳差等。或发热，心烦，口干，便秘。舌质暗红，舌苔黄白或黄厚腻。脉弦数或弦细。

4. 气血两虚证 疲倦乏力，精神不振，恶心，食欲不振，失眠多梦，口干少津，二便失调，白细胞下降等。舌淡，苔薄白。脉沉细弱。

5. 气阴两虚证 乏力神疲，自汗纳差，腰膝酸软，五心烦热。舌质红，少苔或薄苔。脉细数或弦细。

6. 瘀毒互结证 肿瘤增长迅速，神疲乏力，纳差消瘦，面色晦暗。或伴有疼痛，多为刺痛或胀痛，痛有定处；或伴有乳房肿物坚韧，若溃破则腐肉色败不鲜。舌淡或淡暗，苔白。脉细数或弦细。

（二）辨证选择口服中药汤剂

1. 气滞痰凝证

（1）治法：疏肝理气，化痰散结。

（2）主方：海藻玉壶汤加减。

（3）药物组成：海藻、昆布、柴胡、青皮、郁金、连翘、白芍、云苓、半夏、浙贝母、草河车、山慈菇、白芷。

2. 冲任失调证

（1）治法：调理冲任，滋补肝肾。

（2）主方：逍遥散合左归饮加减。

（3）药物组成：郁金、柴胡、当归、生地、白芍、牛膝、橘叶、菟丝子、枸杞、山药、茯苓、夏枯草。

3. 热毒蕴结证

（1）治法：清热解毒、消肿溃坚。

（2）主方：仙方活命饮加减。

（3）药物组成：金银花、地丁、皂角刺、乳香、没药、浙贝母、赤芍、山慈菇、白芷、蒲公英、玄参、夏枯草、龙葵、当归。

4. 气血两虚证

（1）治法：益气养血，健脾补肾。

（2）主方：八珍汤加减。

（3）药物组成：生黄芪、太子参、白术、茯苓、女贞子、枸杞子、山萸肉、熟地、白芍、鸡内金、焦三仙、鸡血藤、阿胶。

5. 气阴两虚证

（1）治法：益气养阴，兼以解毒。

（2）主方：沙参麦冬汤加减。

（3）药物组成：北沙参、麦冬、玉竹、生黄芪、白术、花粉、女贞子、枸杞子、焦三仙、夏枯草、花粉、浙贝母、猫爪草等。

6. 瘀毒互结证

（1）治法：益气化瘀解毒。

（2）主方：桃红四物汤加减。

（3）药物组成：桃仁、红花、生黄芪、党参、鹿角霜、熟地、川芎、龙葵、半枝莲、全蝎、土茯苓、白芍、元胡、水蛭。

【思维导图】

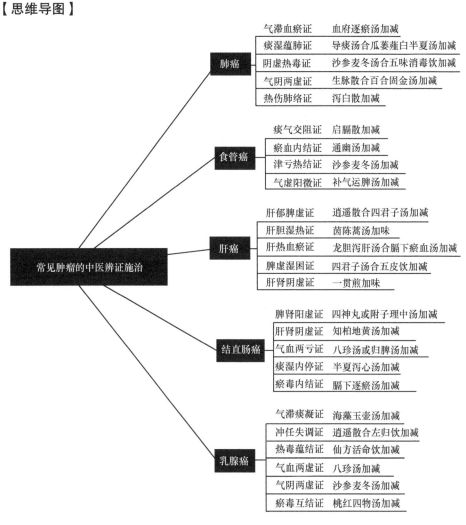

常见肿瘤的中医辨证施治

- 肺癌
  - 气滞血瘀证　血府逐瘀汤加减
  - 痰湿蕴肺证　导痰汤合瓜蒌薤白半夏汤加减
  - 阴虚热毒证　沙参麦冬汤合五味消毒饮加减
  - 气阴两虚证　生脉散合百合固金汤加减
  - 热伤肺络证　泻白散加减

- 食管癌
  - 痰气交阻证　启膈散加减
  - 瘀血内结证　通幽汤加减
  - 津亏热结证　沙参麦冬汤加减
  - 气虚阳微证　补气运脾汤加减

- 肝癌
  - 肝郁脾虚证　逍遥散合四君子汤加减
  - 肝胆湿热证　茵陈蒿汤加味
  - 肝热血瘀证　龙胆泻肝汤合膈下瘀血汤加减
  - 脾虚湿困证　四君子汤合五皮饮加减
  - 肝肾阴虚证　一贯煎加味

- 结直肠癌
  - 脾肾阳虚证　四神丸或附子理中汤加减
  - 肝肾阴虚证　知柏地黄汤加减
  - 气血两亏证　八珍汤或归脾汤加减
  - 痰湿内停证　半夏泻心汤加减
  - 瘀毒内结证　膈下逐瘀汤加减

- 乳腺癌
  - 气滞痰凝证　海藻玉壶汤加减
  - 冲任失调证　逍遥散合左归饮加减
  - 热毒蕴结证　仙方活命饮加减
  - 气血两虚证　八珍汤加减
  - 气阴两虚证　沙参麦冬汤加减
  - 瘀毒互结证　桃红四物汤加减

第四节　中医肿瘤的食疗

食疗又称"食养"、"食治"，与针灸、推拿一样是中医药学的重要组成部分。食疗对于改善患者体质有积极的作用，可在一定程度上弥补中药药物的不足。唐代《千金方》记载"凡欲疗疾，先以食疗"，其中详细介绍了谷、肉、果、菜等食物的疗效，认为合理的饮食是人体生存和抵抗疾病必不可少的要素。《金匮要略》提到"饮食五味，有与病相宜，有与身为害，若得益则益体，害则成疾。"可见中医药的食疗是一种以中医基础理论为前提，研究食物的性质、烹饪方法和配伍，以此通过食物来维护健康的方法。

现代医学研究发现，肿瘤的发病与地域性息息相关，不同国家相同癌症，其发病率可能相差几倍到上百倍。在其发病因素中，饮食占到了一个很大的比例。以全世界胃癌发病为例，冰岛、智利和日本是高发地区。研究发现，冰岛人喜欢食用熏制鱼，日本人喜欢吃咸菜和熏鱼，而谷物和新鲜水果摄入较少。肉类在熏制过程中容易产生亚硝酸盐，而亚硝酸盐是一种强致癌物，有促进胃癌发生的作用。针对以上情况，日本政府提倡奶制品的食用，减少熏制食物的摄入，从 20 世纪 50～70 年代，其胃癌发病率明显降低，这与牛奶具有抑癌作用是一致的。再以肝癌为例，流行病学研究发现，肝癌的发病与食物霉变相关，发霉的食物产生了黄曲霉素，而黄曲霉素的摄入与癌症发生呈正相关。

通过现代流行病学的研究可以发现，某类食物的缺乏和过量均可以引起肿瘤的发生，这与中医病因中饮食失宜不尽相同。《寓意草》有云："盖膏粱浓味之热。阳气载以俱升。势必发为痈疽疔毒……滚酒从喉而入。"肿瘤初起，热像多见，到中晚期，又有气阴两虚表现，饮食应该避免辛辣之品，选用富含营养和易消化吸收之品。

一、根据肿瘤中医治疗法则配膳

常用的抗肿瘤中药可分为六大类：清热解毒类药、活血化瘀类药、化痰散结类药、利水化湿类药、扶正固本类药、外用抗癌类药。在用以上药物治疗恶性肿瘤时，可采用食药共用的方法，如患者有肺热可食用鲜鱼腥草、鲜芦根，肺阴亏虚者可食用银耳、北沙参。

在运用清热解毒药物治疗的同时，可配合的食物有牛蒡根、苦瓜、莴苣、山慈菇、绿豆、紫草、菊花、芦笋、芦荟、冬瓜、西瓜、萝卜等，可做成夏枯草瘦肉汤、紫菜绿豆汤、金银花露等，均为日常佐膳又兼治疗功效的食物。此类食物性较寒凉，与清热解毒类药物同用有增效作用，但要注意勿寒凉太过，凡脾胃虚弱、胃纳不佳、肠滑易泻及阳气不足患者宜慎用或辅以健脾之品。

在运用活血化瘀药物治疗的同时，可配合的食物有当归、赤小豆、桃仁、山楂、田七、猪血、土茯苓、益母草、月季花、凌霄花等，可做成田七炖鸡汤、土茯苓乌龟汤、当归鹌鹑汤等药膳服用。食用此类食物时须注意患者机体反应，凡正气不足者，应酌情配补益类食物以扶持正气，体壮邪盛者可配理气类食物。

在运用化痰散结药物治疗的同时，可配用的食物有海藻、昆布、山慈菇、魔芋、贝母、牡蛎肉等，可做成紫菜牡蛎汤、香贝养荣膏、海带陈皮排骨汤等药膳。此类食物具有消除良性肿瘤可能，运用时可加用理气健脾类食物。

在运用扶正固本药物治疗的同时，可配合的食物最为丰富，多为药食共用的食物，根据食性，可分为补气类、补阳类、补血类、补阴类等。补气类有人参、黄芪、山药、扁豆、大枣、饴糖、蜂蜜等；补阳类的有鹿茸、冬虫夏草、蛤蚧、核桃肉等；补血类的有当归、熟地黄、阿胶、桂圆肉等；补阴类的有沙参、麦冬、百合、玉竹、石斛、枸杞子、龟板、鳖甲等。常可做成人参莲肉汤、党参麦冬瘦肉汤、银耳炖燕窝等药膳，是日常生活中最为常用的食谱，可根据体质偏盛偏衰选用。

二、时 节 配 膳

中医学对于饮食调养在养生中的作用非常重视。胡文焕收载的《寿养丛书全集》，被称为明代以前集养生、养性学之大成。该书内记载："一月春不可食肝，为肝王时，以死气入肝，伤魂也。""春七十二日，省酸增甘，以养脾气。""二月肾脏气微，肝脏正王，宜净膈，去痰宣泄，皮肤令得微汗，以散去冬温之气。""三月勿食脾，乃是季月土旺，在脾故也。"等。说明古人十分重视"饮食以时"的饮食养生方法。在日常的饮食调理中，冬天不吃西瓜、苦瓜等寒性食物，不进食生冷冰冻食物。夏天不吃狗肉、羊肉，慎用参茸，不进食过于温补、燥热之物，已是一般常识。在疾病康复期，如饮食不慎，冬天进食寒凉之物，夏天进食温补之品，可致身体不适，甚至疾病复发，所以食疗要根据季节的变化而改变。

三、与手术以及放化疗结合的配膳

在癌症治疗中，放疗、化学药物都有不少毒副作用，因此，食疗的配合更为重要。

（一）与手术结合的配膳

在癌症的手术前，食疗应以配合手术顺利进行为主。一般可用扶助元气、补益气血的食品。如桂圆肉、红枣、莲心之类。手术后恢复期，则应以补益气血、调整脾胃功能的食品为主。如莲心、红枣、白糖糯米粥等，此类食物还可治疗多汗、夜寐不安等手术后常见的症状。除补益外，还要增加一些行气、帮助消化的食品，如山楂、金橘、橘络等，以利于术后消化功能的恢复。如肺切除术后出现食欲不振，根据具体病情，可服用健脾益气、理气和胃、消食化滞或利湿清热的中药。药膳方选如党参粥、党参炖肉、茯苓粥、砂仁粥等。手术后多有虚汗，可选用益气固表、养阴敛汗的药，如浮麦红枣汤、西洋参粥等。手术治疗后，食疗的目的是增加身体的抗癌能力，补益身体，尽早复原。

（二）与放疗结合的配膳

在放疗过程中，食疗应以开胃、增加食欲为主。饮食宜清淡、滋味鲜美、营养丰富。在放射治疗后期，常出现津液亏耗的情况，饮食中要增加养阴生津类的食品，如茅根汁、荸荠汁、梨汁、银耳梨子羹等，而忌香燥、辛辣之品。

（三）与化疗结合的配膳

在化疗中，最常见的副作用是骨髓抑制和消化功能的紊乱，表现为恶心、呕吐、食欲大减。减轻化疗药骨髓抑制反应，可从健脾益气养血和补益肝肾两方面入手，嘱患者多食山药、扁豆、龙眼肉、大枣、花生、黑木耳、猪肝、甲鱼、猪骨、牛骨、羊骨等食物。若组合搭配，效果更好，但须注意配合陈皮、砂仁、茯苓、山楂等理气健胃药物帮助消化吸收。补血益气、健脾补肾的药膳方可选用鸡血藤煎、首乌粥、豆蔻馒头、枸杞粥、菟丝子茶、黄芪汤等。出现气血两亏的状况时，可选用十全大补汤。胃纳减退，表现为舌苔厚腻，故应以理气和胃、化湿止呕为原则选择合适的食物，常用者如生姜、柑橘、陈皮、白萝卜、山楂、薏苡仁、白扁豆、山药、牛奶、蜂蜜、神曲等，可选用神曲粳米粥及薏苡仁粥等。恶心、呕吐时，可酌用生姜，将生姜频频嚼服，常有较好的效果。减轻肝功能损害可多食具有滋养肝阴、清利湿热、疏肝利胆作用的食物，如赤小豆、西瓜皮、枸杞子、菊花、山楂、甲鱼、苦瓜、荠菜、冬瓜、丝瓜、番茄、芹菜等。口腔黏膜溃疡、糜烂、灼痛者，应选具有养阴、清热解毒作用的食物，如西瓜、苦瓜、蜂蜜、藕、绿豆、梨、西红柿、芦根、荠菜、甘蔗、香蕉等。有研究发现胃癌术后辅助化疗的患者食用地黄粥（生地、党参、黄精、扁豆、黄芪）和莲肉膏（莲肉、粳米、茯苓）能明显减轻化疗的不良反应，特别是能明显减轻对外周血细胞的影响，使患者外周血细胞水平的恢复时间提前，住院日数缩短，提高患者的生活质量。补血粥（黄芪、当归、枸杞、糯米、红枣、山楂、阿胶）的研究也取得了相似的结论。

四、癌症患者饮食禁忌

中医饮食疗法的特点是重视与讲究各种疾病的饮食宜忌，对于癌症也不例外。

　　癌症患者忌口应遵循的原则：①根据中医理论的阴阳五行学说对疾病和食物属性的分析，与患者辨证情况相对照，而确定应忌口的食物。《金匮要略》说："诸毒病得热更甚，宜冷饮之。"因此，癌症而属寒证，则忌寒性的食品，而应服热性的食品。反之也一样。癌症而表现阳证，则忌服热性的食品。食品的五味，除和五行有关外，与阴阳也有关。所谓"辛甘发散为阳，酸苦涌泄为阴，咸味涌泄为阴，淡味渗泄为阳"。因此，癌症而见阳证，也忌辛辣、甘甜的食品。②根据其他辨证情况。癌症表现出的辨证类型颇多，如有气滞、血瘀、湿热等，应针对这些情况，定出忌食的食品。食物中"气辛而荤，则性助火散气；味重而甘，则性助湿生痰；体柔而滑，则性通肠利便；质硬而坚，则食之不化；烹烧而熟，则服之气壅。"因此，癌症属于热证、火证者，忌辛辣芳香、气味浓郁的食品；属于湿证、痰证者，则忌甘甜、黏腻的食品。体质柔滑的食品，如荠菜，对于脾虚泄泻者不利。癌症而见气滞、血瘀者，忌食壅塞气机之食品，如土豆、花生。总之，忌口要与辨证相配合。

　　癌症患者应该忌吃什么食物，与各种肿瘤的特性、肿瘤所侵犯的脏腑，以及患者的体质反应有关。中医学认为肿瘤的病因和发病可能是多方面的综合作用，总与正气先虚、六淫化火、邪毒结聚、痰湿瘀血及饮食所伤有关，肿瘤形成后肆无忌惮地生长，对人体的五脏六腑产生显著的影响。癌症对机体脏腑损害的特点：一是耗损先天肾精，使患者正气亏损，体质虚衰；二是削弱后天脾胃运化和濡养功能，故癌症患者多有消化吸收功能的障碍。此时患者的饮食调养，应忌食肥腻难消化和燥热刺激物，如羊肉、炖公鸡、炸牛排之类，其禀性燥热肥腻，每每形成胃肠积滞；又如烧炙食物、炸花生、烈酒、辣椒、吸烟等，在癌症邪毒炽盛时、有里热瘀血者尤应忌口。癌症患者宜吃新鲜鱼肉和蛋奶类，凡霉变、熏制食物皆勿吃，盐渍食物应少吃，如霉香咸鱼、熏制肉、泡咸菜、臭豆腐等，既缺乏机体必需的营养要素，又易蕴湿化火，多吃无益。另外，癌症患者不必戒食水果，但对于脾胃虚寒者，如胃癌腹痛、肠癌泄泻等，水果中性属生冷之西瓜、梨子则不宜吃。

　　讨论癌症忌口常会遇到"发物"这个中医特有的术语。发物泛指辛辣燥热刺激、肥甘厚味及低等海产生物等一类食物。《素问·评热病论》中的"热病少愈，食肉则复"，指热性病稍好转进食发物时会复发。《本草纲目》谓："羊肉大热，热病及天行病、疹疾病后，食之必发热致危。"以上论述逐渐引申为中医学食物疗法中"发物"的概念。当患者食用高脂肪、高蛋白或刺激性食物后，机体因对异性蛋白（特别是低等海产生物）过敏造成发热、皮疹、胃肠功能紊乱而出现腹痛、腹胀、腹泻或便秘；刺激性食物对消化道黏膜的作用造成发热、黏膜及皮肤充血或溃破，这就是发物的致病机制和临床表现。

　　忌吃发物是癌症忌口常听到的话题，癌症的发物包括狗肉、公鸡、羊肉、蚕蛹、虾、蟹、螺、蚌、烟、酒等容易动风化火、生痰的食物，癌症患者吃后虽不至于每"发"，但多数人容易出现食物变态反应，并以此为诱因导致机体的进一步虚衰。肿瘤是一种全身性疾病，患者常有神经内分泌功能失调，使机体处于免疫应激状态，免疫功能低下，并伴有消化腺分泌功能障碍。患者胃肠充血而表现为消化吸收紊乱，此时如暴饮烈酒、滥吃虾蟹，机体容易对刺激性食物或异性蛋白的过敏原产生变态反应，出现发热腹痛、食欲减退，使正气更虚，继而诱发癌症的加重和复发，可知癌症忌吃发物具有一定的理论和实践验证依据。

　　提倡癌症适当忌口和忌吃发物，但发物的范围不应该肆意扩大，有些人把猪头肉、猪蹄、鱼类、鸡、鹅、鸭皆归属到发物的范畴，使患者大有"开口便错"之顾虑，其实猪头肉、猪蹄与猪肉皆性味甘微寒，唯猪头肉与猪蹄较肥腻难消化而已，偶尔吃之亦不必拘泥；鱼类中的鲍鱼、鱼鳔皆能养阴补血，是癌症患者常用的滋补佳肴。至于忌吃鸡、鹅、鸭更不必要。噎膈及反胃有部分相当于食管癌及胃癌，《本草纲目》里曾记载用鸡肉馄饨等治"反胃吐食"及"老人噎食不通"，《张氏医通》及《本草逢原》皆载用鹅血治噎膈，而冬虫夏草炖老鸭擅于滋阴补虚，对肺癌和肝癌邪热炽盛、纳呆消瘦者，常能收到一定的治疗效果。

第五节　常用现代抗肿瘤中药制剂

一、口　服　药

（一）金龙胶囊

1. 主要成分　鲜守宫、鲜金钱白花蛇、鲜蕲蛇。

2. 功能　破瘀散结，解郁通络、理气止痛，具有增强免疫功能、抑制肿瘤、改善体质的作用。

3. 主治　肝癌、胃癌等多种癌症的辅助治疗。

4. 制剂规格　胶囊，内容物为淡黄色粉末，气味腥，每粒装 0.25g。

5. 用法用量　口服，一次 4 粒，一日 3 次，30～60 天为 1 个疗程。

6. 注意事项

（1）服药期间忌食咖啡、辛辣食物和烟酒等。

（2）可配合放化疗使用，最好在放化疗开始前口服。

（3）服药期间出现过敏者，应及时停药，并给予相应的治疗措施。

（二）复方斑蝥胶囊

1. 主要成分　斑蝥、人参、黄芪、刺五加、三棱、半枝莲、莪术、山茱萸、女贞子等。

2. 功能　破血消瘀，攻毒蚀疮，有抗肿瘤和增强机体免疫力的作用。

3. 主治　原发性肝癌、肺癌、直肠癌、恶性淋巴瘤、妇科恶性肿瘤等。

4. 制剂规格　胶囊，内容物为棕褐色粉末，味微苦，每粒装 0.25g。

5. 用法用量　口服，一次 3 粒，一日 2 次。

6. 注意事项

（1）偶有消化道不适感。

（2）糖尿病患者及糖代谢紊乱患者慎用。

（三）复方红豆杉胶囊

1. 主要成分　红豆杉、红参、甘草。

2. 功能　祛邪散结，通络散结。能抑制肿瘤细胞的分裂。

3. 主治　用于气虚痰瘀所致的中晚期肺癌化疗的辅助治疗，可用于乳腺、卵巢、肺脏、肝脏肿瘤等中晚期肿瘤患者。

4. 制剂规格　胶囊，内容物为浅黄色至棕褐色颗粒，气芳香，味微苦，每粒装 0.3g。

5. 用法用量　口服，一次 2 粒，一日 3 次，21 天为 1 个疗程。

6. 注意事项

（1）少量患者可出现轻度胃肠道反应。

（2）偶有患者出现肌肉酸痛，加服维生素 B_6，可消除神经肌肉症状。

（四）慈丹胶囊

1. 主要成分　莪术、鸦胆子、山慈菇、马钱子、蜂房等。

2. 功能　消肿散结、解毒化瘀、益气养血。

3. 主治　原发性肝癌、胆管癌、胆囊癌。

4. 制剂规格　胶囊，内容物为棕褐色颗粒，气芳香，味微苦，每粒装 0.27g。

5. 用法用量　口服，一次 5 粒，一日 4 次，一个月为 1 个疗程。

6. 注意事项

（1）服药后偶见恶心。

（2）孕妇禁服。

（3）本品有马钱子、鸦胆子等，不可超量服用。

（五）参一胶囊

1. 主要成分　人参皂苷。

2. 功能　培元固本，补益气血，与化疗配合，可以增强化疗药物疗效，同时提高机体免疫功能。

3. 主治　原发性肺癌、肝癌。

4. 制剂规格　胶囊，内容物为白色粉末，味微苦，每粒装 10mg。

5. 用法用量　饭前空腹口服，一次 2 粒，一日 2 次。8 周为 1 个疗程。

6. 注意事项

（1）少数患者服药后可出现口咽干燥、口腔溃疡。如果过量服用可能出现咽痛、头晕、耳鸣、鼻血、胸闷、多梦等。

（2）Ⅰ期临床试验中，高剂量组有一例受试者用药期间出现氨基转移酶轻度异常，但尚不能确定是否与服用本品有关。

（六）金蒲胶囊

1. 主要成分　人工牛黄、金银花、蜈蚣、蟾酥、蒲公英、半枝莲、山慈菇、莪术、白花蛇舌草等 24 味中药。

2. 功能　清热解毒，消肿止痛，益气化痰。

3. 主治　晚期胃癌、食管癌患者痰湿瘀阻及气滞血瘀证。

4. 制剂规格　胶囊，内容物为棕黄色的粉末；气微，味苦、辛、麻，每粒装 0.3g。

5. 用法用量　饭后用温开水送服。一次 3 粒，一日 3 次，或遵医嘱。42 日为 1 个疗程。

6. 注意事项

（1）孕妇忌服。

（2）用药早期偶见恶心，可自行缓解。超量服用时，少数患者可见恶心、纳差。

（七）华蟾素胶囊

1. 主要成分　干蟾皮。

2. 功能 解毒，消肿，止痛。

3. 主治 用于中、晚期肿瘤疼痛。

4. 制剂规格 胶囊，内容物为淡黄色的粉末；气微香，味苦，每粒装 0.25g。

5. 用法用量 口服，一次 2 粒，一日 3～4 次。

6. 注意事项 过敏体质者或对本品过敏者慎用。

（八）安康欣胶囊

1. 主要成分 黄芪、人参、丹参、灵芝、山豆根、鸡血藤、半枝莲、淫羊藿、穿破石、党参、白术、石上柏等 18 味中药。

2. 功能 活血化瘀、软坚散结、清热解毒、扶正固本。

3. 主治 肺癌、胃癌、肝癌等肿瘤的辅助治疗。

4. 制剂规格 每粒装 0.5g。

5. 用法用量 口服，一日 3 次，每次 4～6 粒，饭后温开水送服。疗程 30 天。

6. 注意事项 勿超剂量使用。

（九）回生口服液

1. 主要成分 益母草、鳖甲、水蛭（制）、虻虫、干漆（煅）、桃仁、红花、川芎、延胡索（醋炙）、三棱（醋炙）、乳香（醋炙）、没药（醋炙）等 34 味中药。

2. 功能 消癥化瘀。

3. 主治 原发性肝癌、肺癌。

4. 制剂规格 本品为棕褐色液体；特臭，味苦、辛。久置有少量沉淀；味酸苦，微甜。

5. 用法用量 口服，一次 10ml，一日 3 次。

6. 注意事项 孕妇禁用。

（十）鼻咽清毒颗粒

1. 主要成分 野菊花、苍耳子、重楼、蛇泡簕、两面针、夏枯草、龙胆、党参。

2. 功能 清热解毒，化痰散结。

3. 主治 用于热毒蕴结鼻咽、鼻咽肿痛、鼻咽部慢性炎症及鼻咽癌放射治疗后分泌物增多等症。

4. 制剂规格 浅棕黄色至褐色颗粒，每袋装 10g。

5. 用法用量 口服，一次 20g，一日 2 次，30 天为 1 个疗程。

二、注 射 液

（一）康莱特注射液

1. 主要成分 注射用薏苡仁油。辅料为注射用大豆磷脂、注射用甘油。

2. 功能 益气养阴，消癥散结。

3. 主治 适用于不宜手术的气阴两虚、脾虚湿困型原发性非小细胞肺癌及原发性肝癌。配合放、化疗有一定的增效作用。对中晚期肿瘤患者具有一定的抗恶病质和止痛作用。

4. 制剂规格 白色乳状液体，100ml：10g。

5. 用法用量 缓慢静脉滴注 200ml，每日 1 次，21 天为 1 疗程，间隔 3～5 天后可进行下一疗程。联合放、化疗时,可酌减剂量。首次使用,滴注速度应缓慢,开始 10 分钟滴速应为 20 滴/分,20 分钟后可持续增加,30 分钟后可控制在 40～60 滴/分。

6. 注意事项

（1）如偶有患者出现严重脂过敏现象可对症处理,并酌情停止使用。

（2）本品不宜加入其他药物混合使用。

（3）静脉滴注时应防止渗漏血管外而引起刺激疼痛;冬季可用 30℃温水预热,以免除物理性刺激。

（4）使用本品应采用一次性输液器（带终端滤器）。

（5）如发现本品出现油、水分层（乳析）现象,严禁静脉使用。

（6）如有轻度静脉炎出现,可在输注本品前、后输注适量（50～100ml）0.9%氯化钠注射液或 5%葡萄糖注射液。

（二）鸦胆子油乳注射液

1. 主要成分　精制鸦胆子油、精制豆磷脂、甘油。

2. 功能　清热燥湿,解毒消癥,增强免疫力。

3. 主治　用于肺癌、肺癌脑转移及消化道肿瘤。

4. 制剂规格　乳白色乳状液体,10ml/支。

5. 用法用量　静脉滴注,一次 10～30ml,一日一次（本品须加灭菌生理盐水 250ml,稀释后立即使用）。

6. 注意事项

（1）本品显酸性,不可与碱性药物配伍。

（2）无明显毒副作用,有少数患者用药后有油腻感、恶心、厌食等消化道不适反应。

（三）复方苦参注射液

1. 主要成分　苦参、白土苓。辅料为聚山梨酯 80、氢氧化钠、乙酸。

2. 功能　清热利湿,凉血解毒,散结止痛。

3. 主治　用于肿瘤疼痛、出血。

4. 制剂规格　浅棕色液体,每支装 5ml。

5. 用法用量　肌内注射,一次 2～4ml,一日 2 次;或静脉滴注,一次 20ml,用 0.9%氯化钠注射液 200ml 稀释后应用,一日 1 次,儿童酌减,全身用药总量 200ml 为 1 个疗程,一般可连续使用 2～3 个疗程;或遵医嘱。

6. 注意事项

（1）首次用药应在医生指导下使用。根据病情可以用 0.9%氯化钠注射液 250～500ml稀释应用。给药速度开始每分钟不宜超过 40 滴,30 分钟后如无不良反应,给药速度可控制在 60 滴/分。

（2）哺乳期妇女慎用。

（3）本品不宜加入其他药物混合使用。如需与其他药品联合使用时,应注意与本品用药时间的间隔,输液器应单独使用。

（4）配液时应在洁净条件下进行,输液时使用精密药液过滤器。

（5）使用过程中应密切观察患者的反应。在静脉滴注初始 30 分钟应加强监护,如发现不良反应，应及时停药，处理遵医嘱。

（6）本品是中药制剂，应按规定条件储存，使用前应对光检查，若出现浑浊、沉淀、变色或瓶身破损等情况，均不能使用。

（7）常温下保存，忌冷冻及高温。

（四）艾迪注射液

1. 主要成分　人参、黄芪、刺五加、斑蝥。

2. 功能　清热解毒、消瘀散结功能。

3. 主治　用于原发性肝癌、肺癌、肠癌、鼻咽癌、泌尿系统肿瘤、恶性淋巴瘤、妇科恶性肿瘤等多种肿瘤的治疗，以及各类肿瘤术后的巩固治疗。也可与化疗药物配合使用，减少化疗药物用量，增强疗效，减少毒副作用。

4. 制剂规格　浅棕色的澄明液体，10ml/盒。

5. 用法用量　成人一次 50～100ml，加入 0.9%氯化钠注射液或 5%～10%葡萄糖注射液 400～500ml 中静脉滴注，一日一次；与放、化疗合用时，疗程与放、化疗同步；手术前后使用本品，10 天为 1 个疗程；介入治疗 10 天为 1 个疗程；单独使用 15 天为一周期，间隔 3 天，2 周期为 1 个疗程；晚期恶病质患者，连用 30 天为 1 个疗程，或视病情而定。

6. 注意事项

（1）首次用药应在医生指导下，给药速度开始 15 滴/分，30 分钟后如无不良反应，给药速度控制为 50 滴/分。

（2）如有不良反应发生应停药并做相应处理。再次应用时，艾迪注射液用量从 20～30ml 开始，加入 0.9%氯化钠注射液或 5%～10%葡萄糖注射液 400～450ml，同时可加入地塞米松注射液 5～10mg。

（3）因本品含有微量斑蝥素，外周静脉给药时对注射部位静脉有一定刺激，可在静脉滴注本品前后给予 2%利多卡因 5ml 加入 0.9%氯化钠注射液 100ml 静脉滴注。

（五）消癌平注射液

1. 主要成分　通关藤。

2. 功能　清热解毒，化痰软坚。

3. 主治　用于食管癌、胃癌、肺癌、肝癌的治疗，并可配合放、化疗进行辅助治疗。

4. 制剂规格　本品为棕黄色的澄明液体，20ml/盒。

5. 用法用量　肌内注射：一次 20～40ml（1～2 支），一日 1～2 次；或遵医嘱。静脉滴注：用 5%或 10%葡萄糖注射液稀释后滴注，一次 20～100ml（1～5 支），一日 1 次；或遵医嘱。

6. 注意事项　个别患者在用药期间有低热、多汗、游走性肌肉关节疼痛等不适，一般不须特殊处理。

（六）康艾注射液

1. 主要成分　黄芪、人参、苦参素。

2. 功能　益气扶正，增强机体免疫功能。

3. 主治　用于原发性肝癌、肺癌、直肠癌、恶性淋巴瘤、妇科恶性肿瘤的治疗；各种原因引起的白细胞低下及减少症的治疗；慢性乙型肝炎的治疗。

4. 制剂规格 每支装 10ml。

5. 用法用量 缓慢静脉注射或滴注；一日 1~2 次，每日 40~60ml，用 5%葡萄糖注射液或生理盐水 250~500ml 稀释后使用。30 天为 1 个疗程或遵医嘱。

6. 注意事项

（1）对过敏体质的患者，用药应慎重，并随时进行观察。

（2）临床使用应辨证用药，严格按照药品说明书规定的功能主治使用。

（3）医护人员应严格按照说明书规定用法用量使用。

（4）输液速度：滴速勿快，老人、儿童以 20~40 滴/分为宜，成年人以 40~60 滴/分为宜。

（5）加强用药监护。用药过程中，应密切观察用药反应，特别是开始 30 分钟，发现异常，立即停药，对患者采用积极救治措施。

（七）黄芪注射液

1. 主要成分 黄芪。辅料为依地酸二钠、碳酸氢钠、甘油。

2. 功能 益气养元，扶正祛邪，养心通脉，健脾利湿。

3. 主治 用于心气虚损、血脉瘀阻之病毒性心肌炎、心功能不全及脾虚湿困之肝炎，也可用于肿瘤放化疗后免疫力低下者。

4. 制剂规格 淡黄色液体，每支装 10ml。

5. 用法用量 肌内注射，一次 2~4ml，一日 1~2 次。静脉滴注，一次 10~20ml，一日 1 次，或遵医嘱。

6. 注意事项

（1）过敏反应：常见药物热、药疹、注射部位红肿等；罕见急性过敏反应、过敏性休克等严重不良反应。

（2）呼吸系统：常见喉头水肿、呼吸困难、哮喘、胸闷。

（3）循环系统：偶见低血压迟发型静脉炎；罕见快速心房颤动。

（4）消化系统：偶见肝功能损害、呕吐、腹泻。

（5）其他：偶见剧烈头痛、肾功能损害；罕见溶血性贫血；有报道静脉滴注本品出现致热原反应。

（6）对本品有过敏反应或严重不良反应病史者禁用，过敏体质者禁用。

（7）本品为温养之品，心肝热盛、脾胃湿热者禁用。

（8）家族对本品有过敏史者禁用。

（八）斑蝥酸钠维生素 B_6 注射液

1. 主要成分 本品为复方制剂，其组分为斑蝥酸钠及维生素 B_6，每支含斑蝥酸钠 0.1mg，维生素 B_6 2.5mg。

2. 功能 抗肿瘤，升高白细胞水平。

3. 主治 晚期原发性肝癌及晚期肺癌。

4. 制剂规格 5ml：0.05mg。

5. 用法用量 静脉滴注，一日 1 次。每次 10~50ml，以 0.9%氯化钠注射液或 5%~

10%葡萄糖注射液适量稀释后滴注。

6. 注意事项　肾功能不全者慎用，泌尿系统出现刺激症状，应暂停用药。

（叶震中　雷　泉）

思考题

1. 肿瘤的中医病因是什么？

2. 中医治疗肿瘤的基本原则是什么？

3. 常见的抗肿瘤中药分类有哪些？

4. 抗肿瘤中药的现代医学原理是什么？

5. 癌症的食疗配膳原则有哪些？

6. 常见的抗肿瘤中药口服制剂有哪些？

7. 常见的抗肿瘤中药注射制剂有哪些？

第十八章 肿瘤患者的护理

近年来，随着社会的发展与进步、人民群众生活水平的提高、生活方式的改变，疾病谱也发生了很大的变化，恶性肿瘤已成为威胁人类健康的常见疾病，其发病率逐年上升。而肿瘤学的迅速发展及肿瘤诊疗技术的不断进步，使得肿瘤患者带瘤生存时间延长，从而使提高肿瘤患者的生活质量成为肿瘤治疗的重要环节。因此，医护人员在治疗肿瘤、预防并发症及减轻诊疗不良反应的过程中，还应将心理疏导、营养补充、康复护理、安宁疗护贯穿于全过程，满足患者多元需要，帮助患者提高自理能力以重返社会。

第一节 肿瘤患者的社会支持与心理护理

恶性肿瘤作为传统意义上的"绝症"，虽然目前其诊疗技术有了较大的发展和进步，部分肿瘤已经能够完全治愈，但离真正将恶性肿瘤攻克尚有距离，人们谈"癌"色变仍是一种比较普遍的现象。大量的研究显示，心理因素可以致癌，而疾病又反作用于患者的心理状态，大部分恶性肿瘤患者有过长期的情绪状态异常，尤其是过度紧张和抑郁的经历，这些负面情绪影响机体免疫系统对肿瘤细胞的免疫监视，为肿瘤发生和发展提供条件。而恶性肿瘤本身，又可作为一种恶性刺激，对患者产生严重的心理影响。因此，积极预防肿瘤、治疗肿瘤，为肿瘤患者提供良好的心理护理是提高肿瘤患者生活质量、促进其康复的重要手段。

一、肿瘤患者的心理变化特点

肿瘤患者一旦得知诊断，就会产生强烈的心理刺激，造成高度的精神紧张和一系列的情绪行为反应，其反应与个性心理特征、文化程度、病情及对肿瘤相关知识认知度有关，主要经历以下阶段：

1. 体验期 刚知道自己患了肿瘤时，感到震惊、恐慌，迅速出现方寸大乱，麻木不仁，持续的时间较短，历时数小时或数日。

2. 怀疑期 患者不相信检查结果，四处求医，处于一种矛盾心态，既希望尽快明确诊断，又不希望确诊肿瘤。一旦诊断明确，又怀疑是否为医院误诊，不愿相信诊断。

3. 恐惧期 明确诊断，联想疾病的预后，产生对疾病的恐惧，包括对离开亲人朋友的恐惧、对疼痛及各种治疗的恐惧、对死亡的恐惧等。

4. 幻想期 当患者经历了患病后的各种痛苦体验时，基本能够接受患病的事实，但往往存在许多幻想，希望出现奇迹，希望发明一种新药可以立刻根治自己的疾病，希望专家可以研究根治自己疾病的新方法等，有良好的遵医行为，积极配合治疗。

5. 绝望期 当各种治疗方法都不能取得良好效果时，病情恶化或出现严重并发症时，肿瘤转移出现难以忍受的疼痛时，可使患者感到绝望，对治疗失去信心，听不进医护人员、亲人、朋友的劝说，表现为易怒、对立、治疗依从性差、挑衅，甚至产生轻生的念头。

6. 平静期　患者经过痛苦的内心挣扎，已经能够接受患病的现实，情绪平稳，配合治疗，对死亡不太恐惧，当病情发展到晚期的时候，处于消极被动应付状态，完全听命于眼前的事实，不再存有任何希望，不再关注自我的角色，对周围事物丧失兴趣，表现平静、安详，处于无助、绝望的状态。

二、肿瘤患者的心理干预

肿瘤的发生、发展与转归和社会心理因素密切相关，确诊为肿瘤的患者，大都会感到惊恐，甚至认为患上肿瘤就等于宣判死刑。确诊为肿瘤的患者，大多逃不过陷入心理障碍这一困境。由于患者的心理障碍，治疗效果大打折扣，因而需要医护人员、家人、社会给予积极疏导，增强患者与肿瘤斗争的信心，积极主动配合治疗，以取得最佳治疗效果。

（一）心理干预方式

肿瘤患者大多存在错综复杂的心理障碍，一旦确诊，几乎所有患者都会产生强烈的心理刺激，造成高度的精神紧张和一系列的情绪行为反应，对疾病康复及预后产生较大影响。心理干预主要是通过向患者传授相关知识，纠正错误认知，抚慰患者的心理，改善不良情绪，提高治疗依从性。心理干预的方式主要包括认知重建、应激处理和应对技巧指导、行为训练等。

1. 认知重建　认知重建是目前肿瘤患者临床心理干预最常采用的治疗方法之一。转变错误认知是成功控制负性心理进展的第一步，可以通过康复肿瘤患者的现身说法来达到。用充分的事实和科学依据，说明肿瘤是慢性病，可防可治，帮助患者了解相关疾病知识，减轻恐慌和焦虑。帮助患者重建认知，可以通过心理健康宣传教育及心理情绪调节来达到，如开展防癌抗癌知识讲座、组织癌友间的相互交流、开通抗癌热线及建立抗癌网站等。而情绪的调节包括去除不合理认知，树立与疾病斗争的信心；挖掘自身长处和优势，获得家庭及社会支持；适度运用松弛技术，降低应激强度；引导患者回顾以往成就，体悟生命价值，珍爱生命；掌握有利信息，对未来生活充满希望。

2. 应激处理和应对技巧指导

（1）应激：是内外环境中各种刺激作用于个体后，机体产生的非特异性反应所表现出的一组特殊症状群，出现全身适应综合征（general adaptation syndrome，GAS）和局部适应综合征（local adaptation syndrome，LAS），使机体的生物系统发生改变。

（2）应对：是个体对内部或外部特定的需求难以满足或远远超过个体所能够承担的范围时，个体采用的持续性的认知和行为改变来处理这一特定需求的过程。乐观应对方式是最好的应对方式，其次是支持应对方式。心理疏导的目的是让患者乐观地面对现实，正确认识和对待疾病。对治疗充满信心的乐观态度是最有效的应对方式。其中"尽量往好处想"是最有效的应对策略，其次是"努力保持正常生活而不被问题所困扰"、"希望事情会好起来"、"梦想一个美好的生活"等。癌症患者需要心理疏导，医生不单要治病，更要治人。通过医生、家人、社会的努力，使患者树立战胜疾病的信心。对于不了解病情的患者，必要时可运用"善意"的谎言，在尽可能不让患者知道真实病情的情况下积极治疗；耐心的解释，坦诚和中肯的劝慰，甚至只是安慰的目光，都有助于培养患者的健康心理；用良好的语言修养与患者交谈，以熟练的技术取得患者配合，避免在不恰当的场合谈论患者病情，避免不良因素对患者的伤害，使之在最佳状态下接受治疗，提高疗效和生活质量。需要让患者知道病情时，要选择恰当时机，又要有谈话技巧，要避免引起误会，又给予精神安慰，让患者在生命的最后时刻看到人间的真诚、感受到亲情的温暖。

3. 行为训练　行为训练是主要的心理干预方法之一，主要是帮助患者改变不良情绪和行为，方法有放松训练、希望疗法、音乐疗法、想象疗法等。

（1）放松训练：是一种通过一定的训练步骤，降低神经系统的兴奋水平，使患者能够有意识地控制自身的生理心理活动，促进机体自身的平衡调节，降低心理应激反应和缓解躯体症状的训练方法。包括渐进性肌肉放松、催眠、深呼吸、主动放松和指导性想象等。渐进性放松训练是训练患者随意放松全身肌肉，以消除紧张与焦虑，维持轻松愉快的状态，按照从头部、肩部、上肢、胸腹、臀、下肢，一直到双脚的次序对各组肌肉进行先收缩后放松的练习，最后达到全身放松的目的。

（2）希望疗法：是在希望理论基础上发展起来的一种积极的心理疗法。它通过灌输希望，树立目标，加强路径思维和动力思维来提高来访者的希望水平，体现了积极心理疗法积极的、未来导向的、理性主义的特点。过去 20 年，人们已认识到希望是一种潜在的治疗方法，尤其是在遭受痛苦、疾病转归不确定及失去信心时更能体现其重要性，并能提高生活质量。对于肿瘤患者来说，对生活充满希望是促进其身心健康的关键因素。其具体实施分为以下 7 个阶段：

1）第 1 阶段：建立团体意识。该阶段使患者了解建立团体的目的，明确各阶段的目标，获得医疗信息（如病情、治疗、疼痛的处理和康复锻炼），营造一种被关怀和支持的氛围。

2）第 2~3 阶段：探索希望。该阶段以希望的经验体会为基础，让患者在充满关怀、支持和安全的氛围中陈述自己的焦虑、疑问、期望和沮丧的心情，相互倾听关于个人对癌症和希望的认识，找出希望的影响因素，认识希望及悲观对疾病的不同影响。

3）第 4 阶段：与他人交流。该阶段以希望的人际交往为基础，通过与他人（家属、朋友、护士、其他医务人员）交流，明确他们对癌症患者建立希望的影响，识别现存的和潜在的支持系统，调动一切可能的群体力量。

4）第 5 阶段：扩大范围。本阶段体现在希望的精神力量方面。患者通过探讨并开展积极向上的活动（如讨论、画图、欣赏花草、感受阳光的温暖和与晚辈享受天伦之乐），认识生活的意义与目标及生活中的快乐事件，并调动精神力量，充分享受生活中的点滴乐趣，使希望以一种更好的方式体现于生活。

5）第 6~7 阶段：树立希望。该阶段是通过帮助参加者学习理性思维的技巧，制订与疾病斗争的计划和策略。性格、意志和情绪对树立和保持希望是非常重要的。对病情危重的患者来说，轻松愉快的心情仍能使其面对现实，对未来充满希望。

（3）音乐疗法：通过聆听、欣赏乐曲，引起人体心理生理状态改变，产生兴奋或抑制的情绪反应，引导患者进入一个轻松愉快的境地，分散患者注意力、掩盖和缓解疼痛，从而达到治疗目的。在选择音乐时应根据患者不同的文化水平和音乐素养对症选择音乐，治疗时应避免周围环境的干扰，最好在有专门设备的治疗室内单独进行，也可在家中或病房中进行。音乐治疗的时间一般每日 1 次，每次 30 分钟左右，音量以 20~40 分贝为宜，或以本人感觉舒适、悦耳为度。

（4）想象疗法：所谓想象疗法就是患者自己树立与疾病斗争的信心和勇气，在思想上确立一种坚定必胜的信念，而且这种信念必须是恒定不变的。据美国专家统计，159名被医院宣布预计生存期小于1年的癌症患者，经过想象疗法治疗，其实际生存期均有不同程度延长。想象疗法的原理可能是利用大脑与人体免疫系统之间存在着某种联系，使患者的免疫功能得到改善，从而有效地抑制疾病的进展。

（二）不同阶段的心理干预

1. 疾病确诊阶段　医护人员应根据患者不同的人格特征、心理适应能力、病情、对疾病的认知情况，选择告知病情的方式、方法与时间。帮助患者走出观念上的误区，循序渐进，留下通往希望的道路，避免让患者跌入绝望和自我放弃的境地。

2. 治疗阶段　患者已经接受患病的事实，医护人员主要是协助患者了解相关知识，建立良好的医患关系，积极进行心理疏导，纠正行为认知，强化社会支持等。

（1）介绍治疗计划及可能的不良反应，让患者有充分的思想准备配合治疗。

（2）协助患者纠正不良行为习惯及生活方式，规律生活，愉悦身心。

（3）积极心理暗示，护理人员以技巧性的言语或表情，指导患者以诱导和暗示，协同发挥药物的心理效应。自我暗示的原理可能是利用大脑与人体免疫系统之间存在着某种联系，使患者的免疫功能得到改善，从而有效地抑制疾病的进展，如引导患者想象体内的免疫细胞就像抗癌大军，在主动攻击杀灭肿瘤细胞，肿块已经逐渐变小乃至消失，使患者增强战胜疾病的信心，减轻精神上的压力，这对康复无疑是有益的。但需要注意的是，使用暗示疗法时，一定要有医学心理学的专家指导，切不可乱用。此外，暗示疗法对于不同人可产生不同的效果。

3. 康复阶段　与患者、家属共同制订康复计划，鼓励参与社会，减少与社会的隔离与孤独感，让患者感到生存的价值及尊严。与患者保持联系，及时回访患者康复期的情况，增强患者的安全感及康复信心。

4. 临终阶段　尊重患者人格，安慰和鼓励患者，使其摆脱对死亡的恐惧，为患者创造温馨、舒适的"家庭式病房"，尊重患者的信仰，帮助患者安详、有尊严、平静地离开人世。

三、肿瘤患者的社会支持

肿瘤患者治疗周期长，目前尽管治疗恶性肿瘤的手段很多，但治疗效果并不十分理想，还没有一种根治恶性肿瘤的有效方法。肿瘤患者不仅躯体受到侵害，精神上也遭受严重创伤。因此，家庭及社会的良好支持能给患者带来希望，从而促使患者能够积极应对疾病，提高其治疗效果和生活质量。

（一）社会支持的概念和特征

社会支持（social support）是个体通过正式或非正式的途径与他人或群体接触，由他人提供潜在有用的信息、服务或其他事物的人际间的互动，使个体感受到被关怀、被尊重或与某人紧密相关，获得信息、安慰及保证的过程。社会支持可缓解患者的紧张、恐惧情绪，减轻心理应激反应，产生积极的正向力量，提高患者对治疗护理的依从性，提高社会适应能力。社会支持包括情感支持、信息支持和工具支持三个方面。

社会支持系统的构成，能够较好地对肿瘤患者提供医疗照顾和心理社会支持，其组成包括家庭、亲朋好友、同事、医护人员、志愿者及相关服务机构，目标是让患者在生存期的各阶段维持最佳身心状态及生活质量。社会支持具有以下特征：

1. 社会支持是一种主观感受 社会支持能为服务的个体传递信息，让个体感觉到被关怀、被尊重、被理解、被支持及与他人紧密联系，反映个体与社会间的密切程度。

2. 社会支持是一种人际间的互动 社会支持不仅是患者家人、亲属、朋友、同事等的单向关怀与帮助，患者也应表达自身的感受、信心等，在多数情形下是人际间的互动。互动的途径既可以是情感上的互动，如关怀、理解、认同等，也可以是工具性的帮助，如馈赠礼品、提供服务等，还可以是提供信息，如治疗进展情况、治疗效果等。

3. 社会支持包括主、客观两个方面 客观的社会支持是可见的、实际的支持，如物质上的援助、社会团体的参与等；主观的社会支持是个体的主观体验，与个体的主观感受密切相关，如个体在社会上受到尊重、被理解、得到情感上的支持而产生的满意度等。

4. 社会支持具有多维性 社会支持包括社会支持网络、社会支持行为、主观性的支持评价三个体系。

（二）社会支持系统的类型、成员组成及功能

1. 社会支持系统类型 社会支持按各自在社会支持系统中的角色和任务分为三类，即情感支持型、信息支持型、工具性支持型。

（1）情感支持型：对个体提供照顾及情感支持，让个体感受到被尊重、被理解、被关怀，个体可表达自己的感受等。

（2）信息支持型：及时提供信息、忠告，解答疑问并具体指导患者解决治疗与康复问题。

（3）工具性支持型：提供金钱、实物及服务性帮助等。

2. 社会支持的成员组成及功能 良好的社会支持能对处于应激状态的个体提供保护，对应激源起到缓冲作用，维护个体的良好情绪体验，相关的研究也表明，社会支持与肿瘤患者的生活质量呈正相关。为了对肿瘤患者提供医疗照顾和心理社会支持，保证肿瘤患者在生存的各阶段以最佳的心理和身体状态配合治疗护理，需要有一个强有力的社会支持系统，涉及面较广，针对为患者提供心理、情感、医疗照护的支持而言，其成员包括家庭、亲属、朋友、同事、医护人员、社区、志愿者及相关服务机构。

（1）家庭：家庭支持是社会支持中最基本和最重要的支持形式，良好的家庭支持能增强患者被爱的感受，是患者信念、信心及行为动力的来源，可提高治疗护理的依从性，与医护人员相互协调，共同面对疾病。

（2）亲属、朋友、同事：是为患者提供情感支持及生活帮助的重要力量。

（3）医护人员：帮助患者确定和标明所需的支持内容，为患者提供信息支持、情感支持，对患者的病情及健康水平、治疗状况给予评价性支持、护理技术支持和医疗器材支持等。医护人员通过与患者沟通，鼓励患者主动寻求和利用社会支持。

（4）社会支持机构：由专业和非专业人员组成的癌症康复组织，可调动患者和社会各种力量，为患者提供交流机会与平台，采取多种形式为患者提供精神及物质支持。

（三）社会支持对促进肿瘤患者康复的作用

良好的社会支持被患者体验和感知后，成为强大的动力，利于增强患者的适应性行为，提高个体对应激源刺激的应对能力，明显改善患者的心理状态，促进康复。

第二节　肿瘤患者放射治疗的护理

放射治疗是利用各种剂量的放射线抑制或杀灭肿瘤细胞来达到治疗目的，是目前治疗恶性肿瘤的主要治疗方法之一，约 70% 的恶性肿瘤在治疗过程中需要应用放射治疗。由于放射线缺乏特异性，在杀灭肿瘤细胞的同时，对正常组织细胞也会造成不同程度的损伤，出现一些局部和全身性损害和反应，其程度与照射剂量、照射体积大小、个体对放射线的敏感程度及是否使用化学治疗等有关。为预防和治疗放射治疗期间并发症，对接受放射治疗的患者的护理应贯穿整个过程。

一、放射治疗前的护理

1. 心理准备　首先向患者及家属讲解放射治疗基本知识，放射治疗中可能发生的不良反应及需要配合的要点，使患者对放射治疗有所了解，避免紧张、恐惧心理，积极配合治疗。

2. 患者的准备　了解患者的身体与营养状况、相关检查结果及必要的辅助检查（血常规、肝肾功能、电解质水平）结果，签署放射治疗知情同意书。

3. 配合放射治疗的准备　鼓励患者戒烟忌酒。进入放射治疗室的患者不能佩戴金属物品，如项链、耳环、手链、钥匙、手机、手表等。行头颈部放射治疗特别是涉及口腔照射者，应做好口腔卫生，如洁齿、拔出龋齿、治疗牙周炎与牙龈炎等，用漱口液清洁口腔等，避免进食过热、过硬及辛辣刺激性食物。胃部放射治疗时应空腹。照射部位有切口者，应在切口愈合后再行放射治疗。全身或局部并发感染时，应先控制感染再放射治疗。保持照射野的清晰，切勿洗掉照射野标记。

4. 处理合并症　控制感染和出血，如有伤口应及时处理，待伤口愈合后再行放射治疗。

二、放射治疗期间的护理

1. 放射治疗皮肤的护理　放射治疗时，射线是通过皮肤进入体内，使照射野局部皮肤出现不同程度损伤，应指导患者保护好照射野皮肤。为减少局部皮肤受到过分摩擦，患者应选用纯棉宽松柔软吸湿性强的内衣，衣领不要过硬过高，照射局部用温水和软毛巾轻轻沾洗，禁止使用刺激性大的皂液擦洗和进行热水浴，避免冷热敷，照射部位皮肤不能用碘酒、乙醇消毒，禁止注射，不可以贴胶布，不可随意涂抹护肤品、香水、药膏等。户外活动时，避免太阳直接照射放射部位的皮肤。剪短指甲，勤洗手，照射局部皮肤忌用手搔抓，有脱屑时切忌用手撕剥，多汗区皮肤如腋窝、腹股沟、外阴等处保持清洁干燥。如果局部皮肤已发生感染，应立即停止放射治疗，等感染治愈后，再根据医嘱进行放射治疗。

2. 营养供给　放射线在杀灭肿瘤细胞的同时，对正常组织细胞也会造成不同程度的损害，产生不同程度放射治疗反应，影响患者食欲，甚至影响放射治疗顺利进行，合理的饮食调配与营养供给，可增强机体对放射物质损害的抵抗力，促进组织修复，减轻放射治反应的影响，促进康复。患者饮食搭配遵循"三高一低"原则，即高维生素、高蛋白、高热量、低脂肪，注意食物的色、香、味，少食多餐，饮食要以清淡易消化食物为主，忌油腻及辛辣，选择适合患者口味的食物，创造良好的进食环境。加强对患者及家属营养知识的宣教，提倡"超食疗法"，即在放射治疗间歇期间，给予浓缩优质蛋白质及其他必需的营养素，以迅速补足患者的营养消耗。放射治疗期间鼓励患者多饮水，每日 2000～3000ml 以增加尿量，加速代谢产物的排泄，减轻全身放射治疗反应。

3. 定期监测血常规变化 放射治疗会引起骨髓抑制，其程度与放射治疗剂量、照射范围、是否同期化疗有关。在放射治疗期间，每周查血常规一次，观察患者伴随的症状，当白细胞≤$2.0×10^9$/L 或体温超过 38.5℃时，应暂停放射治疗，积极给予升白细胞治疗，行保护性隔离，密切观察患者生命体征、有无出血与感染征兆，减少探视，加强休息，告知患者不去公共场所，避免交叉感染。

4. 头颈部肿瘤放射治疗的护理 为提高放射治疗敏感性，减少不良反应，提高生活质量，应做好以下护理。

（1）保持照射部位的清洁：对眼、耳、鼻可滴抗生素，必要时行眼或外耳道冲洗，切忌使用含金属成分的眼药，以免增加眼结膜反应。鼻咽癌患者每日用生理盐水冲洗鼻腔 1～2 次。若鼻腔干燥可滴以无菌液状石蜡湿润，鼻塞者可滴用麻黄碱滴鼻液。注意口腔卫生，饭后用软毛牙刷刷牙，选用非刺激性洁牙剂，使用氟制牙膏。饭前、饭后漱口，漱口液可选用淡盐水（500ml 温开水中加盐 3～4g）、复方硼酸溶液、3%碳酸氢钠或 3%过氧化氢溶液等，保持口腔清洁、湿润。

（2）口腔黏膜反应的护理：口腔黏膜反应是鼻咽癌、口咽癌等头颈部肿瘤放射治疗常出现的并发症，一般在常规分割照射时，通常 7～14 天出现，放射治疗后 2～3 周最严重，放射治疗停止 2～3 周后自行愈合。主要表现为口腔黏膜组织充血水肿、溃疡、疼痛、口腔干燥、吞咽困难、营养状况改变、消瘦、出血、感染等，严重者可因进食进水量减少而造成水、电解质、酸碱平衡失调和营养不良。

预防口腔黏膜炎的发生可改善放射治疗患者的生活质量，目前尚无统一的口腔护理方法预防其发生，在众多研究中，主要是加强对患者的教育，强调漱口和采取口腔护理措施降低口腔黏膜炎的发生。所采取的护理措施：①护理人员应耐心向患者讲解放射治疗不良反应对口腔黏膜的影响机制和预后，鼓励患者坚持治疗。②每天仔细观察和评估口腔黏膜情况，有口腔疾病的患者应先治疗口腔疾病，向患者讲解口腔黏膜炎的观察和预防方法以及营养支持对加速口腔黏膜愈合的重要性。③发生口腔黏膜炎时，积极对症护理，如用复方硼砂液、氯己定液含漱，保持口腔清洁；炎症严重时用庆大霉素、地塞米松、维生素 B_{12} 雾化吸入；疼痛剧烈时口服普鲁卡因；口干严重者用麦冬、金银花泡茶饮。④鼓励进食营养丰富的食物，避免食用过冷、过热、辛辣、酸性或硬而粗糙的食物，少食多餐，忌烟酒。⑤患者应多嚼口香糖，多做咀嚼运动，可减轻张口困难。

5. 胸部肿瘤放射治疗的护理 胸部肿瘤放射治疗最常见的并发症是放射性食管黏膜炎和放射性肺损伤。

（1）放射性食管黏膜炎：多发生在放射治疗 1～2 周，照射剂量 20～40Gy 时，引起食管黏膜充血水肿，出现局部疼痛、吞咽困难加重、黏液增多等症状，并随着照射剂量的增加而加重。对此类患者，除做好解释工作外，应给予细软易消化的饮食，避免接触刺激性食物及烟酒。对严重进食困难，或呕吐严重者，按医嘱及时补液。观察患者疼痛的性质，有无咳嗽，体温、脉搏、血压的变化，一旦发现食管穿孔、出血时，立即禁食、禁水，停止放射治疗并报告医生。

（2）放射性肺损伤：是肺、食管、纵隔等肿瘤放射治疗常引起的反应，表现为发热、咳嗽、胸闷等，严重者出现高热、胸痛、干咳、憋喘、气短等，肺部闻及干湿啰音。在护理上应帮助患者捶背，鼓励患者咳痰，并了解心肺功能情况，鼓励患者适当活动，以增加肺活量。禁吸烟，加强口腔卫生。注意保暖，预防感冒，给予皮质类激素及适量抗生素，还可给予养阴清肺的中成药。干咳者应给予镇咳剂或雾化吸入，可协助患者饮热水，以减轻咽喉部的刺激；对痰中带血的患者应给予解释，消除顾虑，并给予止血药；大咯血时，应立即通知医生，并将患者头侧向一边，以防止窒息，并协助进行抢救。

6. 腹部、盆腔肿瘤放射治疗的护理 若出现腹泻时，宜进食少渣、少纤维素、低脂及产气多的食物，口服复方地芬诺酯或盐酸洛哌丁胺，腹泻严重者应报告医生暂停放射治疗，并给予补充液体及电解质治疗。观察有无尿急、尿频、血尿等放射性膀胱炎症状的发生。宫颈癌放射治疗期间，观察阴道有无流血。女性患者行盆腔照射时应取出避孕环，同时向患者及家属说明照射后有闭经的可能。

三、放射治疗后的护理

放射治疗结束后，主要是对患者进行康复指导及定期复查，采取以下措施：

1. 进行全面体格检查及肝肾功能检查。

2. 照射野皮肤保护至少一个月，避免冷热及摩擦刺激，皮肤脱屑期禁止用手撕剥。

3. 给予平衡的膳食，保证营养供给，鼓励患者进食高热量、高蛋白、富含无机盐、高维生素、低脂肪及低盐食物，多食新鲜蔬菜、水果，对仍有口咽反应者，继续遵照其饮食要求进食。

4. 指导患者进行力所能及的锻炼，原则以患者自己感觉不累为宜，如散步、打太极拳等，以增强体质。

5. 定期随访，了解患者肿瘤消退及治疗后的反应情况等。随访时间安排：放射治疗结束后 1 个月进行第一次随访，以后可根据医嘱要求的时间随访复查，一般治疗后 2 年内每3 个月复查一次，2～5 年每半年复查一次，5 年以上每年复查一次。

四、放射治疗中常见急症的处理与护理

放射治疗过程中，放射线除杀灭肿瘤细胞外，对周围正常组织也会产生不同程度损伤，出现一些急性并发症，威胁患者的生命及影响治疗的进程，需要进行紧急处理和护理，保证患者治疗的顺利进行。

（一）鼻咽部大出血

鼻咽癌放射治疗期间引起鼻部出血的主要原因是肿瘤侵犯血管及放射治疗后组织血管变硬继发感染坏死，血管破溃发生大出血。与患者年龄、肿瘤分期、照射剂量呈正相关。对年龄大、晚期有颅底侵犯或放射治疗前 CT 检查有肿瘤复发伴大血管侵犯的患者，应精确计划放射剂量，必要时可预防性行血管结扎术，再行放射治疗。发生大出血的处理与护理要点：

1. 维持气道通畅、止血、抗休克是抢救的关键　使患者平卧，头偏向一侧，备好吸引设备、气管插管及气管切开包，嘱患者将口鼻分泌物及时吐出，随时吸尽咽喉部积血，避免堵塞气道引起窒息，必要时行气管切开。请耳鼻喉科协助行鼻部填塞止血，迅速建立静脉通路，给予止血药，如巴曲酶静脉注射，扩容、升压、合血等，观察患者神志、呼吸、血压、脉搏等情况，注意有无再次出血征象，以便及时处理。

2. 心理护理　鼻咽癌放射治疗后鼻部大出血预后差，病死率高，患者及家属有不同程度的焦虑、恐惧心理，及时进行心理疏导，消除恐惧感，可给予镇静安眠药物，如地西泮5～10mg、苯巴比妥100mg肌内注射，避免患者因情绪紧张而影响止血效果。

3. 鼻腔填塞后的护理　告诉患者及家属填塞的必要性和重要性，禁止患者自行将填塞的纱条取出，填塞期间用湿纱布遮盖口腔，每天行口腔护理2次，保持口腔清洁湿润。若填塞后无继续出血，填塞的纱条3～5天后可取出，告知患者不能用手擤鼻涕、挖鼻孔等，避免造成再次出血。

4. 饮食护理　出血时暂禁食，止血后先进温凉流质饮食，注意饮食营养的合理搭配，鼓励多饮水，保持大便通畅。

（二）大咯血

大咯血指一次咯血量超过100ml或24小时内咯血总量超过600ml，患者主要出现低血容量及呼吸道阻塞的表现：面色苍白、脉速、尿少、大汗淋漓、烦躁不安、呼吸困难、窒息。常见于肺及上呼吸道肿瘤行放射治疗的患者，一旦出现大咯血应立即采取以下措施：

1. 保持呼吸道通畅　取患侧头低脚高位，头偏向一侧，尽量避免搬动患者，协助患者及时清理口咽部血块，床旁备齐吸引设备及气管插管、气管切开用物，给予患者低流量吸氧。

2. 止血、扩容　迅速建立静脉通路，给予止血药物，如垂体后叶素静脉滴注、巴曲酶静脉注射，合血，视病情给予升压治疗，密切观察生命体征及尿量变化。

3. 心理护理　患者因担心预后而出现恐惧及紧张情绪，可给予镇静药物，如地西泮5～10mg肌内注射。

4. 口腔护理　每次咯血后及时让患者漱口，每日口腔护理2～3次，去除口腔的血腥味，增进患者舒适感。

5. 饮食指导　出血时应禁食，出血停止后，可给予清淡半流质食物。

（三）颅内高压性昏迷

常见于行颅脑放射治疗的患者，一旦发生，须采取以下措施：

1. 密切观察生命体征变化，注意双侧瞳孔大小、对光反射情况。

2. 保持呼吸道通畅，及时协助清理呼吸道分泌物，给予氧气吸入。

3. 快速建立静脉通路，给予脱水剂治疗，20%甘露醇250ml快速静脉滴注，必要时给予呋塞米20mg或地塞米松5mg静脉注射，注意防止发生电解质紊乱。

4. 给予高热量、高蛋白质、易消化食物，保证营养供给。

5. 加强安全防护，避免坠床。

（四）放射性喉水肿

放射性喉水肿是喉癌放射治疗较常见的并发症，文献报道发生率为5%～15.4%。如在放射治疗中发生喉水肿，应立即停止放射治疗，采取相应治疗、护理措施。

1. 患者取半卧位，给予 6～8L/min 高流量氧气吸入。

2. 严密观察生命体征变化，备齐气管切开用物及急救物品、药品，必要时行气管切开。

3. 给予肾上腺皮质激素治疗，静脉注射地塞米松 10～20mg，2～3 次/天，或氢化可的松 100～200mg 加入葡萄糖溶液内静脉滴注，症状缓解后直接停药或逐渐减量至停药。

4. 给予抗生素治疗，控制细菌感染，利于水肿消退。

第三节　肿瘤患者化学治疗的护理

抗肿瘤药物能抑制肿瘤的生长和发展，不同程度地延长了肿瘤患者的生存期，提高了患者生活质量。目前临床上使用的抗肿瘤药物大多数属于细胞毒类，在杀伤肿瘤细胞的同时，也会影响正常细胞的生长及繁殖，其毒性、致畸性、致突变性和致癌性均已被证实。对恶性肿瘤化疗虽然会给患者带来各种不良反应及并发症，但只要能够根据患者病情，适时科学地采取恰当的护理措施，做到因人施护，因病施护，让患者有足够的营养和体力以及从容的心理去面对长期的抗肿瘤治疗，改善其生活质量是很有希望的。

一、化学治疗前的准备

1. 评估患者实施化学治疗的必要性和可行性　明确诊断及病理分期、患者机体功能状态、三大常规及肝肾功能检查结果。

2. 患者及家属的准备　履行告知义务及进行医患沟通，进行必要的健康宣教，签署化疗知情同意书。

3. 评估患者的血管状况　根据药物性质选择合适的静脉和穿刺工具，按照化学治疗方案建立有效安全的静脉给药通路，可选择经外周静脉置入的中心静脉导管（peripherally inserted central venous catheter，PICC）或植入式静脉输液港（PORT）。

二、化学治疗中的护理

1. 化疗药物应按要求使用正确的溶媒，使用正确的给药方法及给药顺序，现配现用。

2. 化疗药物的配制需在专用治疗室的专用治疗柜内进行，应由经过专科培训的专科护理人员配制，操作中按化疗药物配制要求做好职业防护。

3. 给药前需要确认血管功能，两次给药之间，必须使用 0.9%氯化钠注射液或 5%葡萄糖注射液冲洗管路。

4. 静脉化疗期间，加强巡视及观察，严禁出现药物外渗、外漏，以免引起局部组织坏死。

5. 了解患者辅助检查结果及化疗方案，根据药物不良反应及排泄途径，有针对性地做好患者的健康教育，鼓励患者多饮水，准备药物外渗后的拮抗剂，以便出现外渗后及时、正确处理。

三、化学治疗不良反应的观察与护理

（一）局部不良反应

有些抗肿瘤药物如氮芥、卡莫司汀、长春瑞滨、多柔比星、尼莫司丁、放线菌素 D、丝裂霉素、柔红霉素、普卡霉素等对血管内膜刺激性较大，静脉注射时刺激血管内膜造成化学性静脉炎，表现为沿注射静脉走向的疼痛、发红、肿胀、色素沉着、硬结、压痛、局部血管呈条索状改变。静脉化疗是治疗恶性肿瘤的主要手段，建立良好的静脉通路，既可避免化疗药物对静脉的破坏和对局部组织的刺激，又可减轻患者痛苦，保证化疗顺利完成。其护理措施：①选择合适的注射部位，有条件者尽快行中心静脉导管（CVC）或 PICC 置管，减少对外周静脉的刺激，避免静脉炎的发生。患者无置管条件或不同意置管，需从外周输入化疗药物时，应避免在患肢及下肢输注化疗药物，最佳注射部位为前臂，应有计划地从远端到近端选择静脉，避免在同一部位反复注射。②注射强刺激性化疗药物时，必须确保针头在血管内才能注射，在两种化疗药物之间和输注结束时，应用生理盐水冲管。有报道，输注长春瑞滨前后用生理盐水 100ml+地塞米松 5mg 静脉滴注，再用生理盐水 250ml 快速静脉滴注，可使血管内的化疗药完全进入体内，减少对血管壁的刺激，减少静脉炎的发生。③一旦怀疑渗漏或已有渗漏者，立即停止输注，按化疗药物外渗应急处理程序处理。

（二）消化系统不良反应

大多抗肿瘤药物会引起不同程度的恶心、呕吐、食欲减退等胃肠道反应，较多见于含铂类的化疗方案，腹痛、腹泻及口腔黏膜炎多见于抗代谢类药，如氟尿嘧啶、甲氨蝶呤、阿糖胞苷等。化疗前应给予预防性止吐措施，保持病房环境整洁，减少不良刺激，给予清淡易消化食物，多饮水，加强口腔护理，呕吐、腹泻严重者，及时补液及电解质，维持水电解质平衡。盐酸伊立替康引起的迟发性腹泻立即给予洛哌丁胺（loperamide）治疗。

（三）骨髓抑制

骨髓抑制是抗肿瘤药物最常见的限制性毒性反应，仅少数药物如博来霉素、天冬酰胺酶、激素类等对骨髓影响较小，大多数抗肿瘤药均会抑制骨髓造血功能使白细胞（WBC）及血小板（PLT）减少，多数于 2～3 周恢复，而丝裂霉素、亚硝脲类有积蓄性，恢复需要 6 周。重度骨髓抑制可使患者自身免疫功能降低，出现感染、出血倾向，甚至发生中枢神经系统出血而危及生命，这时对患者采取综合治疗护理就显得尤为重要。

1. 加强全身支持治疗，给予高热量、高蛋白质、高维生素饮食或药膳，保证每日的营养供给。

2. 化疗期间加强对血常规的监测，WBC 下降到 1×10^9/L 时，PLT $\leqslant50\times10^9$/L 时，应停止化疗，并给予升白细胞治疗，必要时输注全血或血小板。

3. 保护性隔离，每日病房空气消毒三次，定时通风，有条件者让患者住单间，限制探视，避免交叉感染。

4. 加强病情及生命体征观察，注射后延长局部压迫时间，加强基础护理及疾病知识宣教与安全护理，避免碰撞。

（四）肝功能损害

肝脏是药物在体内代谢的主要场所，抗肿瘤药物引起的肝损害与药物种类、剂量、个体差异、肝脏代谢、给药的途径等有关，大多数药物引起的肝损害，在 1～2 个月内出现。化疗前进行肝功能检查，用药过程中加强监测，发现异常，给予对症、保肝治疗。

（五）泌尿系统毒性反应

某些抗肿瘤药物，如顺铂、大剂量环磷酰胺及甲氨蝶呤、异环磷酰胺、丝裂霉素等易产生肾毒性作用，其对肾脏损害程度与抗肿瘤药物使用浓度和毒性作用浓度呈正相关。使用对肾脏有损害的抗肿瘤药物时，应充分水化，保证每日尿量在 2000ml 以上；大剂量使用甲氨蝶呤时，还应碱化尿液及使用 CF；大剂量使用环磷酰胺、异环磷酰胺时，为预防出血性膀胱炎发生，应在用药的同时、4 小时、8 小时使用美司钠。用药期间观察记录尿量，避免进食含嘌呤高的食物，如动物内脏、花生、瓜子，多食新鲜蔬菜水果。

（六）心脏毒性

心脏毒性多见于蒽环类抗肿瘤药，如多柔比星、柔红霉素、米托蒽醌，其他类药物如氟尿嘧啶、紫杉醇、赫赛汀等，在用药前评估患者有无心脏病史，用药期间严密监测心率变化。延长给药时间，可降低心脏毒性，给予保护心脏药物，如维生素 C、维生素 E、谷胱甘肽、辅酶 Q_{10} 等。

（七）肺毒性

几乎每一类抗肿瘤药物都可引起肺损伤，其是由化疗药物毒素直接或间接作用而引起的一组以肺泡炎、肺间质纤维化为基础的肺部损伤，大多难以恢复，可逆性较差。化疗前应评估肺部功能，严格掌握肺毒性药物使用的适应证，如博来霉素累积总剂量应控制在 $300mg/m^2$ 以下，用药时加强观察，一旦出现肺毒性，给予肾上腺皮质激素、抗生素、中药治疗及氧疗等。

（八）神经毒性

抗肿瘤药物引起的神经毒性包括中枢神经毒性和外周神经毒性。具有明显神经毒性的抗肿瘤药物有烷化剂、长春碱类、铂类、紫杉类、左旋门冬酰胺酶、氟尿嘧啶、甲氨蝶呤等，使用时应监测神经系统体征，观察不良反应，出现反应给予神经营养药物治疗。依托泊苷、替尼泊苷可致直立性低血压，使用时加强对患者的宣教，变化体位宜缓慢，加强安全防护。

（九）过敏反应

目前使用的抗肿瘤药物易发生过敏反应的有紫杉醇、多西他赛、门冬酰胺酶等，过敏反应的发生常会危及患者生命，应引起医护人员的高度重视。用药前给予预处理，紫杉醇使用前 12 小时、6 小时口服地塞米松 10mg，紫杉醇使用前半小时肌内注射苯海拉明 50mg、静脉注射西咪替丁 300mg，使用专用输液器，用药期间给予心电监护，前 15 分钟加强巡视与观察，若出现严重过敏反应，及时停止输注就地抢救，并做好观察记录。

（十）其他

抗肿瘤药物可对头皮内的毛囊细胞造成损伤而引起不同程度的脱发，常发生在用药后的 2～5 周，与用药种类、剂量有关，引起脱发的抗肿瘤药物有多柔比星、柔红霉素、环磷酰胺、氮芥等，一般在停止化疗后的 6～8 周会再生。护理时应加强心理护理，减轻患者不必要的恐惧，建议戴假发矫正外形，提高其遵医行为，主动配合治疗。

白消安、氟尿嘧啶、环磷酰胺等可引起局部皮肤色素沉着、皮肤角化增厚、指甲变形等，皮肤角化给予口服维生素 A。

第四节　肿瘤患者其他治疗的护理

放射治疗、化学治疗、手术及中医药治疗是肿瘤的传统治疗方法，手术治疗方法常是实体肿瘤的首要选择方法，随着肿瘤学科的迅速发展及诊治技术的不断进步，肿瘤的治疗目前已经进入了综合治疗时代，肿瘤专科医生需要根据患者的个体情况、肿瘤的病理类型、疾病分期，有计划地、合理地应用现有的治疗手段，尽可能地提高肿瘤治愈率、延长生存期、提高患者生活质量。

一、肿瘤患者手术治疗的护理

手术是治疗肿瘤的传统方法之一，如今，肿瘤外科领域正在不断拓展，显微外科、微创外科等先进技术的发展，使肿瘤手术后的并发症及致残率不断减少，患者生活质量明显提高。

（一）手术前护理

1. 心理护理　手术在切除病变组织的同时，也会给患者带来一定的痛苦，如手术导致组织及功能的缺损，因此术前必须向患者说明手术目的、过程及相关配合要点，让患者有充分的思想准备，减轻焦虑恐惧心理，增强对手术治疗的信心和决心。

2. 术前营养补充　为保证术后伤口的愈合，术前应给予充足的营养，鼓励高蛋白质、高热量、高维生素、低脂饮食，增强机体抵抗能力，减少术后并发症发生，促进身体功能恢复。

3. 手术前的准备工作　为保证手术的顺利进行，术前的各项准备工作至关重要，关系到术后伤口愈合及并发症的预防。

（1）协助医生做好各项术前常规检查，正确采集各项化验标本，监测并记录体温、脉搏、呼吸、血压，为医生提供可靠的诊断依据。

（2）根据病情，指导患者纠正不良生活习惯，嘱患者早、午、晚漱口刷牙，术前洁牙，及时治疗龋齿及牙龈炎等，向吸烟者讲解吸烟对手术的影响，劝其戒烟。

（3）皮肤准备：皮肤准备工作是否完备是关系到术后感染的一个重要因素，应在术前 1 日洗澡、洗头、更衣、修剪指（趾）甲。护理人员按手术部位进行备皮。备皮时避免剃破皮肤，以免发生感染或影响手术。同时一些部位的皮肤如腋窝部需要用 1∶5000 高锰酸钾溶液擦洗，肚脐部用乙醚擦净，椎管内麻醉者须行椎部皮肤准备，骨手术或植皮手术的供皮区，除备皮外还应用 75%乙醇消毒，用无菌巾包裹。

（4）不同手术部位的特殊准备：①胃肠道准备，消化系统肿瘤一般在术前 5 日起进无渣饮食，术前 1 日进流食，当晚 8 时开始禁食，全麻手术术晨禁水，涉及饮食通道的手术一般要插胃管以备胃肠减压或用作鼻饲。消化道术前普通灌肠 1 次，以防术后胀气及便秘。对大肠手术，肠道准备更应充分，术前 3 日服不易吸收的磺胺药或抗生素，术前下午服泻剂，当晚和术晨各清洁灌肠一次，以减少术后感染，促进康复。②阴道手术准备，术前 3～5 日每天用 1∶5000 高锰酸钾液行阴道灌洗，以减少术后并发症。

4. 指导预防术后并发症的方法　术前指导患者完成术后需要配合的护理工作，以促进康复及减少术后并发症发生，指导戒烟，以减少呼吸道分泌物。训练患者做深呼吸和有效咳嗽及肢体运动。训练床上排便，以免术后引起排便困难、尿潴留等。

（二）手术后护理

1. 体位　全麻患者应去枕平卧头偏向一侧，以便口腔分泌物或呕吐物流出，避免吸入性肺炎的发生。腰麻、硬膜外麻醉者术后平卧 6 小时，清醒后如血压平稳可取半卧位，颅脑手术头部抬高 15°～20°，减轻脑水肿。

2. 严密观察病情变化，加强安全护理　予以心电监护，15～30 分钟测量一次呼吸、血压、脉搏并记录，观察伤口敷料有无渗血渗液、引流管是否通畅，观察引流液的量、颜色并详细记录，观察患者有无疼痛、疼痛是否剧烈，按医嘱给予止痛剂。全麻清醒前患者常有躁动不安，应加床档，防止坠床。

3. 饮食护理　术后须禁食者通过静脉补充营养，胃肠功能恢复可以进食者，鼓励进食，先给流食，逐步过渡到普通膳食，注意蛋白质、热量及维生素的供给，根据不同手术部位安排患者的膳食。

4. 指导功能锻炼，减少术后并发症　如无禁忌，鼓励患者早期下床活动，其优点是可增加肺活量、利于呼吸道分泌物的排出、减少肺部并发症；有利于改善血液循环，促进伤口愈合，避免下肢静脉血栓形成；促进肠道、膀胱功能恢复，预防肠粘连，减少腹胀及尿潴留发生；利于增进患者食欲，调整患者的心理状态，增强治疗信心。术后当日即可鼓励患者做深呼吸、伸指、屈腕及足趾、踝关节伸屈活动，术后 2～3 天可逐渐进行离床活动，此后逐步增加活动量及时间。

（三）手术后不适及护理

1. 疼痛　术后麻醉作用消失，伤口皮肤出现不同程度疼痛，以术后 24 小时内疼痛最剧烈，之后逐渐减轻。指导患者咳嗽、变换体位时用手按切口周围皮肤，根据疼痛程度按医嘱给予止痛剂。

2. 恶心、呕吐　术后恶心、呕吐常与麻醉作用有关，多发生在术后 24 小时内，其发生不仅影响伤口愈合，还可因呕吐物误吸引起呛咳或窒息，除进行对症治疗外，还应注意观察呕吐性质。

3. 腹胀　术后卧床，肠蠕动减慢，易出现腹胀，应鼓励患者早期下床活动，避免进食产气多的食物。

4. 尿潴留　尿潴留是手术后患者常见并发症之一，其发生与麻醉、年龄、术后伤口疼痛及不习惯床上排便有关，预防其发生的重要措施是术前训练患者床上排便，已发生者首先是设法让患者排尿，注意保护患者隐私，用屏风遮挡患者，采用诱导方法排尿，如按摩下腹部、让患者听流水声、用温水冲洗会阴部或针灸等，仍无法排尿者，在严格无菌条件下行导尿术。第一次放尿量≤1000ml，妥善固定导尿管，观察记录尿量、尿色的变化，做好会阴部护理，预防发生逆行感染。

二、肿瘤放射介入治疗患者的护理

放射介入治疗是以现代医学影像设备为导向，将特制的穿刺针、导管插入患者病变部位，通过导管选择性将药物或栓塞剂注入肿瘤的供血动脉，达到治疗目的。放射介入治疗始于 20 世纪 60 年代，因其操作简便、创伤小、定位准确、并发症少、患者痛苦小等优点，正逐渐成为治疗中晚期恶性肿瘤的一种重要手段，尤其对失去手术机会或手术后复发的肿瘤患者，介入化疗和栓塞是首选的方法，其临床价值已得到国内外学者的肯定。为保证介入治疗的顺利完成，做好术前、术中、术后护理至关重要。

（一）术前护理

1. 心理护理　由于患者对所患疾病的认识程度存在偏差，介入治疗前可能对多种治疗方法反应不佳，对介入治疗均有不同程度的怀疑、紧张、忧虑和恐惧等心理。术前医护人员应准确评估患者的病情及心理特征，主动、耐心、热情地向患者及其家属介绍该治疗的目的及手术方法、术中可能出现的症状及不适、需要配合的要点及注意事项，对缺乏信心或悲观绝望者，应耐心细致做好开导，介绍该项治疗的优点，耐心向患者解释其提出的问题，并向其介绍成功病例，增强其对疾病治疗的信心，充分发挥正性心理特征，以积极的心态配合治疗。

2. 术前准备

（1）常规准备：术前常规检查血常规、尿常规、凝血功能、肝肾功能，并做胸部 X 线片、心电图检查，停用一些可延长出血时间或影响显影效果的药物。

（2）过敏试验：详细询问过敏史，术前一日做碘及抗生素过敏试验。

（3）皮肤准备：根据穿刺插管部位的不同而确定备皮范围。如需经腋动脉穿刺者，需要将双侧腋窝部备皮；若经股动脉穿刺者，备皮范围为脐以下至股上 1/3、双侧腹股沟，包括外阴部。注意穿刺部位有无皮肤疾病、破损或感染，必要时检查穿刺部位远端动脉搏动情况，以便术后对照。

（4）胃肠道准备：术前一日避免进食不易消化的食物，术前 4 小时禁食，以免因恶心、呕吐而使腹内压力增高导致穿刺部位出血。指导进行适应手术后变化的锻炼，如术前练习床上大小便，以利于术后肢体制动时顺利排泄，避免穿刺部位污染。

3. 药物、用物准备　按医嘱备好术中所用药物，如化疗药物、止吐药、镇痛剂、造影剂、2%利多卡因、生理盐水、肝素等，如果需要栓塞者，应准备栓塞剂。为防术中、术后意外发生，应备齐急救物品与药品。

4. 术前营养支持　术前评估患者的营养状况，鼓励患者进食富含维生素、高蛋白质、易消化食物，少食多餐，必要时根据患者营养状况，可用脂肪乳、人血白蛋白等进行支持治疗，以改善营养状态，增强抵抗力，保证介入治疗的顺利完成。

（二）术中护理

1. 心理护理　尽管术前进行过心理干预，但该治疗手段毕竟是一项有创操作，患者进入介入室后会存在不同程度的恐惧心理，手术护士应热情接待患者，给予必要的心理疏导，指导患者使用放松方法，讲解术中可能出现的感觉与不适，增加安全感，减轻恐惧感，以放松的心情配合治疗。

2. 术中配合　首先调节好室内温湿度。协助手术医生摆放患者体位，暴露手术野并配合消毒穿刺部位，备齐术中所需物品并检查其质量，根据术中需要主动传递物品，保证手术顺利完成。

3. 病情观察　术中观察患者意识及监测生命体征情况，注意有无不良反应发生，如出现恶心呕吐时，除遵医嘱使用止吐药物外，应将患者头偏向一侧，保持呼吸道通畅，避免窒息及吸入性肺炎发生。

（三）术后护理

1. 一般护理　手术结束回病房，持续心电监护 24 小时，严密监测生命体征。绝对卧床休息 24 小时，穿刺侧肢体制动 8～12 小时，穿刺部位给予 1kg 沙袋压迫 6～8 小时，观察穿刺点局部有无出血，保持敷料干燥。准确记录 24 小时出入量，加强基础护理，预防发生护理合并症。

2. 穿刺侧肢体血液循环的观察　密切观察术侧肢体的血供情况，如足背动脉搏动情况，皮肤的颜色、温度，以便及时发现有无栓塞情况，及时采取相应措施。

3. 介入并发症的观察与护理

（1）局部出血与血肿：其发生除与患者自身凝血机制障碍有关外，还与穿刺插管不顺利、穿刺点压迫不当、压迫时间不够等有关，故拔管后穿刺点局部压迫 5 分钟后，观察局部无活动性出血再加压包扎，压力以不影响远端血液循环为度，如形成血肿，除观察肢体功能外，更应观察血肿内有无动脉搏动，防止假性动脉瘤的形成。

（2）发热：抗肿瘤药物注入肿瘤组织内，由于肿瘤组织坏死的重吸收及栓塞剂的刺激，会引起不同程度的发热，一般出现在术后 1～2 天，体温波动在 38.5℃左右，经对症处理后下降。术后应监测患者的体温变化，一般低热时可不予处理，鼓励多饮水，体温超过 39℃者，除口服解热镇痛药外，可配合物理降温，汗多者及时更换衣被，避免着凉感冒，如持续高热不退者，注意有无感染，可抽血培养及做药物敏感试验。

（3）疼痛：介入治疗后肝腹疼痛或胸痛的发生率较高，这主要是由肝脏肿瘤组织坏死，肝被膜张力增大，肿块破裂而引起。轻度疼痛时给予解热镇痛剂；不能缓解时可给予布桂嗪或曲马多肌内注射；若腹部剧烈疼痛时，需注意腹痛的程度及性质，不宜使用强镇痛剂，注意有无急腹症的发生。

（4）胃肠道反应：一般多在介入后 2 天发生，主要是由抗肿瘤药物损伤患者胃肠道黏膜而引起，观察呕吐物性质、量、颜色，并做好记录，同时将患者头偏向一侧，以免误吸呛咳或窒息。遵医嘱给予对症处理，鼓励患者进食易消化、清淡、流质饮食，少食多餐，呕吐严重者应及时给予支持治疗，保持体内水电解质平衡。

（5）骨髓抑制：抗肿瘤药物对骨髓有不同程度的抑制作用，患者表现为白细胞、血小板值降低，在介入治疗后必须定期复查患者的血常规，当白细胞$<4×10^9$/L 时，给予升白细胞药物，同时做好患者的保暖和皮肤口腔卫生护理，预防感染。

（6）肾脏的损害：抗肿瘤药物几乎都需经过肝脏和肾脏的代谢排出，尤其是顺铂对肾脏的毒性较强，护理人员应鼓励患者多饮水，或遵医嘱给予静脉大量补液，保持尿液碱性化，保证每日尿量在 2000ml 以上，加速药物从肾脏排泄，减轻抗肿瘤药物对肾脏的损害。同时观察 24 小时尿量及尿色，每日尿量少于 500ml 或尿色改变时应留尿送检，根据患者的病情及时复查肾功能。

（7）肝脏的损害：肝癌介入治疗后使正常肝组织的血液供应也相应减少，导致肝细胞缺氧缺血，因而进行介入治疗前必须常规检查肝功能，介入治疗后注意观察患者神志、意识、精神的改变，及时发现有无肝性脑病先兆症状，必要时给予吸氧，以改善肝细胞缺氧状态，并且给予保肝治疗，出现腹水或腹水加重时，应补充血浆或白蛋白。

（8）排尿困难、尿潴留：介入治疗后，患者因术后平卧位、肢体制动所致排尿姿势的改变、担心穿刺处出血及不习惯于他人在场的环境下排便等多种因素，出现不同程度的排尿困难与尿潴留，可行腹部按摩、听流水声、温热水冲洗会阴等解除患者心理压力，为患者提供独处的环境等，经上述处理后仍不能排出尿液者行导尿术。

三、肿瘤热疗患者的护理

肿瘤热疗（hyperthermia）是一种利用物理能量（微波、射频、超声波）作用于肿瘤组织，使其温度上升，发生热效应或热的后续效应而使肿瘤细胞凋亡、坏死的治疗方法，相关研究证明，热疗与放化疗联合应用可显著提高肿瘤的局部控制率及患者生存率。

（一）热疗方法

目前临床使用的热疗，主要通过超声、电磁场、电磁辐射三种物理方式升温，所采用的热疗方法有：

1. 全身热疗　主要采用体外循环加温血液或通过热辐射进行全身加温，方法有热水毯、蜡浴、热箱、包裹等，把身体温度提高到 41～42℃，破坏肿瘤细胞膜，使肿瘤细胞变性坏死而达到治疗目的。目前多用于全身转移性癌的治疗，主要不良反应以出现局部皮肤烫伤及皮下脂肪结节多见。

2. 局部热疗　直接对肿瘤局部加热而达到治疗目的，方法简便，患者痛苦小，易于接受，包括体外热疗、腔内热疗、组织间热疗三种方法。体外热疗用于治疗体表浅部肿瘤，如皮肤癌、恶性黑色素瘤、头颈部浅表肿瘤等；腔内热疗是利用人体自然腔道，将加热辐射器置入体腔加热治疗，如食管癌、直肠癌、阴道癌、宫颈癌等；组织间热疗是将金属电极插植于肿瘤组织内进行加热治疗，如头颈、乳腺、躯干等部位的肿瘤，能够使肿瘤部位得到均匀、充分加热，但技术复杂，需要外科医生配合。

3. 区域热疗　采用热灌注等技术，对体腔、器官、肢体进行加热达到杀灭肿瘤细胞目的，包括区域性灌注、腔内灌注及热水浸浴。胸腹腔热灌注用于胸膜转移性胸腔积液与腹膜转移性腹水及恶性胸腹腔积液的治疗，肢体热灌注联合放化疗可用于肢体肉瘤的治疗。

（二）热疗患者的护理

1. 热疗前的护理

（1）心理护理：治疗前根据患者的情况，有针对性介绍热疗的相关知识、治疗的必要性和可行性、治疗过程中个体的感觉、可能出现的并发症、个人需要配合的要点等，让患者参观其他患者治疗的过程，帮助患者解除心理恐惧及担忧，以稳定、愉快的心情配合治疗。

（2）患者的准备：签热疗知情同意书，有疼痛者，在热疗前注射止痛剂，少饮水，排便后用纸巾将外阴及尿道口的尿迹擦干净，穿宽松的棉质内衣，脱去戒指、钥匙、手表、项链、皮带、手机等金属及带磁性的物件，以防发生烧伤。

（3）治疗环境及操作准备：热疗室温度保持在 22～26℃，备清洁病员服 1 件、干毛巾数条，根据患者个体需要播放轻松舒缓的音乐，创造温馨和谐的治疗氛围，消除患者的陌生感及恐惧。操作人员协助患者到治疗床上，查对患者的治疗准备落实情况，摆放体位，暴露治疗部位，交代患者在治疗过程中有不适要及时告诉操作人员，以便及时处理。

2. 热疗中的护理

（1）热疗中保持体位不变，提醒患者不能触摸电极板、机身，家属不能触摸患者，以防烫伤。

（2）密切观察生命体征变化，重视患者的主观感受，如出汗较多时，可关高压暂停键，协助患者擦干汗液，患者若出现病情变化，应报告医生，暂停治疗。

（3）治疗结束，协助患者更衣，观察热疗局部皮肤颜色，有无红肿、疼痛、水疱等烫伤情况发生，发现异常，及时按烫伤处理，护送患者回病房，并妥善安置。

3. 热疗后的护理

（1）了解患者治疗后的反应，与病房护士交接好患者，继续观察生命体征，一旦出现异常，及时报告医生处理。

（2）鼓励患者治疗后多饮水，进食高热量、高蛋白质、高维生素食物，观察记录尿量情况。

（3）注意热疗局部皮肤护理，继续观察有无热疗反应。

（4）每周监测血常规，如白细胞计数降低，积极给予升白细胞治疗，保证治疗顺利进行，以免影响疗效。

四、肿瘤生物治疗患者的护理

肿瘤生物治疗是现代生物技术和临床医学等多学科交叉融合而形成的一种新的肿瘤治疗技术。基因组学、干细胞和体细胞克隆技术、生物芯片技术等一系列新兴技术的问世和发展，为医学基础研究和临床诊疗提供了新的途径和思路。各国都将"生物治疗"的概念引入到人类重大疾病：肿瘤、心脑血管疾病、感染性疾病、血液系统疾病等的攻克过程之中。生物治疗的出现成为医学发展历程中的重要里程碑，尤其是肿瘤生物治疗已在临床研究中展现出了良好的应用前景，如今生物治疗已经成为肿瘤综合治疗中的第4种模式。肿瘤生物治疗主要包括免疫治疗、基因治疗、靶向治疗、抗血管生成治疗、干细胞移植治疗等治疗技术。

（一）生物治疗种类

1. 免疫治疗　免疫治疗分为主动免疫治疗和被动免疫治疗。主动免疫治疗中应用最广泛的生物治疗手段是肿瘤疫苗治疗，目前应用于肿瘤治疗中的疫苗包括细胞疫苗、病毒疫苗、蛋白多肽疫苗、DNA 疫苗、抗独特型疫苗和异种疫苗等。其分为预防性疫苗和治疗性疫苗。目前针对有确切病毒来源的肿瘤而开发的预防性疫苗已在世界范围内得到推广应用，如 HPV 疫苗，主要用于预防 HPV 感染诱发的宫颈癌。治疗性疫苗也取得了阶段性进展，用于治疗晚期前列腺癌的 DC 疫苗是当前最为成功的治疗性疫苗。

被动免疫治疗又分为过继免疫治疗和免疫调节剂治疗，过继免疫治疗是指将体外激活的自体或异体免疫效应细胞作为过继免疫细胞输注给患者而进行的生物治疗，目前应用于临床的免疫效应细胞主要有细胞因子诱导的杀伤（cytokine induced killer，CIK）细胞、淋巴因子激活的杀伤细胞（lymphokine-activated killer cell，LAK 细胞）、肿瘤浸润淋巴细胞（tumor infiltrating lymphocytes，TILs）、树突细胞联合细胞因子诱导的杀伤细胞、自然杀伤细胞等。免疫调节剂用以加速诱导免疫应答反应，主要用于增强机体的抗肿瘤作用、抗感染能力，纠正免疫缺陷，对机体的免疫功能产生双向调节作用。临床常用的免疫调节剂有白细胞介素、集落刺激因子、干扰素、肿瘤坏死因子等细胞因子及卡介苗、胸腺素等，其中 α 干扰素（IFN-α）是临床应用时间最长、疗效较为确切的细胞因子，广泛应用于慢性髓性白血病、卡波西肉瘤、肾细胞瘤、恶性黑色素瘤等肿瘤的治疗中。

2. 基因治疗　基因治疗是用正常或野生型（wild type）基因校正或置换致病基因，使其在宿主细胞（host cell）中得到表达，从而治疗肿瘤的一种方法，是在核酸水平上进行的肿瘤治疗，其主要方法有基因置换（gene replacement）、基因修复（gene correction）、基因修饰（gene augmentation）、基因失活（gene inactivation）等，途径主要包括抑癌基因治疗、癌基因治疗、免疫基因治疗、自杀基因治疗、药物敏感基因治疗和多重耐药基因治疗等。目前基因转导 *p53*、基因转导 DC 等基因治疗药物已经进入临床研究阶段。

3. 靶向治疗　靶向治疗是在分子水平上，针对已经明确的致癌位点（分子靶标），通过药物或其他手段，干扰或阻断肿瘤的发生、生长和扩散。包括利用具有靶向性的表皮生长因子受体（EGFR）阻断剂，如吉非替尼、埃罗替尼；针对某些特定细胞标志物的单克隆抗体，如西妥昔单抗、赫赛汀；酪氨酸激酶受体抑制剂，如克唑替尼；抗肿瘤血管生成药物等，临床应用十分广泛。

（二）生物治疗的不良反应及处理

生物治疗过程中，患者可能会出现相应的不良反应，影响治疗的顺利进行。

1. 过敏反应　以体表局部红肿、皮疹，甚至全身瘙痒为主要表现，应立即减缓输注速度或暂停输注，遵医嘱应用抗过敏药物。严重者出现呼吸困难、血压下降，甚至过敏性休克，一旦出现应积极纠正休克。

2. 流感样综合征　表现为发热、寒战、全身不适、肌痛、头痛等，部分患者出现鼻塞、流涕、头晕等。若体温≤38℃时，不必行特殊处理，鼓励多饮水，加强营养；体温＞38.5℃，持续时间较长，给予物理降温或使用解热药物处理，禁用激素类药物。预防措施：运输生物制剂时注意低温避光保存，取回细胞或疫苗后立即使用，独立通道输注，不与其他药液混合。

3. 呼吸系统症状　间质性肺炎、成人呼吸窘迫综合征常见，护理时应严密观察患者呼吸频率，若呼吸＞40 次/分，及时报告医生并保持其呼吸道通畅，给予氧气吸入及解痉止喘处理，有哮喘病史的患者要慎行生物治疗，合理给予饮食、营养支持，做好口腔护理，指导患者进行有效的咳嗽训练，加强心理护理。

4. 消化道症状　表现为食欲不振、恶心、呕吐、口腔溃疡、腹泻等，一般不需做特殊处理，较重者对症处理，该不良反应在靶向药物中多见，可给予地西泮口服、甲氧氯普胺肌内注射缓解症状，腹泻致脱水时及时补充电解质，注意调节饮食，给予清淡易消化饮食，少量多餐，严重者考虑减量或停药。

5. 血液系统症状　主要有骨髓抑制、出血、出血性膀胱炎等，主要发生在用药第一周，在治疗期间应密切观察患者血常规及血压变化，隔日查血常规，必要时每日常规检查，若是既往曾行骨髓抑制治疗的患者，使用时应注意骨髓抑制的发生。

6. 心血管系统症状

（1）心脏情况：在治疗期间极少数患者可能出现心悸、心律失常，多为房性期前收缩。应严密监测患者心电图变化，发生异常，及时记录。

（2）低血压：在患者输入细胞或生物制剂过程中，应每 30 分钟监测血压 1 次，若出现低血压及时报告医生，及时处理。若为低血容量低血压应及时补充血容量，不是低血容量低血压可用多巴胺升压。

（3）高血压：有少数患者在生物治疗中会出现血压升高，此时注意监测血压，观察患者全身反应，做好心理护理，可遵医嘱使用血管紧张素转化酶抑制剂等。

7. 皮肤症状　常见症状为皮疹、皮肤瘙痒、皮肤干燥、毛发异常、甲沟炎等，斑丘疹多发生于躯干和四肢，部分患者表现为弥漫性红斑及荨麻疹等，此类反应在靶向药物治疗中较多见。轻度皮疹多属自限性，不必处理，严重者应考虑停药或减量，并给予抗过敏治疗，用苯海拉明等抗组胺药，也可用止痒霜涂擦，嘱患者穿宽松衣服，禁用刺激性洗涤剂等。

8. 泌尿系统症状　通常为一过性的肾损害，患者尿量减少，尿素氮及血肌酐水平升高，记录 24 小时出入量，停止治疗后肾功能很快恢复。

9. 神经系统症状　神经系统症状较少见，观察患者有无失眠、多疑、兴奋、怠倦症状，早发现早处理，避免外界刺激，加强心理护理。

（三）生物治疗的护理

1. 心理护理　向患者及家属介绍治疗原理、可能出现的反应，减少患者对于治疗的疑问，增加与患者之间的交流，增强患者对于医护人员的信任感，减少患者不良情绪的产生，使其能够积极配合治疗。

2. 评估患者的情况　询问过敏史、既往治疗史和病史，熟悉当前治疗计划，评估患者的心理状况，评估患者的血生化、心肺功能、血常规、凝血机制、营养状况等。需要做皮试者，按说明要求进行。

3. 治疗前准备　患者在接受生物治疗前，需要增加营养，多吃瓜果蔬菜，增强身体免疫力，尽量避免到人群较多的环境中去，预防并控制感冒，保证患者拥有足够的睡眠，养成良好的生活规律，并对患者的生命体征进行监测，定时测量其体温。

4. 妥善保存药物　许多生物因子制剂需低温避光保存，且有效期较短，护士应了解所有药物特性、注意事项，严格按照药品管理制度正确储存保管药物。

5. 规范操作流程　严格无菌操作及查对，现配现用，治疗前检查急救药品是否到位。治疗中加强巡视，严密观察患者的生命体征及全身反应，出现体温增高，落实好护理措施，及时更换打湿的衣被，保持个人卫生，发生过敏反应时，做好抢救准备，积极配合医生处理，并及时准确加以记录。

6. 全面实施健康教育　教会患者自我护理，有部分制剂需患者自己口服或出院后使用，向患者详细介绍该制剂的储存和运输方式、注意事项、可能发生的副作用及处理方法。

第五节　肿瘤患者常见症状的护理

肿瘤是一种慢性疾病，肿瘤患者因疾病本身或治疗措施的影响，常会出现一些临床症状，降低患者的生活质量，甚至影响治疗的顺利进行。预防和及时处理患者症状，能够减轻患者的痛苦，提高其生活质量。

一、恶心呕吐的护理

恶心呕吐是肿瘤患者常见的症状之一。有70%～80%接受化疗的患者会出现恶心呕吐，10%～44%接受化疗的患者会出现期待性恶心呕吐。呕吐引起脱水、代谢紊乱、营养不良等反应，常使患者感到十分痛苦。

恶心常为呕吐的前驱感觉，也可单独出现。可自行终止，也可继发干呕，主要表现为上腹部的特殊不适感，常伴有头晕、流涎、面色苍白、冷汗、心动过速和血压降低等迷走神经兴奋症状。

呕吐是指胃内容物或部分小肠内容物，通过食管逆流出口腔的复杂的反射动作。呕吐是一个复杂的反射动作，其过程可分为三个阶段：恶心、干呕、呕吐。恶心时胃张力和蠕动减弱，十二指肠张力增强，可伴或不伴有十二指肠液反流；干呕时胃上部放松而胃窦部短暂收缩；呕吐时胃窦部持续收缩，贲门开放腹肌收缩，腹压增加，迫使胃内容物急速而猛烈地从胃反流，经食管、口腔而排出体外。

（一）护理评估

1. 评估恶心呕吐发生的时间、频率、原因及诱发因素，是否与周围环境、服用止痛药物及消化道肿瘤引起的梗阻有关。

2. 评估恶心呕吐的程度，呕吐物量及性质，呕吐物的气味、有无混合物（如血液、胆汁等），腹部体征，呕吐对患者休息、进食及情绪的影响等。

3. 评估患者的精神状态，有无焦虑、抑郁及其程度，呕吐是否与精神因素有关。

4. 评估患者有无脱水征象，如皮肤黏膜的弹性、黏膜是否干燥、眼眶有无凹陷，评估尿量的变化、尿液的颜色及比重等情况。

5. 化学治疗的患者，评估化疗药物治疗的剂量、用药间隔的时间、所用药物不良反应的程度、使用化疗药物前是否已经正确应用止吐药物。

6. 监测每日的摄入量及实验室的检测结果，如电解质水平、尿比重等。

（二）护理措施

1. 创造良好的环境 为患者营造轻松、舒适的治疗环境，化疗时播放患者喜欢的音乐，使自主神经兴奋性下降，分散患者的注意力，减轻恶心呕吐。注意减少各种不良刺激，如污物、药物、气味等，尤其是与化疗药物稀释后颜色相同的食物，应尽量避免，以防产生不良的条件反射。患者出现呕吐时给予安慰，呕吐后帮助患者漱口，及时清理呕吐物。

2. 合理安排用药时间 在睡眠中给药可预防化疗所致的呕吐。对呕吐频繁者可于午睡时给药。静脉化疗于餐后3～4小时用药适宜，此时胃充盈量小，胃内压力低，出现呕吐症状少。

3. 正确使用止吐剂 肿瘤患者化疗时最有效控制恶心呕吐的方法是应用止吐剂。常用的止吐药物有恩丹西酮、格雷司琼、托烷司琼、甲氧氯普胺等，于化疗前30分钟至1小时和化疗后4～6小时给药。对呕吐严重者可根据病情使用镇静剂如地西泮、H_2受体阻滞剂及糖皮质激素如地塞米松等。甲氧氯普胺使用后可发生锥体外系症状和直立性低血压，应注意与患者沟通和加强观察。

4. 饮食指导

（1）给予清淡易消化的温凉食物，少食多餐，选择适合患者口味的食物，适当增加富含色氨酸的食物，如豌豆苗、熟栗子、乌贼、糯米等，注意色香味的搭配，避免油腻、辛辣的食物。已经发生呕吐者可在呕吐的间歇期进食，接受化疗的患者可选择化疗后 6 小时进食，避免餐后立即平躺，防止食物反流引起恶心。

（2）保持口腔卫生：餐后、睡前要漱口，去除口腔异味，增进患者的舒适感。

（3）让患者保持舒适的体位，发生呕吐时取侧卧位，以防窒息。

（4）建议咀嚼口香糖，多食薄荷类食物，避免进食有强烈气味的食物，如臭豆腐、奶酪等。

5. 准确记录出入量　监测患者的体重、电解质水平，了解有无脱水情况，根据病情制订和修改膳食计划，补充足够的液体，保证水、电解质平衡。

6. 心理护理　护理人员有针对性地进行心理疏导，多巡视病房，加强交流沟通，帮助患者正确应对恶心呕吐，减少烦躁焦虑等不良情绪，保持乐观的精神状态。

（三）健康教育指导

1. 选用清淡易消化冰凉的食物，避免太甜或太油腻的食物。

2. 避免接触让自己恶心的气味，如油烟、香烟和香水的气味。

3. 感到恶心时，可缓慢深呼吸。

4. 在接受放疗或化学治疗前 2 小时内应避免进食，以防止呕吐。

5. 通过与朋友或家人聊天、听音乐、看电影或电视来分散注意力。

二、便秘腹泻的护理

（一）便秘

便秘是恶性肿瘤患者常见的症状，其发生率约占 15%。可使患者腹痛、腹胀、食欲不振甚至烦躁焦虑等，使患者感到十分痛苦，影响患者的生活质量。便秘是指粪便停留于结肠的时间超过正常排出时间，使大便干结，导致 48 小时以上不排便；或主观感觉排便困难或有解不净的感觉的症状。

1. 护理评估

（1）了解患者既往的排便习惯，排便的次数，粪便的特性、量，肠蠕动的频率及每次排便的时间。

（2）评估癌症诊断后的排便习惯、排便次数、排便时间等，评估是否出现相关疾病影响肠道功能，评估食欲及水分与膳食纤维的摄取情况，评估目前的用药情况、是否有肠梗阻症状等。

（3）评估患者活动能力、进食及用药情况。

（4）评估肠鸣音有无异常，腹胀及排气情况。

（5）评估已经采用的通便方式及效果。

2. 护理措施

（1）指导患者养成定时大便的习惯，有便意时不要抑制。进行输液治疗时及在其他不方便的时候出现便意时尽可能为其创造良好的排便环境，协助及时排便。

（2）饮食指导：食物多样化，进食富含纤维素的食物，如南瓜、红薯、豆芽、韭菜、卷心菜、蘑菇、西红柿等，刺激肠蠕动，促进排便。还应多饮水，每日至少 2000ml。

（3）鼓励患者适当运动，根据每个患者的具体情况为其制订相应的锻炼计划如散步、打太极拳等。卧床患者应指导其行腹部按摩，患者仰卧、全身放松，可主动或被动操作，将一手掌放在肚脐正上方，用拇指及四指指腹从右至左沿结肠走向按摩以促进肠蠕动，促进排便。

（4）遵医嘱给予缓泻剂和软化剂，大便嵌塞可用液状石蜡、开塞露灌肠。

（5）使用缓泻剂后应仔细观察并记录患者的排便量、排便时间、排便性质及颜色等，对长期使用缓泻剂的患者要及时予以纠正并做好患者排便用药指导工作。

3. 健康教育指导

（1）养成良好的生活习惯，定时大便，有便意时不能忍耐和克制。

（2）如病情许可，尽可能起床活动，力所能及地自理生活，以防止便秘的发生。

（3）多饮水并进食富含纤维素的食物，如带皮的新鲜水果、豆芽、韭菜等。

（4）少吃容易引起便秘的食品，如巧克力、奶酪、鸡蛋和过于精细的食物。

（二）腹泻

正常人每天排便 2～3 次或每 2～3 天排便 1 次，粪便性质正常。腹泻患者不仅排便次数增多，还有粪便性质的改变，水分及量的增加，每天粪便量大于 200g。肿瘤患者常常出现腹泻，严重影响患者的生活质量和治疗效果，严重时甚至可能危及患者生命。

1. 护理评估

（1）病史评估：患者既往病史，过去的排便形态、治疗情况、食欲及进食状况、消化状况等。

（2）评估患者的生命体征和临床症状及体征，如患者的皮肤弹性及口腔黏膜情况，有无脱水指征，注意患者是否伴有腹胀。

（3）评估腹泻发生的时间，大便次数、量、气味、性状及颜色，持续的时间，肠鸣音有无亢进，肛门周围皮肤情况及肛门指检情况等。

（4）患者出入量的评估。

（5）监测实验室的检查结果，如患者大便化验结果、电解质平衡状况、全血细胞计数/分类等，判断有无感染发生。

2. 护理措施

（1）病情观察：密切观察患者生命体征及有无全身中毒症状，如发热、头晕、腹痛、虚弱等。记录每天腹泻发生的次数、量，大便性状，持续时间和相关症状，必要时留取标本送检，密切注意肠出血、肠坏死及假膜性肠炎的发生。若腹泻每日 5 次以上或出现血性腹泻，应及时报告医生，加强巡视和安全护理，以防止患者因腹泻虚脱而跌伤。配合医生做好全血细胞计数、生化及大便检查，必要时采用适当的抗生素进行治疗。

（2）饮食调节与营养支持：进食高蛋白质、高热量的低残渣食物，避免对胃肠道有刺激的饮食。避免食用能加重腹泻的食物和药物，如奶制品和高脂肪油炸食品，应食用清洁易消化的流食及不含碳酸和乙醇的饮料。加强营养知识宣教工作。

（3）肛周皮肤护理：腹泻患者的肛门及肛周皮肤常因反复刺激和潮湿，出现不同程度的皮肤完整性受损，为防止感染，保证肛周清洁、干燥是护理的关键，每次患者排便后都必须用温水清洗、坐浴，局部涂擦保湿乳剂或氧化锌软膏等，使患者的肛周皮肤清洁、干燥和舒适，有效地预防和避免发生肛周皮肤糜烂或溃疡。

（4）心理护理：患者出现腹泻，尤其是严重腹泻，会加重患者的心理负担，出现焦虑、恐惧甚至绝望的心理，护理人员应主动、耐心、热情为患者提供人性化护理，向患者讲解相关疾病知识，帮助其正确认识，减轻心理负担，保持乐观情绪，调动内在因素，增强自身抗病能力。

3. 健康教育指导

（1）指导患者进食少渣、低纤维饮食，并避免进食易产气的食物如豆类、糖类、洋白菜、碳酸饮料等。

（2）饮食上，要选择食用质软、易消化、富含营养、有足够热量的食物，坚持少量多餐，进食温和性食物，避免刺激性、过敏性、高渗性食品以及过冷、过热、产气性食物的摄入，以利于吸收并减轻对肠黏膜的刺激，维持机体代谢的需要。

（3）鼓励多饮水，每日约 2000ml。

（4）为患者提供良好的就餐环境，避免不良刺激，增进患者食欲。

（5）腹泻严重者应禁食，从静脉补充水分及营养。

三、口腔合并症的护理

肿瘤患者接受治疗时，尤其是接受放化疗时，常出现口腔炎、口腔溃疡、感染、口干等口腔合并症，使患者的舒适度发生改变，影响患者的进食，给患者带来极大的痛苦。

（一）口腔黏膜炎

口腔黏膜炎是肿瘤患者接受放化疗过程中最常见和最让患者感到痛苦的反应之一。据统计，接受化疗后患者口腔黏膜炎的发生率约为40%。早期表现为轻度红斑和水肿，严重的口腔炎可引起溃疡、感染和出血，并且由于疼痛而影响进食。有国内外学者报道，放射性口腔黏膜炎已成为目前鼻咽癌等肿瘤放射治疗中严重的制约因素，其发生率几乎100%，有50%以上的发生Ⅲ级损伤，患者常因口腔黏膜反应严重而影响治疗效果，延长住院时间，增加医疗费用。

口腔黏膜炎是指发生于口腔和咽部的黏膜组织的急性炎症和溃疡反应。主要表现为口腔黏膜组织充血水肿、溃疡、疼痛、口腔干燥、吞咽困难、营养状况改变、消瘦、出血、感染等，严重者可因进食进水量减少而造成水、电解质、酸碱平衡失调和营养不良。

1. 护理评估

（1）评估患者口腔黏膜颜色、湿度变化，是否存在充血、红斑、糜烂、溃疡等。

（2）评估患者是否存在容易导致口腔疾病的不良因素，如急性感染、组织损伤、龋齿、牙周炎、黏膜病变、创面破溃、不合适的义齿等。

（3）注意询问患者有无进食疼痛、吞咽困难、味觉的改变等。

（4）评估患者进行口腔护理的能力。

（5）评估量表的选择：对口腔黏膜的严重程度进行分级，有助于认识与治疗相关不良反应，采取干预措施，提高患者的生活质量，保证治疗的顺利进行。

2. 口腔黏膜炎的预防　预防口腔黏膜炎的发生可改善放化疗患者的生活质量，但目前尚无标准的口腔护理方法预防其发生，众多研究共同指出，预防口腔黏膜炎主要是加强对患者的教育，强调漱口和采取口腔护理措施降低口腔黏膜炎的发生。

（1）在放化疗前应治疗牙龈及口腔炎症，并可预防性洁齿，避免放化疗期间进行口腔治疗。

（2）开始放射治疗当日，鼓励多饮水（＞2500ml/d），可用金银花、麦冬泡水口服，使口腔黏膜湿润。

（3）向患者介绍有关口腔卫生及护理的常识，每天评估患者口腔内感觉及味觉有无变化。

（4）保持口腔卫生，用软毛牙刷刷牙，选用非刺激性洁牙剂。饭前、饭后漱口，漱口液可选用淡盐水（500ml 温开水中加盐 3～4g）、复方硼酸溶液、3%碳酸氢钠或 3%过氧化氢溶液，保持口腔清洁、湿润。

（5）忌烟酒，避免食用过热、过凉、过硬、辛辣、粗糙的刺激性食物。

（6）患者应多嚼口香糖，多做咀嚼运动，可减轻张口困难。

3. 护理措施

（1）密切观察：每日仔细观察和评估口腔黏膜情况，有口腔疾病的患者应先治疗口腔疾病，向患者讲解口腔黏膜炎的观察和预防方法以及营养支持对加速口腔黏膜愈合的重要性。

（2）发生口腔黏膜炎时，积极进行对症护理，如用复方硼砂液、氯己定液含漱，保持口腔清洁，炎症严重时用庆大霉素、地塞米松、维生素 B_{12} 雾化吸入，疼痛剧烈时口服普鲁卡因，口干严重者用麦冬、金银花泡茶饮。

（3）指导患者正确局部用药方法，达到最佳的效果。

（4）心理护理：护理人员应耐心向患者讲解放化疗不良反应对口腔黏膜的影响，以及口腔黏膜炎的机制和预后，鼓励患者坚持治疗。

（5）饮食护理：鼓励进食营养丰富的食物，避免食用过冷、过热、辛辣、酸性或硬而粗糙的食物，少食多餐，禁忌烟酒。

4. 健康教育指导

（1）让患者摘掉义齿，每天用小手电筒和压舌板检查两次，观察口内有无变化，若有异常须及时告知医生或护士。

（2）饭后 30 分钟及每隔 4 小时要用软毛牙刷刷牙。刷牙前可将牙刷浸泡在热水中使其变柔软，刷牙时用凉开水刷，如怕牙刷刺痛伤口，可用小木棒缠上纱布或用棉签刷牙。刷牙后将牙刷彻底洗净，放在阴凉干燥的地方。

（3）使用无刺激性的牙膏或碳酸氢钠溶液刷牙。

（4）饭前饭后及睡前用淡盐水或过氧化氢溶液（双氧水）和水按 1∶3 的比例搅匀漱口。

（5）保持嘴唇湿润，若医生不反对，每天至少要喝 2L 的水或果汁。

（6）尽量吃清淡无刺激性的食品，补充高蛋白食品和维生素，并注意少食多餐。

（二）放射性口腔干燥症

口腔干燥症是口腔有干燥的主观感觉，常表现为唾液黏稠、口唇干裂、味觉异常、黏膜烧灼感并影响患者吞咽、咀嚼、语言等口腔功能。放射治疗是目前治疗头颈部肿瘤，特别是鼻咽癌最有效的治疗方法，口腔干燥症是头颈部肿瘤放射治疗中和放射治疗后常见的并发症。患者唾液分泌减少，口干舌燥，频频饮水，说话和进食受影响，常导致营养不良。

口腔干燥症的治疗常常是困难的。首先应明确引起口干的原因，有针对性地治疗。刺激未纤维化涎腺的分泌，缓解口腔干燥症状；若涎腺未完全纤维化，可通过催涎剂的作用使唾液分泌得到一定代偿来改善口腔内环境。

此外的干预措施中用不含蔗糖的口香糖和甜味剂作用亦较好。放射治疗患者出现口干后，可用冷水、茶、其他无蔗糖无酸的冷饮料或漱口水来湿润口腔。也可使用唾液替代品缓解口干症状，其主要成分是水、电解质及羧甲基纤维素（carboxymethyl cellulose，CMC）或黏蛋白，部分含有氟化物。

四、疼痛的护理

肿瘤患者常常遭受着难以忍受的疼痛折磨。疼痛不仅会对患者的躯体造成严重影响，而且在精神、心理等方面也产生不同程度的影响，疼痛发生时，患者常伴紧张、不安、焦虑、沮丧、痛苦、厌食、失眠、恐惧等折磨。国际疼痛研究协会（IASP）将疼痛定义为"一种不愉快的感觉和情绪上的感受，伴有实质或潜在的组织损伤。"在临床工作中，疼痛已成为继体温、脉搏、呼吸、血压四大生命体征之后的第五生命体征，日益受到重视。有效的止痛治疗，尤其是对晚期癌症患者的止痛治疗，是 WHO 癌症综合规划中四项重点之一。肿瘤专科护理人员采取及时有效的止痛治疗措施和正确的护理措施，能消除癌症患者的痛苦或降低疼痛的发生率，提高患者的生活质量。

1. 癌性疼痛的评估

（1）评估原则：对于癌痛程度的正确评估是正确治疗癌痛的前提，疼痛是患者的一种主观感受，在评估时首先是重视患者的主诉，患者感觉有多痛就是多痛，不宜主观臆断；其次是动态评估各项疼痛指标的变化。

（2）评估方法：对疼痛进行分级比较困难，主要是通过患者对疼痛体验的主观描述进行评估，常带有一定的主观性。目前常用的评估工具主要有词语描述量表（verbal descriptors scale，VDS）、疼痛强度简易描述量表、视觉模拟评分表（visual analogue scale，VAS）、数字评分表（numeric rating scale，NRS）、Wong-Banker 面部表情量表等。

（3）评估内容：评估疼痛开始的时间、部位、持续时间，是否影响睡眠，用过哪些镇痛药、是否有效、有无不良反应，疼痛加重或缓解的因素。同时疼痛评估应反映患者日常生活各个方面的变化。

2. 护理措施　迅速有效地减轻癌痛是护理的基本要求，也是护士基本的责任。因此，护士应尽力提高控制癌痛的护理水平。

（1）准确评估：在对癌痛控制过程中，疼痛的评估是第一重要环节。护士不仅要客观地判断疼痛是否存在，还要确定疼痛的程度。在用药前护士必须根据个体疼痛特点作出准确的判断，采取相应措施，有效地减轻患者的痛苦。

（2）准确及时给药：掌握正确的给药途径，指导患者正确使用止痛药物。向患者说明接受治疗的效果及帮助患者正确用药，强阿片类止痛药物为口服控释片，口服时应整片吞服，不能嚼碎或切开，吞咽困难者可采用直肠给药，否则影响药物吸收，达不到疗效。

（3）干预技术配合药物治疗：使用各种止痛药物的同时可配合使用一些干预技术，

采取音乐疗法、转移或分散注意力、心理支持、针灸、冷疗、热疗、刺激皮肤等疗法。护理人员要鼓励患者和家属的参与，教会一些护理和配合的方法，注意与他们的沟通与交流，建立起可信赖关系，树立起疼痛可控制的信心。

1）健康教育：根据患者的具体情况，有针对性地把有关疼痛及疼痛评价、使用药物注意事项及其他止痛方法告诉患者及家属；对自控镇痛的患者，护士必须向患者及家属讲授相关疼痛评估、给药时机、仪器操作方法、药物止痛效果的特点、副作用评价等方面的内容。纠正其错误观念，积极配合治疗，主动参与自我护理。向患者和家属说明接受治疗的效果、帮助患者和家属了解疼痛产生的原因，为什么必须按时服用药物以及药物有可能产生的副作用及其防治等。

2）心理护理：要帮助患者树立信心。因势利导，调动患者积极的心理因素，帮助克服其消极的心理因素。争取患者信任，增强患者的安全感，稳定情绪，解除焦虑。还要指导家属对患者提供必要的家庭支持，患者与家属关系和谐，有利于癌性疼痛的改善，可促进患者的遵医行为。

3）松弛干预：嘱患者闭上双目，做叹气、打呵欠等动作，随后屈髋屈膝平卧，放松腹肌、背肌、脚肌，缓慢做腹式呼吸。或者嘱患者在幽静环境里闭目进行深而慢的吸气和呼气，并随呼吸数数，使清新空气进入肺内，精神放松，达到缓解疼痛的目的。

4）分散注意力：分散对疼痛的注意力可减少对疼痛的感受强度。指导患者行深呼吸、听个人喜爱的音乐、看电视、读书看报、参加活动、自我暗示等，以转移患者对疾病的注意力，缓解紧张焦虑情绪，帮助患者树立信心。

（4）观察效果及副作用护理：包括了解治疗的基本原则，各阶梯代表药物及主要副作用，做好副作用的观察、预防和护理。

（5）为患者创造良好的住院环境：安静的环境、充足的光线、新鲜的空气、适宜的温湿度、有一定的保暖设施等，可使患者放松，增加舒适感。减轻外界因素对患者不良的刺激，以协同药物作用，提高止痛效果。

（6）加强基础护理：保持口腔、皮肤的清洁，预防护理合并症发生。

五、凝血功能障碍的护理

肿瘤患者在放化疗的过程中常并发凝血功能障碍导致的出血。有资料报道，约有50%的肿瘤患者在患病过程中发生凝血功能障碍，包括发生弥散性血管内凝血、血栓、出血等问题，如果不能得到及时的治疗和护理，患者很可能因放化疗副作用而引起出血，延误继续治疗，甚至危及生命。

（一）护理评估

1. 评估患者病史及家族史 仔细全面评估患者病史及家族史，了解患者有无出血倾向，评估内容包括：

（1）注意有无出血倾向：观察患者皮肤有无瘀斑、青紫，有无牙龈出血、鼻部出血，大小便的颜色，有无视物模糊和关节疼痛等。

（2）家族成员中有无血液系统功能异常疾病。

（3）了解患者治疗情况，是否使用过影响凝血或引起出血的药物。

（4）接受输血治疗的患者，判断治疗效果及患者是否有贫血。

2. 身体评估 认真对患者出血的症状和体征进行检查和评估，按照从上到下的顺序，不能遗漏任何部位，尤其是巩膜、口腔黏膜。

（1）皮肤：观察皮肤有无瘀斑、瘀点，出现的部位、大小、数量，创伤性操作部位有无渗血。

（2）眼和耳：评估患者有无不适主诉，如视物不清、头痛、耳痛等，必要时通过检眼镜进行检查。

（3）鼻咽、口腔：观察有无鼻出血，口腔黏膜的完整性，有无溃疡及牙龈出血现象。

（4）循环系统：注意有无呼吸道、消化道、泌尿系统的出血，有无呼吸困难，呼吸音的性质，有无咯血，有无腹痛、呕血、黑便，尿量及颜色的情况，周围循环情况，如皮肤和甲床色泽、肢体的温度和湿度、周围静脉特别是颈静脉的充盈情况。

（5）中枢神经系统：评估患者的意识状况、血压的变化，注意有无颅内出血及组织灌注不良。

3. 每日监测出血时间、血小板计数、血浆凝血酶原时间、活化部分凝血活酶时间、血浆纤维蛋白（原）降解产物水平、血红蛋白水平，了解血常规的动态变化，及时判断患者有无出血倾向或出血。

（二）护理措施

1. 控制出血的护理措施

（1）病情观察：注意患者皮肤黏膜、内脏有无出血征象，出现出血时注意出血的部位、出血量和时间。了解实验室检查结果，如血红蛋白水平、血小板计数、出凝血时间、凝血因子水平等，监测心率、血压及意识状况。

（2）对有颅内出血和出血倾向的患者要给予绝对卧床休息，遵医嘱给予镇静剂，保证充足睡眠，避免情绪激动，同时予以心理安慰和支持。

（3）协助患者选择舒适的体位，大咯血时应保持呼吸道通畅，头偏向一侧，防止误吸及窒息发生。

（4）大出血时应禁食，迅速建立静脉通路，补充液体，遵医嘱合血，给予高浓度氧气吸入，保证液体、止血药和血液制品的输入，准确记录出入量。

（5）如为表浅部位出血，在出血点加压止血并立即冷敷，冷敷时要防止冻伤的发生。

（6）鼻出血时，用棉球或明胶海绵填塞，无效时用 1：1000 肾上腺素棉球填塞，并局部冷敷。出血严重时，尤其是后鼻腔出血可用凡士林油纱做后鼻腔填塞。3 天后取出油纱条，如仍有出血者，需更换油纱条再填塞。

（7）采集血标本应尽量集中在同一时间进行，不宜无计划或多点采集，一般选择外周血管，要求一针见血，减少穿刺次数，标本采集后及时送检。

（8）在进行各项护理治疗操作时动作要轻柔，在进行肌内注射、静脉给药后用干棉球压迫针眼至无出血为止，并嘱患者注意自己不要碰伤，以防出现皮下血肿。

（9）加强基础护理措施落实，保持床单位清洁整齐，同时保持室内空气新鲜，室内温度及湿度适宜，勤翻身、拍背，做好消毒隔离工作，保持口腔、皮肤清洁，预防压疮、尿路感染、坠积性肺炎等并发症的发生。

（10）除以上针对性的护理外，还应准备好抢救止血的物品、药品，配合医生及时进行各项止血及抢救措施。

2. 预防出血的护理措施

（1）指导患者掌握并采取预防出血的方法：避免剧烈活动，防跌倒和碰伤，病室内的地板应防滑、去除室内外可能的危险因素。剪短指甲，以免抓伤皮肤。指导患者切勿用手指挖鼻孔和过多擤鼻，用软毛牙刷刷牙，不要用牙签剔牙，忌食辛辣、刺激性、尖硬粗糙的食物，要求进食高营养、易消化的食物。

（2）避免可能导致出血的诱发因素：尽量避免各种人为的创伤，如肌内注射、各种穿刺、灌肠、置胃管、导尿等，必须注射或穿刺时应快速、准确，拔针后局部加压时间适当延长，穿刺时宜选择小号针头，穿刺部位交替使用，避免使用止血带，以防局部血肿形成。如需留置各种导管时，应充分润滑导管，加强观察受压部位皮肤、黏膜情况。

（3）避免使用非甾体抗炎药及抗凝药物。

（三）健康教育

（1）给患者及家属讲解相关疾病知识，缓解其焦虑和恐惧，使患者主动配合治疗。

（2）避免进行引起身体伤害的活动，提醒患者使用锐器用物时应小心，避免发生皮肤擦伤及肢体挤压而引起出血。剃须尽量使用电动剃须刀。保持床单平整，被褥衣裤应轻软。

（3）指导患者用软毛牙刷刷牙，忌用牙签剔牙，防止牙龈和口腔黏膜损伤。

（4）尽量避免食用油炸食品或质硬的水果，进食清淡、少渣、高营养饮食。

（5）保持室内湿度在 50%～60%，防止鼻黏膜干燥增加出血的机会，避免用手抠鼻痂和外力撞击鼻部，鼻腔干燥时，可用液状石蜡或薄荷油滴鼻，保持黏膜湿润。

（6）保持大便通畅，防止情绪激动，避免颅内压增高而引起颅内出血。

六、癌性疲乏的护理

疲乏是癌症患者最常见的主观症状之一，严重影响患者的生活质量，可由癌症本身及其相关治疗引起。相关研究显示，接受化疗的患者有 75%～96%产生疲乏，75%～100%接受放射治疗的患者及 33%～89%晚期癌症患者都有癌性疲乏。疲乏是一种虚弱、缺乏激情及易累的主观感受。一般认为疲乏具有两层含义：一是因体力和脑力消耗过多而需要休息；二是因运动过度或刺激过强，细胞、组织或器官的功能或反应能力减弱。疲乏是指生理、心理过度消耗而导致衰弱、无力、功能减弱等状况，给患者带来不悦甚至痛苦的体验。美国国家癌症综合网络（The National Comprehensive Cancer Network，NCCN）（2000 年）把癌性疲乏定义为一种对疲乏的主观感觉，具有持续性以及非普遍性的特点，与癌症本身以及影响生理功能的癌症治疗有关。这个定义强调了癌性疲乏的特征，以区别于健康人群经历的疲乏，NCCN 定义的癌性疲乏具有主观性和干扰日常功能的特征，与 Ream 和 Richardson 所定义的疲乏特征是相一致的。Piper 等（1987 年）将癌性疲乏定义为一种主观感受到的、不寻常的全身性的过度疲劳，与癌症有关且受到生理周期的影响，持续时间和强度不定，其缓解与个人的行为和努力不成比例或不相关。

（一）护理评估

癌性疲乏虽然是主观的体验，但在表现上又有客观性的特点，对癌性疲乏的评估目前可推荐的、使用较广泛的方法是通过借用国外测评工具对疲乏进行测定，尽管近年来癌性疲乏也引起了国内学者的重视，相关研究开始启动，但目前未见本土测量工具的研发报道。

1. 评估工具　常用评估工具有：①Piper 疲乏量表（Piper fatigue scale，PFS）；②简短疲乏评估量表（brief fatigue inventory，BFI）；③疲乏症状量表（fatigue symptom inventory，FSI）。

2. 评估方法　让患者记录疲乏日记是一种值得推荐的方法。指导患者利用日记的形式记录自己的疲乏感受，包括疲乏的发生时间、持续的长短、程度、加重的因素及缓解方法等，有利于医护工作者通过疲乏日记全面了解患者的疲乏，有针对性制订干预计划，采取有效的应对措施。

（二）护理措施

1. 帮助患者正确认识癌性疲乏　帮助患者认识到癌性疲乏常见的方式、引起的原因、持续时间、疲乏的程度，消除其对癌性疲乏的错误认识，促使患者在治疗过程中每天进行自我疲劳监测，记录哪些护理干预可缓解疲乏以及继续治疗提高生活质量的信息，加强患者及家属对健康照护的调整能力，保持自己的应对信心。

2. 提高睡眠质量，保证充足的睡眠　关心并帮助患者制订作息计划，养成良好的作息习惯，每天保证充足的睡眠和休息。为患者提供一个良好的睡眠环境，做好心理疏导，消除精神因素对睡眠的影响，可采用临睡前用热水泡脚、喝牛奶或蜂蜜等方法，指导患者行自我催眠法等，促进睡眠，提高睡眠质量，减轻疲乏。

3. 鼓励适度的有氧运动，减轻生理不适　相关研究显示，化疗期间活动与疲乏呈负相关，化疗患者每天进行有规律、低强度的体育锻炼，可以有效缓解疲乏，锻炼坚持的时间越长，化疗相关疲乏的程度就越低。运动可以缓解疲乏已成共识，有氧运动刺激腺垂体分泌 β-内啡肽，其是最好的生理镇静剂。根据患者个体情况，对活动的内容、强度、持续时间和频度加以限定，以患者耐受能力为度，制订出针对性较强的活动计划，可在清晨和晚上睡觉前适当增加有氧活动量，如散步、打太极拳、做体操。

4. 给予心理支持　癌症患者因疲乏带来的不适以及疲乏对日常生活活动能力、生活质量的影响，会出现一定程度的心理问题，如焦虑、抑郁、绝望等。护理人员及时了解患者心理状态和个性心理特征，灵活运用交流沟通技巧，鼓励患者积极寻求帮助，除提供支持性心理干预外，尚可考虑其他社会、心理干预的方法，如采用一对一咨询或小组干预的形式，通过不同方式宣传疾病防治知识，介绍成功病例，鼓励患者参加抗癌组织，与病友谈抗癌体会，让患者表达自身的感受、需求，分享其他成员的应对经验，以此缓解压力，减轻因患癌症而出现的诸如疲乏等不适的体验。指导亲属给予患者温情关怀，激发其生存欲望和对亲人的眷恋，振奋精神，适度恢复工作、回归社会同样能对改善其心理状况起到积极的作用。

5. 满足个体需求　疲乏严重的患者，让其卧床休息；做好生活护理，如擦浴，洗头、口腔、皮肤护理等；将患者经常使用的物品放至易拿取的地方，减少其活动量和体力消耗；患者活动时注意安全，护士或家人陪伴左右，防止跌倒；鼓励患者参加娱乐活动、和朋友谈心等；患者有外出要求时，在病情许可的情况下借助轮椅、手杖，在护士或家人帮助下去风景宜人的地方散步。患者心情舒畅后，疲乏也得到缓解。

6. 饮食的调养　合理的营养摄入对消除疲乏感、恢复体力非常重要。鼓励患者多饮水，促进代谢废物的排泄。按照少食多餐的原则指导患者摄入高蛋白、高维生素、高热量、易咀嚼和吞咽、易消化的食物，改进患者的营养状况，增进患者的能量来源，必要时采取完全胃肠外营养以维持最佳营养状态。

（三）健康教育

1. 帮助患者认识癌性疲乏，了解疲乏常见的方式、持续时间、缓解策略，消除他们对癌性疲乏的错误认识，降低患者对疲乏的焦虑情绪，提高患者对癌性疲乏的积极应对。

2. 根据个性特征制订作息时间，保证充足睡眠，保证精力充沛。

3. 指导患者减少某些过度消耗体力的活动，做到劳逸结合。为降低疲劳程度，可进行适当的有氧运动，如散步、骑自行车、做操等。原则是从低强度和短时间开始，每周 3～5 天，每天 15～30 分钟，循序渐进。

4. 养成良好的饮食习惯，少量多餐，选择富有营养的饮食，忌酒类和含咖啡因的食物，保证营养供给，提高机体免疫功能，恢复体力。

5. 鼓励患者参加社交活动，建立健康的社会关系。

（高　茜　胡建萍）

思考题

1. 恶性肿瘤患者的心理变化特点是什么？

2. 抗肿瘤药物的不良反应有哪些？

3. 患者放射治疗期间的常见护理项目包括什么？

4. 晚期恶性肿瘤患者的主要症状包括什么？

第十九章　肿瘤姑息医学与营养

第一节　疼　痛

一、疼 痛 概 念

早在 1986 年，国际疼痛学会（International Association for the Study Pain，IASP）就将疼痛定义为一种不愉快的情绪体验或感觉，同时伴随着实际存在的或潜在的组织损伤。近年来，随着国内外学者对疼痛研究的不断深入，逐步发现疼痛不仅与机体损伤有关，患者的心理因素也是至关重要的。比如在高度紧张、高压条件下工作的人群，会出现躯体这样那样的疼痛，但经检查后未有器质性疾病，而情绪放松以后疼痛能够缓解或消失；又如不同患者对相同创伤的疼痛感觉不同。由于疼痛是一种涉及了复杂的心理和生理活动的人体的主观感受，仅以上述概念来定义疼痛稍显不妥。在 1986 年及 1994 年，IASP 又修订过两次疼痛的定义，将患者的心理状况、精神因素和社会经济因素等纳入其中，进行补充，近年来也有学者对疼痛的定义提出新建议。在生活高度社会化的今天，人不再是孤立单一的个体，而是群体化中的一部分，个体的言行都受到环境的影响、社会的制约。因此，在患者就诊过程中不能单一地考虑患者的躯体因素，还要充分考虑心理及社会因素，这样更有助于对疼痛进行全方位判断与分析，有利于控制疼痛。这也是目前疼痛医学发展的方向。

二、癌 性 疼 痛

癌性疼痛（cancer pain）是一种特殊的疼痛，由恶性肿瘤或恶性肿瘤相关病症所引起，具有许多特殊的表现。首先，它是一种全方位疼痛（total pain），包括由恶性肿瘤本身和抗肿瘤治疗相关因素造成的疼痛，以及在对死亡的惧怕与绝望、对亲人的不舍与情感冲突、对社会的需求与不满等一系列心理、精神、社会因素影响下导致的疼痛。其次，癌性疼痛表现为进行性加重，伴随着暴发性疼痛，躯体的疼痛与内心的痛苦交织，与其他类型的疼痛相比更不易缓解。再次，患者的自主神经异常和心理异常较其他疼痛更严重，因此恰当的心理支持与人文关怀在癌痛治疗中尤为重要。最后，癌痛患者常伴明显的躯体化症状，如多脏器功能障碍与衰竭，需要更多的辅助与支持治疗。

癌痛患者可以说处在一个身心煎熬的环境中。在临床上，60%左右的恶性肿瘤患者有癌痛症状，接受治疗的患者约有 59%主诉疼痛，而在中晚期和远处转移的患者中，64%的患者有癌痛症状。癌痛的合理有效治疗对于肿瘤患者有着极其重要的意义，日益受到全世界的广泛重视。

第二节　癌痛的诊断

由于疼痛是患者的一种主观和个体的体验和感受，癌痛的诊断应从如下四个方向进行（图 19-2-1）。

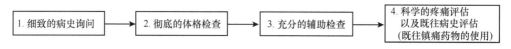

图 19-2-1　癌痛诊断的四个方向

其诊断可分为病因诊断（etiological diagnosis）、症状诊断（symptomatic diagnosis）、机制诊断（mechanism of diagnosis）以及精神心理诊断（psychodiagnosis）四大方面。

一、病 因 诊 断

病因诊断是一种根据癌痛病因所提出的诊断，包括以下三个方面。

（一）恶性肿瘤本身引起的疼痛

其指在肿瘤进展过程中由挤压牵拉包膜、刺激神经、激惹周围脏器、空腔脏器及管道痉挛等因素引起的疼痛（表 19-2-1）。

表 19-2-1　恶性肿瘤本身引起的疼痛

类型	特点
压迫性癌痛	当脑部的肿瘤生长挤压脑神经时，会导致头痛与脑神经痛。当腹膜后肿瘤侵犯腰神经丛或腹神经丛时会引起腰部或腹部疼痛。当乳腺癌从淋巴道转移时，可挤压淋巴与血管，从而导致手臂水肿疼痛。此外，被覆包膜的脏器，如肝，肿瘤组织快速生长时，包膜过分伸展会导致疼痛
肿瘤微环境所致癌痛	肿瘤发生、生长和转移的环境称为肿瘤微环境。此微环境中，恶性肿瘤细胞会产生致痛介质或致痛因子，导致疼痛。同时肿瘤微环境也可激活伤害感受器导致疼痛
恶性肿瘤诱导的骨痛	恶性肿瘤骨转移最常见的症状之一就是骨痛，是一种极为常见的疼痛。肿瘤细胞会通过一些反应激活交感神经纤维，导致癌痛
感染所致癌痛	恶性肿瘤由于供血不足或其他原因溃烂，长时间未修复，同时发生感染可引起癌痛
组织损伤所致癌痛	当恶性肿瘤侵及胸膜、腹膜等处，引起组织损伤坏死导致疼痛

（二）治疗过程中引起的疼痛

常规的抗肿瘤治疗，如手术、化学治疗、放射治疗、免疫治疗等均可能由其不良反应或并发症而引起治疗相关性疼痛（表 19-2-2）。

表 19-2-2　治疗过程中引起的疼痛

类型	特点
手术引起的疼痛	手术治疗是许多实体肿瘤的有效治疗方式，但有可能引起慢性疼痛。如乳腺癌患者术后，可出现腋窝、胸壁瘢痕区域烧灼样、刀割样或紧绷样疼痛，还会出现痛觉过敏，这可能与手术对区域神经或神经丛的伤害有关。而那些因四肢或骨的恶性肿瘤被迫行截肢术的患者，大部分会出现顽固性幻肢疼痛，究其原因可能是肢体接触以及神经损伤造成的脊髓及大脑痛觉失调
化学治疗引起的疼痛	由抗肿瘤药物引起的疼痛，一些静脉化疗药物如长春瑞滨、表柔比星，由于其浓度高、刺激性大，使用时易引起静脉痉挛或产生化学性静脉炎给患者造成疼痛不适。在对恶性胸腹腔积液患者进行灌注化学治疗时，细胞毒性药物可对胸腹膜产生化学性刺激，而出现程度不同的胸腹部疼痛。对原发性肝癌患者采用经皮肝动脉灌注化疗栓塞后，一些患者会有右上腹持续性隐痛或胀痛的症状。其可能是介入治疗后，肿瘤组织局部缺血坏死和化疗药物局部刺激所致

续表

类型	特点
放射治疗引起的疼痛	放射治疗后相应区域会出现放射性皮炎、黏膜炎等引起疼痛。如鼻咽癌及口咽部肿瘤患者在放射治疗后会出现严重的口腔黏膜炎，局部黏膜发生充血红肿，严重时导致溃疡，以致局部疼痛。在对腹盆腔恶性肿瘤放射治疗过程中，会出现放射性肠炎、膀胱炎或阴道炎等导致相应部位的疼痛。部分乳腺癌患者在接受胸壁与邻近的淋巴结照射后可出现臂丛神经损伤，表现为疼痛与上肢无力
免疫治疗引起的疼痛	绝大部分接受干扰素治疗的恶性肿瘤患者会出现头痛、肌痛、寒战、发热、关节和发热等症状。这些不良反应出现得很快，多次使用干扰素治疗可减轻这些不良反应。同时，使用剂量也会影响这些不良反应的程度，当剂量为 100 万～900 万 U 时，大部分接受治疗的患者不会出现症状。而当剂量大于 1800 万 U 时，绝大部分接受治疗的患者会出现毒性反应

（三）恶病质或伴发疾病导致的疼痛

恶性肿瘤患者免疫力下降，机体局部感染可引发疼痛。如肺癌、前列腺癌、甲状腺癌、乳腺癌等癌症发生骨转移时，导致剧烈的疼痛。部分恶性肿瘤患者合并某些疾病，如骨关节炎、痛风、糖尿病末梢神经炎等可引起疼痛。

恶性肿瘤患者，特别是接受治疗导致免疫力下降的患者，易患急性疱疹性神经痛，而且在发生疱疹之前常出现瘙痒或疼痛症状。这种疼痛呈连续样或撕裂样，一般两周左右就会消退，两周以上称为疱疹后神经痛。急性疱疹性神经痛与恶性肿瘤的部位有关，如腰骶部常因泌尿、内分泌系统肿瘤或妇科肿瘤而发生疱疹，乳腺癌、肺癌则常导致胸部发生疱疹，而血液病疱疹是颈部疱疹的重要缘由。

二、症　状　诊　断

症状诊断是指对临床患者表现出的症状与体征进行的系统的、科学的判定，主要涉及以下几个要素。

（一）疼痛的部位、性质

首先，应明确疼痛的位置，涉及哪些脏器、部位，如皮肤、软组织、骨、关节、神经或内脏系统。若是深在组织器官病变，需借助相关辅助检查准确定位，假如同时有牵涉痛存在，应确定疼痛的放射范围。其次，应对疼痛的性质做出判断，常见的分类有胀痛、绞痛、钝痛、刺痛、搏动性疼痛、烧灼痛等。最后，可针对疼痛的发生特点，如间歇性、周期性、阵发性、持续性或持续性伴阵发性加重等做细致准确的描述。

（二）疼痛的时间模式

按疼痛发展的过程，可将疼痛分为急性疼痛或慢性疼痛。恶性肿瘤晚期患者的疼痛通常为慢性疼痛，但也有部分表现为急性疼痛。

急性疼痛（acute pain）是指因机体受损，伤害感受器被激活而导致的新近产生并持续时间较短的疼痛。急性疼痛通常在 3 个月内，止痛剂治疗及病因治疗有效。急性疼痛又可分为亚急性疼痛和间歇性疼痛。亚急性疼痛指疼痛随时间推移逐渐增强，一般持续数天。间歇性疼痛则指在一段有限时间内发生的规则或不规则的疼痛。

慢性疼痛（chronic pain）指通常由损伤引起，在机体上，其发病机制与原有发病原因存在较大差异，且可长期维持，通常持续超过 3 个月。慢性疼痛因其通常伴有不易察觉的基础病理学改变，故一般很难解释疼痛的发生机制或疼痛的程度。由于慢性疼痛持续时间较长，环境和情感因素最终可与组织损伤发生相互作用，从而导致疼痛和疾病的持续存在。

（三）缓解或加重的相关因素

对缓解或加重疼痛的因素，如体位的改变、进食或饥饿、压迫或放松等相关情况进行具体描述。

（四）疼痛的程度

因缺少客观的医疗仪器进行疼痛的定量分析，故目前依然主要由患者进行主观的疼痛程度描述。在临床上，经常使用的疼痛定量评估方法有四种，可根据患者具体情况选择适合的评价方法（表 19-2-3）。

表 19-2-3　疼痛定量评估方法

名称	方法及特点
数字分级法（numerical rating scale，NRS）	该方法以《疼痛程度数字评估量表》为准，将疼痛程度从 0 到 10 进行划分。0 分为无痛；1～3 分为不影响睡眠的轻度疼痛；4～6 分表示影响睡眠质量但仍可入睡的中度疼痛；7～9 分表示难以入睡的重度疼痛，需用止痛药或其他辅助手段帮助睡眠；10 分表示剧痛。该方法权威度较高，方便易行，由患者自行选择最能代表自身疼痛程度的数字，但其刻度较抽象，临床使用时解释难度较大，故对于文化程度较高的患者更加适用，不适合文化程度较低的患者
语言描述评分法（verbal rating scale，VRS）	该方法将将疼痛分为无疼痛、轻度疼痛、中度疼痛、重度疼痛、极度疼痛。让患者根据自身感受描述疼痛程度。该方法方便易行，但根据患者文化程度不同，效果也不尽相同，所以有时不够准确，需要医护人员准确理解该方法，督促患者正确描述，从而调整临床药物的选择与剂量。轻度疼痛一般不对患者的生活及睡眠质量造成太大干扰；中度疼痛患者则较难忍受，往往需要靠止痛药辅助进入睡眠；重度疼痛患者无止痛药极难正常入睡，有时还伴有自主神经紊乱；极度疼痛则堪称人类可以想象的最大程度的疼痛
视觉模拟评分（visual analogue scale，VAS）	该方法是在一张白纸上划一根横线，横线一边表示无痛，另一边表示剧痛，让患者根据自身痛感受在横线上进行标记。该方法适用于能够表述自身状况的患者。0～2 分为优；3～5 分为良；6～8 分为可；9～10 分为差
面部表情疼痛量表法（faces pain scale-revised，FPS-R）	通过使用几种不同的面部表情，微笑、悲伤、痛苦和哭泣等，对患者的疼痛程度进行确认。由患者自行选择可以表达自身疼痛程度的表情脸谱。该方法生动形象、易为患者所接受，3 岁以上儿童及表达能力低下的老人或急痛症状患者均可使用

三、机 制 诊 断

（一）伤害性刺激所致的躯体疼痛

这类疼痛常由皮肤或深层肌肉骨骼组织中痛觉感受器激活所致。疼痛常呈局限性，感觉是在表皮或深层肌肉骨骼结构中的疼痛。包括术后伤口疼痛、肿瘤骨转移所致疼痛、放射性口腔黏膜炎所致的疼痛等。

（二）伤害性刺激所致的内脏性疼痛

这类疼痛通常是由肿瘤浸润或压迫以及胸腹腔扩散导致，常被描述为钝痛、锐痛或多种疼痛同时存在，并可伴有恶心、呕吐、出汗等症状。如肝脏巨大肿瘤引起的右上腹持续性钝痛、腹腔广泛转移引起的腹痛、胃癌引起的剑突下疼痛等。

（三）神经源性疼痛

这类疼痛通常是由神经系统异常所引起，以烧灼样、针刺样疼痛为主要特征，患者偶有感觉性神经异常、痛神经敏感或知觉麻木等。肿瘤本身或肿瘤治疗损伤神经、疱疹后遗神经痛、急性带状疱疹是引起神经源性疼痛的主要原因。神经源性疼痛又称复合性区域疼痛综合征，常伴有灼性神经痛、反射自主神经萎缩等自主神经系统的紊乱。

四、精神心理诊断

精神科将做详细说明。

第三节　癌痛的治疗原则

癌痛治疗的最终目的是要在尽可能止痛的同时，尽量避免不良反应，争取让患者获得最好的生理心理功能恢复，尽可能提高患者生活质量。

当前对于癌痛的药物治疗方案，癌痛的药物治疗运用基本遵循 1986 年 WHO 提出的三阶梯止痛原则，非阿片类的镇痛药和辅助药往往作为轻度疼痛的首选，如对乙酰氨基酚和非甾体类解热镇痛药、曲马多、可待因等；弱阿片类药物和辅助药等则多用于中度疼痛患者；强效阿片类药和辅助药为重度疼痛患者用药，吗啡是其中典型代表药。在对应阶段进行用药方案制订时，如发现止痛效果不明显或疼痛进一步加重，则应当考虑选择下一阶梯的药物。通常根据所处阶段对应用药，但如果患者疼痛没有明显缓解，则应考虑使用下一阶段的药物。用药时应当遵循定时给药、口服（无创）给药、个体化给药、按阶梯给药等原则。

一、口　服　给　药

当前口服（无创）给药多为止痛药物首选给药途径。口服给药方便易行，避免对皮肤或黏膜的损伤，同时口服药物成本较其他类型药物更低，可由患者遵医嘱自主服药，剂量易于调整，减轻肿瘤患者的经济负担，便于长期使用。根据止痛药物的各类研究进展、患者个人病情差异，除口服给药外，经皮给药、静脉给药以及直肠给药等也是临床常见的给药方法，但多是应用在一些有严重胃肠道反应、肠梗阻等的患者。对于那些无法口服给药者，往往考虑选取直肠栓剂、透气贴剂、输液泵连续皮下输注等。

二、按阶梯给药

通常药物的使用是根据患者的疼痛程度来决定的（表 19-3-1）。

表 19-3-1　按阶梯给药

疼痛程度	选择给药	药物种类
轻度疼痛	第一阶梯药物	非阿片类药物、辅助类药物
用药后疼痛未止或加剧	第二阶梯药物	弱阿片类药物、非阿片类药物、辅助类药物
疼痛加剧	第三阶梯药物	强阿片类药物、非阿片类药物、辅助类药物

三、按 时 给 药

强调不是按需给药，而是按时给药，原因如下（图 19-3-1）：

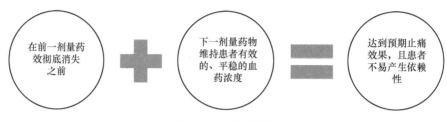

在前一剂量药效彻底消失之前 **+** 下一剂量药物维持患者有效的、平稳的血药浓度 **=** 达到预期止痛效果，且患者不易产生依赖性

图 19-3-1　按时给药

四、个体化给药

常用的长效控释剂型多采用间隔 12 小时给药的方式，以保证在前一剂量药效彻底消失之前，下一剂量药物可以使患者维持有效的、平稳的血药浓度，达到预期止痛效果且患者不易产生依赖性。阿片类药物的使用，个体化差异很大，目前暂没有标准的用药剂量参考，临床常以可以明显缓解患者疼痛为准。药物剂量阶梯式增加，直至患者疼痛得到明显缓解。

五、用 药 细 节

密切关注用药患者的疼痛缓解情况和身体状况，避免发生不良反应，若患者突发不良反应时，可以及时提出相应的解决方法，提高止痛效果。

第四节　癌痛的治疗方法

一、非甾体类解热镇痛药

非甾体类解热镇痛药其化学结构各不相同，各具特点。

1. 根据对环氧化酶（COX）的选择作用，非甾体类解热镇痛药可分为以下几种（表 19-4-1）。

表 19-4-1　非甾体类解热镇痛药的分类、特性和药物种类

分类	特性	药物种类
非选择性 COX 抑制剂	指对 COX-1 和 COX-2 的抑制能力相差不大的药物	萘普生、吲哚美辛、双氯芬酸钠、异丁昔康、布洛芬、吡罗昔康、伊索昔康、屈昔康、美洛昔康、替洛昔康等
COX-1 特异性抑制剂		阿司匹林
COX-2 选择性抑制剂	在患者使用剂量有效的范围之内，该药物对 COX-2 的抑制作用强于 COX-1	美洛昔康、帕瑞昔布、塞来昔布、罗非昔布、鲁米昔布等
COX-2 特异性抑制剂		塞来昔布、罗非昔布

2. 几种非甾体类解热镇痛药的比较见表 19-4-2。

表 19-4-2　几种非甾体类解热镇痛药的比较

药物名称	作用机制	效果	散热作用或特点	用法用量	
				成人	儿童或其他类型患者
阿司匹林	外周性镇痛药，主要是抑制相应的机械性或化学性刺激所产生的痛觉，产生化学物质（组胺、缓解肽、前列腺素等）及其他能使痛觉对机械性或化学性刺激敏感的物质	对钝痛的缓解作用比锐痛效果明显	通过刺激下丘脑体温调节中枢，使外周血管扩张，增加皮肤的血流速度，出汗量增多，达到散热的目的	0.3～0.6g/次，3 次/日，特殊情况可调节为每 4 小时 1 次	以体重确定用药剂量，5～10mg/kg，必要时可增加至每 6 小时 1 次
布洛芬	抑制前列腺素或其他递质的合成作用于炎症部位。当白细胞活动及溶酶体酶释放被抑制时，痛觉感受器兴奋性降低，减少组织局部的痛觉传导，皮层感受区的敏感性相应降低		通过刺激下丘脑体温调节中枢达到解热的目的	急性轻、中度疼痛及发热，0.2～0.4g/次，每 4～6 小时一次，最大限量为 2.4g/d。缓释胶囊：成人，0.3～0.6g/次，2 次/日	成人：栓剂则为 1 粒/次，1～2 次/日。抗风湿患者口服：0.4～0.6g/次，3～4 次/日
双氯芬酸钠	为了抑制 COX，使花生四烯酸的转化量降低，前列腺素的合成也随之降低	它的镇痛和消炎及解热作用比阿司匹林强 26 倍之多甚至 50 倍	剂量和个体差异小，不良反应少且药效强悍	50～75mg/次，1～2 次/日	
吲哚美辛	抑制 COX 的产生从而使前列腺素的合成量减少		下视丘体温调节中枢受到其影响，致使外周血管扩张，患者机体出汗多，散热多	初始剂量 25～50mg/次，2～3 次/日，最大量不超过 150mg/日。用于退热：6.25～12.5mg/次，不超过 3 次/日	1.5～2.5mg/kg，分 3～4 次给药。直肠给药：50mg/次，2 次/天，连用 10 天
萘普生	通过抑制 COX 活性来影响前列腺素的合成量	具有较强的抗炎、抗风湿、镇痛、解热作用，其镇痛效果比阿司匹林要强，具有高效低毒的特点		风湿病：一次 0.25～0.5g，2 次/日。止痛作用：首次 0.5g，以后 0.25g/次，3 次/日	
美洛昔康	通过选择性抑制 COX-2 来阻断前列腺素的合成	减轻体内的炎症反应来达到止痛、解热作用效果，消化系统不良反应少		骨关节炎及类风湿关节炎：7.5～15mg/日，2 次/日，最大剂量为 15mg，老年人为 7.5mg	直肠给药：骨关节炎或强直性脊柱炎 7.5～15mg；睡前肛内塞入；15 岁以下儿童不推荐使用
塞来昔布	通过作用于 COX-2，降低酶活性，使前列腺素类物质的产生量减少	对 COX-1 相对选择性强，镇痛效果与萘普生相当		100～200mg/次，2 次/日	

3. 不良反应

（1）胃肠道损害：上腹部不适感，隐痛、恶心呕吐、饱胀难受、食欲减退等。

（2）神经系统反应：即有睡不醒和觉多，常常精神涣散和头昏眼花且伴剧烈疼痛，耳鸣和视神经伴发炎症。且常常出现兴奋感、幻觉和震颤。

（3）心血管损害：前列腺素减少，导致抗利尿和缩血管作用增强。

（4）肝脏损害：常显现为恶心、皮肤发黄、转氨酶水平升高、肝功能不全等。

（5）血液系统损害：部分非甾体类解热镇痛药可引起粒细胞含量降低、再生障碍性贫血、凝血功能障碍等。

（6）肾脏损害：出现尿蛋白，除此之外，管型尿中可出现红、白细胞等，严重的患者会发生间质性肾炎。

（7）过敏反应：即少许患者出现皮疹、血管性水肿或支气管哮喘等情况。

（8）妊娠期的不良反应：可能会增加急性脂肪肝发生的概率。阿司匹林严禁孕妇使用，否则会在产前、产后及产时发生大出血。胎儿发育畸形，如四肢短小及生殖器发育不完整与吲哚美辛副作用有关。

二、曲 马 朵

曲马朵是中枢性非麻醉类镇痛药，化学结构与可待因和吗啡类似。曲马朵对阿片受体的亲和力较弱，仅为可待因的 10%，相当于吗啡的极少量。因此镇痛作用主要是通过抑制中枢神经元对去甲肾上腺素（NE）和 5-HT 的重新摄取来实现，与其他阿片类药物相比，不易成瘾，耐药性低。

用量用法：①口服初次剂量为 50mg，若无不良反应 3 天后加到 100mg/次，最大剂量为 400mg，对重度癌痛以及手术后的疼痛可将剂量增大至 600mg。②静脉注射量 2～3mg/kg，剂量不超过 600mg/d，也可直肠用药或肌内注射。

副作用：①消化道和消化腺、中枢神经系统和周围神经系统、呼吸道及肺都可能产生相应的副作用，少数可致出血性胃炎。②中毒，几种药物同时使用或长时间用药和用药过度均可发生中毒。③尿潴留、变态反应、低钾麻痹等。

三、阿片类药物

1. 阿片类药物特点　①模仿内源性阿片肽类的阿片类药物，通过作用于大脑和脊髓来阻断疼痛信号的传递，起到强的镇痛作用。②不会产生天花板效应：最大剂量无上限。③有许多给药途径：口服、静脉给药、皮下注射或直肠给药。④虽然阿片类药物也有自身的副作用，但长期用药并无明显的心、肝、肾等毒性。WHO 在 2000 年表示阿片类镇痛药在治疗重度癌痛患者中有着独有的、不可取代的作用。

2. 阿片受体　有 μ、κ、δ、ε、σ 五类受体，而以 μ、κ、δ 三种受体为主与镇痛作用有关。其中 μ 受体与镇痛关系最密切。阿片类受体与镇痛的关系：①$μ_1$ 受体被激发，有减少脊髓以上疼痛的效果且出现兴奋感和依赖性。②$μ_2$ 受体被激发与一些副作用有关。③κ 受体被激发可减少脊髓水平疼痛和镇定，且与瞳孔缩小、表情慌张有关系。④激动 δ 受体，产生镇痛效果，可使患者情绪躁动、欣快以及瞳孔缩小等。

3. 临床上阿片类药物分类　①弱阿片药：右旋丙氧酚、氧可酮，常用于中度镇痛。②强阿片药：瑞芬太尼、哌替啶、美沙酮、美施康定等，常用于中重度镇痛。

4. 药物种类

（1）吗啡：标准重症癌症用药，价格适当，且有多种剂型及多种给药途径。其起效时间与半衰期相等，纳洛酮可用于治疗其中毒现象，任何时候都可加大用量，且不会发生"天花板效应"。

1）药理作用：①作为阿片受体激动剂，有减少疼痛、镇静、减少咳嗽的效果。②会抑制呼吸中枢让其对二氧化碳的敏感度下降，且过度用药患者会因呼吸衰竭而死。③加强胆管、输尿管、支气管平滑肌的张力。④扩展外周血管，收缩瞳孔等。

2）口服给药：①重度癌痛第一次服药范围较大，30～60mg/次，镇痛 q12h；②初始剂量为 10～20mg/次，q12h 后由减少疼痛的程度调节用量。

3）皮下注射：5～15 mg/次，15～40mg/d。最大量 20mg/次，60mg/d。

4）静脉注射：5～10mg/次。

5）硬膜外注射：上限用量是 5mg/次，胸段硬膜外用量 2～3mg/次，蛛网膜下隙注射量为 0.1～0.3mg/次。

（2）芬太尼：为一类与吗啡减少疼痛效果机制相似且也属强阿片类药物、μ 受体激动剂的人工合成的强效麻醉性镇痛药，但其减少疼痛的效果为吗啡的 60～80 倍。

1）药理作用：芬太尼与哌替啶、吗啡相比，其用时短还能快速起作用，不会分泌组胺且心血管功能受影响程度不大，在气管插管时应用能使应激效应减小。吗啡在呼吸抑制反应层面强于芬太尼，快速静脉注射芬太尼呼吸会受到抑制。有成瘾性。

2）肌内或静脉注射：按体重肌内或静脉注射给药。

3）硬膜外给药：用量 0.0007～0.0015mg/kg，初始用量为 0.1mg，用氯化钠注射液加至 8ml，每 2～4 小时 1 次，且保持后续剂量为始量的 1/2。

4）芬太尼透皮贴剂使用要求见表 19-4-3。

表 19-4-3　芬太尼透皮贴剂使用要求

要求 1	须在未受刺激的躯干或未受辐射的上臂的平展皮肤表面使用
要求 2	皮肤需完全干燥才能使用，最适用于无毛发部位，若有毛发可在使用前除掉。芬太尼在替换贴剂时，须替换粘贴部位，可连续使用 72 小时
要求 3	最初剂量选择：没有用过阿片类药物的患者，起始剂量应为芬太尼透皮贴剂的最小剂量25μg/h；曾用过阿片类药物的患者，需先计算前 24 小时镇痛药剂量，且将其变换为等效的口服吗啡剂量，后替换为芬太尼透皮贴剂剂量

（3）哌替啶：其为被临床使用的阿片受体激动剂，是一类合成的镇痛药，属于苯基哌啶衍生物，是无臭白色结晶性粉末，味微苦。其在体内代谢、去甲基后可产生去甲哌替啶，此代谢物的半衰期是哌替啶本身的 2～3 倍。

1）药理作用：尽管吗啡的作用机制和其相似，但其麻醉、镇定的效果不明显，仅为吗啡的 1/10～1/8，是严格管制的麻醉药品。其长时间使用会产生依赖性及在体内积存，作用于脑和脊髓，哌替啶产生的副作用不会被烯丙羟吗啡酮拮抗，且还可能使情况更加严峻，因此在癌症治疗中不推荐使用哌替啶。①镇静作用比天然类阿片弱，导致睡眠的可能性较小。②镇痛作用与吗啡相比较弱，是吗啡的 1/10～1/8，持续时间短，为 2～4 小时，当使用治疗剂量时会出现显著的镇痛作用。③当使用治疗剂量时会出现呼吸抑制作用，其效果和等效镇痛剂量的吗啡相同。④有兴奋延髓化学感受器（CT2）触发点的作用，能催吐，并可增强前庭器官的敏感性。

2）用法：口服、皮下注射或肌内注射。

3）用量：50～100mg/次；极量为150mg/次，600mg/d。

（4）羟考酮：本药不仅减少疼痛的效果好、生物利用率高，而且副作用还少，常在临床上被用于治疗重度疼痛。效果类似于吗啡，主要和脑、脊髓与平滑肌反应来减少疼痛，且具有抗焦虑、止咳、镇静的药理作用，其中减少疼痛的效果和 μ、κ 受体有关。其直接与延髓呼吸中枢反应而减弱呼吸，而减少咳嗽是其与髓鞘咳嗽中枢反应后的结果；其精神依赖性与多巴胺的分泌量上升有关。

用法用量：口服给药，此药为控释片，每 12 小时给药 1 次，服用剂量需根据患者以往服用镇痛药史及疼痛发作程度来确定。在剂量调整时仅需更改每次服用剂量，调整的范围为最后一次服用剂量增减 1/4～1/2。

5. 给药途径的选择

（1）口服给药：此类药主要以口服为主且有许多药物制剂的形态。吗啡的药物制剂的形态有控释吗啡、即释吗啡、缓释吗啡等。第一种药物形态的吗啡不仅不会发生血中无峰谷的反应，还有独一无二的控制释放作用，十分适用于临床。用药方法：最初用药时首选即释吗啡，从 5～10mg，每 4 小时 1 次起慢慢加大用量。若曾使用过弱阿片类药物的患者即可使用控缓释片且，从 30mg 每 12 小时 1 次起，在疼痛程度加重时采用加大单次药物用量来取代加快用药频率。控缓释片因有着长时间稳定释放药物的特殊高科技工艺结构，严禁将其弄碎后口服，这样会使其特殊结构不完整从而不能达到好的效果。

（2）经皮吸收给药：经皮吸收给药就是让镇痛药物通过表皮分散到血液中再作用于中枢产生减少疼痛的效果。当下临床上在使用的仅为芬太尼透皮贴剂，它不仅有着前沿的控释技术，还有使血药浓度维持平衡、长时间持续减少疼痛及不良反应少等优点。最初给药在 9～13 小时内便能产生效果。为了达到更好的效果，用药时不仅要按需给量还要全片贴用和更换用药位置。有研究者称虽然口服吗啡和芬太尼透皮贴剂的止痛疗效相差不大，贴剂却能给患者带来更优质的生活。

（3）肌内注射：这种途径起效快，但血药浓度波动较大，会出现耐药性。当注射剂量过大时会出现注射性疼痛。因此肌内注射只用于急性疼痛的止痛，不建议长期使用。

（4）静脉注射：是一种迅速且有效的给药方法，这种途径起效迅速，但血药浓度过高会出现副作用，且不用留置针的话，每次给药都需要静脉穿刺，不利于长期的治疗。目前在临床上，间断输注（自控装置给药）与可持续注射都是较常用的方法。使用这两种方法一次穿刺可在比较长时间内留置针头。此法可用于难以口服或用其他方式给药效果不佳的患者。

（5）硬膜外腔给药：是在硬膜外腔埋管给药，效果较好，副作用小，可长期给药。但其缺点为技术较复杂（硬膜外腔穿刺技术、皮下埋置导管技术、无菌护理技术等），必须由专业的麻醉医生操作。该技术已在国内广泛应用。所用装置为特殊注药泵，是通过触发患者的注药键释放预先设定的药物。多采用微机控制的电子自控镇痛泵，根据个人剂量和药物输送方式，维持药物的最小有效浓度和最低的副作用，为现在最好的给药模式。患者自控镇痛（PCA）技术可用于静脉、硬膜外和皮下通路。正确应用 PCA 技术比口服更方便安全。患者可以根据自身疼痛性质及程度，自我给药，这样就可以减少患者内心恐惧和焦虑，增强自信，能得到最佳的效果。对不能口服给药及忍受复杂的治疗疼痛的患者，以及患有顽固性晚期癌痛且控制不良的患者可采用 PCA 技术。

四、辅助类药物

（一）镇静、催眠、抗焦虑类

1. 地西泮（安定）　其为苯二氮䓬类药物。可与大脑边缘系统作用，通过选择性结合苯二氮䓬受体，使 γ-氨基丁酸（GABA）的释放或突触传递增强。具有抗焦虑作用，用量较大时易睡，对呼吸基本无影响，为临床普遍用药。临床应用：癌痛患者多伴有焦虑、失眠，使用地西泮可以起到镇静、催眠、辅助镇痛的效果。用法用量：肌内或缓慢静脉注射，10～20mg/次，必要时，4 小时再重复一次。口服，抗焦虑 2.5～5mg/次，3 次/日；催眠 5～10mg/次，睡前服用。

2. 阿普唑仑　其又名三唑安定，是一种临床上常用的抗焦虑药及苯二氮䓬类（BDZ）镇静催眠药物。该药物主要作用于中枢神经系统的苯二氮䓬受体，通过加强中枢抑制性神经递质 GABA 与相应受体的结合，促进 Cl⁻通道开放，加强 GABA 能神经元介导的突触抑制，降低神经元的兴奋性。苯二氮䓬受体分为 Ⅰ、Ⅱ 两型，苯二氮䓬类药物的抗焦虑作用主要引起 Ⅰ 型受体兴奋，而与骨骼肌松弛及镇静相关的作用主要与 Ⅱ 型受体有关。随着用药剂量的增加，中枢神经系统的不同部位也会受到相应抑制，在临床上可表现为轻度的镇静或催眠，严重时可导致昏迷。该药物能穿过胎盘，也能分泌进入乳汁，因此孕期及哺乳期患者应慎用。少数患者使用时，可能会发生过敏。服用过多时，可能会成瘾。口服阿普唑仑片时患者吸收较快，适用于短期失眠的患者，停药后在体内消除快且蓄积少，较为安全可靠，具有便宜且疗效好等优点。其主要用于缓解紧张、激动及焦虑等症状，也可帮助催眠，除此之外，阿普唑仑还可以作为抗惊恐药，帮助缓解急性酒精中毒的戒断综合征等。用法用量：初始用量 0.4mg，3 次/日。在使用时，可按需递增用量，每日最大用量为 4mg。对于年老体弱患者，建议从最小量 0.2mg/次开始服用，之后可逐渐递增。

3. 艾司唑仑　其又名舒乐安定，是一种短效 BDZ 镇静、催眠和抗焦虑药。主要作用于 BDZ 受体，通过加强中枢神经内 GABA 受体的作用，影响边缘系统功能而起到抗焦虑的作用。可以抑制神经系统的不同部位，随着使用剂量的增加，患者可出现轻度镇静、催眠，严重时可出现昏迷等临床症状。在临床上，艾司唑仑主要用于治疗各类抑郁障碍及失眠，此外，因为此药物具有较强的镇静作用，所以对于紧张、焦虑、恐惧等症状也有一定的治疗作用。用法用量：口服，25mg，3 次/日，维持剂量为 50～150mg/d，如有需要可增加到每日 150～300mg。

4. 多塞平　又名多虑平，是一种三环类抗抑郁药物（TCAs），通过作用于患者的中枢神经系统，抑制中枢神经系统对血清素和 NE 的再摄取，从而起到治疗抑郁的作用。小剂量使用时，可以有效改善失眠，且耐受良好，患者不会产生明显不良反应。其是治疗成年及老年睡眠持续困难的失眠患者的一种药物。临床应用：主要用于治疗抑郁障碍和焦虑性神经症等精神障碍的患者。用法用量：口服，25mg/次，2～3 次/日，然后逐渐增加到每日总量 100～250mg，最高量≤300mg/d。

5. 氟西汀　又名百忧解，是一种 5-HT 再摄取抑制剂（SSRIs）。它的作用机制为通过抑制神经元摄取 5-HT，使突触间隙中可利用的 5-HT 浓度增加，从而起到治疗抑郁障碍的作用。该药物的致嗜睡作用很弱，且对患者有一定的振奋作用，可以有效缓解抑郁患者的精神运动性抑制。除此之外，氟西汀还可用于强迫症和恐惧症患者的治疗。临床应用：主要用于治疗各类伴有焦虑的抑郁障碍。用法用量：口服，每日 20～80mg，建议开始时服用 20mg，如果几周后无明显疗效可增加服用剂量。

（二）抗惊厥药

1. 苯妥英钠 又名大伦丁，是临床上常用的抗惊厥类药物，其作用基础主要是增加膜稳定性，降低其兴奋性，并通过阻滞异常神经元的 Na^+ 通道来抑制其高频放电。同时还可以加速心脏房室传导，降低心肌的自律性，可治疗心律失常。除此之外，苯妥英钠对癫痫发作也有一定的治疗效果，但镇静作用较差，且会引起患者产生严重的胃肠不良反应。临床应用：苯妥英钠主要适用于中枢疼痛综合征（包括三叉神经痛和舌咽神经痛）患者的治疗。它可以缓解由感觉通路神经元受到轻微刺激而强烈放电时所引起的剧烈疼痛，并且减少其发作次数。用法用量：成人口服 100～200mg/次，每天服用 2～3 次。

2. 卡马西平 又名卡巴咪嗪，能阻断神经细胞膜上的 Na^+ 通道和 Ca^{2+} 通道，从而使神经细胞兴奋性降低，此外还能加强 GABA 的突触传递功能，使突触前后的动作电位发放受到抑制，此外，也通过减弱在三叉神经处的神经冲动传导达到抗惊厥和镇痛的作用。临床应用：主要用于缓解三叉神经痛和舌咽神经痛，并且能够降低疼痛的发作频率，但不适合用于面部疼痛的相关治疗。此外，卡马西平也可用来减弱肺结核症状和缓解由带状疱疹引起的神经痛。但是该药物也可能会产生一些不良反应，如头晕、嗜睡、恶心、呕吐等。用法用量：第一日，0.1g，每日 2 次，此后每隔一日增加 0.1～0.2g，直到疼痛得到缓解。维持剂量为 0.4～0.8g/d。

3. 加巴喷丁 其具有抗异常性疼痛效应，主要是通过作用于中枢神经系统上的 GABA 受体、N-甲基-D-天冬氨酸受体和 Ca^{2+} 通道，干扰可能产生的病理性疼痛。其中，加巴喷丁主要通过抑制 Ca^{2+} 通道，减少兴奋性氨基酸（Glu）和 NE 的释放来起到减轻慢性神经痛的作用，其作用机制为通过剂量调节从而抑制 P/Q 型 Ca^{2+} 通道，并在一定程度上抑制新皮层神经元的 Ca^{2+} 内流。临床应用：与卡马西平相似，主要用于治疗由带状疱疹引起的神经痛、糖尿病性疼痛、癌性疼痛、三叉神经痛等，以及神经痛引起的多发性硬化疼痛综合征。用法用量：加巴喷丁治疗神经痛，300mg，每日 3 次。可根据需要逐步增加使用剂量。最大剂量为每日 3600mg，但不超过 4200mg。

（三）糖皮质激素

糖皮质激素（GC）在慢性疼痛的治疗，尤其是抗炎和镇痛等方面起着重要作用，主要用于治疗炎症性疼痛。临床应用：主要适用于治疗癌痛、复杂区域疼痛综合征，还可以用于治疗因神经根病变而引起的疼痛、神经病理性疼痛及创伤后疼痛等。

用法用量：可通过口服、肌内注射、静脉给药、腔内给药等途径用药。维持治疗主要以口服给药的形式；肌内注射和静脉给药主要用于大剂量冲击疗法；治疗慢性疼痛的有效方式是腔内局部给药；硬膜外腔注射主要用于脊柱病变引起的疼痛。

（四）双磷酸盐类药物

双磷酸盐类药物是一种新型的抗代谢性骨病的药物，近年来多被用于骨质疏松症的治疗，以及由恶性肿瘤骨转移引起的高钙血症和骨痛症的治疗等。经过多年的研究和发展，双磷酸盐类药物已经历了第一代依替磷酸钠以及第二代帕米磷酸二钠，并发展成为以唑来磷酸为代表的最新第三代药物。二代和三代双磷酸盐目前在临床上应用较为广泛。多用于治疗恶性肿瘤骨转移（如乳腺癌、前列腺癌及肺癌等的骨转移）引起的骨代谢异常及其所导致的高钙血症，同时还能有效降低骨折、骨痛和骨病的发生率，减轻不良反应的发生，从而提高患者的生活水平。

帕米磷酸二钠是第二代双磷酸盐药物，同时也是一种破骨细胞性骨溶解抑制剂。通过吸附在骨小梁表面，起到抑制破骨细胞活性，并且抑制破骨细胞发育成熟的作用，从而使被破坏的骨质减少，缓解由于骨转移所引发的疼痛。可用于治疗多发性骨髓瘤和骨转移性乳腺癌及其所导致的高钙血症，有效减轻溶骨性骨转移所带来的疼痛。用 0.9%氯化钠或5%葡萄糖溶液稀释，使其浓度高于 15mg/125ml，静脉给药速度大于 30mg/2h，静脉滴注时长不低于 4 小时，一次剂量为 30～60mg。

唑来磷酸是第三代双磷酸盐药物，主要通过抑制破骨细胞的活性、减少骨小梁的溶解和破坏来抑制骨吸收，防止由肿瘤而引起高钙血症。同时，它还可以降低患者血清中钙、磷水平，促进尿钙和尿磷的排泄，使肿瘤患者体内的血钙水平恢复到正常水平。此外，唑来磷酸还可以通过抑制血管生长或诱导细胞凋亡，直接抑制肿瘤细胞的生长。它与帕米磷酸二钠的不同之处在于其活性基本结构 P—C—P 上的碳原子取代侧链的类型由第二代的氨基变为环状结构，因此它的抗骨吸收的强度明显增加。和帕米磷酸二钠一样，唑来磷酸可用于治疗多发性骨髓瘤和骨转移性乳腺癌及其所导致的高钙血症，此外还能有效预防骨质疏松，防止骨转移。不良反应较少，疗效显著。推荐用量为 4mg，稀释于 100ml 的 0.9%氯化钠溶液或 5%葡萄糖溶液中，静脉滴注，时长需长于 15 分钟。

第五节 肿瘤姑息医学

一、姑息医学的概况

（一）姑息医学

姑息医学（palliative medicine）是近年来才新兴起来的一门具有很大发展前景的学科。随着时间的推移和医学的不停发展，姑息医学的定义也随之变化并得到了不断的补充。在1987 年英国正式批准姑息医学为一门医学类专业，这是姑息医学被确立的最早时间。其被定义为：姑息医学是以关怀生命质量为最重要的任务，其次还要对那些患有重大疾病，生存有一定期限的患者进行悉心的照顾和关怀。在 1990 年 WHO 提出，在姑息医学原概念基础上，对那些无法根治的患有重大疾病的患者，不仅要通过对病症进行研究，使用一些有效的药物和化学性的治疗，来减轻患者身体上的疼痛，而且要通过一些与患者的心灵上的沟通与悉心的关怀，让他们感受到关爱的存在，从而尽量减少患者精神和心灵上的负担。其最终目标是使患者及其家属的生活质量得以提高。这也标志着姑息医学发展史上的一大进步——将精神心理的治疗提高到了躯体治疗的高度水平。而且，与此同时患者家属也得到了相关方面的帮扶，但最重要的是使他们的心理得到了一定程度的宽慰和支持。到了2000 年，姑息医学得到了一个全面的定义，WHO 将其定义为，姑息医学是经过早期的辨别与预防，利用有效的医学手段来减少患者身体上的疼痛和用最细微的关怀减轻其精神上的负担，使活着的人生活得更有动力和积极向上，从而使患者和其家属的生活质量得到有效提高的一门临床医学。

与此同时，WHO 也明确地规范了姑息医学的工作：①生命和死亡都是一个自然的过程，既不加速也不拖延，在维护与尊重生命的同时，要使患者正视死亡；②姑息医学的基本任务是为晚期患者提供一些能够缓解身体上的疼痛的服务，并且同时对患者的心理健康也不能忽视，要尽可能地关怀患者；③提供支持系统，帮助患者及患者家属一起度过最困难的一段时间，使患者以所能够拥有的最积极的状态走过生命最后一段路程，直到生命旅程的结束，而家属应正确对待患者的离去；④发挥团队最大的力量尽可能使患者和患者家属身体和心理上的需求被满足。通过团队合作的方式可以提供更有效的其他积极的延长生命的方法，能有效提高生命质量和干预疾病。可以说姑息医学的发展体现了 21 世纪医疗中"以人为本"的治疗理念。

在肿瘤治疗过程中，不仅要重视怎样有效地治疗患者，来减轻疾病给患者带来的身体上的疼痛，而且还要更加关注患者的心理方面，能在他们最需要的时候给他们安慰与支持，重视身心协同的发展。这种"生理-心理-社会-伦理"的模式也越来越受到社会的关注与认可，这也是社会发展的必然结果。

（二）姑息医学的起源与发展

姑息治疗的历史十分悠久，姑息治疗第一次是伴随着公元 4 世纪的"收容所"（hospice）的概念而出现的，收容所带有一些浓厚的宗教色彩，它是由宗教的团体兴办的一种没有任何利益关系的很纯正的服务性机构。这个机构，主要是由当地宗教里的神父和修女组成，他们主要从事一些慈善性的工作。比如，照顾和关心一些长途苦行的朝圣者和一些进行长期旅游的人，可以为他们提供些许食物和短时间的避风港湾等，能够在他们需要的时候提供一些力所能及的帮助。如果途中有人死去，就替死去的人祈祷和安葬他们。到 19 世纪，收容所的含义发生了变化，由以前带有宗教色彩的、对象为长途跋涉的人转变为去除了原本宗教性质、对象范围缩小为社区里需要照顾的贫困晚期患者和临终者。但两者的最初意义都是带有慈善性的和去精心照顾患病的人。在 1905 年因为"收容所"被爱尔兰这个国家的天主教修女院命名，所以才发展起来。并且在近代世界发展中，收容所也在迅速地发展，在这个时候收容所的内涵已经逐渐升华，并演变成了一种着重为已经处于患病晚期的患者提供帮助的爱心机构的标志。

（三）姑息医学在我国的发展与展望

我国的姑息医学发展比较缓慢，当姑息医学已经在国外兴起的时候，我国的姑息医学才刚刚开始起步。我国近代姑息医学起始的标志是"天津医科大学临终关怀研究中心"的成立。它是由黄中天博士及崔以泰教授在 1989 年组建的中国第一个对临终关怀进行专业化研究的机构。此后全国各地纷纷积极地开始展开临终关怀的工作。但由于缺乏资金及社会人力支持，我国的姑息医学事业发展缓慢。到了 1989 年，由李嘉诚先生捐资在汕头大学医学院第一附属医院成立了中国首家以帮扶贫困、抵抗癌痛为主要服务模式的宁养院以后，国内又掀起了研究姑息医学的热潮。宁养院有一个独一无二的特性——唯一性，它是我国仅有的、可以为患者提供免费上门镇痛治疗等全面照顾的临终关怀机构。姑息医学发展至今可以说是已进入了蓬勃发展的时代。例如，中国许多地方相继创办了一些临终关怀的机构，并且拥有许多从事这项工作的人员。

在发展的同时也应认清目前国内姑息医学发展所面临的问题：①在计划生育政策实施几十年间我国老龄人口占比越来越大，因此需要面对许许多多的老年患者，国内现有的姑息医疗机构的数量和质量都远不能满足社会的需要。②姑息关怀是服务性事业，需要大量的资金支持以提供先进的设备、良好的环境及大量的减症药物，需要政府和社会的大力支持，但就目前情况而言，许多宁养机构仍存在资金不足的问题，影响其进一步发展。③中国的传统观念对"死亡"存在忌讳，社会生活中对其避而不谈，更不对死亡进行深刻、科学的认识。因此能够参与姑息事业的社会志愿者极少，甚至一些患者及家属也对姑息治疗产生抵制。④目前从事姑息医学的人员素质参差不齐，又缺乏良好的培训机制及机构，使姑息关怀在具体实施时与期望值有一定差距。综合上述情况，我国的姑息医学要想取得长足的进步，必须在政策、教育、资金、人力上大下功夫。通过加大政策支持、开展并普及死亡教育、完善扩大志愿者队伍、加大对从业人员培训、大力兴办各类临终关怀机构以及多方位资金支持等措施来推动我国姑息医学的发展，使其变成更有制度性、规划性和合理性的全方位的一门服务专业。

二、姑息医学的范围

姑息医学在不同的发展时期，有不同的范围，但每一个时期都有一个明确的范围。在现代社会中，姑息医学的照护范围是从三个方面来维系的：躯体、精神心理、宗教信仰。晚期肿瘤患者由于疾病的进展、病情的不断加重及接受种种的缓解病情的治疗，会出现多种并发症，如呼吸困难、恶性的胸腹腔积液、便秘、腹泻、出血和弥散性血管内凝血等主要症状，对患者生活质量造成严重的不良影响。对于终末期患者，可能现有的治疗手段已无法使其生命得到更长的延续，这就有点违背了姑息医学的宗旨——为患者提供舒适、有更多意义、有尊严、有希望的生活。因此可以通过一些先进的医疗设备与手段对患者进行减症治疗，其中涉及了多学科治疗手段，包括肿瘤学科、疼痛学科、精神学科、麻醉学科、护理学科、神经学科、营养学科、康复学科等。最终目的就是能够利用现有的医疗手段，尽最大的努力使患者和家属能够共同度过剩下的时光，最好能使患者不留下太多的遗憾。

1. 社会心理支持　癌症不但使患者身心俱损，而且对于整个家庭来说也是巨大的灾难，不但要背负上沉重的经济压力，也承受着与亲人离别的痛苦，这时候会出现许多忧郁烦躁、悲观、恐惧、愤怒的患者。有时患者甚至会出现角色行为异常。应当给予患者充分的社会心理支持，并且积极辅以心理治疗，来帮助患者走出情绪的低谷，以积极、开朗、坦然的心态来面对疾病，树立生活的信心与希望。一般肿瘤患者从就诊到死亡会经历三个主要心理历程：

（1）第一阶段（怀疑否认到愤怒发泄）：就诊初期患者在得知自己患上癌症时，首先心理上非常不接受这个事实，极其排斥这样的事实。但通过反复确认以后患者会出现强烈的愤怒与悲痛，认为自己遭受了不公平的待遇，所以会将自己这种极端悲愤的感情在某些时候、某些场合发泄出来，以情感宣泄的方式来达到心理上的暂时平衡。

（2）第二阶段（紧张焦虑到悲伤抑郁）：此时患者已从确诊后的愤怒宣泄中平静下来转而投入到艰巨的治疗中。但在治疗过程当中，患者会因为各种担心疾病的治疗情况与治疗后疾病发展的状况等，而会表现出极度的恐慌、不安、害怕。并且各种治疗手段（手术、化疗、放疗）会对患者的机体造成不同程度的损伤，再加上在这期间治疗给家庭带来的经济压力、被迫放弃事业的遗憾、对亲人朋友的无限留恋等各方面因素综合作用，会将患者推到崩溃边缘，使之感到极度悲伤、绝望，甚至丧失活下去的勇气。

（3）第三阶段（孤寂、等待、绝望）：在肿瘤的终末期，一切已成定局。在患者已经处于无力回天的状态时，会出现绝望、无奈、忧伤的情绪，而患者又会因为对死亡的害怕和对家人、世界的不舍表现出焦虑、可惜的情绪。因此在治疗疾病本身的同时，应当注意患者的心理变化并提供有效支持。在确诊后帮助患者正视现实、坦然面对；在治疗中全方位给予其关怀与鼓励，告诉患者如果以一种消极的状态来应对，不但会使病情恶化而且会使他们的亲人更加担心。应使他们建立起积极的心态和树立一种永不言弃的信心。在弥留之际，倾听患者的心声，不抛弃不放弃，同时给予患者家属精神上的安慰与支持，让患者安详、安心地离去。对于肿瘤患者来说，社会心理支持与疾病本身的治疗一样在整个姑息治疗的过程中具有举足轻重的意义，缺一不可。

2. 团队工作和合作关系　姑息医学是一种整体的关怀照护。任何独立学科专业人员知识的范围是有限的，不可能在各方面都具备很好的专业性，从而不能更好地满足患者和其家人各方面的需求。为了更好地实现姑息医学的宗旨——为患者和他们的亲人提供专业性的无微不至的临终关怀和更好地提高他们的生活质量，这时就需要创建一个由多学科的专业人员所组成的姑息治疗医学团队。

三、姑息医学的基本准则

（一）姑息关怀

一系列的关怀行为，包括缓解患者的症状、开导患者的心理及对患者的照顾等叫作姑息关怀（palliative care）。其可降低患者的心理压力和心理负担，给予患者精神方面的支持并提高其生活的质量。出现姑息关怀是人类文化发展和社会需求提高的重要标志。

姑息关怀的发展离不开临终关怀的发展，姑息关怀是临终关怀的基础。临终关怀的概念最早是由加拿大医生巴尔弗于1975年提出的。其定义为对有限剩余寿命（6个月或以下）患者提供专业服务，并为死者家属提供哀悼支援。姑息关怀来自临终关怀，但是两者还是有很大的区别。虽然临终关怀包含在姑息关怀内，但是姑息关怀还包括前期的姑息照护和患者死后对家属的居丧支持。

姑息关怀的核心包括：①姑息医学主要是通过对患者及其家人的躯体、精神心理、宗教信仰等全方位的关怀和控制来实现对疾病的预防和控制，从而提高生活质量，干预疾病进程。②姑息医学不仅针对患者进行治疗，还对患者的家人进行关怀。③采取积极的服务方式，全面支持、帮助患者，让人们从心理上接受死亡是每个人都要走的路，不人为地促进死亡，也不拖延死亡进程。以积极的态度生活，以积极的态度死亡，在患者生病的过程中，在患者离世后，能够以正确的态度去面对。姑息医学可以用于生病过程初期，延长生命，但切不可因为姑息照护而放弃了根治性的物理治疗。

最后，姑息医学的核心所在是姑息关怀体现了"尊重生命，以人为本"的服务理念，这也是社会发展、人类文明进步的必然选择。在西欧、北美、澳大利亚等发达地区，已经形成了较为完善的姑息关怀体系。我国姑息医学事业起步较晚，目前尚存在很多不足，我们应借鉴国外成功经验，摸索出一条适宜我国国情的姑息关怀模式。

（二）生活质量

生活质量和生活水平并不相同。生活质量是一个用于全面评估生活好坏的概念，又称为生存质量或者生命质量。生活质量以对精神上的要求为重，并以生活水平为基石。生活质量涵盖于医学领域中，是能反映患者的身体和心理上的状态、生活状态及生活满意度的综合标志。提高生活质量不仅只是进行物理治疗让患者生命延长，而且还要看患者的心理精神状态。其强调从多维视角反映个人或群体的健康状况。

姑息医学以人性化服务为理念，更重视患者的生活质量。因此在进行姑息治疗的时候要遵循一些原则：①与其他的一些治疗手段结合起来（如放疗、化疗等）以更好地治疗患者的疾病。②以正常的态度面对死亡这一正常的生理过程，从死亡的恐惧和悲伤中摆脱出来，既不拖延也不促进死亡。③对患者和其家属都进行全身心的关怀，尤其是对患者家属的心理健康方面更要注意，减少家属的精神负担，也减少社会的压力。

（三）团队合作

姑息医学强调的是团队合作，它不仅涉及医学、心理学，还涉及社会学、护理学和伦理学等许多学科。因此需要由多人组成多功能团队来共同完成对患者和家属的整体有效服务。正常情况下团队的主要组成者为医生、社会工作者、牧师、心理医生、CNS（临床护理专家）、NP（开业护士）、注册护士和营养师等。但由于它的不断发展，又要根据群体而定。药剂师、康复师、物理治疗师、具有专长和经过训练的志愿者及特殊人群生活专家也可成为团队的一员，以提供更加全方位的专业性服务。

四、终末期癌症患者常见症状处理

（一）呼吸困难

患者在终末期会出现呼吸困难现象，出现的概率为50%～70%，并且困难程度会随着病情严重程度的发展而加剧。其发病原因与肺炎、肺气肿或大量胸腹腔积液、肺实质及胸膜受侵、放射治疗所致肺纤维化、由肿瘤直接侵犯大气道而导致的呼吸阻塞以及心力衰竭等密切相关。这部分患者会有氧气不足或者难以呼吸的感受，也就是呼吸节律、深度和频率的改变，最后会出现呼吸衰竭。

1. 临床诊断

（1）病史询问：了解患者现有的病史（肺癌、肺转移瘤、肺部感染、肺不张等），发作的时间（夜间为甚或随时可能发生），加重或缓解的因素（如体位改变或对症药物处理）以及症状的表现（如伴随发热、咯血、咳嗽、咳痰等），症状出现的方式（突发性的或是长期存在的并持续加重的呼吸困难）。

（2）辅助检查：通过呼吸频率及深度检测、氧饱和度测定、血气分析、胸片、CT检查、心电图检查和生化分析等对患者进行全面综合的检查和分析。

2. 临床治疗

（1）支气管通畅：①患者在医生指导下采取侧卧、颈部后仰、下颌高抬的正确体位。②在支气管做有效的负压吸引，通过负压吸引的方式去除淤积于支气管的呕吐物、血液、痰液等来维持呼吸道的顺畅。进行吸引治疗时应动作轻缓，注意不要伤到气管黏膜。同时注意，每次吸引时间长于 15 分钟则可能导致心律失常和低氧血症等症状。③建立人工气道：对使用上述两种方法仍无法改善症状者，有必要用气管插管或气管造口术建立匹配的人工气道。④气道湿化：对经气管通气或人工气道通气的患者，应湿化呼吸道黏膜来避免分泌物结痂、细菌侵入和并发感染导致的呼吸不畅。

（2）氧气治疗：可以十分便捷地治疗低氧血症，并且效果显著；其原理是摄入高浓度的氧气使组织的供氧有所改善，提高血浆中的溶解氧浓度。方法：①单塞吸氧法。让一侧鼻前庭与合适型号的鼻塞紧密接触，但为保证只吸入氧气要令另一侧鼻孔保持开放状态，故此法长处为保证了稳定浓度的吸氧。②双塞吸氧法。吸氧浓度较单塞法来说不够稳定，但更易为患者接受。两种方式都简单易行，操作时将鼻塞同时置于双侧鼻孔（两者未紧密接触）。③鼻导管吸氧法。将鼻导管塞入鼻腔顶软腭后部来使氧气稳定输入，不过导管可能会被分泌物塞住，而且佩戴时间过长会令患者产生不适感。此外，还应该注意的是，鼻导管和鼻塞吸氧法两种方法在使用时不应用太高流量的气体，因为高流量气体有很大的冲击力，会令患者不适，严重时会令人无法忍受，且易使气道黏膜干燥。④面罩吸氧法。适合重度缺氧的患者。优点是吸氧浓度高，可以达到 40%～50%，并且氧气浓度稳定，不容易让气道黏膜变得干燥皲裂，患者使用时感觉舒适；缺点是耗氧量太大，操作不简单易行，尤其是患者需要排痰或进食时。

（3）药物治疗

1）支气管扩张剂：β_2 受体激动剂，可根据药效出现的快慢和作用时间的长短分为两类。长效 β_2 受体激动剂如福莫特罗等，疗效可以维持半天以上。短效 β_2 受体激动剂，如沙丁胺醇、硫酸特布他林等。并且分为疗效通常维持在 4～6 小时、在服用 15～30 分钟后起效的口服剂，以及在服用后几分钟内起作用、可发挥疗效数小时之久、松弛气道平滑肌的吸入剂。这两种激动剂都可以降低细胞内 Ca^{2+} 的浓度，其作用机制如下：激活了气道平滑肌细胞膜上的 β_2 受体，增多了胞内 cAMP，激活了蛋白激酶，能够松弛气道平滑肌。此外，此药物作用持久，药效可以连续发挥 12 小时及以上。

2）抗胆碱能药物：如左乙拉西坦、异丙托溴铵等。功能特点：就舒张作用来说，它的药效要比 β_2 受体激动剂弱，从服药到药效完全发挥出来所需要的时间也更久。不过此药适合长期服用，因为它不易产生抗药性，且不同年龄的人服用它所产生的效果也相差不多。

3）茶碱以及新型磷酸二酯酶：现在开发出来的针对磷酸二酯酶的特异性抑制剂对于支气管的扩张有着更为显著的效果，另外，茶碱类药物的作用原理则是通过非特异性地抑制磷酸二酯酶从而达到扩张支气管的效果。

4）激素：广泛地用于呼吸困难的辅助治疗，其作用原理为抑制炎性细胞的趋化作用，同时也抑制花生四烯酸的代谢以及白三烯和前列腺素的生成渗出。常使用甲泼尼龙、地塞米松、泼尼松等。

5）呼吸兴奋剂：作用原理是中枢兴奋药直接兴奋延髓呼吸中枢，同时也可刺激人体内最大的副神经节和主动脉体的化学感受器反射性地兴奋呼吸中枢，使呼吸加深加快，通气量上升，提高血液中氧分压，降低血液中二氧化碳分压。其可提高呼吸中枢对二氧化碳的敏感性，在呼吸中枢处于抑制状态时兴奋作用尤为明显。其对中枢抑制导致的低通气量有着良好的效果。因此对于呼吸困难原因是肿瘤压迫、气道阻塞的患者，尤其不适用且有弊无利。此外，呼吸中枢对于二氧化碳的敏感性会在呼吸中枢被抑制时明显上升。

（二）恶性胸腔积液

若肿瘤发生了胸膜转移或者直接侵犯了胸膜会使淋巴结区和胸膜的淋巴回流受阻，更有甚者，病变会分泌导致胸腔积液增加的细胞因子，使得胸膜腔内液体的吸收速率不稳定，恶性胸腔积液会破坏其动态平衡。正常胸膜腔内液体体积在 3～15ml，并且其吸收和过滤都处于动态平衡中。

1. 临床诊断

（1）临床表现：大多数患者通常会出现咳嗽、呼吸困难等症状，一些患者还会有食欲不振、心悸不适的身体症状。

（2）辅助检测：胸腔积液所在的位置以及胸腔积液量可由胸部 X 线来检查；B 超检查不但能明确积液量的多少，还能了解肿瘤对胸膜的侵犯情况，并确定胸腔穿刺的位置、深度以及进针深度。对于已经做过抽液治疗的患者所抽出来的胸腔积液应做正常的生化检查以及相关生物酶、肿瘤标志物和细胞学等的检测。

2. 临床治疗

（1）胸腔穿刺引流或者胸腔闭式引流：注意，此法不能用于脏器衰竭的患者，故要精准地了解并掌握适应证。病情严重、身体衰弱、无法忍受操作者慎用。用此法进行治疗的过程中应当注意：①抽液时应当进行减压，第一次抽时要少于 0.6L，而后每次少于 1L，此外，每次抽液不能过快过多。②在治疗过程中若患者出现以下症状应立即停止治疗，皮下注射 0.3～0.5ml 0.1%的肾上腺素并进行其他应急治疗：眼前发黑乃至头晕昏厥、出汗心悸、面色发白等过敏反应症状。③不要令空气进入胸膜腔，维持胸膜腔负压。

（2）胸膜闭锁术：常将多西环素、无菌滑石粉、博来霉素等注射进胸膜腔导致化学性胸膜炎以固定胸膜，抑制胸腔积液堆积。

（3）局部注射治疗：待胸腔积液引流完毕后将生物制剂或者化疗药物注入胸膜腔，可以去除局部的病变肿瘤。一般使用的生物制剂有香菇多糖、IL-2 等；一般使用的化疗药物有环磷酰胺、顺铂、MMC、ADM、氟尿嘧啶等。胸腔内注射药物以后应在 2～4 小时内经常变换体位，保证胸膜与药液的充分接触，发挥其作用。

（4）其他治疗方法：放射治疗如体外照射、体内照射等；中药治疗，如摄入中药进行调理等。

（三）咯血

呼吸道或肺血管流出的血液经口腔咳出即为咯血。咯血量少于 100ml/d 为少量咯血，100～500ml/d 为中等量咯血，咯血量大于 500ml/d 为大量咯血。咯血在气管或支气管肿瘤中比较常见，也可见于其他恶性肿瘤的肺转移以及血液系统恶性疾病。

1. 临床诊断

（1）临床表现：间歇性反复少量或多量的痰中带血，色泽鲜红，并发大咯血时表现为急性、短时间内大量喷涌出鲜血伴血凝块，这个时候患者极易出现呼吸不畅、精神紧绷、发绀等缺氧窒息的症状。这是因为咯血极易阻塞气道引起窒息。

（2）辅助检查：进行血常规检查、凝血功能检查、痰液检查。血气分析可了解肺功能状态，胸部 X 线或 CT 检查以及纤维支气管镜检查能明确出血部位，同时纤维支气管镜检查还能进行局部止血。

2. 临床治疗

（1）常规治疗：尽量令患者保持镇定，让其避免运动，多卧床休息。对于某些焦躁不安、精神紧张、有着恐惧情绪的患者，可以在必要时用少量苯巴比妥钠、地西泮等镇静剂，对有剧烈咳嗽的患者给予可待因。

（2）止血治疗：一般止血药主要通过改善凝血机制、增强毛细血管通透性及血小板功效而起作用。

1）卡巴克洛：本产品能起止血作用，通过降低毛细血管的通透性及增强血管断裂处的收缩，使毛细血管收缩，增大血流阻力，减少出血。口服：成人 3 次/日，2～5ml/次，对于严重患者而言，2～4 次/小时，5～10ml/次。肌内注射：2～3 次/日，5～10ml/次，对于情况严重者，每 2～4 小时即可注射一次，每次 10～20mg。也能够选择静脉注射。其对动脉出血与大量出血疗效差。

2）酚磺乙胺：使血液中的血小板增多，促进其凝血。成人 0.5～1g/次，2～3 次/日。

3）氨基己酸：其使血纤维蛋白溶酶无法激活，导致纤维蛋白无法溶解。静脉滴注：起始为 4～6g，15～30 分钟后，维持 1g/h。每天不超过 20g，持续 3～4 天。口服：成人 2g/次，3～4 次/日，持续 7～10 日。

4）氨甲苯酸：作用效果比上一药物要强 4～5 倍，作用机制和其相同。静脉注射：每次注射 0.1～0.3g，每天注射不能超过 0.6g。口服：每次 0.25～0.5g。

5）妥塞敏：能竞争性对抗纤溶酶激活因子，使纤维蛋白溶解活性增高，以达到止血的目的。静脉滴注或静脉注射：0.75～2g/d，0.25～0.5g/次。口服：3～4 次/日，每次口服剂量为 0.25～0.5g。

6）注射用血凝酶：具有类凝血酶样的作用，凝血因子Ⅶ、Ⅴ、Ⅷ通过 Ca^{2+} 的存在而被激活。其类凝血酶样的作用由于血小板因子Ⅲ的存在，可使因子Ⅴ活化和使凝血酶原变成凝血酶，从而影响因子Ⅴ，使本品同时具有凝血和止血功能，能同时减少出血时间和出血量。一般情况下出血：成人，1～2U。紧急出血情况：立即静脉注射 0.25～0.5U，肌内注射 1U。咯血：需要每隔 12 小时皮下注射 1U，若有必要，开始时向 10ml 0.9%氯化钠溶液中再加 1U 静脉注射。

7）垂体后叶素：用于止血，具有强烈的血管收缩作用，并可以直接作用于平滑肌。垂体后叶素使肺小动脉收缩以及肺循环压力和血流量降低，使血管破裂处的血液凝固。垂体后叶素可 5～10U 缓慢静脉滴注或静脉注射，必要时 6～8h 一次。用药中出现头痛、头晕、心悸等不适，应该适量减缓速度。患有冠状动脉性心脏病和高血压的患者应慎用。

（3）血管扩张剂治疗：其使肺血管扩张，使得肺动脉压降低，血流所受的阻力减小，回到心脏的血流量也就减少，使肺内血流分布到全身，致肺动脉压力和支气管动脉血流减少，实现止血的目的。尤其适用于治疗慢性肺源性心脏病、冠状动脉性心脏病和高血压的患者。

（4）输血补液法：此法用于患者一次性失血量估计超过全身血液总量的 15%时。查看患者是否有焦躁、出汗、恶心等症状，并注重查看患者的脉搏和血压。输血时最好输全血，但是白蛋白溶液及血浆或者浓集红细胞加晶体溶液同样可以用于输入。

（5）其他医治方法：纤维支气管镜下止血法、支气管动脉栓塞术、外科手术。

（6）大咯血抢救：预防气道阻塞，让患者取平卧位，患侧向下，让患者轻咳；对于窒息的患者，使其头低足高，从而清除口腔中的血块及异物，或者切开气管或在气管中插管吸出血液；对于精神紧张的患者，可以给予镇静剂，但是禁止使用吗啡。维持呼吸循环、补液、吸氧，呼吸衰竭者应该立即给予呼吸兴奋剂、抗生素。积极止血，应用垂体后叶素、其他止血药等。

（四）心脏压塞

心脏是较高等动物循环系统中的一个主要器官。它作为循环的动力泵，其两层浆膜心包在大血管相互移行，其心包腔内含有少量用于润滑的浆液。其浆液增多会导致心搏骤停，原因是心包里面的压力升高，抑制了心脏跳动以及血液回流，导致了急性循环衰竭，从而造成了心搏骤停。放射治疗、恶性肿瘤的心包转移等引起的心包炎都可能引起心脏压塞。

1. 临床诊断

（1）临床症状：烦躁焦虑、情绪不安、发热乏力乃至有濒死感，呼吸困难、咳嗽咳痰、心前区疼痛（尤其会在体位改变的时候加剧）乃至咯血、心悸、上腹部疼痛等，多数症状缺乏特异性。表现出的主要体征有下肢水肿、肝大、心音遥远而低钝、肝-颈静脉回流征阳性、奇脉（当吸气时脉搏强度会明显改变，如明显增强或者减弱）等及体循环静脉淤血征象。如若急性发病则可表现为中心静脉压升高等症状，严重的患者甚至可能出现休克。

（2）辅助检测：当心包渗液的量超过 250ml 时，心电图则显示为肢体导联低电压、"心电交替"的现象及窦性心律不齐；同时往往可见心影变大，呈现出烧瓶状或者球形。这是心包积液心电图有力的证据。超声心动图：正常人的心包腔内液体约为 30ml，若超过 50ml 则考虑是否有心包积液病变的可能。应及时进行诊断性心包穿刺或纤维心包镜检查。

2. 临床治疗

（1）对症支持治疗：应当让患者多休息，若呼吸不畅，感觉身体不适，应使其保持半卧的姿势，并给予吸氧，止痛治疗适用于胸痛患者。

（2）心脏压塞的解除

1）心包穿刺抽液：心包腔内的积液干扰血液循环，降低了心包腔内的压强，大量血液无法返回心脏，严重影响心脏排血功能。大量的液体在心包中储积时，抽液时应放缓抽速，并注意抽液量，第一次抽液量最好控制在大概 100ml，之后抽液量可以控制在 300～500ml，以防抽液过多而引起心脏急性扩张。当患者抽液 100～200ml 后会出现明显血流动力学改善，呼吸困难的症状也会明显减轻。在抽液过程中应当密切关注心率变化、患者的脸色和脉搏，一旦出现虚脱等症状，应当立即停止抽液并且及时做相应的处理。

2）经皮心包腔置管持续引流：因心包穿刺抽液需反复多次操作，增加了创伤和感染的概率，在 B 超引导下经皮中心静脉导管心包腔置入，不断引流心包积液的方法不仅便捷有效，减少操作次数，同时还能调节引流量，减少并发症。

3）心包内注药：在心包积液引流干净后，向心包内注入某些化疗药物，如顺铂、氟尿嘧啶等。

4）心包开窗术：就是剑突下心包引流的技术，包含两种方式。第一种是从胸骨的下端延伸 6～8cm，显露并且切除其剑突，同时切开心包前壁，吸出心包的积液。心包被切出一个约 3cm×3cm 的小口，以完成心包的开窗。并同时在切口旁放置心包引流管，留置 4～5 天即可。第二种方法是经胸完全切除心包后引流出胸腔的积液。这是完全可能完成的，其复发率低下且手术效果确切可靠，但可能导致肺部和切口出现感染，发生炎症。该术切除的心包较多，手术损伤较大，虽然减少了心包积液产生，但是会发生心包缩窄。

（3）治疗方法：放疗、全身化疗等。

（五）恶性腹腔积液

腹腔积液：由病变导致腹腔中能润滑肠道的液体体积多于 200ml。在肿瘤的终期或者末期导致腹腔积液的主要原因是腹腔内多种原发或转移性肿瘤如肝癌、大肠癌、胃癌等，容易诱发腹膜癌及广泛性腹膜转移。此外，若腹腔积液由腹膜原发性的肿瘤诱发，则其积液量较少。

1. 临床诊断

（1）临床表现：腹腔积液量的多少会影响其在临床上的表现。例如，若腹腔积液量较少，则其症状并不明显，仅有食欲不振、进行性消瘦。此时能够使用肘膝位叩诊法进行诊断，判断腹腔积液量是否累积到了 0.5L。当腹腔积液累积量上升至 1L 时，其临床症状会变得相对明显，容易诊断，如腹胀明显、呕吐反胃、有窒息感、两侧腹壁膨出，并且当用听诊器进行听诊时，可以听到明显的移动性浊音。检查时可能会伴有液波震颤。

（2）辅助检查：腹部 B 超不但可以了解腹腔积液的量，同时可以协助穿刺定位。腹部 CT/MRI 可以进一步了解腹部情况，有无实性占位等。此外还有腹腔积液的常规、生化、免疫、酶学以及细胞学检查。

2. 临床治疗

（1）对症支持治疗

1）限制水分和钠盐的摄入：恶性腹腔积液患者身体的特殊性，导致其在饮食上有诸多要求，应多摄入糖类、维生素及蛋白质，宜少进脂肪。对于低蛋白血症者尤其应该严控钠盐摄入量，紧接着便是严控水的摄入量。多余的水分可通过低盐饮食排出体外，使得低盐饮食适用于漏出性或渗出性腹腔积液患者。

2）应用利尿剂：肾脏可以生成原尿并且排出尿液以达到排出代谢废物的目的，利尿剂可以强化肾脏功能，加速其排尿的过程。并且，利尿剂的用量也颇有讲究，不同的疾病所需要的利尿剂的量也有所不同，不过可以确定的是，其用药量最初都应从小剂量开始，后期根据疗效以及患者身体情况来慢慢加大用量。顺便一提，利尿剂用得越多，腹水的减少便越发明显。要令利尿效果最大化，就需要避免电解质紊乱和血清 K^+ 数量的变化，为达到这一目的可以将保钾、排钾利尿药一起用，此外，还能将作用于肾脏不同位置的利尿药一起使用。

3）补充白蛋白：若血液中白蛋白含量过低，就称为低蛋白血症。此病会令血浆胶体渗透压有所降低，进而诱发腹腔积液。因此，要治疗患者，应从根源上提高血浆胶体渗透压。为了达到这一目的，需要将血液中的白蛋白数量增加至正常水平。补充白蛋白一般有两个方法：①多摄入高蛋白质食物。②可通过静脉注射补充白蛋白。

（2）腹腔穿刺引流术：为了让血液循环有所好转，令患者胸膜腔里的压力变小，减轻患者的不适症状如胸闷、气喘、腹胀、腹痛等，减少静脉回流的阻碍，可以抽出适量的腹腔积液以及将化疗药物注入腹膜腔内，让其中的压力有所下降。在穿刺的过程中应该关注患者的状态，假使患者在穿刺过程中身体不适，伴有面白头晕、心律不齐、脉搏加快等表现，应立即停止操作并进行相关处理。放液过程中有颇多讲究，如放液量和放液速度的控制。放液速度不能太快，放液量每次也不宜多于 3000ml。

（3）其他治疗方法：腹腔-颈静脉分流术、温热疗法。

（六）上消化道出血

Treitz 韧带以上的消化道因病毒感染等各种原因而出现的出血称为上消化道出血，如胃出血、胆管出血、胰腺出血、食管出血等。按此概念，胃空肠吻合术后造成的空肠出血同样是上消化道出血。上消化道出血的诱发原因有多种，其中包括食管、胃的肿瘤出血，原发性肝癌或转移性肝癌晚期由门静脉高压引起的胃底-食管静脉曲张破裂。

1. 临床诊断

（1）临床表现：上消化道出血主要体现在呕血和黑便上，在幽门以上或以下出血会产生不同的生理表现，而且与出血量的多少、速度有关。上消化道的出血量过多会诱发休克（急性循环衰竭），人体失血量在 400ml 以内对于人体功能并无太大影响，少量失血者可能只会感到头晕或无明显症状。大量的出血将会导致严重后果，大量失血者最明显的症状便是四肢冰冷，其原因是血液负责运输氧气，体内的糖类经过氧化后才能释放热能，进而产热。其次，无法产热还会导致大量失血者感到无法用力、身体疲软，乃至精神不振、意识委靡、烦躁不安，甚至会出现呼吸费力、意识模糊，乃至血压下降到无法测量、脉搏每分钟大于 120 次且强度弱等休克症状。

氮质血症的临床表现一般为患者体内的尿素氮会出现含量有所上升，尤其是在出血后的几个小时以内，但不会一直上升，如果患者得到及时有效的处理，没有出现进一步出血，其尿素氮含量在初次出血 1～2 天后便会下降至正常值。一般来说，初次出血后的 24～48 小时是尿素氮含量上升的高峰期。

失血过多者一般会在失血的 24 小时内伴有低热症状，但是不必太担心，正常情况下，此症状在 3 天后便会慢慢消失。

（2）出血量估计

1）隐性出血：粪便隐血试验可用于检验消化道出血的良性、恶性，试验结果呈现阳性者一般患有消化道疾病，其阳性提示值是指人体消化道每日的出血量在 5～10ml。

2）显性出血：组织液和脾中储存的血可补充不超过 0.4L 的少量出血，呕血是由于胃中血液的堆积。患者排出黑便时，出血量达到 0.05～0.1L/d。

3）大出血：出血量大于 1L 且出血快的患者会有头晕无力、心动过速和低血压等症状。症状表现与失血量成正比，严重者甚至可发生休克。

（3）实验室检查：①对血液的各种常规检查、血液凝固时间的记录、排泄物或呕吐物的隐血试验。②内镜检查：作为首选方法的胃镜检查的最好时机是在 1～2 天内进行。大量出血的患者，可在冰水洗胃后进行检测。③消化道吞钡透视摄片：一般主张在出血停止、病情稳定 3 天后进行。④选择性动脉造影：当内镜和消化道吞钡透视摄片未发现病变时，选择性动脉造影在诊断肠血管畸形、小肠平滑肌瘤方面具有重要作用。⑤放射性核素扫描：患者胃镜和 X 线检查阴性时可做此检查。

2. 临床治疗

（1）对症支持治疗

1）一般处理：协助患者平卧于床，使其呼吸顺畅，避免呼吸道被堵塞而造成肺炎或窒息，紧急情况时给予氧气吸入，不能让其在活动性出血期间进食。时刻关注患者生命体征。

2）补充血容量：立即输血对症状不能有效改善，应在输液的基础上进行输血，但输液的量及速率不能过度，特别是对有心肺等疾病的患者及年老患者，要防止水肿的发生。若患者肢端变得有温度、红润，脉搏在正常范围，尿量＞30ml/h，则表明血容量已恢复。

（2）积极止血

1）非食管静脉曲张出血的治疗：①使用抑酸药，有效地抑制胃酸及胃蛋白酶，使血小板因子Ⅲ活性稳定和血小板聚集。H$_2$受体拮抗剂可结合壁细胞膜上的H$_2$受体，使其产生环腺苷酸，抑制胃酸释放，能够达到令胃的分泌物部分减少的效果，同时能够令由于组胺的影响而产生的酸的量有所下降。质子泵抑制剂，不同于常见的用于临床抑制胃酸的药物——H$_2$受体拮抗剂，质子泵抑制剂的作用位置在于胃酸分泌的最后一部分通道，它有着阻断通道的作用。由此可见，药物作用位置的不同可以导致其作用特点的不同。泮托拉唑、兰索拉唑、奥美拉唑是一些比较常用的药物。②使用局部止血药。胃酸分泌过多会引起胃"消化"自己的现象，这伴随着胃痛、胃灼烧感甚至还会出现反酸，氢氧化铝可以有效治疗这一症状。去甲肾上腺素可刺激α受体，使血管收缩，出血停止。为了有效缓解上消化道出血的症状，需要每天配合一定量的冷盐水混合服用3次，每次服用的量应控制在1～3ml或者1～3mg。③使用维生素K$_1$、巴曲酶等。④进行内镜下止血，高效准确，方式多。其中可以用止血药物、硬化剂等药物喷洒在出血灶上；或者使用高频电凝止血；再者还可以使用辅助胃镜将止血药物放置于出血处。⑤进行选择性脾动脉、胃左动脉、十二指肠动脉血管造影，在造影剂漏出处或患处注入去甲肾上腺素，回缩小动脉和毛细血管。⑥手术治疗。

2）食管静脉曲张出血的治疗：①药物止血。垂体后叶素：多采用首剂冲击结合周围静脉持续小剂量滴注疗法。血管升压素：可以有效缓解由食管静脉曲张而引起的出血症状，其作用机制为令集合管及远曲小管对于水分的通透性上升，令其对于水分的重吸收更为彻底。生长激素抑制素：在出现食管静脉曲张时，可以先每3～5分钟，静脉滴注250μg，然后再以每小时250μg的速度进行静脉滴注，止血完成以后给药要连续，时间以48～72小时为最佳。奥曲肽尽管是人工合成的，却有着和天然内源性生长激素抑制素类似的作用，是一种八肽环状化合物。其可令肠道对于水分及钠离子的吸收更加彻底，也可防止肠道过度分泌消化液，伤害自身，并且令门静脉压力有所下降。在一定程度上防止肠道过度地蠕动。此外，此药物的效果显著并且作用持久。其半衰期比天然的生长激素抑制素长30倍。在食管静脉曲张破裂时用0.1mg进行静脉注射，而后每小时进行一次静脉滴注，每次滴注量为0.5mg。②三腔双囊管压迫止血。应用三腔双囊管对食管及胃底曲张静脉出血进行治疗，其可压迫曲张的静脉，在一定程度上缓解血液流出，从而达到确切的止血效果。③内镜下止血。其包括内镜下套扎止血、组织黏合剂内镜注射治疗、经内镜金属夹止血治疗等方式。④外科手术治疗。其包括门-体分流术、门-奇静脉分流术、分流和断流联合手术等。

（七）肝性脑病

肝性脑病别名肝昏迷，有急性和慢性之分，是肝脏在受到严重损伤以后伴有的并发症，常见于肝癌晚期，其主要症状是中枢神经功能紊乱，从而会引起意识障碍。从轻度的性格、行为失常到意识错乱，最终导致昏迷。

1. 临床表现

（1）脑病表现：主要是意识模糊、行为奇怪以及昏厥。一期（前驱期）的患者应答尚且准确，但是回答较慢而且吐词不清，同时伴有轻微行为和性格上的改变，如情绪易激动，常处于亢奋状态或者变得沉默寡言，较患病前冷淡。二期（昏迷前期）表现较一期严重，会伴有理解能力下降，无法读懂文字，同时会出现书写障碍，并且定向能力会出现明显减弱，对于方向的辨认感下降，可能会迷路，睡眠上会出现昼睡夜醒的状态，生物钟紊乱，更有甚者会出现幻觉，并且会伴有恐惧、焦躁等负面情绪的出现。然而，二期最主要的症状还是行为失常、睡眠时间错乱以及严重的意识障碍。三期（昏睡期）主要症状则是长期处于昏睡状态以及意识错乱。患者长期处于昏睡状态，但是可以唤醒而且唤醒以后可以作出正常生理反应，如答话等，但清醒时也常会出现神志不清的症状，更有甚者还会出现幻觉，此时的患者需要耐心地安慰。四期（昏迷期）的患者完全陷入昏迷，没有自我意识，对于外界刺激均无反应。需要注意的是在临床上各个阶段的分期并无明显界限，每个过渡阶段都可有重叠部分。

（2）肝病表现

1）黄疸：最开始的症状是皮肤和巩膜等器官的黄化，导致患者的全身皮肤看上去呈黄色，巩膜也呈黄色且双眼无神而迷茫；紧接着会出现尿液、汗液的黄化和排泄物如粪便等的颜色改变，同时会出现食欲缺乏、恶心呕吐、排泄过于频繁或者排泄有困难如腹泻和便秘等现象。

2）肝臭：患者呼吸排出的气体伴有异味，如像大蒜、腐烂的苹果、尿液等的味道，其浓淡与肝细胞坏死的程度一致。

3）出血：凝血因子的紊乱、内毒素血症使凝血系统激活，将会出现出血、呕血等症状。

4）腹水：生理情况下，正常人的腹腔中约有 50ml 的游离液体，若血清白蛋白等的含量下降到一定程度时，便可使 30% 的患者腹腔内液体量增加超过 200ml。

（3）辅助检查：肝性脑病者血氨值升高，芳香族氨基酸数量上升，支链氨基酸则相反。

2. 临床治疗

（1）维持水电解质及 pH 平衡：少量进食，排尿过多造成低钾血症性碱中毒，使得肝病变加重。正因如此，适量地补充蛋白质可缓解或消除中毒，患者还应经常进行各项血液、血清和血气的检查。禁止服用镇静催眠药和对肝脏有损伤的药物，肠道的止血治疗以及去除其部分积血，控制感染，应选用对肝脏损伤小的广谱抗生素静脉给药。

（2）减少肠道氨的生成和吸收

1）饮食指导：蛋白质的摄入量应该控制在一定范围内，不宜过高也不宜过低，这样才不会给人体带来负担。因此，为了令蛋白质含量保持在稳定范围内，在食物的摄取上，最好是摄入植物蛋白或动植物混合性蛋白。

2）灌肠以及导泻：对于上消化道出血或者便秘的患者，其病情或多或少都与肠道中的氨有关，然而在肠道中，有一半的氨都是结肠细菌通过一系列化学反应生成的，故肠道清理对治疗此类病症的效果十分显著。清理肠道主要是清理肠道中的其他含氮物质以及堆积的食物和血。清理方法有两种，一是口服或者鼻饲 30～60ml 25% 的硫酸镁；二是用磷酸盐、生理盐水或者弱酸性的溶液如乙酸溶液等进行灌肠。

3）对肠道菌群的抑制：口服不吸收的双糖，如乳果糖，其作用有以下三方面。①促进细菌利用氨合成蛋白质，进而改善氮代谢；②在肝性脑病中有利于肠道嗜酸菌发挥作用，抑制蛋白分解菌；③使结肠内 pH 下降从而发挥渗透效应导泻，将氨（NH_3）变成离子氨（NH_4^+）。在最开始，为了使机体适应，用药量应控制在 10～20g，每天用药 2 次；用药时间稍久一点后，每次的用药量可以适当减少到 3～5g，每天用药 2～3 次。以每日排 2～3 次软便或糊状便为宜。起效时间在 1～7 日。口服抗生素：利用抗生素抑制肠道内细菌的生长进而减少肠道内氨的产生，需要注意的是，这些抗生素不会被肠道吸收或者只有很少一部分会被肠道吸收，如新霉素等药物。

（3）让机体的氨代谢更彻底、更有效

1）鸟氨酸：静脉滴注，每天 10～20g。功能：①可以改善肝脏功能。作用机制是能促进肝细胞再生以及自我修复，进而能迅猛地降血氨，恢复人体健康。②有利于肝脏发挥解毒作用，增强排毒功能。

2）左型精氨酸：①对于维持肝性脑病患者的酸碱平衡有着辅助作用。②间接参与了氨的去除。③作为鸟氨酸循环的中间产物，能促进合成尿素。一般使用 25%的精氨酸注射液 40～80ml 进行静脉滴注。

（4）调节神经递质

1）支链氨基酸：①调节不平衡的氨基酸代谢。②抑制大脑中假性神经递质的合成。不过这些都是理论上的，实际上如何尚且不是很清楚，并且其对门体分流性肝性脑病的疗效尚有争议。

2）氟马西尼：①可以治疗肝性脑病的神经症状。②能够作为 BDZ 的选择性拮抗药物。③抑制 BDZ 受体的同时却无 BDZ 药物的副作用，逆转 BDZ 的中枢镇静。需要注意的是，这类药物是在脑中发挥药效的。

（5）其他：如人工肝支持、肝移植等。

第六节　肿瘤营养

一、基本概念及其范畴

（一）营养与营养学的定义

食物进入人体，经过胃肠道消化吸收，满足人体正常生理功能需要所必需的生物学过程称为营养。营养学被理解为：①其研究人们通过食物来维持自身的正常生理活动；②其研究食物、疾病与健康间的关系；③其是为了使身体保持最佳的状态，对食品中营养成分进行搭配的学科。营养学主要是研究食物对机体产生的作用，各营养成分在体内各方面作用的一门学科。同时也是一门研究食物中对人体有用的成分及人体摄取和利用这些成分如何维持、促进健康，在此基础上采取一定方式改善人类健康、减少疾病、延长生命的学科。

（二）营养素

营养素是指人们通过食物获得的正常生命活动所必需的各种营养成分。简单地讲，凡是能维持人体健康以及生长、发育和劳动所需要的各种物质均称为营养素。营养素包括糖类、脂质、蛋白质及微量元素，同时还包括一些其他膳食成分。

（三）肿瘤营养学

肿瘤营养学是研究肿瘤患者出现贫血、消瘦、恶病质等营养不良的原因及其机制，并针对其症状予以合适的营养疗法，以求提高患者预后的一门学科。研究表明，肿瘤与营养的关系十分紧密，约1/3的患者发病与营养有关，如不合适的饮食会增加结直肠癌、胃癌、乳腺癌等肿瘤的发生。患者营养缺乏，白蛋白不足，严重影响化疗药物在体内的吸收、分布和代谢，当然，化疗的毒副作用也就相应增加。营养不良还会出现身体对内外界环境抵抗力不足，造成免疫力低下，抗肿瘤的疗效会明显减弱。需要引起重视的是，我国在临床上治疗肿瘤比较忽略营养支持的重要性，大多数三级综合医院，甚至肿瘤专科医院都没有专门的营养支持治疗，有很多患者是在营养没得到满足的情况下，多次进行副作用较大的放化疗，疾病的预后情况可想而知。

（四）临床营养学

用营养疗法来治疗疾病及其并发症，同时改善机体状况，促进患者康复的科学称为临床营养学。营养疗法在临床肿瘤综合治疗中极其重要，不仅可以提高患者抵抗力，还可以减少各种并发症的发生，使患者的生活质量有显著改善。营养疗法的实施途径有经胃肠道用口服或经管道来提供代谢需要的营养素的肠内营养和机体所需的营养素不通过消化道直接由中心静脉和周围静脉进入血液的肠外营养。营养疗法可预防或改善营养不良，同时增强免疫力，促进康复。因此，凡需额外营养支持而不能从胃肠道摄入或摄入不足的患者，都可以使用肠外营养。周围静脉营养是将营养物质由周围静脉输入体内，通常选择等渗脂肪乳、葡萄糖及少量的氨基酸、电解质。中心静脉营养是利用大血管输注机体所需的全部营养素，它适合在长期无法由胃肠内营养途径提供足够营养，且周围静脉营养无法提供大量营养素时使用。

（五）营养流行病学

营养流行病学主要用于研究人群营养状况，研究与营养有关疾病的分布、病因，研究营养在疾病中的作用，制订膳食指南和人类营养的干预措施并对干预措施进行效果评价等。

二、营养状况评价

要进行合理的营养治疗，就要结合患者过去的身体情况、各种检查的记录、各种测量数据进行全面的营养评价，为制订方案提供依据。目前国内外推荐使用的综合营养评估工具主要有两个，主观综合性营养评估（SGA）以及由SGA衍生而成的患者主观综合性营养评估（PG-SGA），对肿瘤患者优先推荐使用PG-SGA。PG-SGA是专业团队专门针对肿瘤患者的特殊情况为他们特定制作的一种评估方法。具体内容包括体重、饮食情况、症状、身体状况、疾病与所需营养的关系、代谢需要、检查体格等7个方面，它是由患者自己评估前四个方面，医务人员评估后三个方面共同完成，结果可分为定量和定性两种。定性评估分别分为A（营养良好）、B（可能出现营养不良或中度营养不良）、C（严重营养不良）

三级。定量评估为将 7 个方面的评分相加得出最后评分，根据结果将患者分为 0~1 分（无营养不良，通常不需要进行营养干预，但下次入院治疗时应再次进行营养评估），2~3 分（怀疑营养不良，需要进行药物干预），4~8 分（中度营养不良，需要营养干预及治疗相应症状），≥9 分（严重营养不良，急需治疗相应症状和营养干预）。

三、膳　食　组　成

膳食由多种不同食物组成，其中各类食物的数量及其所占的比例称为膳食结构。合理的膳食结构能满足机体对营养的需求，能预防疾病、保持健康。目前，对膳食中的能量及其各营养素的比例已形成了明确的规范。当前流行病学调查结果提示，越来越多的发达国家或者是发展中国家的经济发达地区的人们所患疾病中，心脑血管疾病和癌症占主导地位，大量研究证明这种情况与生活方式、环境条件改变有关，其中膳食结构的转变占有重要地位。大多数研究显示，瓜果蔬菜、五谷杂粮与肿瘤发生之间呈明显的负相关，但脂肪与肿瘤发生呈明显的正相关，尤其在乳腺癌的发病中，高脂、高能量饮食是重要的危险因素。与消化道系统多种肿瘤发生相关的还有肉类，特别是红肉（牛肉、猪肉、羊肉）和加工肉（午餐肉或腌制肉类、腊肉、热狗）。

多项流行病学研究和动物实验结果表明，膳食中营养素缺乏时机体容易发生肿瘤。直肠癌、食管癌的发病原因有饮食中缺乏膳食纤维的摄入。体内维生素 D 越多，结直肠癌的发生率越低。呼吸、消化、泌尿系统出现增生异常、分化障碍等癌前病变与缺乏维生素 A 与胡萝卜素密切相关。消化道系统多种肿瘤的发生与缺硒有一定的关系。因此，合理的膳食结构是保持健康的重要前提。虽然不同的人对营养有不同的要求，但基本原则是一致的，均可根据《中国居民膳食指南》和平衡膳食宝塔并结合患者自身的身体状况，适当地调整饮食，保持均衡的膳食结构，减少疾病的发生。

四、营养素与肿瘤

（一）脂肪与肿瘤

由甘油和脂肪酸组成的脂肪是机体必需的营养素，其主要的生理功能是储能、供能，还可以促进脂溶性维生素的吸收，对保持正常生理活动很重要。然而高脂饮食不仅会导致肥胖，还会引起各种疾病的发生，甚至出现肿瘤，常见的有女性易患的各种癌症以及消化道的各种癌症。

1. 乳腺癌（breast cancer）　乳腺癌是女性最常见且与脂肪关系最为密切的一类肿瘤。脂肪增加乳腺癌发病率的原因：①脂肪能增加乳腺对雌激素的敏感性。②高脂饮食致肥胖，脂肪组织会使体内的雌激素水平升高，使激素依赖性乳腺癌的发生率升高。乳腺癌的发病与预后不仅与膳食脂肪的总量相关，也与脂肪的类型相关。目前研究结果比较统一的是，脂肪总量高及饱和脂肪酸含量高的食物是增加乳腺癌发生率的主要危险因素。但并不是所有饱和脂肪酸都有增加乳腺癌发生率的作用，其中的棕榈酸会促进肿瘤细胞凋亡，降低乳腺癌的发生率。研究还发现，大多数单不饱和脂肪酸含量高的膳食与乳腺癌发生危险性不相关，但其中的橄榄油会降低乳腺癌的发生危险性，油酸则可增加乳腺癌的发生率。目前的研究提示，多不饱和脂肪酸与乳腺癌发生的关系尚不明确，其中的 *n*-3 多不饱和脂肪酸（*n*-3PUFA），如二十六碳六烯酸、二十五碳五烯酸，可能与乳腺癌的发生危险性呈负相关，

n-6 多不饱和脂肪酸（*n*-6PUFA），如亚油酸和花生四烯酸，可能与乳腺癌的发生危险性呈正相关，有待进一步研究。

2. 结直肠癌（colorectal carcinoma）　结直肠癌的发生在很大程度上受食物和营养素的影响，尤其是脂肪。当人体摄入脂肪后，肝脏会合成许多促进消化的胆酸，胆酸会被肠道细菌分解为对肠道有害的代谢物质，促进肿瘤细胞的生长。结直肠癌的发生及预后也与总脂肪和饱和脂肪酸含量高的膳食高度密切相关，与单不饱和脂肪酸的相关性尚无明确的定论，但研究明确显示摄入单不饱和脂肪酸含量高的橄榄油能降低结直肠癌的发生率。同样，多不饱和脂肪酸中的 *n*-3PUFA 在结直肠癌发生中是保护因素，它会抑制肿瘤细胞的增殖、转移。*n*-6PUFA 则相反，会增加肿瘤的发生率。如果较多地摄入 *n*-6PUFA，较少地摄入 *n*-3PUFA，会明显促进结直肠癌的发生，这说明 *n*-6PUFA 与 *n*-3PUFA 的比例对于维持细胞稳定生长起关键作用。目前还没有推荐明确的比例来预防肿瘤，我国多数研究者建议 *n*-3PUFA 与 *n*-6PUFA 的比值为 1∶（4～6）对保持健康、预防肿瘤较为合适，有待进一步研究。

目前研究表明，同一种脂肪酸与机体不同部位的肿瘤的关系差别很大，甚至相反。如何从这些错综复杂的关系中探索出脂类与各种肿瘤的确切关系，并从中找出有效的防治措施，是值得探讨的研究方向。但就目前的研究来看，日常饮食如果以煮、蒸食物代替油炸食物，尽量减少脂肪类食物的摄入，可明显减少肿瘤的发生，有利于肿瘤的预防。

（二）蛋白质与肿瘤

蛋白质是构成细胞的重要成分，被认为是生命的物质基础。肉类、蛋、奶制品和豆类食物中含有大量丰富的蛋白质，对于蛋白质是否会导致肿瘤的发生，国内外学者已经做了大量的研究，但至今尚未得出明确的结论。能确定的是，高蛋白质摄入本身并不会增加肿瘤的发生率，蛋白质来源的不同，可能是一个致癌因素。

1. 肉类　蛋白质最主要的来源之一是肉类。近年研究发现，肉类蛋白质摄入过多会增加肿瘤的发生，尤其是结直肠、前列腺、乳腺的肿瘤。可能是因为肉类摄入过多，蔬菜摄入就会相对减少，膳食结构不平衡，加上一些不良的生活习惯等多种混杂因素结合导致肿瘤的发病率进一步升高。研究显示，不同种类肉的摄入与肿瘤发生的关系存在差异，摄入较多的红肉和加工肉类（＞160g/d）的人群比低摄入量（＜20g/d）的人群发生结直肠癌的可能性高 1.35 倍。肿瘤的发病率与鱼肉的摄入量呈负相关，与禽肉类摄入量无明显的相关性。总之，肉类对肿瘤发病的影响还有待进一步研究证实。

2. 奶类　奶类是优质蛋白的重要来源，近年来研究者发现，牛奶蛋白的摄入促使胰岛素样生长因子 1（IGF-1）的分泌，如果血清中 IGF-1 含量较高，则会引起乳腺癌、结直肠癌、前列腺癌等肿瘤的发生，同时在妇女中，高 IGF-1 也会促进女性常见肿瘤的发生。牛奶中的蛋白质约有 4/5 为酪蛋白，1/5 为乳清蛋白。研究发现每天摄入相当于 1.5L 牛奶的酪蛋白，IGF-1 水平升高约 15%，而相应摄入乳清蛋白，IGF-1 水平无明显升高。可能是因为乳清蛋白富含胱氨酸及半胱氨酸，能促进抗氧化物谷胱甘肽的合成，促进致癌物质的排出。也有研究表明，奶类中的乳铁蛋白也能发挥抑制肿瘤的作用，需要进一步深入研究。

3. 豆类　豆类对高血压、动脉粥样硬化等心血管疾病有显著效益，目前相关流行病学研究均证实，常摄入豆类可显著降低乳腺癌、前列腺癌的发病风险，目前还在研究其具体机制。大豆发挥抗癌功效可能与大豆蛋白中所含的异黄酮、植物甾醇、植酸、皂苷、蛋白酶抑制剂以及多种多样的酚酸密切相关。近年来研究还发现，从大豆蛋白中分离出的不可溶、高分子量蛋白质片段可以抑制由氧化偶氮甲烷、脱氧胆汁酸盐诱导的肝脏和结肠肿瘤的形成，分析发现可能是其抑制了胆汁的肠肝循环，从而肠道中重吸收的胆汁酸减少，同时还促进胆汁的分泌，从而降低肝脏和结肠肿瘤的发生率。

4. 氨基酸种类与肿瘤 氨基酸种类与肿瘤治疗有着密切关系。①多项体外和动物实验研究显示，限制膳食甲硫氨酸的摄入，能抑制癌细胞繁殖、转移，促进癌细胞死亡。同时也可减少化疗副作用，改善肿瘤预后。其机制可能是甲硫氨酸的摄入减少，阻止癌细胞的DNA甲基化，癌细胞因氧化而损伤，从而起到抗肿瘤的作用。②研究还发现，缺乏苯丙氨酸和酪氨酸可以明显降低黑色素瘤的发生率并能抑制其生长。可能是因为苯丙氨酸和酪氨酸是合成黑色素必需的元素。③在谷氨酰胺、精氨酸、支链氨基酸用于肿瘤患者的治疗中发现，其能明显增强患者免疫力，抑制肿瘤生长，减少并发症的发生。谷氨酰胺是体内最为丰富的条件必需氨基酸，可参与淋巴细胞代谢和增殖，还能调节多种细胞因子与激素的分泌，增强机体免疫力，抑制肿瘤细胞增殖。精氨酸除了提高机体免疫力外，还可以通过减少肿瘤蛋白质的生成，诱导细胞凋亡，从而抑制肿瘤。肿瘤患者保持正常生理功能所必需的重要氨基酸有支链氨基酸，它可减少蛋白质分解，促进其合成，纠正负氮平衡。

（三）糖类与肿瘤

人体所必需的营养素之一是能为人类提供主要能量的糖类。目前较为关注的有两点：①随着我国经济的高速发展，糖类摄入不平衡严重影响了居民健康，主要表现在基础供能构成中膳食纤维及果胶摄入不足，而精制糖、米、面相对摄入过多。后者均是经过精细加工而成的，不含矿物质、维生素及粗纤维等保护成分，是纯能量物质，摄入过多会增加患结直肠癌的风险。同时也有研究表明精制食物的过多摄入是胰腺癌、乳腺癌、卵巢癌的高危因素。当然，过多的高糖饮食易致肥胖，出现胰岛素抵抗，造成机体内分泌及免疫功能紊乱，诱导肿瘤的发生。②种类丰富的糖类中存在着大量膳食保护因子，有助于抑制肿瘤的发生发展，如功能性寡糖、膳食纤维、活性多糖等在增强免疫抗肿瘤方面的功效受到了广泛的关注和认可。某些单糖和双糖（如木糖、阿拉伯糖、木糖醇及乳糖等）可能具有一定的抗癌作用。因此，单纯直接减少糖类的食物来源，同时也会降低这些作为肿瘤发生保护因素的物质摄入，可能会增加很多肿瘤的发病风险。

因此，只有在日常饮食中合理把握糖类摄入量，维持其平衡，才能尽可能地减少肿瘤的发生。建议居民能量的来源避免精制食物，应来自复杂的含糖类食物，如五谷杂粮，不仅能补充丰富的矿物质、维生素及膳食纤维，而且还能有效预防肠癌和乳腺癌的发生，对糖尿病、高血压以及心脑血管疾病的预防都是有效果的。

（四）水和肿瘤

水与肿瘤有着密切的关系，且涉及的面较广，水的固有属性、摄入量及水中所含物均可能与肿瘤的发生发展相关。①美国有研究分析了城市饮用水，发现如果饮水中有中等量的溶解性总固体（TDS），并含有二氧化硅 15mg/L，可以减少 10%～25%的肿瘤死亡率，提示水中可溶性硅及 TDS 含量与肿瘤死亡呈负相关。目前，较多人认为水的酸碱度与肿瘤相关，碱性水可以减少肿瘤的发生，但缺乏这方面的科学研究，虽然有少量研究提示酸碱度可以通过影响水中的一些致癌重金属（如砷的溶解度），进而影响肿瘤的发生，但并无直接证据说明水本身的酸碱度与肿瘤相关，这方面的研究需进一步开展。②水的摄入量与膀胱癌、直肠癌相关。水的摄入不足，尿量减少，膀胱中致癌代谢物排泄减慢，作用于膀胱黏膜时间相对延长，导致癌症的发生风险增加。水摄入量增加，可以增加肠道蠕动和排便，促进肠道内代谢废物排泄，从而减少致癌物与肠道黏膜的作用时间，减少结直肠癌的发生。③水中的重金属是重要的致癌物，且有大量研究证实，水中的砷会抑制 DNA 修复，使细胞染色体断裂、姐妹染色单体交换及微核形成，与膀胱、皮肤、肺的癌变密切相关。除了砷、铅、铬、硝酸盐和亚硝酸盐，致癌有机物、水中微生物，也与肿瘤发生有着密切的联系，但是很多研究结论不一致，需要更广泛的流行病学调查来揭示水与疾病的关系。目前需要做的是积极提高水的质量，合理饮用优质水、减少肿瘤的发生。

（五）维生素与肿瘤

维生素虽然在体内含量极少，但不可或缺，是营养素的重要组成成分。若食物中含量不足，机体易出现各种缺乏症状；若摄入过多，会出现中毒症状。维生素除广泛参与机体多种生理活动外，大量研究指出维生素摄入与肿瘤的发生发展存在一定的关联，维生素A、维生素D、维生素E、维生素C和叶酸摄入不足或其血清浓度过低可能增加多种肿瘤的发病风险。维生素补充剂或合成类似物的摄入可降低某些肿瘤的发病风险、对已有的肿瘤有一定的改善作用。类维生素A及其合成类似物目前已应用于白血病的临床治疗。除上述主要的维生素外，维生素 B_6、维生素 B_{12} 及维生素 K 也被证实与肿瘤间存在一定的关联，然而关于各类各种维生素对肿瘤防治的效果还存在很大的争议，维生素和肿瘤关系的研究还在进行中。专家建议维生素的补充应慎重选择，除了保证每天充足地从膳食摄入外，过多地补充某种维生素反而可能导致肿瘤的发生发展。

五、生活习惯与肿瘤

（一）吸烟与肿瘤

众所周知，烟草中含有超过 4000 种有害物质，其中已被证实具有致癌作用的有 40 多种。包括尼古丁、焦油、亚硝胺、多环芳烃、氰化氢、醛类等。目前已有大量的研究表明吸烟与多种肿瘤发生、发展及预后均相关，包括肺癌、胃癌、食管癌、结直肠癌和乳腺癌等，且与吸烟开始的年龄、累计吸烟的年限和数量有明显的相关性，开始吸烟年龄越早、吸烟数量越多，其发病率明显增加。尤其是肺癌与吸烟的关系最为明显，85%～90%的肺癌患者均有吸烟史，致癌物会诱发 DNA 突变和破坏染色体，并改变相关信号传导途径，最终导致细胞生长失去有效控制而出现细胞癌变。此外，需引起重视的是，一些具有器官特异性的致癌物或者是能促进致癌物形成的化合物除了局部刺激形成肿瘤外，还能由肺入血再转移到全身，诱发各种肿瘤发生。此外，无论是主动吸烟还是被动吸烟均会促进肿瘤的发生。因此，在吸烟已成为世界公害的今天，我们应以身作则，为了自己和他人的健康，远离烟草。

（二）乙醇与肿瘤

越来越多的证据表明乙醇与肿瘤发生、发展有密切的关系，与消化道、肝脏等肿瘤的发生明显相关。这种关系相当的复杂，具体的机制目前尚在研究中。现就以下几点重点分析乙醇与肿瘤发生的关系。①乙醇本身不是一种直接致癌物质，然而它的代谢物乙醛和活性氧簇可以促进肿瘤的发生发展。一般，乙醛是在胃肠道经过细胞色素 P450 和细菌的氧化还原反应后产生的，然后其通过肝脏特定基因编码的酶降解、代谢。但由于长期饮酒造成肝细胞损害，相关的降解酶产生不足和活性下降，最终乙醛在体内慢慢积累，诱导细胞突变，并且在 DNA 和蛋白质结合后，其破坏叶酸，其导致细胞不断增生，诱导肿瘤的发生。②由乙醇长期摄入导致胃酸分泌减少，引起肠道菌群失调，肠道屏障相应减弱，黏膜通透性增加，致使大量内毒素侵袭，为了维持生理功能的正常，机体会释放各种细胞因子进行调整。最终，大量的炎症因子会造成肝损害与免疫系统抑制，促进肿瘤的发生。③研究表明，长期摄入乙醇与雌激素受体阳性和孕激素受体阳性的乳腺癌发生关系十分密切，呈正相关。④研究还发现，乙醇能够促进产生一种生长因子，其能刺激肿瘤血管生成，增加肿瘤细胞的增殖和转移。综上可知，长期饮酒与恶性肿瘤的发生关系十分密切，且涉及的机制和代谢过程与影响相当复杂，具体机制需要进一步去研究明确。因此建议居民在日常生活中尽可能避免饮酒。

（三）咖啡与肿瘤

咖啡是很多人生活的重要组成部分，很大部分人认为其对健康有害。有研究显示咖啡可有效降低患多种肿瘤的风险，适量饮用咖啡可减少乳腺癌、黑色素瘤、子宫内膜癌、肾癌的发生，如果每天喝 100ml 以上的咖啡患脑胶质瘤的概率会降低 34%。研究证实，咖啡中含有很多保护因子：①咖啡中的咖啡醇和咖啡豆醇都具有抗癌活性，可诱导生成具有解毒作用的代谢酶，能激活细胞内抗氧化机制，降低肿瘤的发生率。②咖啡中的多酚也具有抗癌作用。③咖啡中的绿原酸可降低糖类含量，增加胰岛素敏感性，具有抗氧化作用，可抑制肿瘤的发生。④研究发现，肿瘤细胞通常会出现 DNA 的超甲基化，会改变肿瘤抑制蛋白、DNA 修复酶及其受体的表达，抑制细胞周期、应激反应、细胞凋亡等过程。研究证实咖啡的主要成分咖啡酸可抑制人乳腺癌细胞株 MCF-7 和 MAD-MB-231 细胞的 DNA甲基化，起到抑制肿瘤的作用。越来越多的流行病学研究支持饮用咖啡对人体无害，且没有可靠的证据表明咖啡或咖啡因会增加肿瘤的发生危险。故推荐适当地饮用咖啡。

（四）奶及奶制品与肿瘤

奶及奶制品中含有丰富的蛋白质，且脂类、多种维生素及钙等含量也丰富。国内外开展了很多关于奶制品与肿瘤发生关系的研究，但研究结果并不一致，有证据显示牛奶会增加患前列腺癌、卵巢癌、乳腺癌的风险。但分析其原因考虑：①奶及奶制品中含有大量脂肪，约 2/3 的脂肪酸为饱和脂肪酸，饱和脂肪酸被认为与肿瘤的发生存在密切关系。②奶类中含有的 IGF-1 能促进细胞增殖，还可以抗细胞凋亡，从而促进肿瘤的发生。但也有研究显示，奶及奶制品中的钙不仅能维持细胞内稳态，在基因特定表达功能上也具有重要作用，能抑制细胞增殖，减少肿瘤的发生。其中的共轭亚油酸也能抑制肿瘤细胞增殖，诱导细胞凋亡，具有抗肿瘤作用。有关奶及奶制品摄入，目前尚没有足够的证据表明其有危害作用。奶中增加肿瘤发生风险的物质主要在脂肪中，故建议饮用适当的低脂牛奶。

（五）巧克力与肿瘤

巧克力是大多数女性所钟爱的一类食物，且有研究发现巧克力具有预防某些肿瘤的功

效。研究证明，感染与肿瘤的关系密切并可以促进肿瘤发生，而巧克力中含有的生物活性
物质可通过抗感染而起到抗肿瘤的作用。巧克力能够消除过多的氧化自由基，能起到预防
肿瘤的效果。如果人体中自由基或氧化剂过多，会分解组织、细胞，影响代谢，引起不同
种类的疾病发生，甚至发生肿瘤。一般人群均可食用适量的巧克力，但有些特殊人群要尽
量避免，如糖尿病患者不能吃巧克力，其高脂、高热量会加重患者的病情。还有，巧克力
中含有易致儿童难以入睡、哭闹不安、影响生长发育使中枢神经系统兴奋的物质。另外，
巧克力含有能刺激胃酸大量分泌的物质，反酸的患者要忌食巧克力。综上，在膳食结构中，
巧克力可作为预防肿瘤的一类食物，合理添加。

（六）茶与肿瘤

大量文献报道，茶叶有很多的功效，如杀菌、抗病毒、降血脂。近年来，越来越多的
学者开始关注茶叶的抗肿瘤作用，且证实其具有明显的功效。但目前尚没有流行病学证据
支持茶叶能在人体内发挥抗肿瘤作用。茶提取物中对健康有益的成分主要是茶多酚，目前
动物实验已经证实了茶及茶多酚可以抑制皮肤、肺、口腔、食管、胃、结肠肿瘤的形成，
主要的机制为表没食子儿茶素没食子酸酯对信号传导通路的影响。另外，儿茶素是茶多酚
的重要组成成分，其抗氧化和清除自由基的作用，能起到抑制肿瘤发生的作用。流行病学
研究表明，绿茶能抑制肿瘤发生，其通过抑制肿瘤血管的生成和细胞凋亡，抑制肿瘤的增
殖、转移。长期饮用绿茶可以减少前列腺癌、各种消化道癌、乳腺癌以及皮肤癌的发生，
因而在生活中可以适度饮用绿茶。

（七）蔬菜、水果与肿瘤

目前的研究证实，增加蔬菜和水果摄入量可降低各种消化道癌的发病率和死亡率。具
体的机制：①蔬菜、水果富含丰富的维生素，具有明显的抗氧化作用，能够清除自由基和
活性氧分子，减少肿瘤的发生。同时还能阻止脂质过氧化，抑制致癌物亚硝胺的形成，防
止 DNA 受到自由基所诱导的氧化应激损伤，使 DNA 的修复能力得到增强，提高机体的免
疫力，抑制肿瘤发生。②除具有抗氧化作用外，番茄红素还可抑制肿瘤细胞增殖、减少炎
症发生、降低血浆低密度脂蛋白胆固醇的水平，减少肿瘤的发生。③肿瘤相关的植物化
合物（如类黄酮、异黄酮和硫化物）不仅具有抗氧化作用，还能直接抑制细胞色素 P450
的表达，阻止致癌物的内源性生物活化，或者通过活化 II 相酶进而降低致癌物的毒性。
④膳食纤维能够促进肠道的蠕动，减少粪便运送及排出时间，从而减少粪便中致癌物质
与肠道黏膜的接触，尤其是可预防结肠癌的发生。综上，蔬菜、水果能够很好地预防多种
肿瘤的发生。

（八）肉类与肿瘤

目前的研究结果显示，摄入过多的红肉和加工类肉制品会增加结直肠癌的发病率，
有证据支持，每天食用 100g 红肉或者 50g 加工肉，会使患者患直肠癌的风险增高 15%～
20%。而其他肉类与结直肠癌的关系目前尚无肯定的结论。肉类增加肿瘤发生的机制可
能有：①肉类在胃和肠道内细菌的作用下生成 N-亚硝基化合物，这是一种已被证实的致癌
物，可诱发肿瘤的发生。②肉类等蛋白质性食物经过高温烹饪，其热解产物中会分离出一
种化学物质——杂环胺，其具有致突变性和致癌性。③畜肉中含有很高的饱和脂肪酸，其

被认为与肿瘤发生存在密切关系。

（马晓洁　谭榜宪）

思考题

1. 癌痛评估的常用方法有哪些？

2. 阿片类药物不良反应主要包括哪些方面？

3. 如何理解癌痛的三阶梯用药？

4. 常用于癌痛的非甾体类抗炎药物包括哪些？它们各自的特点是什么？

5. 姑息医学的发展及其范畴包括哪些？

6. 上消化道出血的临床治疗原则是什么？

7. 营养状况的评价方法包括哪些？